慢性病诊疗管理实务

□ 丛书主编 饶 莉 何晓俐
□ 学术顾问 程南生 李 卡

慢性病
分类管理实践

主编 李 念 樊 萍 陈可欣

四川大学出版社
SICHUAN UNIVERSITY PRESS

图书在版编目（CIP）数据

慢性病分类管理实践 / 李念，樊萍，陈可欣主编
. 一 成都 : 四川大学出版社，2022.8
（慢性病诊疗管理实务 / 饶莉，何晓俐主编）
ISBN 978-7-5690-5643-3

Ⅰ. ①慢… Ⅱ. ①李… ②樊… ③陈… Ⅲ. ①慢性病一防治 Ⅳ. ①R4

中国版本图书馆 CIP 数据核字（2022）第 153751 号

书　　名：慢性病分类管理实践
　　　　　Manxingbing Fenlei Guanli Shijian
主　　编：李　念　樊　萍　陈可欣
丛 书 名：慢性病诊疗管理实务
丛书主编：饶　莉　何晓俐

丛书策划：周　艳
选题策划：周　艳
责任编辑：张　澄
责任校对：王　锋
装帧设计：墨创文化
责任印制：王　炜

出版发行：四川大学出版社有限责任公司
　　　　　地址：成都市一环路南一段 24 号（610065）
　　　　　电话：(028) 85408311（发行部）、85400276（总编室）
　　　　　电子邮箱：scupress@vip.163.com
　　　　　网址：https://press.scu.edu.cn
印前制作：四川胜翔数码印务设计有限公司
印刷装订：四川盛图彩色印刷有限公司

成品尺寸：170mm×240mm
印　　张：32
字　　数：605 千字

版　　次：2022 年 8 月 第 1 版
印　　次：2022 年 8 月 第 1 次印刷
定　　价：138.00 元

本社图书如有印装质量问题，请联系发行部调换

四川大学出版社
微信公众号

编委会

丛书序

慢性病已成为我国居民的主要健康问题，坚持预防为主、防治结合，加强慢性病的综合防控，是“健康中国”建设的重要任务之一。近年来，国家已逐步加大对慢性病防治的投入与支持，但由于老龄化人口基数庞大，慢性病患病率逐年递增，医防融合缺乏有效衔接，因此，创新医疗服务模式，构建符合我国国情的慢性病防控管理体系在当下显得尤为重要。

四川大学华西医院是一所集医疗、教学、科研为一体，在全国具有影响力的三级甲等综合医院。为了顺应国家新时期健康战略和医药卫生体制改革发展形势，2019 年，华西医院率先在全院范围内探索建立慢性病单病种的标准化、规范化、连续性的健康管理服务体系。创新建立医、护、技、管等多学科联合门诊（MDT）团队为患者提供预防、治疗、康复、保健一体化的全程管理服务，以信息化为纽带、双向转诊为切入点，大力发展区域联盟，构建紧密型医联体，与基层医疗机构和社区卫生服务中心之间建立联动，以医疗卫生服务信息作为统一平台共同进行健康管理，达到有效控制慢性病发生与发展、降低医药费用、提高医疗服务质量、改善患者就医体验、提升民众健康水平的目的。

本丛书基于慢性病诊疗管理实务，从慢性病管理理论、慢性病诊疗管理模式和慢性病分类管理实践三个方向概述了慢性病的基本概念以及三级预防管理理念，阐述了医疗管理中慢性病单病种服务模式的构建、信息化管理与质量控制建设，分享了医疗服务中慢性病临床处理实例技能与实例。本丛书适用于各级各类医疗机构临床从业者、管理者，旨在为构建慢性病连续性健康管理服务体系、探索慢性病单病种全程健康管理提供有价值的理论参考。

四川大学华西护理学院院长　李　卡
2022 年 7 月

前　言

随着我国经济快速发展，人们的生活方式也随之发生变化，人口老龄化程度进一步加深，慢性病已成为威胁我国居民健康的重要公共卫生问题之一。《中国居民营养与慢性病状况报告（2020年）》显示，2019年我国因慢性病导致的死亡占总死亡的88.5%，其中心脑血管病、癌症、慢性呼吸系统疾病的占比为80.7%，慢性病给患者及其家庭造成心理、生理和经济等多重负担，给人民群众的生命健康带来巨大威胁，对国家经济社会发展产生重要影响，因此，防治慢性病刻不容缓。

慢性病管理是一个基于患者、医生、护士、药师和其他学科专业人员共同合作而建立的慢性疾病防治模式，旨在尽早对慢性病患者进行治疗、干预及管理，为慢性病患者提供优质的医疗服务。2017年，国务院办公厅发布《中国防治慢性病中长期规划（2017—2025年）》，明确提出要加强慢性病防治工作，降低疾病负担，提高居民健康期望寿命，努力全方位、全周期保障人民健康，为开展慢性病管理提供政策指导。然而，由于缺乏统一的慢性病管理标准和规范，慢性病管理的质量仍有待提高。

四川大学华西医院开展慢性病管理以来，一直坚持慢性病全程管理，积累了较为丰富的慢性病分类管理实践经验。为了更好地满足医院开展慢性病管理的实际需求，本书在我院慢性病健康管理实践的基础上，结合临床医学、护理学、药学等相关学科的专业知识和实操技能，系统介绍了慢性病伤口、乳腺癌、动脉粥样硬化、慢性阻塞性肺疾病、慢性肾脏病、糖尿病等疾病概述、发病机制及门诊患者健康管理的方法。着重讲述了医院开展慢性病患者分类管理实践的规范流程、药物治疗管理实践等，有较强的实用性，以供同行借鉴。

《慢性病诊疗管理实务》系列丛书包括《慢性病管理理论》《慢性病诊疗管理模式——以四川大学华西医院为例》《慢性病分类管理实践》。希望本套丛书的出版能为全国各地医疗机构开展慢性病管理提供参考，以期指导医、药、护人员掌握慢性病管理专业方法，解决慢性病管理实践中遇到的问题，加强对慢性病的治疗、干预及管理，稳步推进我国慢性病防治管理工作。

致　谢

本套《慢性病诊疗管理实务》系列丛书得到了四川大学华西护理学科发展专项基金“慢病连续性管理中门诊服务系统优化研究”（项目号：HXHL19013）及“以医院为基础的新发重大传染病预警、应对和运营优化”（项目号：HXHL20016）的支持和帮助！

本书插图由四川大学华西医院各临床科室老师收集、提供，特在此致以诚挚的谢意！

目　录

第一章 慢性病伤口管理

第一节　下肢血管性溃疡

血管性溃疡多见于下肢，主要由局部血管疾病引起，溃疡只是其表现之一。下肢血管性溃疡按其所累及的血管系统不同，可以分为下肢静脉性溃疡、下肢动脉性溃疡，二者亦可同时存在。其中，下肢静脉性溃疡最为常见，占80%～90%。由于疼痛、难闻的气味以及行走障碍，下肢血管性溃疡也严重影响着患者的生活质量。

一、下肢静脉性溃疡

（一）定义

下肢静脉性溃疡指因长期静脉功能不全，导致皮肤和皮下组织出现严重代谢紊乱的表现。在我国，没有准确的发病率统计资料。在欧洲，活动性下肢静脉性溃疡的发病率为0.12%～1.00%。

（二）病因

（1）静脉机能不全。
（2）损伤。
（3）钝性创伤。
（4）静脉曲张破裂。
（5）血栓后综合征。

（三）特征

1．症状

患者主诉麻刺感、酸痛、灼热、疼痛、肌肉痉挛、肿胀、沉重感、皮肤瘙痒、不安定腿、腿部疲乏感、疲劳。

2. 体征

静脉回流障碍（静脉功能不全），受累静脉段内的血液流出减少，静脉压不能充分降低。静脉的过度牵张反过来使末梢循环的毛细血管失代偿。新陈代谢所需的低压开始上升，血管内的血液循环减慢，甚至停止。新陈代谢，尤其是皮肤和皮下组织的新陈代谢受损。

静脉回流障碍的早期反应是水肿，水肿又使压力和液体潴留进一步增加，加重静脉回流障碍，外周血管纤维化、变性、炎症反应和皮肤营养改变。随着动静脉炎症反应的进一步消除，在静脉血流动力学障碍的区域出现腿部溃疡和肉眼可见的静脉高压明显失代偿体征。

静脉回流障碍的严重程度、部位和持续时间，以及腿部静脉系统压力和持续时间定义了不同的静脉疾病综合征，统称为慢性静脉功能不全（chronic venous insufficiency，CVI）。

CVI可由原发性静脉曲张引起，此时浅静脉腔扩张、瓣膜功能不全延伸至穿静脉和筋膜下静脉，也可为筋膜下静脉失代偿引起的血栓后综合征（PTS）的后遗症，血栓后综合征是静脉性溃疡最常见的病因。在原发性静脉曲张中，当穿静脉的瓣膜仍有功能时，溃疡几乎总是由损伤、钝伤或曲张静脉破裂引起的。

（四）诊断要点

1. 病史

包括患者的一般情况、病因及相关因素等。

（1）一般情况。

患者的年龄、性别，是否从事长时间站立、久坐或重体力工作，有无肥胖。

（2）病因及相关因素。

是否妊娠，有无长期慢性咳嗽、习惯性便秘等腹内压增高的因素，有无下肢深静脉血栓、巴德-基亚里综合征等。

2. 临床表现与分级

（1）临床表现。

临床上以单纯性浅静脉曲张伴溃疡形成多见，表现为：

1）浅静脉曲张，进行性加重的浅静脉扩张、隆起、迂曲或呈团块状，站立时明显。

2）肿胀，足靴部可出现轻度水肿，久站后肿胀明显，卧床休息、抬高患肢后可消退。

3）皮肤营养性改变和溃疡形成，在小腿尤其踝部可出现皮肤营养性改变，包括皮肤萎缩、变薄、脱屑、瘙痒、色素沉着、皮肤及皮下硬结、湿疹样皮炎和溃疡形成。

4）疼痛，久站或久走后可出现小腿沉重或胀痛，卧床休息、抬高患肢后可缓解。活动性溃疡或继发感染时疼痛明显。

（2）分级。

下肢静脉性溃疡属于下肢慢性静脉疾病（图 1－1），下肢慢性静脉疾病一般分为 7 级（C0～C6 级）。

1）C0 级：无可见或可触及的静脉疾病征象。

2）C1 级：网状静脉扩张，踝关节水肿。

3）C2 级：突出于皮肤的静脉曲张。

4）C3 级：静脉曲张，同时伴有下肢水肿。

5）C4 级：分为 C4A 级和 C4B 级。C4A 级指色素沉着、湿疹。C4B 级指脂性硬皮病、皮肤萎缩斑。

6）C5 级：伴有已愈合的溃疡。

7）C6 级：伴有活动性溃疡。

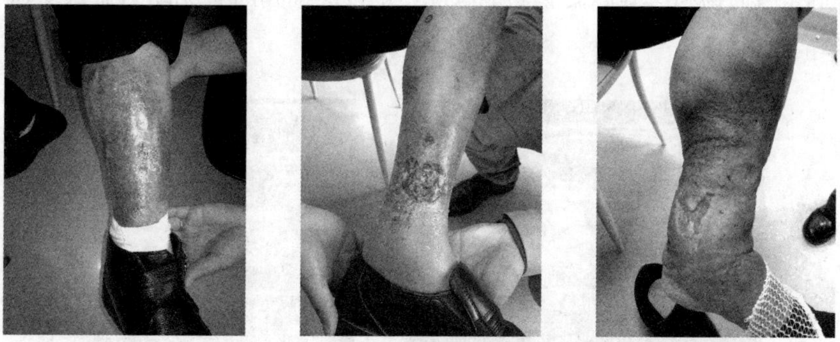

图 1－1　静脉溃疡

国际慢性伤口委员会（Initiative Chronic Wounds，ICW）又将下肢慢性静脉疾病进行 Widmer 分级。

1）Ⅰ级：慢性静脉机能不全，以小静脉扩张（环状静脉扩张）、足弓以上踝关节周围水肿以及踝关节浮肿为特征。

2）Ⅱ级：表现为色素沉着、下肢水肿以及皮肤硬化。皮肤与下肢筋膜紧密粘连，不能以皱襞的形式隆起而且具有比平常更明显的光泽。皮肤硬化的一种极端形式是萎缩变白（也称白色毛细血管炎或白色萎缩），这几乎是 CVI 所特有的结局。此类皮肤改变的特征性体征为苍白、范围从钱币到手掌大小的萎缩性局灶性损害，主要见于脚踝区或愈合性溃疡的疤痕周围。

3）Ⅲ级：表现为鲜红色或愈合性下肢静脉性溃疡。溃疡可以蔓延覆盖整个下肢，包括愈合性溃疡和活动性溃疡。

3. 诊断

包括临床诊断和仪器诊断，需要与动脉性溃疡、动静脉混合性溃疡、糖尿病性溃疡、外源性感染性溃疡（如结核）、血液病性溃疡（如地中海贫血）、肿瘤性溃疡相鉴别。

4. 辅助检查

（1）传统的大隐静脉瓣膜功能试验（Trendelenbug 试验）和深静脉通畅试验（Pathes 试验）。

可提示瓣膜功能不全和深静脉不通畅。

（2）彩色多普勒超声。

可以了解血管壁、管腔、瓣膜以及血流的方向、性质和速度等，准确判断深静脉是否通畅和深静脉瓣膜功能状况，也可准确判断有无动脉血供受损（图1－2）。

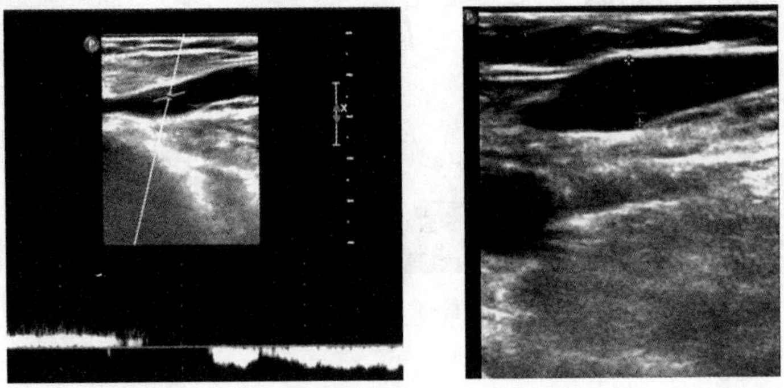

图 1－2　静脉曲张

（3）踝肱指数（ankle brachial index，ABI）。

即踝部血压和肱动脉血压的比值，可反映下肢血压与血管状态，参考值为1.0～1.4，<0.8可以认为动脉血供受损；<0.5时禁忌加压治疗。

（4）静脉造影（phlebography）。

有顺行性和逆行性两种方法，可以了解深静脉是否通畅、是否存在静脉反流、浅静脉病变情况、交通支和穿通支开放情况等。

（5）其他。

如下肢活动静脉压测定（测量浅静脉压力在静息态与活动后的变化，可以反映整个下肢静脉系统的静脉血流动力学状态）、光电容积描记（检测有无静脉反流）等。

（五）治疗

下肢静脉性溃疡是由下肢静脉倒流性疾病（包括单纯性下肢浅静脉曲张、原发性下肢深静脉瓣膜关闭不全和交通支静脉瓣膜功能不全）和静脉回流障碍引起的静脉高压导致，多顽固难愈或治愈后可反复复发。纠治原发病、控制静脉压可以加快溃疡的愈合。

1. 伤口评估

伤口出现的影响因素是多方面的，因此，伤口的评估应包括全身评估和局部评估。

（1）全身评估。

1）一般情况：患者的年龄、性别，是否从事长时间站立、久坐或重体力工作，有无肥胖。

2）病因及相关因素：是否妊娠，有无长期慢性咳嗽、习惯性便秘等腹内压增高的因素，有无下肢深静脉血栓、巴德－基亚里综合征等。

3）溃疡相关病史：溃疡发生的时间、发展过程及治疗经过等。

4）营养状况：是否存在营养不良及其程度。

5）合并症：是否合并糖尿病、自身免疫性疾病、恶性肿瘤等。

6）用药情况：是否接受化疗，是否使用免疫抑制剂、细胞毒性药物、皮质类固醇、非甾体抗炎药，是否全身使用抗生素等。

7）疼痛的评估：疼痛发生的时间特点、强度（疼痛分级）及缓解的方式。

8）心理社会状态：患者是否存在焦虑、抑郁、紧张等不良心理状态。

（2）局部评估。

1）溃疡发生的位置：下肢静脉性溃疡多发生于踝部，其次为胫前。

2）伤口的愈合分期。

3）溃疡的大小（长、宽、深），基底颜色，渗液的颜色、性质、量、气味，溃疡边缘的状况等。

4）溃疡周围皮肤状况：有无皮肤湿疹或脂溢性皮炎、有无皮肤瘙痒等。

溃疡周围皮肤状况见图1－3。

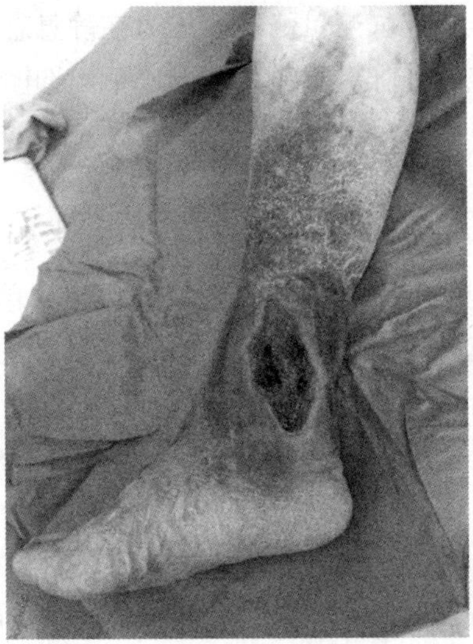

图1－3 溃疡周围皮肤状况

2. 伤口处理

近年来，随着Winter伤口湿性愈合理论的提出及推广，各种湿性敷料的研发使现代慢性病伤口护理有了新的进展。下肢静脉性溃疡局部的处理与其他慢性病伤口的处理步骤基本一致。

（1）环境。

环境温度不应太低，冬天应特别注意。

（2）去除敷料，暴露伤口。

污染的敷料不应立即弃去，应评估敷料浸湿的范围、颜色及气味。

（3）清创。

1）清创的目的：去除坏死组织、细菌及异物，清洁创面，促进肉芽生长。

2）伤口冲洗：清创前应首先冲洗伤口，清洁伤口周围皮肤。冲洗液首先选择平衡液，其次为生理盐水，怀疑厌氧菌感染的伤口也可选择甲硝唑。应注意冲洗液的温度（冲洗液的温度一般略低于体温），冬天可将冲洗液加热后使用。建议使用 20 mL 注射器连接针头直接冲洗创面，以达到一定的冲洗压力。

3）清创的方法：

①自溶性清创，使用适当的湿性敷料以促进机体自身清创，如不定型的水凝胶、交互式敷料等。

②外科机械清创，湿性敷料虽具有很多优势，但较机械清创起效慢，综合考虑医疗费用及患者心理等因素，临床常同时使用外科机械清创。值得注意的是，外科机械清创时常增加患者的疼痛感，可适当使用止痛药物，或给予利多卡因溶液局部浸润，以减轻疼痛。

③负压封闭引流技术等。

（4）敷料的选择。

根据伤口愈合分期、伤口渗液量、是否存在感染及感染程度，选择相应的敷料。

（5）压力治疗（加压包扎）。

压力治疗（图 1－4）是治疗下肢静脉性溃疡的“金标准”。治疗包括穿弹力袜、使用弹力绷带，借助压力差，促使静脉回流，减少静脉残余血容量，减少患肢浅、深静脉内血液反流，降低病理性静脉高压。

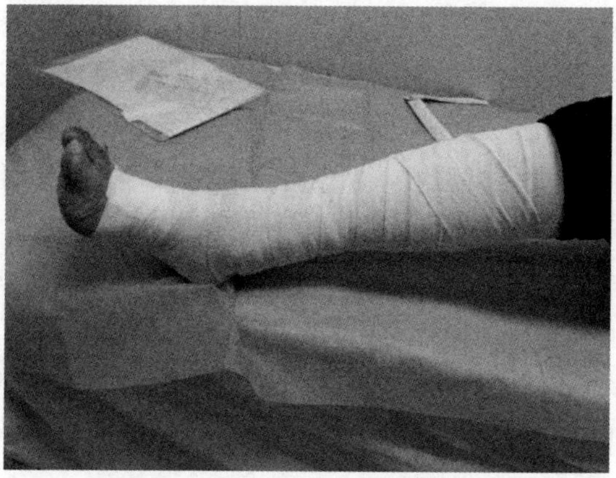

图 1－4　压力治疗

1）压力治疗方案评估：在使用任何压力治疗之前必须对患者进行临床评估，压力治疗方案评估表详见表 1－1。

表 1-1　压力治疗方案评估表

临床表现	压力治疗方案
C0 级：无可见或可触及的静脉疾病征象	Ⅰ级弹力袜
C1 级：网状静脉扩张，踝关节水肿	Ⅰ级弹力袜
C2 级：突出于皮肤的静脉曲张	Ⅰ级/Ⅱ级弹力袜
C3 级：静脉曲张，同时伴有下肢水肿	Ⅱ级弹力袜
C4 级：出现皮肤改变（色素沉着、湿疹、脂性硬皮病、皮肤萎缩斑）	弹力绷带
C5 级：伴有已愈合的溃疡	弹力绷带
C6 级：伴有活动性溃疡	弹力绷带

2）压力治疗禁忌证：下肢动脉血供受损、心功能不全、高血压、糖尿病性周围神经病变、严重感染、皮炎、对弹力袜或弹力绷带过敏等，如有以上任意一种情况均不能使用压力治疗。

3）压力治疗注意事项：加压包扎时应使患者肢体处于功能位，不应妨碍关节活动，注意松紧度，以能扪及足背动脉搏动并保持足部正常温度为宜。包扎后注意了解患者感受，避免发生压力性损伤或导致动脉血供受损。另外，压力治疗还需要患者的合作与理解，加强对患者的教育，使患者认识到压力治疗的重要性，指导正确维护弹力袜及弹力绷带的方法等。

4）其他：目前，临床也可使用间歇性充气压力泵治疗仪（intermittent pneumatic compression device），其原理是利用数个独立的气袋，按照从下至上的顺序逐次充气对下肢加压，促使大部分静脉血或淋巴液向深静脉回流。每天使用 10～30 min。

3. 侵入性治疗

凡浅静脉曲张明显，证实交通支和穿通支瓣膜功能不全而深静脉通畅，且无手术禁忌证者，溃疡愈合或感染控制后均可考虑侵入性治疗。

（1）传统手术方式。

大/小隐静脉高位结扎和曲张静脉剥脱术。

(2) 硬化剂注入疗法。

适用于局部轻度静脉曲张，或者手术后残留或局部复发的静脉曲张。

(3) 其他。

伴随医学激光和超声等技术的飞速发展，近年来出现了静脉腔内激光治疗(endovascular laser treatment，EVLT)、内镜筋膜下交通静脉结扎术(subfascial endoscopic perforator surgery，SEPS)、旋切刀治疗，以及静脉内超声消融治疗等微创疗法。

4. 后期维持治疗

(1) 药物辅助治疗。

口服静脉活性药物，如地奥司明 500 mg，2 次/天（将每日剂量平均分为两次于午餐和晚餐时服用）。

(2) 弹力袜维持治疗。

水肿消退、溃疡愈合后应使用弹力袜维持治疗效果。

(3) 抬高患肢。

卧床休息时抬高患肢，高于心脏水平面 20～30 cm，可于腿下垫一软枕，足做背屈运动，以促进下肢静脉回流。

(4) 维持健康的生活方式。

适当行走锻炼、减肥等。

5. 常见并发症及处理

外力可使溃疡以及溃疡周围静脉曲张团块破裂出血，由于静脉内压力较高，静脉壁缺乏弹性，因此出血很难自行停止，需抬高患肢，并以弹力绷带压迫止血，必要时缝合止血。

二、下肢动脉性溃疡

(一) 定义

下肢动脉性溃疡主要指周围小动脉严重狭窄或闭塞性动脉硬化导致肢体缺血，使下肢发生溃疡或坏疽。开始是血管壁内膜损伤，受损部位血小板聚集，促进平滑肌细胞从四周向管壁内膜增生并移行。平滑肌细胞产生大量的纤维蛋白（胶原蛋白和弹性蛋白）和蛋白多糖（血管外基质的重要成分），后者又在脂肪积聚时转化为硬化斑块。这些硬化斑块使动脉管腔狭窄或完全闭塞，组织灌注不良的程度取决于狭窄程度和侧支循环的建立情况。闭塞性动脉硬化不单纯发生于老年人群，在45～60岁人群中发病率正迅速上升。

高血压、糖尿病、甲状腺功能低下、肾脏病、脂代谢异常、血栓形成、呼吸不畅、高脂肪和高热量饮食、肥胖、紧张、吸烟为闭塞性动脉硬化发生的危险因素，成人中闭塞性动脉硬化的发生风险男性高于女性，但在老年人群中无性别差异。此外，多种危险因素合并存在时可使发生风险呈指数倍增长，对疾病的发生具重要意义，需对所有产生负面影响的危险因素进行治疗。

足部动脉硬化性溃疡的好发部位是足趾远端、趾甲、甲床和第1、2跖骨头，一个常见原因为鞋对骨突出部位的压迫，表现为缺血，患处呈深蓝色或黑色。另一个常见原因是足趾损伤和足趾小伤口。严重循环障碍引起的坏死多见于足侧缘、后跟、趾间隙和小腿伸肌侧。溃疡部位疼痛可用于与静脉性溃疡鉴别。

（二）诊断要点

1. 病史

包括患者的一般情况、病因及相关因素等。

（1）一般情况。

患者的年龄、性别，是否长期大量吸烟，是否长期在湿冷环境中工作等。

（2）病因及相关因素。

是否有高血压、高胆固醇血症、糖尿病、心脏病及动脉粥样硬化等病史，有无外伤、感染史。

2. 临床表现

患肢发冷、麻木及色泽改变；静息痛，夜间尤甚；间歇性跛行；动脉搏动消失；肢体组织营养障碍，如皮肤粗糙、汗毛脱落、趾甲增厚、趾脂肪垫萎缩、肌肉萎缩等；趾或足发生溃疡或干性坏疽，继发感染后可转变为湿性坏疽等。

3. 分级

（1）Knighton对慢性创面的分级标准详见表1－2。

表 1-2　慢性创面 Knighton 分级

分级	范围
Ⅰ级	表浅创面（真皮、表皮）
Ⅱ级	深部创面（延伸至皮下脂肪）
Ⅲ级	累及筋膜层
Ⅳ级	累及肌肉层
Ⅴ级	累及肌腱、韧带、骨骼
Ⅵ级	累及较大的体腔

（2）Fontaine 对闭塞性动脉硬化的临床分级。

1）Ⅰ级：无症状，可能有轻度易疲劳表现。

2）Ⅱa 级指行走 200 米后出现疼痛。Ⅱb 级指行走距离不超过 200 米即出现疼痛。

3）Ⅲ级：静止时疼痛。

4）Ⅳ级：持续疼痛、坏死、溃疡和坏疽（图 1-5）。

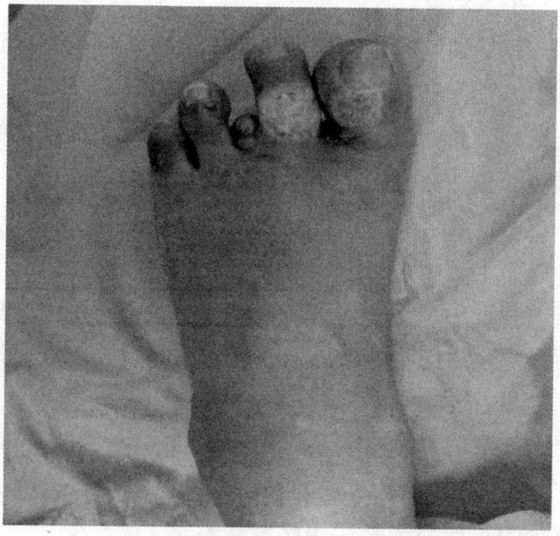

图 1-5　坏疽

4. 辅助检查

（1）彩色多普勒超声。

可显示动脉的形态、直径、血流速度等。

（2）动脉造影。

为有创的检查手段，可明确动脉闭塞的部位、程度、范围及侧支循环建立的情况。

（3）ABI。

反映下肢血压与血管状态，参考值为1.0～1.4，<0.8可以认为动脉血供受损，<0.5可以认为严重缺血。

（4）测定跛行的距离和时间。

可了解动脉血供情况。

（5）其他。

血脂、血糖的检测，血脂增高或高密度脂蛋白降低常提示动脉粥样硬化。

（三）治疗

下肢动脉性溃疡的愈合非常困难，局部使用敷料常难以见效，多需借助外科手术治疗，包括传统外科手术治疗、介入治疗、外科手术治疗联合血管腔内介入治疗、自体外周血干细胞移植，另外也可采用药物治疗。

（1）传统外科手术治疗。

主要手术方式包括动脉内膜剥脱和成形术、血管移植和重建手术。

（2）介入治疗。

随着介入技术和产品的进步，尤其是下肢专用球囊和支架的应用后，介入治疗在治疗闭塞性动脉硬化方面正快速替代外科手术治疗。

（3）外科手术治疗联合血管腔内介入治疗。

（4）自体外周血干细胞移植。

血管新生技术是近年来医学研究的一个热门课题，已发现骨髓、外周血、脐血和胎肝中存在内皮祖细胞（endothelial progenitor cell，EPC），EPC可参与新毛细血管的生成。

（5）药物治疗。

阿司匹林75～150 mg/d，对阿司匹林不能耐受者，可根据具体情况选用氯吡格雷、西洛他唑、前列腺素、沙格雷酯等。

（6）其他。

对于干性坏疽的局部处理需注意保持溃疡及周围皮肤的清洁与卫生，防止继发感染。干性坏疽继发感染后常表现为湿性坏疽，基底有较多脓性分泌物，此时应去除脓苔，清洁创面，同时局部使用银离子敷料控制感染。值得注意的是，坏死的黑色组织一般不予彻底清除，以避免出血。

第二节 压力性损伤

一、概述及病因

压力性损伤，既往被称为褥疮、压疮或压力性溃疡，是活动障碍、老年及慢性病患者的常见严重并发症之一，2016 年美国国家压疮咨询委员会（NPUAP）将“压力性溃疡”更新为“压力性损伤”，认为其更能准确地描述完整和溃烂的皮肤损伤，并将其定义为：皮肤和/或皮下软组织的局限性损伤，通常发生在骨隆突处或与医疗器械损伤有关，表现为局部组织受损但表皮完整或开放性溃疡并可能伴有疼痛。剧烈和/或持续存在的压力或压力联合剪切力可导致压力性损伤出现。其中，用于诊断、治疗的医疗器械引起的压力性损伤被称为医疗器械相关性压力性损伤；医疗器械导致相应部位的黏膜组织出现的压力性损伤则称为黏膜压力性损伤。

目前，普遍接受的观点为，压力性损伤的发生与组织承受的压力、剪切力、摩擦力有关。

1）压力垂直挤压组织，特别是骨隆突处的表面皮肤，导致组织血流减少、缺血。当压力持续存在，患者合并慢性基础疾病、感染和营养不良时，容易发生组织坏死。

2）剪切力与皮肤相平行，当患者的床头抬高或从轮椅上下滑时，身体与支撑物表面成角，肌肉筋膜由于重力作用发生滑动，而皮肤组织与支撑物贴合，导致血管成角，组织血供减少、缺血、坏死。

3）摩擦力由黏合力对抗剪切力产生。组织损伤后长期暴露于汗液、排泄物、渗出物中，表皮将发软，形成溃疡。一些外在的因素如潮湿的环境、皮肤刺激，内在的因素如高龄、脊髓损伤、糖皮质激素使用、低蛋白、贫血、糖尿病、血管疾病、吸烟可促进压力性损伤的形成。

二、分期

压力性损伤最初主要根据局部解剖组织的缺失量分为Ⅰ～Ⅳ期。2007 年，NPUAP 在此分期系统的基础上，增加了可疑深部组织损伤期和不可分期 2 种特殊情况。2009 年，NPUAP/EPUAP 联合编写的《压疮预防和治疗临床实践指南》再次确认了 NPUAP 更新后的分期系统。2016 年，NPUAP 将Ⅰ～Ⅳ期更新为 1～4 期，可疑深部组织损伤期更新为深部组织损伤期。需要注意的是，黏膜压力性损伤由于其解剖结构的特殊性，无法应用该分期系统进行分期。

（一）1 期压力性损伤

局部皮肤出现指压不变白的红斑，感觉、皮温及硬度的改变可能更早出现。特征为解除压迫状态后，局部皮肤有持续性发红或红斑，去除压迫后红色可消退，但消退时间超过 1 h（图 1－6）。

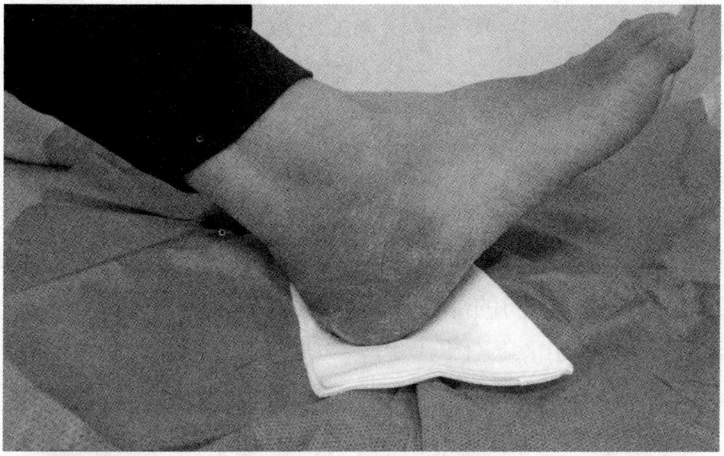

图 1－6　1 期压力性损伤

（二）2 期压力性损伤

真皮层暴露，脂肪层未暴露，出现表浅的粉红色/红色的开放性溃疡或完整的浆液性水疱。如出现局部组织淤血、肿胀，需考虑可能有深部组织损伤。此期易与皮肤撕脱伤、失禁性皮炎、胶带撕脱损伤、皮肤浸渍或表皮脱落等相混淆（图 1－7）。

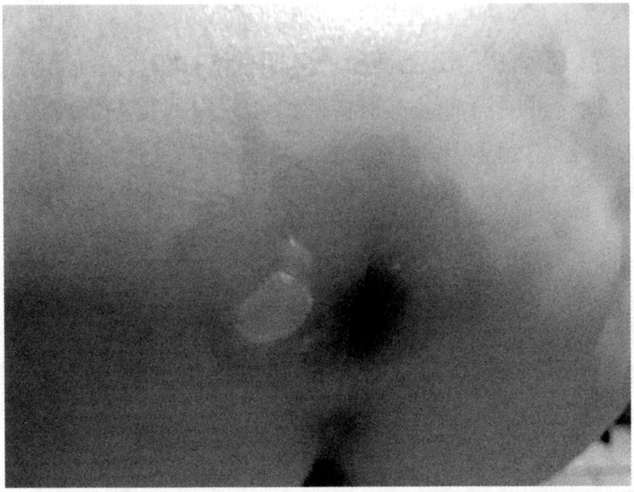

图 1-7　2 期压力性损伤

（三）3 期压力性损伤

溃疡超过皮肤全层，脂肪层暴露，但无筋膜、肌肉、肌腱、韧带及骨骼的暴露，可有腐肉和焦痂，可出现潜行和窦道。此期压力性损伤的深度随解剖部位的不同而不同，例如，鼻、耳、枕部、足踝等部位因缺乏皮下组织，可能表现为表浅溃疡。而富含脂肪的部位（如臀部），即使是 3 期压力性损伤，溃疡也可能已经侵犯深部的组织（图 1-8）。

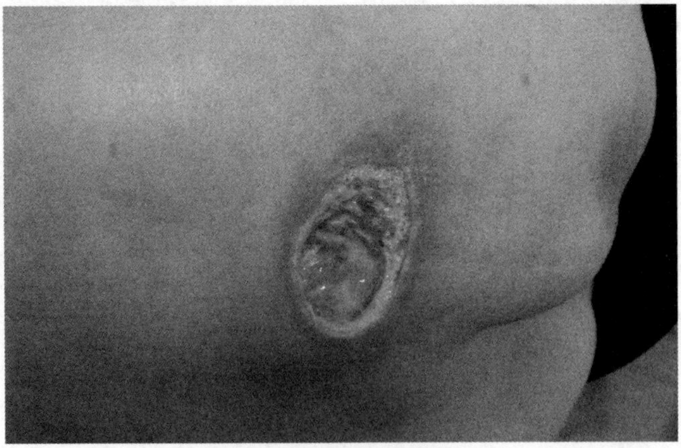

图 1-8　3 期压力性损伤

（四）4期压力性损伤

涉及深筋膜和肌肉、肌腱、关节。炎症可浸润骨膜和骨髓，形成骨髓炎。此期压力性损伤的深度取决于其解剖位置，鼻、耳、枕部、足踝因缺乏皮下组织，可能表现为表浅溃疡（图1—9）。

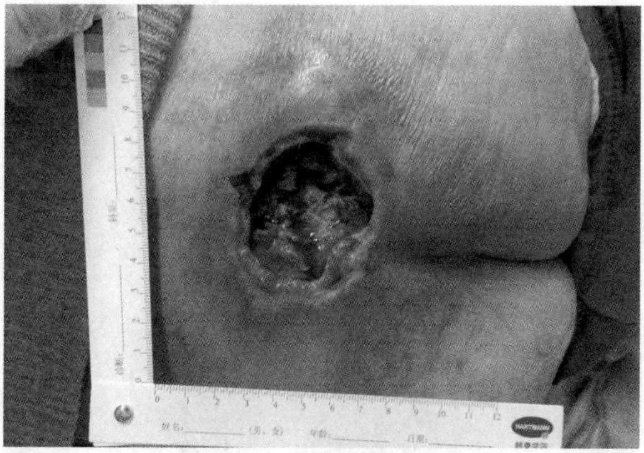

图1—9　4期压力性损伤

（五）深部组织损伤期压力性损伤

完整皮肤出现持续指压不变白的深红色、紫色或栗色等改变，可形成充血水疱，表皮分离暴露出深色伤口创面。此期对于肤色较深的患者可能难以鉴别，可进一步发展成薄的焦痂，即使辅以最佳治疗，也可能迅速发展为深部组织的溃疡（图1—10）。

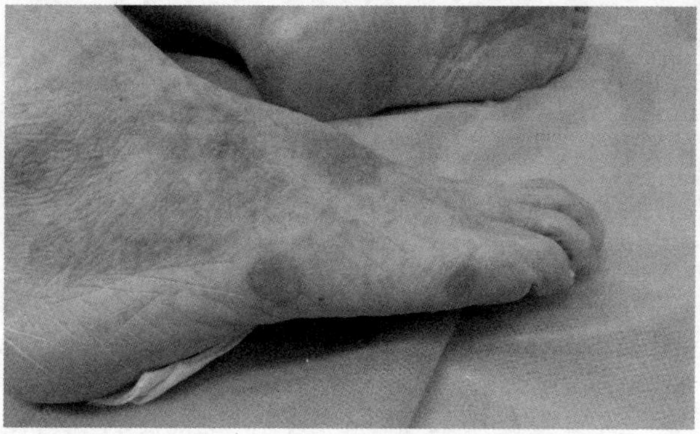

图1—10　深部组织损伤期压力性损伤

（六）不可分期压力性损伤

腐肉和焦痂覆盖伤口，掩盖组织缺损程度，彻底清除坏死组织和/或焦痂，暴露出创面基底可帮助确定其实际深度和分期，清创前通常渗液较少，甚至干燥，痂下感染时可出现溢脓、恶臭。

应当注意的是，踝部或足跟部稳定的焦痂（干燥、黏附牢固、完整且无发红或波动感），相当于机体自身屏障，不应去除（图 1－11）。

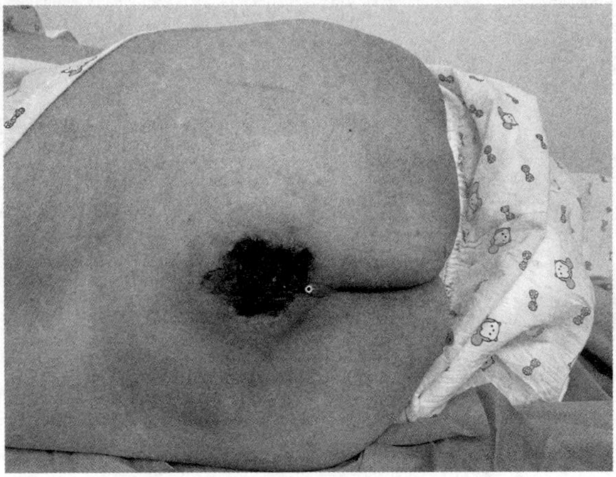

图 1－11　不可分期压力性损伤

三、危险因素及诊断

（一）危险因素

压力、剪切力和摩擦力，潮湿，局部皮温升高，营养不良，运动障碍，体位受限，术前等待时间和手术时间过长，高龄，吸烟，使用医疗器具，合并心脑血管疾病等都是压力性损伤的危险因素。剪切力往往作用于深部组织，比压力更具危险性。当剪切力与压力共同作用时，阻断血流的作用将更加显著。摩擦力是导致皮肤表浅破损（2 期压力性损伤）的重要原因，而压力常与深部组织受损有关，是造成 3 期、4 期压力性损伤的重要原因。

（二）诊断与鉴别诊断

根据患者的临床表现及压力性损伤的危险因素，诊断一般不难。在临床上

2 期压力性损伤需注意与皮肤撕脱伤、胶带撕脱损伤、失禁性皮炎、皮肤浸渍或表皮脱落相鉴别。

四、处理原则

（一）1 期压力性损伤

此期需要采取措施防止其损伤继续加重，并注意预防其他部位发生压力性损伤。临床上可通过加强翻身、选择合适的减压工具和支撑面来减轻局部压力，也可根据情况选择泡沫或水胶体敷料对局部进行减压及保护。

（二）2 期压力性损伤

此期治疗原则是保护新生上皮组织及促进上皮组织增生。对于水疱，可根据水疱大小及患者全身情况决定是否去除疱皮，对于较大水疱可选择在无菌条件下抽吸疱液，或在去除疱皮后根据渗出情况在创面覆盖水胶体敷料、泡沫敷料或油纱类敷料。

（三）3 期和 4 期压力性损伤

按照 TIME 原则进行伤口治疗。为达到高效、安全的清创目的，可考虑多种清创方法联合应用。注意清创前需要进行疼痛评估，并采用有效的止痛措施。

（四）深部组织损伤期压力性损伤

由于该期正常组织和坏死组织界限不够分明，需要加强观察，进行局部保护和减压处理，待界限较为分明时再根据情况给予清创等处理。

（五）控制感染

在伤口治疗过程中应注意识别有无伤口感染征象，如局部红、肿、热、痛及蜂窝组织炎，若伤口在 2 周内无愈合迹象，有脓性渗出或新发血性渗出，周围疼痛加重，出现凸出或触之易出血的肉芽组织，或出现坏死组织增多及异味等表现时需要考虑伤口感染。当伤口出现明显的外科感染征象及全身感染症状，或骨外露、肌腱外露、骨质粗糙或破坏时，应做伤口组织的细菌培养和药敏试验。局部使用银离子敷料或高渗盐水敷料可有效杀死伤口内的细菌。短期使用经适当稀释的消毒剂，也可减少细菌负荷和改善炎症反应，但需同时考虑消毒剂对正常肉芽组织的损伤。

当伤口周边出现明显的红、肿、热、痛，局部有波动感时，应考虑及时切开引流，并确保引流通畅。对于伤口有感染播散或存在全身感染症状的患者，如血培养阳性、蜂窝组织炎、筋膜炎、骨髓炎、全身炎症反应综合征（SIRS）或败血症患者，则应全身应用抗生素进行抗感染治疗。

五、负压封闭引流技术

负压封闭引流技术指负压经过引流管传递到医用泡沫材料，且均匀分布于医用泡沫材料的表面，形成一个包括引流管道在内的“零积聚”引流区，全方位引流可去除细菌培养基和创伤后受损组织产生的毒性分解产物，减少机体组织对毒性分解产物的重吸收，减轻炎症反应。

负压也有利于创面局部微循环的改善和组织水肿消退，并刺激肉芽组织生长，同时也使引流区与外界隔绝，有效地防止了污染和交叉感染。负压的机械作用可以促进组织细胞的分裂增殖。负压封闭引流技术治疗慢性创面疗效确切，能够减少换药次数、缩短住院时间、减轻患者的痛苦、降低治疗费用。

1 期和 2 期压力性损伤按照美国卫生决策与研究管理局（Agency for Health Care Policy an Research，AHCPR）、伤口造口护理协会（Wound，Ostomy and Continence Nurses Society，WOCN）推荐的指南进行治疗，并且不需要负压封闭引流。

3 期和 4 期压力性损伤，除外足踝部终末期动脉血管疾病，通常先行扩创。如果没有安置负压封闭引流装置的禁忌，可以进行负压封闭引流，每隔 2 周对创面的大小、肉芽生长状况、上皮化状况、炎症等进行评估，了解是否需要手术修复。

第三节　放射性皮肤损伤

一、概述

在恶性肿瘤的治疗中，约70%的患者在不同治疗阶段曾采用过放疗，而放疗对皮肤和皮下组织有不可避免的损伤。放射性皮肤损伤是由于放射线（主要是β、γ与X射线）照射引起的皮肤黏膜炎症性损害。其损伤的程度取决于放射剂量、分割方法、照射种类、受照射面积、年龄、机体的整体状态、放射不良反应处理方式等多种因素。这些损伤肉眼看不见，首要征象是毛细血管扩张，这可用受损毛细血管再生进行解释。

暴露于放射线后，皮肤和皮下组织灌注不良并出现继发性萎缩。因皮下脂肪丢失，皮肤变薄，并与基底结构紧密相连。此外，染色体改变可以导致组织纤维化和细胞的直接损伤。局部淋巴水肿，弹性纤维的玻璃样变，小动脉、小静脉的血栓形成，最终引起局部营养不良，并因此产生溃疡愈合不良。最坏的情况是，这些溃疡在4～40年的潜伏期后可能会恶变。若原本受到照射的皮肤稳定性突然改变，原因可能是原发性肿瘤复发或照射诱发了肿瘤。

二、机制

（一）细胞生物学机制

细胞生物学机制主要指上皮的生发层细胞和皮下血管的变化。有研究发现，放射线产生的自由基和活性氧可损伤基底层细胞，阻止基底层细胞分裂增殖及向表层迁移、角化，从而引发放射性皮肤损伤。在放疗初期，受照射部位释放组胺类物质，毛细血管通透性增加，出现一过性的红斑、瘙痒。在放疗后期，真皮层血管内红细胞、白细胞的渗出导致红斑。随着放射剂量的不断增加，基底层细胞被不断破坏，可导致干性脱皮、湿性脱皮，甚至溃疡、坏死。而机体为保护基底层细胞免受进一步损伤，黑色素细胞释放大量黑色素入血，可致色素沉着。

（二）分子生物学机制

目前尚不十分清楚。一般认为，电离辐射可产生自由基和活性氧，使细胞DNA双螺旋结构复制紊乱，引起细胞凋亡。

三、影响因素

（一）内在因素

内在因素包括患者的皮肤状况、受照射部位、营养状况、年龄、吸烟、一般情况、基础疾病以及种族等。通常，机体潮湿的部位及皮肤皱褶的部位较易出现皮肤反应，如头颈部、乳腺下、腋窝、会阴部和腹股沟等部位。营养状态可影响伤口的愈合。此外，表面涂抹有香味或有金属元素的物品常可加重皮肤的反应。

（二）外在因素

放射线的能量、放射剂量及分割方式等均对皮肤反应有影响，在放疗后辅助化疗的患者中常常可观察到一种记忆效应，表现为患者在放疗结束一段时间后行化疗，原放疗部位可出现红斑、瘙痒等皮肤反应，其发生的原因目前还不清楚。许多化疗药物也可引起记忆效应，记忆效应存在的时间从数周到数年不等，有患者放疗25年后行化疗还可出现皮肤反应。

四、分类

放射性皮肤损伤可以分为急性放射性皮肤损伤和慢性放射线皮肤损伤两大类，急性放射性皮肤损伤若不及时处理，可导致患者局部或全身感染，影响治疗效果，甚至引起不良结局的发生。

（一）急性放射性皮肤损伤

一般由短期内接受大剂量放射线照射引起，但需要注意的是敏感者即使剂量不是很大也可以发病。局部可出现暂时性炎症反应，表现为红斑或水肿，2周内症状最明显，随着放射剂量的增加，由红斑进展到渗出反应，病变程度严重时，可以累及真皮深部或者皮下组织，进展形成腐肉或坏死性溃疡。潜伏期因放射剂量和各人的耐受性不同而长短不定，一般 8～20 d，可分为以下 3 种程度。

1. Ⅰ度

初为鲜红，以后呈暗红色色斑，或有轻度水肿。自觉灼热和瘙痒。3～6 周出现脱屑及色素沉着。

2. Ⅱ度

急性炎症，水肿性红斑，表面紧张有光泽，有水疱形成，水疱破后形成糜烂面。自觉灼热或疼痛。经 1～3 月痊愈，留有色素沉着、皮肤萎缩等（图 1-12）。

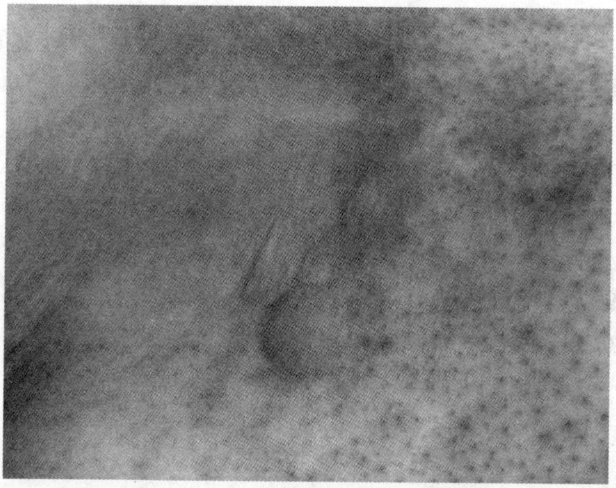

图 1-12　Ⅱ度急性放射性皮肤损伤

3. Ⅲ度

出现水肿性红斑后组织迅速坏死，以后形成顽固性溃疡。溃疡深度不定，一般可穿通皮肤及肌肉，甚至骨组织。溃疡底面有污秽的黄白色坏死组织块，自觉剧痛，很难愈合。愈合后形成萎缩性瘢痕、色素沉着，损害严重者大血管闭塞，肢体发生干性坏疽。在溃疡和瘢痕上可继发癌变（图 1-13）。

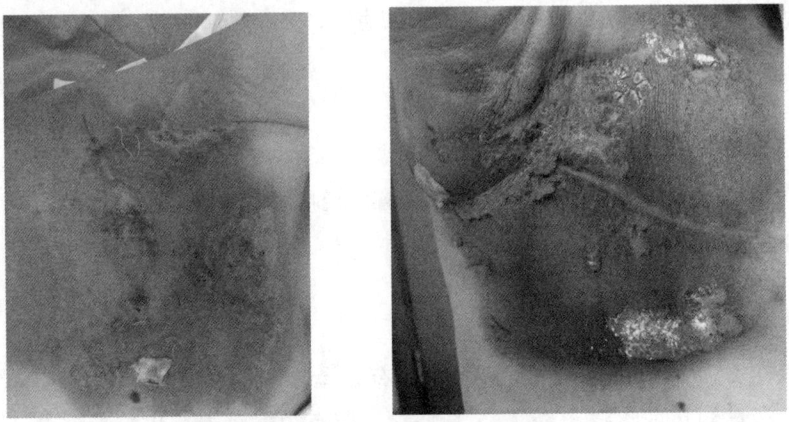

图 1−13 Ⅲ度急性放射性皮肤损伤

（二）慢性放射性皮肤损伤

多为长期、反复小剂量放射线照射引起，或由急性放射性皮肤损伤转变而来。潜伏期自数月至数十年，炎症表现不显著。

五、临床表现

（一）国际抗癌联盟制定的急性放射性皮肤损伤分级标准及临床表现

（1）0 级。
皮肤无变化。
（2）1 级。
轻度红斑、出汗减少、干性脱皮。
（3）2 级。
明显红斑、触痛、片状湿性脱皮、中度水肿。
（4）3 级。
皱褶部位以外融合性湿性脱皮、凹陷性水肿。
（5）4 级。
溃疡、出血、坏死。

（二）放射性烧伤临床表现

放射性烧伤是皮肤受到一次或短时间内多次大剂量放射线照射而出现的急

性皮肤放射性损伤。在临床上，一般分为 4 期。

（1）1 期。

是早期反应，表现为受照射部位发生一过性红斑。

（2）2 期。

为假愈期，又称潜伏期，上述部位红斑消退，表面上看来无其他病变，但受照射部位有功能性障碍，出现温度变化、汗腺分泌失调等。

（3）3 期。

为症状明显期，出现程度不一的特定性症状。

（4）4 期。

为恢复期，本阶段为皮肤损伤恢复痊愈期，或转为慢性病变。

六、护理及处理

（一）皮肤常规护理

放疗前皮肤常规护理包括：

1）预防皮肤机械性损伤，患者应穿着柔软宽松、吸水性强的全棉或丝制衣服，勤换内衣，保持局部皮肤清洁、干燥。避免粗糙、过紧衣物摩擦，禁用粗、硬毛巾擦洗。可用温水和柔软毛巾轻轻沾洗。不粘贴胶布，剃毛发宜用电剃须刀。

2）预防皮肤化学性损伤，避免使用剃毛剂、除臭剂、香水、化妆品等，避免肥皂、碘酒、酒精刺激。

3）避免冷、热刺激，如热敷、使用冰袋等。

4）避免直接日晒或紫外线、红外线、激光照射。

5）切忌用手搔抓。

6）受照射部位皮肤禁止注射。

7）妥善处理受照射的切口，尤其是接近软骨及骨组织的切口，必须在切口愈合后方可进行治疗。

8）做好饮食护理，加强营养，提高机体抵抗力。

9）放疗前应摘除金属制品，如假牙、耳环、项链、手表、钢笔、钥匙等，以免增加放射线的吸收，加重皮肤的损伤。

10）应修剪患者指甲，以免睡眠时搔抓局部皮肤引起糜烂。

放疗期间，护理人员应随时观察患者的皮肤，并倾听其主诉，如干燥、瘙痒、疼痛等，应充分暴露受照射部位皮肤，保持局部清洁、干燥，防止继发感染。不要在受照射部位使用含锌膏剂、滑石粉、铝糊剂、护肤霜、香水、除臭剂等，避免阳光直射，穿宽松衣服，外出戴头巾、太阳镜，按医嘱使用润肤剂，保证足够水分和营养。

（二）放射性皮肤损伤的处理

1）药物防治：植物提取物，如芦荟凝胶；维生素类，如维生素 C、维生素 B12、维生素 E；乳膏类，如 1%氢化可的松乳膏、三乙醇乳膏（比亚芬）；重组人表皮生长因子；中药类；透明质酸酶。

2）局部伴有感染、渗液等情况发生时，应用碘伏消毒与生理盐水清洗，保持局部皮肤清洁、干燥，及时换药并根据患者全身情况配合使用抗生素。可使用泡沫敷料（如美皮康），它支持湿润环境，有自黏性，不易损伤脆弱组织。

3）湿性脱皮处可用三乙醇胺乳膏，方法是使用生理盐水清洁局部，并用无菌纱布擦干，然后涂抹三乙醇胺乳膏，轻轻按摩至吸收，每天可涂 2～3 次。

4）3 级放射性皮肤损伤的处理：

①出现 3 级放射性皮肤损伤时应暂停放疗。

②对患者局部进行换药。具体方法：生理盐水清洁湿性脱皮处，碘伏消毒，根据伤口情况选择合适敷料，有感染者可用银离子敷料，根据渗液情况及时换药。

5）4 级放射性皮肤损伤的处理：临床上多数 4 级放射性皮肤损伤的患者是由于 3 级放射性皮肤损伤没有得到及时恰当的处理发展而成的。这时首先做好伤口的评估，明确伤口有无感染，对没有感染的伤口运用保湿敷料促进愈合。其次对感染伤口局部使用抗感染敷料，必要时进行全身抗感染治疗。

6）外科手术：一旦发生溃疡则很难自愈，若合并感染、迁延不愈，常转化为慢性溃疡，如果存在 3 个月以上，则应做切除性或非切除性活检。而慢性溃疡反复发作或溃疡面积大而深且有明显恶化倾向时，换药、物理治疗或局部使用生长因子等保守治疗常常效果不佳，故此时只要患者全身情况允许，应手术切除溃疡及周围病变组织，并应用整形外科方法进行创面修复。

外科手术适用于局部复发组织、不稳定瘢痕或放射后受损皮肤的切除以缓解疼痛。

对于放射性皮肤损伤并发症（如放射性骨坏死）的外科手术治疗，首先需要根治性清创并对切除组织进行组织学检查，需切除骨骼，包括肋骨、胸骨或全部胸壁。不进行上述清创，便不能治疗放射性骨坏死。因通常不采用创面直接闭合，而断层皮片移植也常不足，可考虑及时采用血管丰富的皮（肌）瓣来覆盖大的缺损。应注意到，经验证明受照射部位使用保守治疗可能延误外科治疗的时机，且在此条件下的慢性溃疡很容易出现激发性恶变，早期外科手术治疗，除了能缓解患者痛苦，还可避免复杂的重建术。

第四节　烧伤创面

一、概述

烧伤泛指由热力、电流、化学物质、激光、放射线等所致的组织损害。其中，热烧伤是指热液（水、汤、油）、蒸气、高温气体、火焰、炽热金属液体或固体（钢水、钢键等）所引起的组织损害。狭义的烧伤一般指热力所造成的烧伤（临床上也有将热液、蒸气所致的烧伤称为烫伤）。

作用于皮肤的热介质的强度和类型不同，会产生不同程度的烧伤，临床表现从表浅红斑到皮肤全层坏死不等。

对严重烧伤患者的初期治疗一般在手术室进行。在对患者的全身状况进行评估，特别是对事故的具体情况进行分析之后，抢救患者的措施都要立即实施。

根据烧伤病理、生理特点，一般将烧伤临床发展过程分为四期，各期之间相互交错，烧伤程度越重，其关系越密切。

（一）体液渗出期

除损伤的一般反应外，无论烧伤深浅或面积大小，伤后迅速发生的变化均为体液渗出。体液渗出的速度一般以伤后 6～12 h 最快，持续 24～36 h，严重烧伤可延至 48 h 以上。

（二）急性感染期

感染是对烧伤患者的一个严重威胁，其继发于休克或在休克的同时发生。严重烧伤患者易发生全身性感染的原因主要有：

1）皮肤、黏膜屏障功能受损，有利于细菌侵入。

2）机体免疫功能被抑制。烧伤后，尤其是早期，体内与抗感染有关的免疫系统各组分受到不同程度损害，免疫球蛋白和补体丢失或被消耗。

3）机体抵抗力降低。烧伤后 3～10 d 正值水肿回收期，患者在遭受休克后各系统器官功能尚未恢复，局部肉芽屏障尚未形成，伤后体液渗出使大量营养物质丢失，人体抵抗力降低。

4）易感性增加。早期缺血缺氧损害是机体易发生全身性感染的重要因素。

（三）创面修复期

创面修复过程在伤后不久即开始。创面修复所需时间与烧伤深度等多种因素有关，无严重感染的浅Ⅱ度和部分深Ⅱ度烧伤可自愈。但Ⅲ度和发生严重感染的深Ⅱ度烧伤，由于上皮被毁，创面只能由创缘的上皮扩展覆盖。如果创面较大，不经植皮多难自愈，或需时较长，或愈合后瘢痕较多，易发生挛缩，影响功能和外观。Ⅲ度和发生严重感染的深Ⅱ度烧伤溶痂时，大量坏死组织液化，利于细菌繁殖，感染机会增多。且脱痂后大片创面裸露，不仅利于细菌侵入，而且营养物质大量丢失，使机体抵抗力和创面修复能力显著降低，成为发生全身性感染的又一高峰时期。此期的关键是加强营养，改善机体修复功能和增加抵抗力，积极消灭创面和防止感染。

（四）康复期

深度创面愈合后，可形成瘢痕，严重影响外观和功能，需要锻炼、整形以帮助恢复。某些器官功能损害以及心理异常也需要一个恢复过程。深Ⅱ度和Ⅲ度烧伤的创面愈合后，常有瘙痒或疼痛，反复出现水疱，甚至破溃，并发感染，形成残余创面，这种现象的终止往往需要较长时间。严重大面积深度烧伤愈合以后，由于大部分汗腺被毁，机体散热调节体温能力下降，在盛暑季节，这类患者多感全身不适，常需 2～3 年调整适应。

二、烧伤评估

为了正确地处理烧伤，首先要判断烧伤的面积和深度，其次要密切观察创面变化和全身状态，同时警惕并发症的发生。

（一）面积的评估

主要评估皮肤烧伤区域占全身体表面积的百分数，有多种方法，国内常用中国九分法和手掌法。

1. 中国九分法

将全身体表面积划分为头颈部 9%（1 个 9%）、双上肢 18%（2 个 9%）、躯干（含会阴 1%）27%（3 个 9%）、双下肢（含臀部 1%）46%（5 ×

9%+1%)。

2. 手掌法

无论成人或儿童，将五指并拢，其一手掌面积为体表面积的1%。若医务人员的手和患者的手大小相近，可用医务人员的手掌来估计。

（二）深度的评估

目前常用三度四分法。

1. Ⅰ度烧伤（first degree burn）

为表皮角质层、透明层、颗粒层的损伤，局部红肿，故又称红斑性烧伤。有疼痛和烧灼感，皮温稍增高，3～5 d后局部由红色转为淡褐色，表皮皱缩脱落后愈合。可有短时间的色素沉着，不留瘢痕。

2. Ⅱ度烧伤（second degree burn）

局部出现水疱，故又称为水疱性烧伤。根据伤及皮肤的深度分为：

（1）浅Ⅱ度烧伤。

伤及真皮浅层，部分生发层健在。局部红肿，有大小不一水疱，内含黄色或淡红色血浆样液体或蛋白凝固的胶冻物。去除水疱腐皮后，可见创面潮红、脉络状或颗粒状扩展充血的毛细血管网，伤后1～2 d更明显。创面质地较软，温度较高，疼痛剧烈，痛觉敏感。若无感染等并发症，约2周即可愈合。愈合后短期内可有色素沉着，不留瘢痕，皮肤功能较好。

（2）深Ⅱ度烧伤。

伤及真皮乳头层以下，但仍残留部分网状层。局部肿胀，间或有较小水疱。去除表皮后，创面微湿、微红或红白相间，触之较韧，感觉迟钝，温度较低，拔毛感疼痛。可见针孔或粟粒般红色小点，伤后1～2 d更为明显，系汗腺及毛囊周围毛细血管扩张所致。如见扩张充血或栓塞的小血管分支，多提示深Ⅱ度烧伤程度较深。由于各部位真皮的厚度不一，深Ⅱ度烧伤临床表现较多，浅的接近浅Ⅱ度烧伤，深的临界Ⅲ度烧伤。由于残存真皮内毛囊、汗腺等皮肤附件，仍可再生上皮，如无感染，一般3～4周可自行愈合。但因深Ⅱ度烧伤创面在未被增殖的上皮小岛覆盖之前，已有一定量的肉芽组织形成，故愈合后可有瘢痕和瘢痕收缩引起的局部功能障碍。还由于愈合后的上皮多脆弱，缺乏韧性和弹性，摩擦后易出现水疱而破损，成为发生残余创面的原因之一

（图 1−14）。

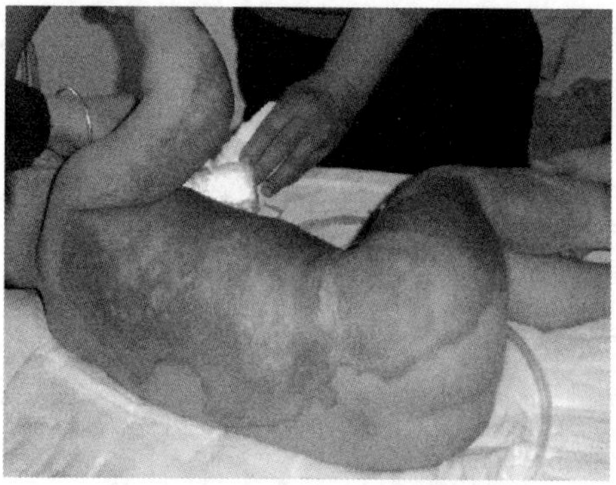

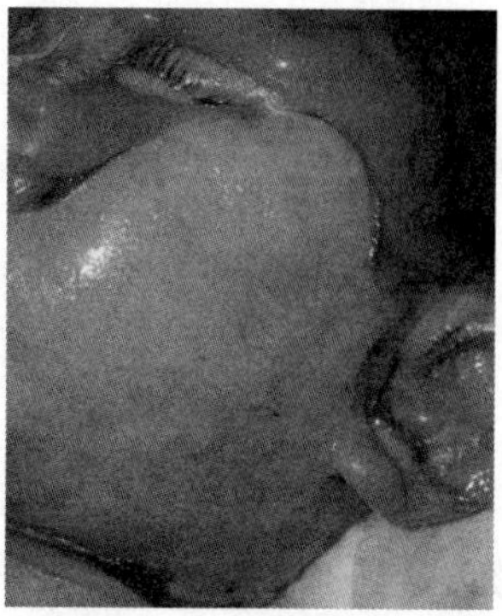

图 1−14　深Ⅱ度烧伤

3. Ⅲ度烧伤（third degree burn）

全层皮肤烧伤，可深达肌肉，甚至骨骼、内脏器官等。皮质坏死、脱水后形成焦痂，故又称为焦痂型烧伤。创面蜡白感、焦黄，甚至炭化。硬如皮革，干燥，无渗液，发凉，针刺、拔毛无痛觉。可见粗大栓塞的树枝状血管网，以四肢内侧皮肤薄处较为典型。但有时需待 1～2 d 焦痂干燥后方显示，特别是烫伤。由于皮肤附件被毁，3～4 周焦痂脱落。如创面小，周围健康皮肤上皮生长可将其覆盖；如创面大，创面修复有赖于手术植皮。愈合后多形成瘢痕，正常皮肤功能丧失，且形成畸形（图 1−15）。

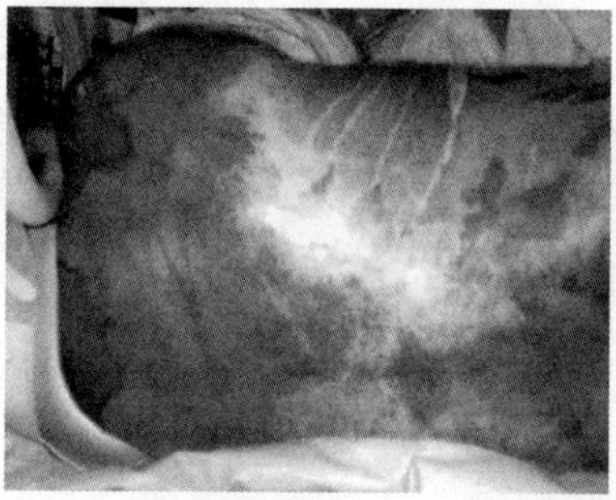

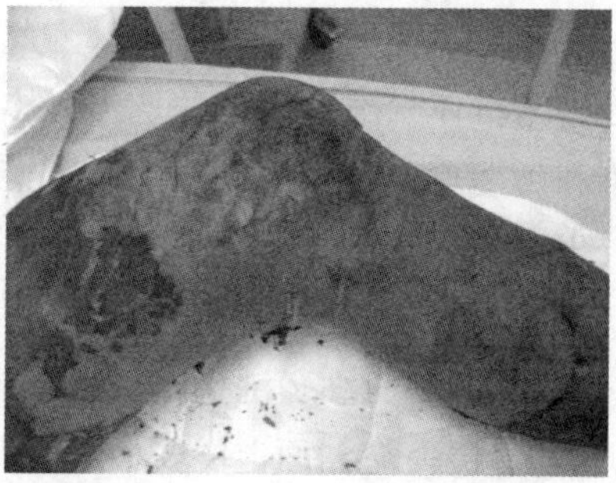

图 1−15　Ⅲ度烧伤

三、烧伤严重程度分类

目前多采用 1970 年全国烧伤会议拟定的分类标准。

（一）轻度烧伤

烧伤面积在9%及以下的Ⅱ度烧伤。

（二）中度烧伤

烧伤面积在10%~29%的Ⅱ度烧伤或Ⅲ度烧伤面积不足10%。

（三）重度烧伤

烧伤面积在30%~49%的Ⅱ度烧伤，或Ⅲ度烧伤面积在10%~19%，或Ⅱ度烧伤面积不足30%但有下列情况之一者：

1）全身情况较重或已有休克。

2）较重的复合伤。

3）中、重度吸入性损伤。

（四）特重烧伤

烧伤面积在50%及以上的Ⅱ度烧伤或Ⅲ度烧伤面积在20%及以上。

四、创面的处理

创面的处理贯穿于烧伤治疗的全过程，处理方式对患者的预后影响极大，正确的创面处理方式不仅可预防和控制感染，而且可促进创面愈合，缩短疗程，减少后遗症和提高治愈率。因此，创面处理是烧伤治疗的关键。应注意创面处理与机体状况密切相关，当机体抵抗力低下或病情严重时，可使创面感染加重和延期愈合。如果创面出现感染坏死，可引起全身病情恶化，甚至威胁患者的生命。

创面处理的原则如下：

1）控制创面细菌滋生和创面感染。

2）尽快去除创面上的失活组织。

3）维持一个促进愈合的局部环境。

4）防止创面加深。

5）减轻疼痛。

6）对愈合的创面没有影响。

（一）初期处理

指入院后当即处理，又称烧伤清创术，目的是尽量清除创面污染。但已并发休克者必须先行抗休克治疗，休克好转后方可施行其他措施。处理方法如下：

1）烧伤清创术应在良好的镇痛、镇静的情况下进行。

2）修剪毛发和过长的指甲。

3）擦拭创面周围的健康皮肤，以生理盐水或消毒液（苯扎氯铵、氯己定等）冲洗创面，轻轻拭去表面的黏附物。

4）表皮及水疱的处理，浅Ⅱ度烧伤应尽量保留未游离的疱皮，它可保护创面、减少渗出和防止上皮细胞干燥坏死。小水疱无需处理，大水疱影响包扎者，可在低位剪破引流或抽出水疱液保留疱皮。这样可以减少创面水分丢失，但应注意观察有无感染的发生，如果感染应立即去除疱皮。对于深Ⅱ度烧伤的疱皮应全部除去以防感染。对于Ⅲ度烧伤已破的疱皮也予清除，直至创面清洁。对于Ⅲ度和深Ⅱ度烧伤的腐皮应及时清除，因其会影响水分的蒸发，使焦痂不易干燥，导致早期感染。

5）清创处理小面积烧伤可在处置室施行，一般均应在手术室施行。

（二）浅度烧伤的处理

Ⅰ度烧伤的处理主要是止痛和防止再损伤。浅Ⅱ度烧伤的处理除了止痛，主要是防止感染，促其早日愈合，可采用暴露、半暴露或包扎疗法。创面可以外用药物控制感染、防止损伤等，如果有感染可以用生理盐水冲洗或淋洗创面，外用磺胺嘧啶银、新霉素等防治感染，也可用银离子敷料（如优拓 SSD），既可控制感染，又不粘连创面，防止再损伤。

（三）深度烧伤的处理

1）尽可能采取暴露疗法，如需包扎，一般不宜超过 3 d。对于 10%以下的小面积深度烧伤、全身情况稳定者，应争取早期一次手术去痂、用自体皮全覆盖。对于中小面积烧伤、无休克者，可在伤后立即切痂。如有休克，可在休克基本纠正以后实施切痂。对于烧伤面积 30%以上者，一般应于伤后 48 h，待血流动力学和全身情况稳定后，再予以切痂。切痂后，创面予以自体皮或异体皮移植，皮移植成活后，其周缘上皮可生长。异体皮和异种皮在创面上移植成活后终将溶解，故适用于自体皮不足时。也可用自体皮和异体皮相间移植法，在异体皮溶解过程中，自体皮生长伸延覆盖创面。过去，自体皮常取自大腿和腹部。目前在治疗大面积烧伤时常选用头皮，因头皮真皮层较厚且血循环良好，可供重复取薄皮而不影响本身功能。

大面积烧伤创面植皮所需的皮源常不足，故国内学者也致力于人工皮研制。一种技术是以硅胶、胶原等为原材料制作人工皮，对切痂后创面起保护的作用。另一种技术是取自体皮培养，增容后用以代替先期移植的异体皮。

2）切除坏死组织后，伤口常需立即植皮。万一伤口不能植皮，或因烧伤范围大而无足够的供皮时，伤口仍需暂时覆盖。可使用生物性伤口覆盖物，最适合的是异体皮，可用新鲜皮肤或贮存的异体皮。除了具有促进伤口愈合的作用，异体皮还可防止分泌物和蛋白质的丢失，减轻疼痛，并显著减少细菌。

3）自体皮移植的方法：使用特制的刀片或用取皮机取断层皮进行自体移植。若有足够的供皮区，就可使用这种移植方法。通常由于缺乏供皮，需用网状轧皮刀将皮肤轧成网状皮片。从美观和功能角度考虑，网状皮片不适用于面部、颈部、手和足底等部位。将网状皮片置于已处理好的伤口上，用缝线或钉固定，覆盖一层无粘连性的吸收性敷料。根据分泌物的多少，每 2～5 d 更换 1 次。

4）植皮方法包括大张中厚自体皮移植，邮票状或小片自体皮移植，异体皮移植，人工皮移植，刃厚皮移植，全厚皮移植，网状皮、微粒皮、培养表皮细胞膜片移植，无细胞基质的自体薄皮片移植，皮瓣移植等。

（四）感染创面的处理

感染不仅侵蚀组织阻碍创面愈合，而且可导致脓毒血症和其他并发症，必须认真处理以消除细菌，促进组织新生。

1）对于创面脓性分泌物，选用湿敷、半暴露疗法或浸浴法等去除，避免形成脓痂，使创面长出新鲜的肉芽组织，以利植皮或自行愈合。

2）创面用药：

①对于一般的化脓菌（金黄色葡萄球菌、白色葡萄球菌、大肠杆菌）感染，可用呋喃西林、新洁尔灭、氯己定、优锁儿，或黄连、四季青、大黄等，制成药液纱布湿敷或浸洗。

②绿脓杆菌感染时，创面有绿色的脓液、肉芽组织和创缘上皮受侵蚀、坏死组织增多，应进行细菌学检查。可用乙酸、苯氧乙醇、磺胺米隆、磺胺嘧啶银湿敷或霜剂涂布。

3）真菌感染（白色念珠菌、情状菌、毛霉菌）发生于使用广谱抗生素、肾上腺皮质激素等的重症患者，创面较灰暗，有霉斑或颗粒，肉芽水肿苍白，敷料上也可有霉斑，做真菌检查可确定。创面选用大蒜液、碘甘油、制霉菌素、克霉唑等，同时需要停用广谱抗生素和肾上腺皮质激素。

五、创面的护理

护理是烧伤治疗中不可忽视的组成部分，精心护理能减少并发症和后遗症，对中度烧伤及以上的患者尤为重要。重视心理护理，消除其疑虑和恐惧，建立信心配合治疗。根据病情制订护理计划，实施有效护理。

（一）早期清创时的护理

1）清创时如果外周循环充盈不良，应先建立静脉通道，实施体液复苏。

2）清创时要注意保暖，室温宜维持在 30～36℃，特别是大面积烧伤的患者。

3）动作要轻柔、迅速，尽可能地减少刺激。

4）对于嵌入创面的渣屑，如不易除去时不要勉强，否则会增加创面的损伤，嵌入创面的渣屑可在创面愈合以后随着痂壳的脱落而脱落，一般不会影响创面的愈合和效果。

（二）包扎疗法的护理

用厚而吸水性强的敷料将创面包扎，使创面得到充分引流，保护创面，防止感染，使其自行愈合。常用于中、小面积的烧伤，四肢污染轻的创面，寒冷季节不适于暴露疗法时，以及不合作的儿童患者和需要转运的患者。护理时应注意：

1）肢体包扎后，应抬高患肢以促进静脉与淋巴的回流，以利于减轻组织水肿。

2）包扎创面不宜长期处于同一体位，应定期翻身，使创面交替受压，以利于改善局部血液循环，防止创面潮湿而感染。

3）选用透气性能好的敷料。

4）保持敷料的清洁干燥，如更换敷料不久有少许渗出物，可用无菌棉垫包扎，如果潮湿面积过大，则需立即更换，但内层敷料尽量不更换，只更换外层敷料和棉垫。

5）加强观察，如果患者出现体温升高、创面疼痛，或有持续性的跳痛、白细胞增高、创面潮湿，或渗出物增多有异味，需警惕有无感染的发生，应立即更换敷料，检查创面。

6）注意更换敷料时动作轻柔，减轻患者疼痛。近年来随着新型敷料的出现，这类敷料大都具有不粘连创面的优点，可根据创面条件选用适合的敷料包扎。

（三）暴露疗法的护理

将创面完全敞开，暴露于温暖、干燥的空气中，使创面迅速干燥，结成一层干痂，从而防止细菌生长。暴露疗法常用于头面、颈、躯干以及会阴部的烧伤，深度、大面积的烧伤，污染较重的创面，有铜绿假单胞菌以及真菌感染的创面和炎热夏季不宜包扎者。护理时应注意：

1）维持室温在 28～36℃，若病房保温欠佳，选用红外线、烤灯等局部保温。

2）暴露必须充分且彻底，创面上不能覆盖任何被单和敷料，以免潮湿感染。

3）为了防止受压部位的创面潮湿，应定时（4～6 h）翻身暴露。

4）为保持受压创面的干燥，如确无条件翻身的患者，可让患者睡在大孔泡沫塑料垫上，其下加用热吹风，以促使创面干燥，但要注意安全。

5）根据患者的情况保持病房的相对湿度在 50％左右。深度创面 24 h 内即可形成干痂，要注意补充水分，以免引起脱水性高钠血症。

6）保持创面周围皮肤的清洁，可用新洁尔灭或氯已定擦拭。

7）对于已形成干痂的创面要注意保护，勿使之裂开，增加感染的机会。

8）对于躯干部的环形深部烧伤，由于环形焦痂缩窄可影响呼吸，如发现有呼吸运动受限、呼吸困难等压迫症状，应立即通知医生，配合进行焦痂切开减压术，以改善呼吸。

（四）半暴露疗法的护理

半暴露疗法是创面覆盖薄层敷料的一种疗法，这种方法有利于对创面进行观察，也有利于实施各种运动疗法。护理时应注意：

1）患者可因体表散热而出现寒战以及体温降低，应保持环境温度在 25～30℃。

2）应用油纱敷料和抗生素敷料时，应使油纱敷料紧贴创面，防止留下空隙而导致分泌物积聚。

3）每天观察创面变化，若发现痂皮或焦痂变软松动，应及时清除。

4）根据分泌物的渗出情况可适当延长换药时间。

（五）干热疗法的护理

干热疗法是常用于预防和控制感染的一种疗法，将干热空气吹到创面上，达到控制或减轻创面感染的目的。护理时应注意：

1）在用电扇送干热空气的过程中，要注意尽量避免将地面以及周围环境中的尘埃、细菌卷扬到创面上。

2）每日根据情况给患者补充水分，避免出现全身脱水继而引发高钾血症和高钠血症。

3）机体在高温下代谢旺盛，能量消耗大，蛋白分解也多。因此，应为患者增加蛋白摄入量，一般每日每千克体重可多补蛋白 1～2 g。

4）对于呼吸道烧伤的患者，特别是有气管切开的患者使用干热疗法时，因干热空气对呼吸道黏膜是极为不利的，为避免干热空气直接进入呼吸道，可用单层湿敷纱布掩盖患者口、鼻、气管切开处，并经常替换，还可以定期进行雾化吸入。

（六）浸泡疗法的护理

浸泡疗法具有使创面清洁、减少感染创面的细菌数量、避免人体对毒素的吸收、促进坏死组织分离、引流痂下脓液的作用，另外在浸泡时换药可以减轻疼痛，可分全身和局部两种。护理时应注意：

1）全身浸泡时要注意观察全身情况，如有脉搏/呼吸增快、颜面苍白、虚脱等现象时，应立即停止浸泡。

2）浸泡的次数和每次浸泡的间隔时间可根据患者的病情和浸泡后的反应决定。

3）植皮手术以后，植皮区在术后 48～72 h 即可浸泡，供皮区在未愈合前不可浸泡。

（七）湿敷疗法的护理

湿敷疗法是创面上外敷多层湿纱，达到引流和机械清除细菌目的的一种疗法。护理时应注意：

1）根据感染程度决定换药次数，感染严重、脓液多时，应每天更换 2～4 次；感染得到控制、脓液少时，可减少换药次数。

2）躯体和头面部湿敷时，应用绷带包扎固定，并且注意湿敷纱布要紧贴创面，以利引流。

（八）使用新型敷料的护理

随着湿性愈合理念的推广和应用，近年来各种各样的新型敷料进入创面治疗领域，新型敷料品种繁多、性能各异，在使用时要注意：

1）认真评估患者的创面情况以及全身的综合情况，制定目标，选择治疗方案，继而选择适合的敷料，以达到治疗目的。

2）在使用敷料的治疗过程中要评估治疗效果，及时根据创面情况调整治疗方案。

第五节 慢性病伤口药物治疗管理实践

一、慢性病伤口药物治疗基本原则

（一）下肢血管性溃疡

1. 下肢静脉性溃疡

近年来，下肢静脉性溃疡的综合化、个体化治疗已成为趋势。临床上常用CEAP分级系统（clinical etiology anatomic pathophysiologic classification system）对慢性静脉疾病（chronic venous disease，CVD）进行评估，下肢静脉性溃疡患者分级通常为临床C5～C6级，应通过手术联合加压或药物等综合治疗促进溃疡愈合，从而提高患者生活质量。药物治疗对下肢静脉性溃疡的愈合有促进作用，可以通过口服、肌肉注射或静脉注射作用于全身，也可以直接作用于局部溃疡。

2. 下肢动脉性溃疡

下肢动脉性溃疡是动脉硬化性闭塞症（arterio sclerosis obliterans，ASO）的一个晚期表征，下肢动脉发生粥样硬化性改变，导致动脉管腔狭窄或闭塞，进一步表现出一系列与慢性病相关的特征，引起局部静息痛、溃疡或坏死等症状的出现。由于非手术治疗作为手术治疗所必要的支持与补充，所以药物治疗成为治疗下肢动脉性溃疡的重要手段。治疗下肢动脉性溃疡的药物主要有西洛他唑片、通心络胶囊、脉血康胶囊等。

（二）压力性损伤

压力性损伤的定义为：皮肤和/或皮下软组织的局限性损伤，通常发生在骨隆突处或与医疗器械损伤有关，表现为局部组织受损但表皮完整或开放性溃疡并可能伴有疼痛。压力性损伤轻者皮肤发红且受压时不变白，重者全层皮肤/肌肉坏死伴肌肉、骨骼等结构外露。随着医学的不断进步，压力性损伤的治疗和护理技术也在不断改进，常见的治疗方法包括药物局部疗法、物理疗法、营养疗法等。药物局部疗法包括使用血小板源性生长因子(platelet-derived growth factor，PDGF)、阿托伐他汀、多聚脱氧核苷酸(polydeoxyribonucleotide，PDRN)、西地那非等。

(三) 放射性皮肤损伤

放射性皮肤损伤指各种类型放射线，包括射线、粒子、电子、中子和质子引起的皮肤损伤。其损伤的程度除了与局部皮肤的解剖结构有关，还与放射线的种类、放射剂量、分割方法、分割剂量、照射种类、受照射面积、总疗程时间、年龄、机体的整体状态、个人对射线的敏感度、外界气候条件、患者的自我防护及放射不良反应处理等多种因素有关。针对放射性皮肤损伤的药物治疗主要集中在抗氧化、抗菌抗感染、补充生长因子、提供湿性愈合环境、采用中医药治疗等方面。

(四) 烧伤创面

烧伤泛指热力、电流、化学物质、激光以及放射线等导致的组织损害。传统烧伤创面换药多采用灭菌凡士林纱条敷贴，创面易干燥，但更换敷料时易粘连，引起出血、疼痛，损伤肉芽组织，影响愈合。磺胺嘧啶银乳膏联合康复新液可使创面处于湿润状态，湿润状态使表皮细胞迁移速度加快、刺激毛细血管生成、促进角质细胞增殖，促使创面愈合。磺胺嘧啶银乳膏联合康复新液治疗Ⅱ度烧伤创面，可减轻患者换药时创面疼痛，缩短创面愈合时间，且无明显不良反应。

小牛血清去蛋白注射液为较新开发的一种用于烧伤的药物，该药物的主要有效成分为小牛血去蛋白提取物。对深Ⅱ度及以上烧伤患者采用小牛血清去蛋白注射液治疗，能够有效提高创面愈合效果，降低不良反应发生率。

二、慢性病伤口管理常用药物及敷料

(一) 下肢血管性溃疡常用药物

1. 下肢静脉性溃疡

静脉活性药物可增加静脉张力，降低血管通透性，促进淋巴、静脉回流并提高肌泵功能。

1）黄酮类药物具有保护血管和提高静脉张力、增加淋巴回流、改善毛细血管通透性等作用，同时结合手术及压力治疗，可明显促进下肢静脉性溃疡的愈合。

2）马栗树籽提取物七叶皂苷素的主要药理作用是抗渗透作用，改善静脉的血流动力和静脉功能（使弹性和收缩性恢复正常）。

3）舒洛地特是硫酸氨基葡萄糖类物质，具有抗血栓形成活性。

4）己酮可可碱具有扩张血管、降低血液黏滞度、提高红细胞变形能力、改善血液循环、提高组织供氧量的作用，无论是单独使用还是配合压力治疗均可促进溃疡愈合。

5）近年来，有学者应用阿司匹林辅助治疗下肢静脉性溃疡，但研究显示阿司匹林无明显疗效。

6）他汀类药物具有血管活性和抗炎作用，国外一项小型研究中，接受辛伐他汀治疗的患者，每天服用 40 毫克/次，溃疡愈合率高于服用安慰剂的患者。

当出现临床感染（全身和/或局部感染表现，如全身发热和寒战、伤口疼痛、发热、肿胀、发红、渗出物增加、愈合延迟等）时，建议进行伤口定量培养，以确认感染的存在并指导全身抗菌药物应用。无培养条件时也可经验性用药。下肢静脉性溃疡感染常以金黄色葡萄球菌等革兰阳性菌为主，有蜂窝组织炎的表现，指南推荐使用革兰阳性菌敏感的抗菌药物。若溃疡存在持续临床感染证据，可继续抗感染治疗。苄星青霉素作为长效缓释制剂，深部肌肉注射后可持续缓慢地释放青霉素成分到病灶，长时间维持有效的血药浓度，发挥持续的抗菌作用。抗菌药物使用疗程一般不超过 2 周，除非有证据显示临床感染持续存在。值得注意的是，伤口局部使用抗菌药物几乎不能提高溃疡的愈合率。

下肢静脉性溃疡发病率高，病因及病理生理机制复杂，治疗难度大。正确认识下肢静脉性溃疡的发病原因，将药物与加压手术治疗相结合，采用个体化、综合化的三阶段疗法对下肢静脉性溃疡进行全程疾病管理，有利于促进溃疡愈合并防止溃疡复发。然而，仍需要对下肢静脉性溃疡进行深入的研究，以提供更好的治疗方案。

2. 下肢动脉性溃疡

西洛他唑是一种抗血小板药物，常用作片剂，对磷酸二酯酶 Ⅱ（phosphodiesterase Ⅱ，PDE Ⅱ）具有高度的抑制作用，可有效防止血栓导致的血管堵塞以及周围动脉闭塞，改善溃疡、缺血性疼痛等症状，对动脉粥样硬化、大动脉炎、脉管炎、糖尿病引起的动脉闭塞等病症也有较好的治疗作用。西洛他唑、氯吡格雷、阿司匹林三种药物对出血时间的影响无明显差别，西洛他唑的疗效最好，可以减少出血风险。但是血友病、血尿、咯血、子宫功能性出血等为西洛他唑的禁忌。

脉血康胶囊是一种由水蛭等经适宜加工制成的肠溶性胶囊剂。由于水蛭、人参、蜈蚣、冰片等药有活血化瘀、通络祛风的功效，所以脉血康胶囊对于防止血栓的形成具有一定的功效，其防止血凝块形成的作用也可用于血液透析。

通心络胶囊是以中医络病理论为基础而制成的复方制剂，具有益气、活血、通络的作用。

机械性清创时常会增加患者的疼痛感，可适当使用止痛药物，如盐酸丁卡因胶浆，其作用于外周神经，可稳定神经组织细胞膜，减少钠离子内流，使正常的极化交替受阻，神经冲动传递无法进行，起到止痛作用。甲基纤维是一种骨架材料，能增加溶液的黏度，起到润滑作用。

（二）压力性损伤常用药物

1. 血小板源性生长因子

血小板源性生长因子源于富含血小板的新鲜全血，其在不同损伤类型的组织再生中起到关键作用，包括皮肤创伤、胃肠道溃疡等。Ramos－Torrecillas 等及 Scevola 等在不同的临床研究中均发现相较于使用安慰剂，局部应用血小板源性生长因子可更好更快地促进压力性损伤的愈合。值得关注的是，血小板源性生长因子相较于其他药物具有毒性低、免疫反应少的优点，同时还可从患者本身的血液中稳定提取。因此，血小板源性生长因子在临床应用中具有广泛前景。

2. 胰岛素

临床上胰岛素主要用来治疗糖尿病，但研究者从 1920 年就开始了胰岛素治疗压力性损伤的研究。胰岛素可通过调控糖代谢，促进炎性细胞蛋白合成，激化免疫细胞的分泌作用，增强细胞因子趋化和迁移，从而在改善创面局部炎性反应过程中发挥作用。Valentini 等发现伤口局部应用胰岛素能刺激角质细胞增殖和分化，能促进不同类型细胞的生长发育。在一项随机对照试验中，研究者将 2、3 期压力性损伤患者随机采用胰岛素局部外敷和生理盐水外敷治疗，结果发现胰岛素治疗组患者在第 7 天时损伤面积明显缩小，且压疮愈合评价量表（pressure ulcer scale for healing，PUSH）评分显著降低，证实了胰岛素在压力性损伤方面的治疗作用。但目前仍需要更长时间的随访，以及更多的对照组以进一步评估胰岛素的疗效。

3. 阿托伐他汀

阿托伐他汀具有抗炎、抗氧化、免疫调节、抗菌、改善血管内皮功能和缺血再灌注损伤的作用。在一项随机对照试验中，研究者将104例2、3期压力性损伤的患者随机分为局部阿托伐他汀软膏治疗组和安慰剂组，并在治疗第7、14天观察损伤面积和分期来评估疗效，研究发现局部阿托伐他汀软膏治疗组患者在第7、14天损伤面积相较于安慰剂组均明显减小并且分期也显著改善，这显示局部阿托伐他汀软膏治疗可显著加快压力性损伤的愈合。

4. 多聚脱氧核苷酸

多聚脱氧核苷酸是嘌呤与嘧啶形成的多聚复合物，其选择性作用于A2嘌呤受体，帮助细胞生长和再生。有研究者将23例压力性损伤患者随机分为试验组11例和对照组12例，试验组采用多聚脱氧核苷酸肌肉注射，结果表明，肌肉注射多聚脱氧核苷酸能显著改善压力性损伤，使压疮相关评分降低、损伤面积缩小，同时患者均未出现药品不良反应。此外，Squadrito等发现，糖尿病患者在糖尿病足部位接受多聚脱氧核苷酸注射可显著改善伤口愈合、缓解伤口周围水肿并减轻患者痛苦。

5. 西地那非

压力性损伤的愈合需要组织重建和血管新生，从而帮助在溃疡部位恢复血流和氧供。而西地那非可通过与一氧化氮的协同作用促进血管新生、增加血液灌注、减少炎症反应、帮助组织重建和改善氧供，从而对压力性损伤的愈合发挥积极意义。一些动物实验已提示西地那非对伤口愈合具有积极作用。为此，来自伊朗的研究者首次进行临床研究，发现使用西地那非软膏局部治疗的患者，相较于对照组，压力性损伤相关评分明显降低、损伤面积明显缩小，且未发现药物相关不良反应，提示西地那非可能是一种有效的压力性损伤的治疗药物，但未来还需要大样本、多中心的研究进一步证实西地那非的治疗作用。

6. 维生素C

维生素C是自由基的清除剂，它可参与胶原蛋白的组织间质合成，改善毛细血管的通透性，有促进新鲜组织生成、减少渗出的作用。此外，维生素C还有增强机体对外界环境的抗应激能力和免疫力的作用。压力性损伤患者往往全身营养状况差，抵抗力差，维生素C在伤口愈合中起到关键作用。有研究显示，压力性损伤治疗组患者加服大剂量维生素C（1.5 g/d）2周后，创面痊愈率明显高于对照组。由此可见，压力性损伤患者伴有营养不良时应补充适量维生素C以促进组织修复。

7. 蛋白质

蛋白质对于压力性损伤的愈合起到至关重要的作用，它可直接参与损伤周围组织间质的合成，强化蛋白质支持可以加速创面愈合，对缩小损伤面积有直接作用。

8. 激素

氧雄龙是一种类固醇激素，具有雄激素样作用，可促进组织的新生。美国一项研究针对脊髓损伤伴压力性损伤的患者研究氧雄龙的疗效，试验组每天予以20 mg氧雄龙口服，对照组则予以安慰剂口服，结果显示试验组和对照组压力性损伤的治愈率和完好率无明显差异，试验组有近1/3的患者出现转氨酶上升。由此可见，尽管氧雄龙理论上具有促进压力性损伤创面修复的能力，但不具有积极的临床治疗效果。

（三）放射性皮肤损伤常用药物

1. 抗氧化类药物

奥克喷（医用射线防护喷剂）是一种超氧化物歧化酶产品，其主要成分能清除局部皮肤黏膜组织因电离产生的O_2^-，减轻皮肤损伤的程度。此类药物临床上应用相对较少，多用于放射性皮肤损伤的预防。

2. 生长因子类药物

生长因子类药物可促进皮肤与黏膜创面组织修复过程中的DNA、RNA和羟脯氨酸的合成，诱导上皮细胞增殖和移行，促进血管形成、创面愈合。研究表明，外用重组人粒细胞－巨噬细胞刺激因子（recombinant human granulocyte－macrophage colony－stimulating factor，rhGM－CSF）凝胶对小鼠烧伤具有保护作用，小鼠烧伤后1周内，外用rhGM－CSF凝胶组和外用碱性成纤维细胞生长因子喷雾剂组的小鼠存活率分别为83.3％和63.3％，均显著高于外用凝胶基质对照组（30％），两组创面愈合后生长时间均明显短于外用凝胶基质对照组。研究表明，外用重组人表皮生长因子衍生物（依济复）也能明显减轻患者的疼痛。

3. 抗菌、抗感染类药物

微生物感染是影响创面愈合的重要因素，抗菌是一种促进创面愈合的手段。可口服头孢类药物、青霉素类药物及复方磺胺甲噁唑等广谱抗菌药物，局部使用百克瑞消毒喷雾剂等杀菌/抗菌剂，均可取得一定的治疗效果。

4. 通过营造湿性环境促进愈合的药物

具有代表性的有敷料和凝胶类药物。药物本身不具有治疗作用，主要是通过在创面营造湿性环境，形成保护膜隔离污染源来促进伤口愈合。

5. 中药

如《医宗金鉴》所言，“痈疽原是火毒生，经络阻隔气血凝”，中医病机责之为“阴虚内热、气血受损”，其防治多选清热解毒、凉血滋阴及活血化瘀之品，如黄檗、黄连、虎杖、苦参、冰片、紫草、地榆、大青叶、龙血竭、当归等。且据《临床实用中药辞典》记载，黄檗、黄连、虎杖之品均具一定程度的抑菌、抗溃疡、抗辐射作用。

（四）烧伤创面常用药物

1. 小牛血清去蛋白注射液

小牛血清去蛋白注射液为现阶段常用于烧伤的药物，该药物的主要有效成分为小牛血清去蛋白提取物。小牛血清去蛋白提取物对创面愈合的促进机制可能为：改善皮肤基底细胞对氧合能力的利用，改善成纤维细胞及血管内皮细胞等的能量代谢，从而促进创面愈合。

2. 磺胺嘧啶银乳膏联合康复新液

磺胺嘧啶银乳膏联合康复新液用于烧伤创面：

1）可减轻疼痛、缩短创面愈合时间。康复新液是以美洲大蠊干燥虫体分离提取物精制而成的生物制剂，具有通利血脉、养阴生肌之功效，可促进上皮细胞生长、肉芽组织形成，从而缩短创面愈合时间，同时具有止痛、消除水肿、改善局部血液循环作用，改善神经末梢的缺血、缺氧状态，从而减轻疼痛和控制感染。

2）磺胺嘧啶银乳膏具有杀菌、抑菌等作用，即具有良好的溶痂和抗炎效果，能为创面提供一个湿润环境，利于坏死组织液化脱落，可防止创面痂皮形成而再次损伤肉芽组织，同时能防止痂下愈合，在创面形成一层保护膜阻止细菌入侵，预防和控制创面感染。

3）促进创面愈合。康复新液含有肽类、黏糖氨酸及多种氨基酸等生物活性物质，可改善创面局部微循环，显著增加超氧化物歧化酶的活性，提高机体抵抗力，利于创面修复。湿性环境有利于纤维蛋白及坏死组织的溶解，使创面处于低氧环境，多种生长因子释放并发挥活性修复创面，减少瘢痕形成。

（五）常用治疗敷料

现代医学防治创面感染的常用措施有抗菌药物应用、皮肤伤口清洁、清创、敷料应用及辅助治疗等。应根据愈合分期、渗液量、是否存在感染及感染程度选择相应的敷料，常见敷料为半渗透薄膜敷料、水胶体敷料、水凝胶敷料、藻酸盐敷料、海绵类敷料（泡沫敷料）、亲水性纤维敷料、生物活性敷料、银离子敷料、高渗盐敷料。具体使用详见本章相应部分。

提示

对于超说明书用药的情况，医务人员应当根据《中华人民共和国医师法》《中华人民共和国侵权责任法》《医疗机构处方审核规范》《处方管理办法》等法律法规及相关专家共识等行业规范，规范医疗行为。

医生应当根据医疗、预防、保健需要，按照诊疗规范、药品说明书中的药品适应证、药理作用、用法、用量、禁忌、不良反应和注意事项等开具处方。药品用法用量应当按照药品说明书规定的常规用法用量使用，特殊情况需要超剂量使用时，应当注明原因并再次签名。

药师应当运用专业知识与实践技能，对医生在诊疗活动中为患者开具的处方进行合法性、规范性和适宜性审核，并做出是否同意调配发药的决定。药师经处方审核后，认为存在用药不适宜时，应当告知医生，请其确认或者重新开具处方。药师发现严重不合理用药或者用药错误时，应当拒绝调剂，及时告知医生，并应当记录，按照有关规定报告。

此外，医务人员应及时向患者或其家属说明超说明书用药的医疗风险，取得其明确同意。同时，严密监控不良反应的发生，在提高临床诊疗效果的同时保护患者的合法权益、减少医疗损害纠纷的发生。

三、慢性病伤口管理常用药物用药交代与指导要点

（一）磷酸二酯酶Ⅲ（PDE－Ⅲ）抑制剂

西洛他唑片用药交代与指导要点如下：

1）出血（血友病、毛细血管脆弱症、颅内出血、消化道出血、尿路出血、咯血、玻璃体积血等）患者禁用。

2）充血性心力衰竭患者禁用。

3）对本品任何成分过敏者禁用。

4）妊娠或有可能妊娠的妇女禁用。

5）密封保存。

（二）黄酮类化合物

地奥司明片用药交代与指导要点如下：

1）将每日剂量平均分为两次于午餐和晚餐时服用。

2）对本品任何成分过敏者禁用。

3）治疗期间不推荐哺乳。

4）密封保存。

（三）其他药物

1. 莫匹罗星软膏

用药交代与指导要点如下：

1）局部涂于患处，必要时，患处可用敷料包扎或敷盖。

2）对莫匹罗星或其他含聚乙二醇的软膏过敏者禁用。

3）本品性状发生改变时禁用。

4）25℃以下，密封保存。

2. 康复新液

用药交代与指导要点如下：

1）可口服、可外用。

2）密封，置阴凉处保存（不超过 20℃）。

3. 复方磺胺甲噁唑片

用药交代与指导要点如下：

1）对磺胺甲噁唑（SMZ）和甲氧苄啶（TMP）过敏者禁用。

2）由于本品阻止叶酸的代谢，可加重巨幼红细胞性贫血患者叶酸盐的缺乏，所以巨幼红细胞性贫血患者禁用本品。

3）孕妇及哺乳期妇女禁用。

4）小于 2 个月的婴儿禁用。

5）重度肝肾功能损害者禁用。

6）遮光，密封保存。

4. 磺胺嘧啶银乳膏

用药交代与指导要点如下：

1）局部外用，直接涂于创面，约 1.5 mm 厚度。一日 1 次。

2）局部有轻微刺激性，偶可发生短暂性疼痛。本品自局部吸收后可发生多种不良反应，与磺胺类药物全身应用时相同，如过敏反应，较为常见，可表现为药疹。

3）对磺胺类药物及银盐过敏者禁用。

4）用药部位如有烧灼感、瘙痒、红肿等情况应停药，并将药物洗净，必要时向医生咨询。

5. 盐酸丁卡因胶浆

用药交代与指导要点如下：

1）外用，一次 2～5 g。

2）高过敏体质患者禁用，腔道破裂、血管外露者禁用。

3）本品的最小包装仅供一次性使用，以免交叉污染。

4）本品与普鲁卡因、肥皂、碘化钾、硼砂、碳酸氢盐、碳酸盐、氰化物、枸橼酸盐、磷酸盐和硫酸盐配伍禁忌。

四、处方审核案例实践与分析

1. 案例 1

（1）问题处方类型。

遴选药品不适宜。

（2）处方示例（图 1−16）：

×××医院处方笺

门诊号：0000XXXXXX　　科室：血管外科医疗单元　　费别：现金

姓名：×××　　性别：女　　年龄：65岁　　开具日期　：xxxx年xx月xx日

临床诊断：下肢静脉曲张伴溃疡　微循环障碍　胃溃疡伴糜烂

R.

贝前列素钠片　　20μg×30片×6盒

Sig：40ug　t.i.d.　口服（慢性病需要）

银杏叶片　　19.2mg×36片×3盒

Sig：19.2mg　t.i.d.　口服（慢性病需要）

艾司奥美拉唑镁肠溶胶囊　　40mg×30粒×1瓶

Sig：40mg　q.d.　口服（慢性病需要）

医师：　×××　　代码：　xxxx　　金额：　×××

药师（审核）：×××（药师）药师（核对/发药）：×××　（药师）药师/士（调配）：×××（药士）

发票号：×××

图 1−16　案例 1 医院处方笺

（3）案例分析。

贝前列素钠作用于血小板和血管平滑肌的前列环素受体，抑制血小板聚集和黏附，扩张血管，用于改善慢性动脉闭塞性疾病引起的溃疡、间歇性跛行、疼痛和冷感等症状。但其抑制血小板聚集的药理作用可能会导致出血风险增加。由于患者还有胃溃疡伴糜烂，若同时服用贝前列素钠，可能会增加消化道出血的风险，结合患者自身情况，从用药安全角度考虑，此时不推荐继续使用贝前列素钠。

（4）处方审核建议。

慢性静脉疾病各个阶段的患者都需要进行药物治疗，药物治疗是基础。在选择药品时应综合考虑患者的身体情况，选择疗效确切、安全性高的药品。地奥司明作为静脉活性药物的代表药物，能够增加静脉张力，促进静脉回流，对于慢性静脉高压有较好的治疗作用。地奥司明能够抑制黏附因子（VCAM−1、ICAM−1）在内皮细胞的表达，抑制白细胞与内皮细胞的相互作用，相比于其他静脉活性药物，从根本上阻断了炎症进程，从而抑制炎症的发生发展。因此建议将处方中贝前列素钠片更换为地奥司明片。地奥司明能够有效减轻水肿和缓解相关症状，且安全性良好，在临床使用广泛。

2. 案例 2

（1）问题处方类型。

联合用药不适宜。

（2）处方示例（图 1−17）：

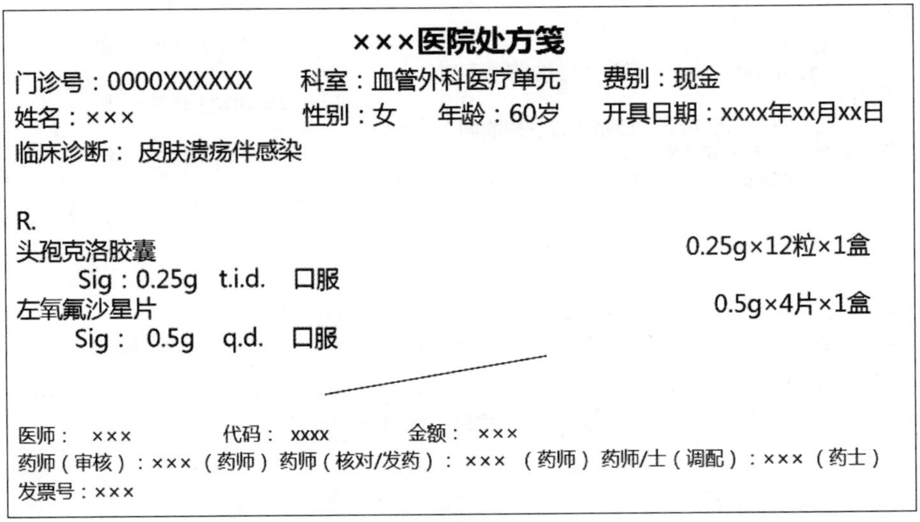

×××医院处方笺

门诊号：0000XXXXXX　　科室：血管外科医疗单元　　费别：现金

姓名：×××　　性别：女　　年龄：60岁　　开具日期：xxxx年xx月xx日

临床诊断：皮肤溃疡伴感染

R.

头孢克洛胶囊　　0.25g×12粒×1盒

Sig：0.25g　t.i.d.　口服

左氧氟沙星片　　0.5g×4片×1盒

Sig：0.5g　q.d.　口服

医师：×××　　代码：xxxx　　金额：×××

药师（审核）：×××（药师）药师（核对/发药）：×××（药师）药师/士（调配）：×××（药士）

发票号：×××

图 1−17　案例 2 医院处方笺

（3）案例分析。

微生物感染是影响创面愈合的重要因素，抗菌是一种促进创面愈合的手段。头孢克洛为第二代头孢菌素，作用机制为抑制细菌细胞壁的合成，为繁殖期杀菌剂。左氧氟沙星为喹诺酮类抗生素，作用机制主要是通过干扰细菌的 DNA 复制，对繁殖期和静止期的细菌均有较强杀菌作用。两药均为广谱抗菌药物，抗菌谱相似，属于重复用药，不建议同时开具。

（4）处方审核建议。

在临床上诊治患者时是否使用抗菌药物应当根据患者的用药指征来确定，对于能够使用抗菌药物来进行治疗的感染性疾病，如果可以只使用一种药物来进行治疗，一般不需要联合使用两种及以上的抗菌药物，以引起细菌耐药。联合应用的药物种类越多，产生不良反应的可能性越大。抗菌药物的联合用药仅在有用药指征时才推荐使用，而该案例中并未查明涉及的病原菌以及单一抗菌药物不能控制的混合感染，因此，建议选择一种抗菌药物使用即可。

第二章 门诊乳腺癌患者慢性病健康管理

第一节　乳腺癌概述

在世界范围内，乳腺癌是女性常见的恶性肿瘤，其严重威胁女性健康，影响其生活质量，同时也是导致女性死亡的重要原因。

我国每年新发乳腺癌约26.9万例，死亡约7.0万例，随着乳腺癌诊疗技术、多学科诊疗模式的持续发展，乳腺癌患者的生存率及生存时间得到了显著提高，越来越多的患者进入慢病管理期。目前我国乳腺癌患者的慢病管理处于起步阶段，并未获得足够重视，进一步完善乳腺癌患者全程管理模式有助于加强患者慢病管理，提高患者生活质量。

一、乳腺癌病因学研究

（一）家族史

家族史对乳腺癌危险性有复杂的影响。家族性乳腺癌在整个乳腺癌人群中占相当大比例，且有发病早、双侧和多中心病灶等特点，家族性乳腺癌顾名思义，也就是具有家族聚集性的乳腺癌。1990年，King发现，有20％～25％的乳腺癌患者至少有一个亲属患有乳腺癌，他将这部分乳腺癌定义为家族性乳腺癌。也就是说，在一个家族中有两个具有血缘关系的成员患有乳腺癌，就可作为家族性乳腺癌。

家族性乳腺癌可分为两种，一种是多种基因的改变导致乳腺癌发生，另一种则是由于某单基因突变而发生的遗传性乳腺癌。既往研究发现，有乳腺癌家族史的人群中乳腺癌的发病风险是没有乳腺癌家族史人群的1.8～3.9倍，由此可见，乳腺癌家族史是重要的危险因素。

（二）生殖因素

女性的乳腺在青春期受卵巢激素的作用发育成熟，乳腺细胞受每月体内激素水平的周期性改变及妊娠期体内激素水平的升高而发生生理性增殖改变，因此乳腺癌的发生与多种生殖因素有着密切的关系。

1. 初潮年龄

初潮年龄小的女性发生乳腺癌的概率大，而大多数研究提示初潮年龄与绝经前和绝经后的乳腺癌均有关系。

2. 停经年龄

有资料显示 40 年以上月经史的女性比 30 年以下月经史的女性乳腺癌的发病风险增加 1 倍。

3. 月经周期

目前较一致认为月经周期短是乳腺癌的危险因素之一。月经周期较长，无论是否规则，都会降低乳腺癌的发病风险。

4. 第一胎足月妊娠年龄

大量流行病学调查发现，未育女性乳腺癌的发病风险要比生育过的女性大，而女性在第一胎妊娠年龄越小，一生中患乳腺癌的概率也越小，但是这些风险的差异主要体现在 40 岁以后诊断为乳腺癌的患者中，而非年轻的乳腺癌患者中。

5. 产次

有研究显示，两次足月妊娠间隔时间越短，一生中发生乳腺癌的风险越小。

6. 哺乳史

有研究显示，乳腺癌高发区较低发区人群的母乳喂养普及率低。目前，30 多项相关的研究中已有半数显示长时间母乳喂养可显著减少乳腺癌的发病风险。

（三）性激素

研究显示，乳腺癌的年龄分布曲线于体内性激素水平下降的绝经期出现增长平缓。另有研究显示，生殖相关的乳腺癌危险因素多与体内性激素水平有着密切的联系，动物实验也证实性激素在乳腺癌的发展中扮演重要角色。

1. 内源性和外源性雌激素

目前对绝经后女性体内总雌激素水平与乳腺癌的关系已经取得了一致意见。绝经后乳腺癌患者较健康女性体内总雌激素水平高15%～24%。

2. 雄激素

雄激素通过直接促使乳腺癌细胞增殖或转换为雌激素后再发挥作用，可增加乳腺癌发病风险。大部分研究证实了绝经后女性体内雄激素水平与乳腺癌发病风险呈正相关。

3. 催乳素

动物实验和大量基础研究提示催乳素对乳腺癌的发生有促进作用，因而应引起流行病学家的重视。

4. 其他激素

雌三醇和黄体酮被大多数学者认为有保护作用，但目前各激素在乳腺癌发生机制中的联系尚未完全明了。

（四）乳腺不典型增生

女性人群中被检查出乳腺有不典型增生者，其乳腺癌发病风险比正常女性高约4倍。

（五）营养饮食

青少年时期女性高热量饮食使生长发育加速、中年女性过多摄入脂肪等都能增加乳腺癌发病风险。

（六）其他环境因素

1. 电离辐射

接受放射线治疗产后乳腺炎的女性及因胸腺增大而接受放射线治疗的女婴，乳腺癌的发病风险增高，有人提出乳腺X线检查可能增加乳腺癌的发病风险，但由于X线检查能早期发现乳腺癌，降低乳腺癌死亡率，因而利大于弊。

2. 药物

化疗药物在治疗肿瘤时，同时也对机体本身有致癌作用。口服避孕药是否增加乳腺癌的发病风险一直受关注，但尚需更多研究证实二者的相关性。

3. 体育锻炼

40岁以前适当运动可以减少乳腺癌的发病风险。

4. 职业

有研究证实从事美容和药物制造等行业的女性乳腺癌发病风险相对较高。

（七）其他系统的疾病

有些疾病会增加乳腺癌的发病风险，最有代表性的是非胰岛素依赖型糖尿病。而一些疾病可能会减少乳腺癌的发病风险，如子痫、妊娠高血压综合征。

二、乳腺癌组织学分类

为便于临床确定治疗方案、判断预后，并使乳腺癌的研究结果得出科学的、有意义的结论，统一的乳腺癌分类是必不可少的。但目前乳腺癌的分类较混乱，实际运用中很不统一，国内乳腺癌分类的基础是1961年在全国乳腺癌会议上制定的分类。其将乳腺癌分为非浸润性癌、早期浸润性癌、浸润性特殊型癌和浸润性非特殊型癌四类，共18型。医生应根据不同类型乳腺癌的特殊临床表现制订有效的治疗方案，以及早控制癌细胞的转移。

（一）乳腺癌分类

目前乳腺癌分为非浸润性癌、早期浸润性癌、浸润性特殊型癌、浸润性非特殊型癌、其他罕见癌。

（二）乳腺癌大体分型

根据乳腺癌标本肉眼检查，大体可分为以下 7 型：浸润性为主型、膨胀为主型、囊性乳头状型、粉刺样型、黏液样型、乳头湿疹样型、多灶型。

三、乳腺癌预防

（一）病因学预防

即一级预防，指针对病因来控制、消除或减少可能的危险因素，防止肿瘤的发生。首先建立以医院、社区、个人为一体的乳腺癌一级预防网络，分工明确，相互配合。其次个人要保持健康的生活方式，戒烟限酒，平衡膳食，合理运动，合理使用计生用品，优生优育，提倡母乳喂养，避免接触不利因素。

（二）发病学预防

即二级预防，指疾病在临床症状出现之前或在生物学形成发展过程中及早发现、及时治疗，从而防止其继续发展或改变其生物学性状，主要以降低癌症的死亡率为目的。

（三）化学预防

乳腺癌化学预防的研究对象集中在高危人群，常用预防方法为饮食成分改变和内分泌药物的应用，近年来，化学预防逐渐成为广大学者的研究热点，许多具有潜在预防肿瘤发展功效的化学药物，如抗胆固醇药物、非甾体抗炎药及抗骨质疏松药物等，越来越多地被研究用于乳腺癌的预防。目前他莫昔芬（TAM）和雷洛昔芬（RAL）已获得美国食品药品监督管理局（FDA）批准，用于乳腺癌的预防。

（四）预防性乳腺切除术

目前还没有明显有效的方法可以用来对乳腺癌进行早期预防，预防性乳腺切除术对高危患者只是提供了一种可供选择的治疗方法，施行预防性手术的理论基础和唯一理由是对具有潜在发病因素的人群进行预防，以减少这种疾病的发病风险。定期进行体检也是一种监测手段，没有任何预防性手术可以达到百分之百的预防作用，应将手术的利弊向患者讲明，以便患者自己能够做出理智的选择。

（五）预防性卵巢切除术

有研究显示，健康的*BRCA*－1 突变基因携带者接受预防性卵巢切除术后，乳腺癌的发病风险减少了 70％，在*BRCA*－1 和*BRCA*－2 突变基因携带者中，预防性卵巢切除术能同时降低卵巢癌和乳腺癌的发病风险。

（六）基因检测与治疗

随着精准医学的发展，人们期待未来在该理念的倡导下，通过基因组学技术，更好地为患者进行诊治，以达到个体化治疗的目的。尽管多基因检测可指导早期乳腺癌患者的治疗，从而有选择性、有效地使用辅助化疗，但也有报道称不同的工具之间一致性较差。随着对*BRCA*－1 和*BRCA*－2 突变基因生理功能的进一步了解，突变基因的靶向治疗已应用临床，有望提高家族性乳腺癌的生存率。

第二节　乳腺癌门诊全程管理

一、普查

普查是乳腺癌早期诊断和早期治疗的基础，对有家族史的高危女性尤为重要。常用的普查方法有乳腺自我检查、临床乳腺检查（CBE）、乳腺B超检查（BUS）、乳腺X线检查和乳腺磁共振成像（MRI）等。一般认为，普通人群中的乳腺X线检查可以从40岁开始，间隔时间为1年，因为随着年龄增长，乳腺癌的发病风险提高，而乳腺组织对放射线的致癌敏感度降低。

（一）乳房的自我检查

指女性自主地、有意识地进行自我检查，其优点为经济、便捷、对人体无损伤等。自我检查方法有一看、二触、三挤。

1. 一看

站立或坐于镜前，面对镜子仔细观察自己两侧乳房，包括看大小、形态、轮廓、皮肤及颜色有无改变，乳头有无抬高、凹陷、溢液等。

2. 二触

左手上提至头部后侧，用右手检查左乳，以手指的指腹轻压乳房，感觉是否有硬块，由乳头开始逐渐向外做环状顺时针或逆时针方向触摸。用同样方法检查右边乳房，注意不要遗漏乳晕及腋窝部位。

3. 三挤

以大拇指和食指压乳头，注意有无异常分泌物。乳房自查应每月1次，最好在月经来潮后的7～10 d，此时乳腺比较松软，无胀痛，容易发现异常。

已停经的女性可选择每月固定的时间进行自我检查，乳房自我检查如发现异常应及时去医院就诊，以达到早发现、早诊断、早治疗的目的。

（二）乳腺X线检查

乳腺癌在X线片中的直接征象主要包括肿块结节影和微小钙化。恶性肿块影常不规则，边缘有毛刺，密度较周围腺体高。微小钙化灶在乳腺癌早期诊断中具有十分重要的临床意义。但是，不是所有的X线片上的微小钙化灶都是恶性的，如果钙化点表现为泥沙样，成簇或沿导管呈区段分布，在每立方厘米有15个以上的细小钙化点，常需要考虑为乳腺癌。其对显示钙化灶有优势，缺点是在乳腺腺体丰富的女性中容易漏诊小癌灶。

（三）乳腺B超检查

彩色多普勒技术的引入，使得近年来超声诊断乳腺肿块的准确性有了较大的提高，尤其对于那些乳腺较致密的女性更能起到早发现、早评估的作用。其优势是能清楚显示和观察肿瘤内部及周边的血流分布，有助于鉴别正常乳腺结构以及肿块性质。缺点是对于乳腺微钙化、导管原位癌及小浸润性癌的敏感性较差。由于没有辐射可以反复筛查，孕期女性也可安全使用。因检查不受体位影响，有合并症的老年患者也能方便操作（图2－1）。

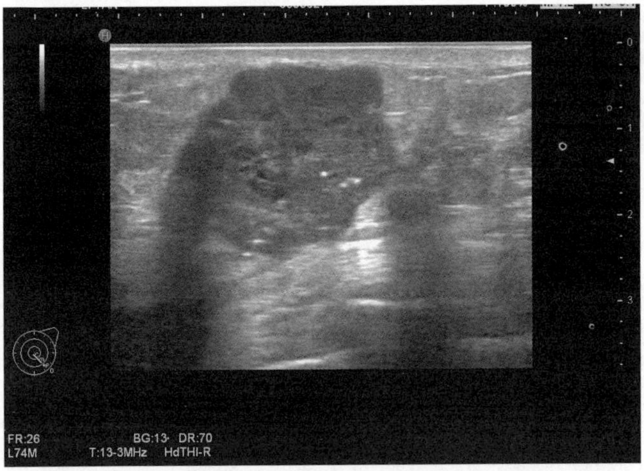

图2－1　乳腺B超检查

（四）乳腺磁共振成像

有报道在早期诊断乳腺癌方面乳腺磁共振成像（MRI）较乳腺X线检查有更高的特异性，尤其是在采用了造影剂增强之后。检查优势是有极好的软组织分辨力，并且没有放射性。缺点是费用偏高，医疗机构普及率不高，检查绝对禁忌证偏多。

二、乳腺癌高危人群筛查

1）年龄在 40～44 岁女性采用乳腺 B 超检查，采取 BI－RADS 分级标准，如发现 BI－RADS 在 3 级以上，建议加用乳腺 X 线检查。

2）年龄在 45 岁以上的女性采用乳腺 B 超检查结合乳腺 X 线检查，如发现 BI－RADS 4 级及以上（包括 BI－RADS 4 和 5 级），建议进行病理诊断（图 2－2）。

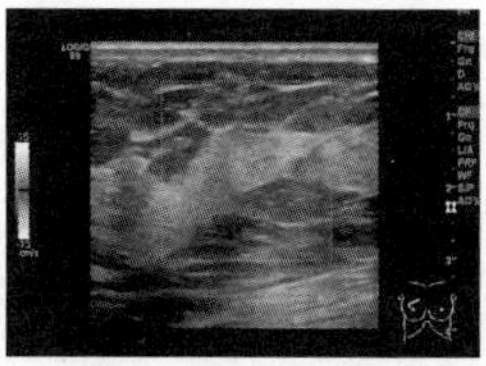
1 类

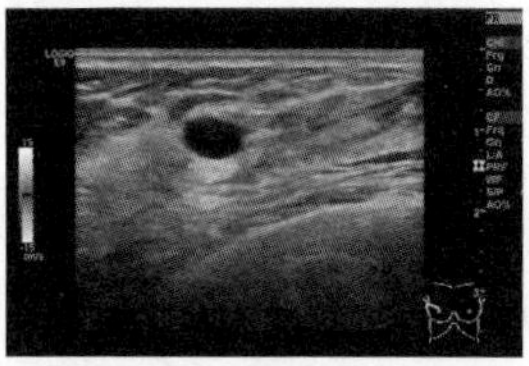
2 类

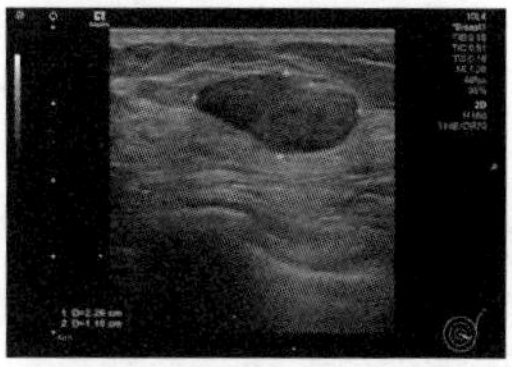
3 类

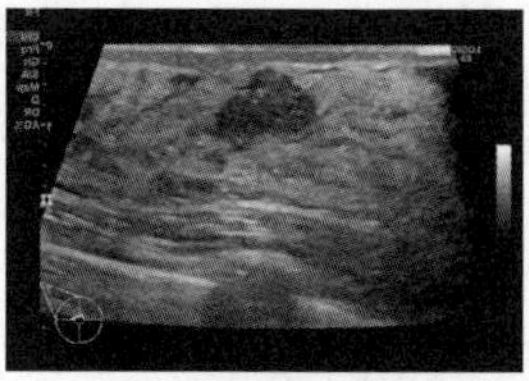
4a 类

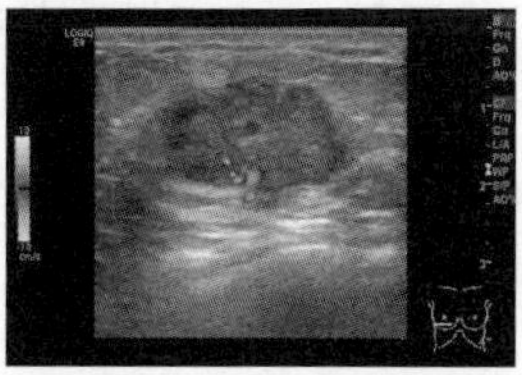
4b 类

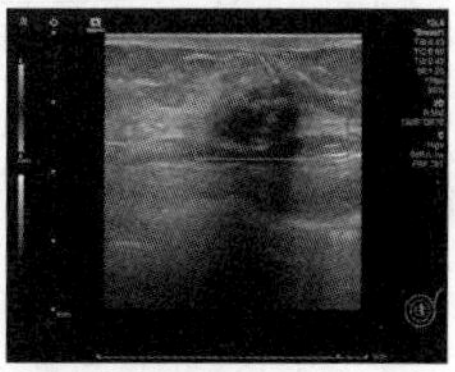
4c 类

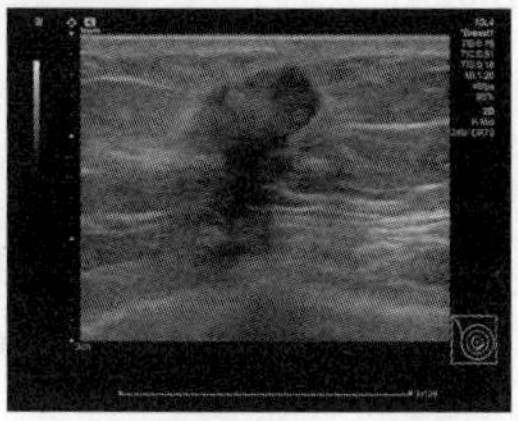
5 类

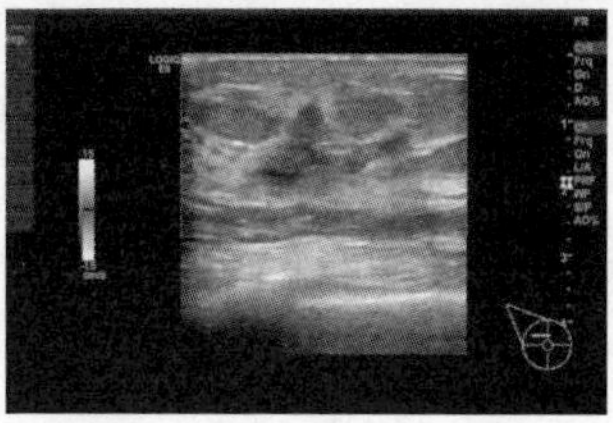
浆乳

图 2－2　乳腺诊断分级

三、乳腺癌病理诊断

乳腺癌病理诊断指在影像学引导下进行乳腺组织病理学检查（简称活检），即在乳腺X线、B超和MRI引导下进行活检，特别适合未扪及的乳腺病灶（如小肿块、钙化灶及结构扭曲等）。具体包括影像引导下空芯针穿刺活检、真空辅助活检和钢丝定位手术活检、切取活检（切肿块的一部分）或切除活检（将肿块完整切除）。

四、乳腺癌的手术方式

很多乳腺癌患者错误地认为得了乳腺癌就要全切乳房，其实保乳手术从20世纪70年代开始就已经在欧美国家广泛使用，保乳手术要求将肿瘤切除干净，如果肿瘤过大可选择新辅助化疗将肿瘤缩小再进行手术。外科手术方式分为全乳切除的乳腺癌根治性手术、乳腺癌保乳手术、乳腺癌腋淋巴结清除术、乳腺癌前哨淋巴结活检术。其中全乳切除的乳腺癌根治术是临床治疗首选方法，采用全乳切除的乳腺癌根治术能够将病灶组织联合部分淋巴结进行彻底清除，同时辅以综合治疗，一方面可对肿瘤细胞的扩散进行抑制，另一方面又能够巩固手术效果。在临床中，选择手术方法时首先应当对患者的基本状况进行全面分析，如肿瘤分期、病理特征、年龄等，其次应注意结合患者的功能及外观需求。

五、乳腺癌全程管理门诊

（一）乳腺疾病全程管理门诊的成立

为了解决乳腺癌门诊患者就诊过程烦琐、复诊不及时、诊断期心理痛苦等问题，四川大学华西医院于2018年1月成立了乳腺疾病全程管理门诊，为疑似乳腺癌患者及时就诊、有效筛查、快速确诊提供便捷服务。门诊职能为：

1）针对初次来院咨询却没有任何检查报告的患者，指导手机在线自助开具基础的乳腺专科彩超，嘱其拿到报告可以来现场筛查、在线问诊或者网上挂号继续看诊。

2）现场如果带有本院或者外院的乳腺B超结果显示BI-RADS 4级以上，

或者持有确诊乳腺癌病理报告，可为患者办理现场挂号，当天就诊。

3）为高度怀疑乳腺癌患者办理乳腺专科检查绿色通道，准确电脑录入患者基本信息，包括编号、姓名、年龄、登记号、初步诊断、日期、联系电话、首诊医生、检查项目、预约时间、确诊诊断、复诊医生、入院时间等。

4）为进入绿色通道的患者合理安排检查顺序，进行各项检查预约指导，宣教检查中的相关注意事项（图 2－3）。

您的导诊单盖有“绿色通道”标识章，请全程保管好，预约检查时请出示。

相关检查顺序流程图如下（只看打勾的项目）：

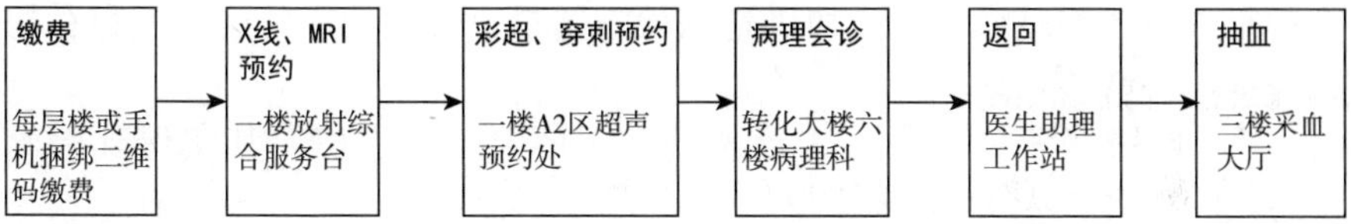

注意事项：

1. 请预约好检查时间后返回医生助理站告知您预约的时间，方便及时为您协调追踪。

2. 如果您有穿刺、X 线、MRI 检查，请先预约和检查 X 线（或 MRI）再做穿刺。

3. 16 点之前拿到病理报告当日来登记结果，16 点之后拿到报告请次日来登记结果。

4. 穿刺结果为良性请自行挂号看诊，结果为恶性我们为您预约专家看诊。

5. 医生助理工作站电话：××××××××。

祝您早日康复！

图 2－3　绿色通道温馨提示

5）定期对进入绿色通道患者的各项检查结果进行电脑查询并准确记录，及时联系患者尽快复诊。

6）追踪患者的具体住院时间，为长时间未收入院的患者提供解决方案。

7）做好医患沟通，及时为患者表达诉求，协调医患关系。

（二）乳腺专科检查绿色通道管理

四川大学华西医院乳腺疾病临床研究中心为简化乳腺癌初诊患者诊疗流程、提高诊疗效率、缩短各诊疗环节等待时间，开设了乳腺专科检查绿色通道，乳腺癌患者将享有以下几大福利：

1）周一至周五可通过现场挂号、电话预约、医院 App、微信公众号等方式挂乳腺疾病全程管理门诊的号。

2）疑似乳腺癌的患者在乳腺疾病全程管理门诊就诊，当天由医生助理在导诊单上盖绿色通道专用章，享受检查优先。

3）专家门诊无缝衔接：对确诊乳腺癌的患者，医生助理将协助预约最近的专家门诊，确保患者得到最及时、最高水平的诊疗服务。

4）四条绿色通道服务：为怀疑或确诊乳腺癌的患者提供彩超及影像学检查绿色通道、彩超穿刺活检绿色通道、病理检查绿色通道和快速入院绿色通道服务。

5）医生助理全程跟踪：对于进入绿色通道的可疑乳腺癌患者，医生助理将全程指导患者的就诊流程、协助追踪检查结果，及时沟通医患之间存在的问题，保证患者就诊顺畅。

（三）成立乳腺癌多学科联合门诊（MDT）

为了切实让患者享受重病先医、难病共医的一体化诊疗服务，对于复发转移、疑难重症的乳腺癌患者，乳腺癌多学科联合门诊（MDT）集合乳腺外科、肿瘤科、病理科、放射科、超声科、影像科、心理卫生中心和护理团队等专家在同一时间共同讨论患者的临床资料，为患者制订最适合的个体化治疗方案。

患者可以通过网上自助预约挂号、专科医生推荐和现场挂号三个渠道进入乳腺癌 MDT，首先由医生助理进行患者个人资料登记，再和专门收集患者资料的联络人联系，完善患者相关检查，提前整理患者所有就诊信息，做成 PPT，再安排患者具体就诊时间。MDT 模式让各科专家在第一时间能快速、准确、清楚地了解患者整个治疗过程及效果，能更全面、及时地对患者进行下一步治疗指导，有利于患者获得疾病治疗的最佳时机（图 2-4）。

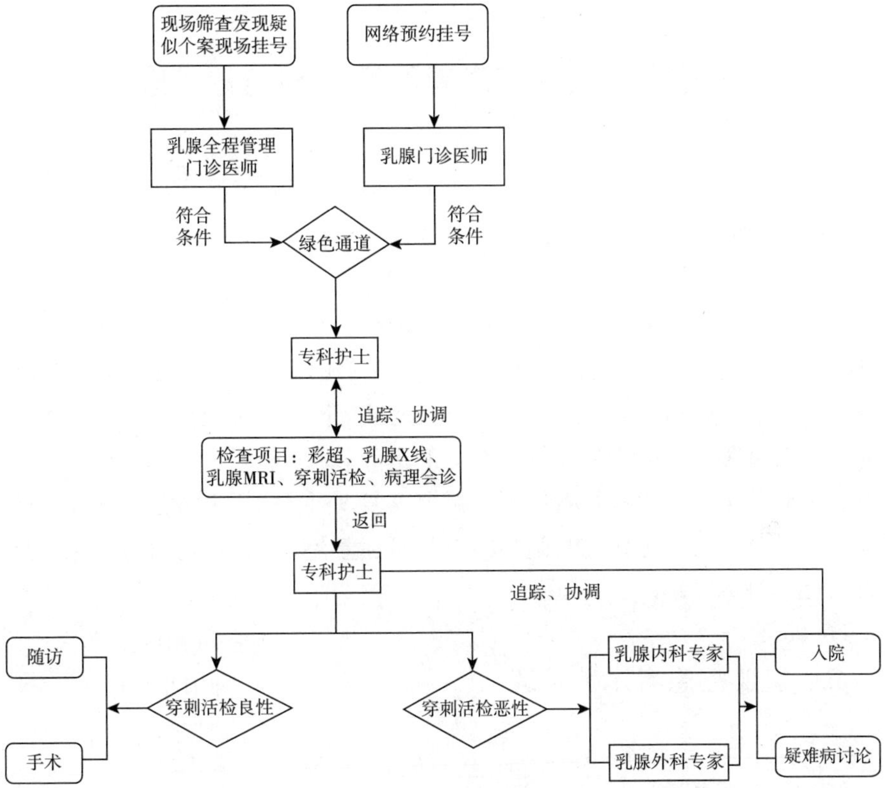

图 2-4　乳腺绿色通道流程图

第三节　乳腺癌患者围手术期门诊管理

一、乳腺癌日间手术开展

面对庞大的乳腺癌人群，看病难、住院难已经是我国大型医院不得不面对的难题。为了充分利用有限的医疗资源，使更多的患者尽早得到治疗，四川大学华西医院乳腺外科联合日间手术中心开展了全国领先的乳腺癌日间手术，即通过腔镜行乳腺癌切除术后行Ⅰ期假体重建手术，符合日间手术条件的患者手术当天入院，第二天出院，费用不仅减少很多，而且术后并发症和普通住院无区别，为患者节约了更多的时间和精力，同时患者对疾病的心理负担也明显减轻，有助于身体恢复。

二、乳腺癌患者术前管理

（一）入院宣教

新入院患者首先统一在示教室观看入院宣教视频，再由主管护士床旁一对一讲解环境、饮食、术前准备等相关事宜。患者还可通过扫描护士站二维码关注乳腺外科病房公众号，该公众号会个体化推送各个阶段健康教育和注意事项，便于患者随时观看。患者对环境及住院流程充分熟悉之后，会更积极配合手术。

（二）术前准备

1. 完善各项术前检查

三大常规（血常规、尿常规、便常规）、心电图、凝血功能、肝肾功能等检查。正确评估机体承受手术、麻醉风险的能力。

2. 积极治疗慢性疾病

积极治疗糖尿病、高血压等，减少手术并发症的发生。

3. 饮食指导

高蛋白、高热量、高维生素、低脂饮食。

4. 专科指导

1）告知患者术后安置引流管的重要意义，术后如何妥善固定，防止扭曲、脱落，保持通畅。

2）教会患者功能锻炼操，嘱其如何循序渐进，防止过早活动影响伤口愈合。

3）加强患者对患侧上肢的保护意识，告知患者抬高患侧上肢的意义。

三、乳腺癌患者术后管理

（一）术后常规护理

1. 生命体征的观察

根据不同的麻醉方式对生命体征进行观察，全身麻醉每30 min观察1次，连续观察6次，直至生命体征平稳。严密观察呼吸和血氧饱和度，必要时给予氧气吸入。

2. 体位

术后给予去枕平卧位，头偏向一侧。患侧上肢垫高，早期可预防患侧上肢水肿，6 h后改半卧位，以45°～60°为宜，有利于引流。

3. 心理护理

帮助患者建立治疗的信心，让其学会如何放松自己，掌握疾病的应对策略。

4. 做好家属工作

让家属尽量支持、关心和照顾患者，营造温馨的氛围。

5. 辅助器具使用

向术后对乳房外形心存负面情绪的患者推荐乳房假体和适合服装，减轻患者负面情绪。

（二）术后专科护理

乳腺癌术后常伴有很多相关并发症，针对可能出现或者已经出现的并发症，除了常规护理，还应该增加相应的专科护理。乳腺癌术后并发症有患侧上肢淋巴水肿、皮下积液、皮瓣坏死、抑郁症、切口开裂、出血感染、压疮等，其中患侧上肢淋巴水肿、皮下积液及皮瓣坏死为乳腺癌术后常见的并发症。常见并发症专科护理如下：

1. 患侧上肢淋巴水肿

相关数据显示，进行常规乳腺癌改良根治术后，约有 63.0％的患者会出现乳腺癌相关患侧上肢淋巴水肿症状，术后 3 个月至 3 年内是患侧上肢淋巴水肿的常见发生时间，术后 1 年内发生患侧上肢淋巴水肿的人数占 70％～80％。其表现为上肢淋巴水肿、肩关节运动幅度受限、肌力低下、运动后迅速出现疲劳及精细运动功能障碍等，对患者的生活质量产生了极大的影响（图 2－5）。

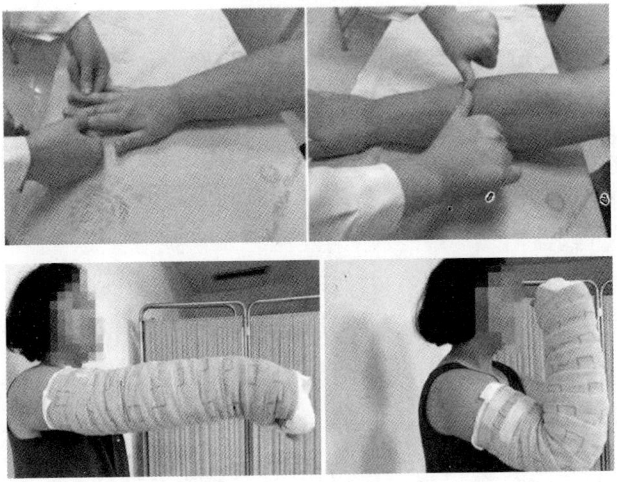

图 2－5　淋巴水肿

患侧上肢淋巴水肿的发生机制是手术或者放疗，破坏了淋巴结和淋巴管，导致淋巴液回流受阻，在软组织中积聚过多而引起上肢肿胀。肢体有明显的肿胀、沉重、疼痛等不适感，可发展为不可逆转的纤维化和间质肥大。同时会导致患者的肌力减退、上肢功能障碍、外观受损及焦虑、抑郁等身体和心理的问题，从而严重影响乳腺癌患者术后的恢复及其生活质量。预防和治疗如下：

（1）功能锻炼。

手术治疗是目前乳腺癌的主要治疗手段，但术后患者的运动功能、生存质量都将受到极大的影响，因此乳腺癌术后患者的早期功能锻炼至关重要。目前，国内外不同研究者对于术后早期功能锻炼开始的时间还存在不同认定，所以对乳腺癌术后早期功能锻炼的定义也尚不明确，但大多数研究者及临床工作者对 3 d 内进行功能锻炼表示认可。乳腺癌术后早期功能锻炼是一个循序渐进的过程。术后 3 d 内进行的锻炼为早期功能锻炼，但并不意味着 3 d 后即可停止，而是要持续锻炼直至出院后 6 个月。具体锻炼方法及时间：

1）外展锻炼。术后 1～3 d 的锻炼应从上肢肌肉等长收缩逐渐过渡到肩关节的小范围前屈、后伸运动。嘱患者抬平双手，外展于脑后，进行开合练习，在此过程中需保持双肘同高。术后 4～7 d 鼓励患者以患侧手触摸对侧肩及同侧耳。嘱患者抬高伸直患侧上肢，围绕肩关节开展前后旋转练习。

2）爬墙锻炼。术后 8～14 d 可做手指爬墙、梳头等锻炼，每日的锻炼频率为 3～4 次，每次 20～30 min 为宜，嘱患者面部朝墙，将双脚同宽于肩部分开，抬高双手并平齐肩部贴于墙面，向上缓慢移动，抬高上肢，其间防止皮瓣移动对愈合造成不良影响。

3）压墙锻炼。术后 10 d 左右可使患者保持手部压墙姿势，进行曲肘练习。

（2）物理疗法。

物理疗法包括手法按摩、渐进性活动、辅助肩部运动及空气压力泵联合微波理疗仪治疗（仪器治疗），是目前治疗淋巴水肿简单、方便、经济、有效的一种方式。物理治疗不仅适合轻度淋巴水肿患者，对于中重度淋巴水肿患者的治疗效果也较为显著。它能够有效改善淋巴管堵塞，缓解患肢肿胀，减轻患者疼痛，使患侧肢体的周径显著缩小，显著增强患侧肢体功能，提高患者生活质量。

1）手法按摩需长期实施，护士可以教会患者家属按摩手法，有助于后期协助患者快速恢复。具体手法按摩方式：在护理过程中要指导患者摆放肢体，以患者舒适为前提，对患者进行肢体康复训练，嘱患者平卧，操作者施加一定的压力，沿着全身淋巴管的回流路径，从肢体远心端按摩淋巴结至近心端，使淋巴液回流、吸收，从而使患侧上肢体积减小、组织变柔软，以促进水肿的消退。在进行手法按摩的同时需要注意环境温度适中，患者着柔软、舒适的衣物，操作前操作者需对患者进行全身润肤，操作者动作轻柔，以免损伤患者皮肤。每日 1 次，20 天为 1 个疗程，每次按摩时长为 50～60 min。手法按摩后用短距拉伸性绷带自远心端向近心端梯度包扎，使之形成由远心端向近心端的压力梯度。

2）告知患者屈肘、抬高患侧肢体进行功能锻炼，并注意指端有无肤色、皮温的变化，有无麻木及针刺感等感觉障碍。

3）仪器治疗方法：患者平卧于治疗床，暴露患侧上肢肩关节以下，套袖包裹暴露区域。设定压力和时间，压力范围为 20～150 mmHg，间歇性并反复加压，渐进性加强，每次 30 min，每天 2 次，10 d 为 1 个疗程。治疗时为避免交叉感染，使用一次性专用敷料包裹。治疗期间观察治疗区域皮肤颜色，并询问患者情况，如患者有不良主诉及皮肤颜色的改变，则应暂停治疗。

2. 皮下积液

乳腺癌术后皮下积液的发生机制多为术后创面渗液或渗血使得皮瓣与腋窝或胸壁间存在液体的积聚，触诊为局限性波动性肿块或隆起，皮下可穿刺抽出不凝固液体。发生多与年龄、淋巴结转移数、淋巴结清扫数、皮瓣固定、使用生物蛋白胶、体重指数（BMI）、术前新辅助化疗、合并糖尿病有关，也与无法保持创面通畅引流、腋下与胸壁渐形成死腔、引流方式选择不当、术后包扎压迫不完全等有关。如果在创面愈合初期合理引流积液，不影响皮瓣与基底组织的贴合生长，则会极大降低皮下积液的发生率。

1）在对皮下积液的预防上，术中需做到彻底止血，减少死腔及渗液，保证引流充分。提倡为患者术后放置引流管，让皮下积液可实现充分引流，术后可利用松散的纱布合理填塞在创面表面的凹陷处实施加压包扎，改善局部血液循环，促进局部渗液的吸收及创面愈合。

2）皮下积液处理方法及护理：皮下积液中腋窝的发生率最高，皮下积液易引起感染和导致其他并发症的发生，使伤口愈合延迟，影响后续治疗。保守治疗包括穿刺抽液、加压包扎、低位切开引流、空腔注射药物以促进创面快速愈合。积极治疗包括多点缝合固定术、扩创术等，通过空腔内置引流吸引与外荷包加压的方式促使皮瓣肉面与基底创面贴合粘连，从而达到改善皮下积液的目的。

3. 皮瓣坏死

皮瓣坏死是乳腺癌改良根治术术后常见并发症，皮瓣下大量积液容易引起感染，导致皮瓣的坏死，推迟伤口的愈合。皮瓣坏死与皮瓣张力过高、皮瓣与胸壁间相对移动、皮瓣游离太薄、手术技术、术前放疗、伤口包扎方法及电凝使用方法不当等有关。

（1）皮瓣坏死的诊断标准。

术后 3 d 出现皮瓣颜色苍白、变色，肤质弹性明显下降，表现为发绀和水肿，数日后局部坏死皮瓣和四周有明显区别，皮瓣坏死区域呈黑色状、周围区域出现红肿。切缘表皮呈灰白色、有水泡。不完全坏死者皮肤呈暗黑色，完全坏死者皮肤呈紫黑色。皮瓣坏死面积$<2\ cm^2$为轻度坏死，$2\sim5\ cm^2$为中度坏死，$>5\ cm^2$为重度坏死。术后 4～7 d 对患者全层皮瓣颜色进行观察，以明显变黑甚至进行切割时无液体流出为完全坏死。程度较轻的皮瓣坏死，通过加强换药，辅以活血化瘀药物对症治疗，一般不影响患者愈后。大面积且程度较重的皮瓣坏死，恢复周期长、住院时间长、瘢痕大、术后美学效果差，不仅增加了患者经济负担，还会加重患者精神压力，甚至延误术后化疗、放疗等后续治疗，给患者身心带来痛苦。

（2）皮瓣坏死的预防。

需精心设计皮瓣，避免切除后皮瓣张力过高导致坏死，必要的时候可进行减张缝合，术中皮瓣游离不能过薄，选择低频电刀，避免伤口过大，可选择腔镜辅助。

（3）皮瓣坏死的护理。

伤口换药由固定的护士或医生负责，主要分为以下三步。

1）使用生理盐水清洗伤口，伤口周边的皮肤用安尔碘进行皮肤消毒，以伤口为中心由内向外环形消毒，至伤口边缘 5～6 cm 处。

2）评估和测量伤口并记录伤口的面积、分期、渗液量等。渗液量由少到多分为 1～3 级，1 级表示渗液量无或少量，敷料可以维持 1 周以上；2 级表示中量渗液，敷料 2～3 d 更换 1 次；3 级表示大量渗液，敷料至少每天更换 1 次。

3）严格按照伤口的分期正确使用、更换敷料。

（三）术后伤口护理

在病房、门诊、社区均设置乳腺癌术后伤口专门的换药室，由三名持证的伤口专科护士进行患者的常规伤口护理。患者出院后由主管护士发放伤口管理手册，内容包括患者基本信息、手术名称、手术时间、第一次换药时间、引流量记录表格、相关注意事项及咨询电话。

1. 术后伤口的类型及测量

乳腺癌术后伤口类型分为保乳手术、乳腺癌改良根治术、乳腺癌改良根治术+植皮术、重建手术（假体重建、扩张器+假体重建、自体重建）术后伤口。伤口用长×宽×深表示，结痂伤口需先除去结痂，再使用测量尺测量才可测得深度。

2. 影响伤口愈合的因素

（1）全身性因素。

年龄、营养状况、血液循环系统功能状态、潜在性或伴发疾病、体重、用药情况、放射治疗、心理状态。

（2）局部情况。

伤口的局部处理措施、伤口的温度和湿度、局部血液供应状态、伤口异物、伤口感染。

3. 伤口处理的基本原则

1）减少或去除导致伤口不能愈合的局部因素。

2）改善或去除导致伤口不能愈合的全身性因素，提供全身支持治疗。

3）适当的局部治疗（外科清创、敷料、药物）。

4. 术后伤口愈合

乳腺癌术后用胸带或绷带合理加压包扎，使皮瓣或植皮片与胸壁贴紧，及时引流渗液，避免术后皮下积液发生，利于伤口愈合。术后主要观察患肢远端的血液循环情况（皮色、皮温、脉搏等），一旦皮肤发绀、皮温低、脉搏不清，显示腋部血管受压，立即改变胸带或绷带松紧度，确保患肢血运恢复正常。一旦胸带或绷带松脱，须重新加压包扎，确保皮瓣或植皮片和胸壁贴紧，促进愈合。术后 3 d 拆除胸带或绷带，观察皮瓣或植皮区皮肤血液情况，临床常用敷料包扎、粘膏固定等。伤口愈合后，进行局部清洗，用软手巾吸干，涂抹冷霜，避免干燥脱屑，加快皮肤恢复。

伤口愈合是一个自然过程，涉及局部和整体反应，并受多种内源性和外源性因素的影响，随着湿性伤口愈合理论的不断成熟，湿性伤口愈合逐步取代干性伤口愈合。

（1）干性伤口愈合。

缺点为愈合环境差、结痂造成伤口疼痛、更换敷料时重新损伤创面、愈合速度慢、不能隔绝细菌侵入、无法保持伤口的温度和湿度。

（2）湿性伤口愈合。

调节创面氧张力，促进毛细血管的形成，有利于坏死组织与纤维蛋白的溶解，促进多种生长因子的释放，保持创面恒温，有利于组织生长，无痂皮形成，避免肉芽组织的再次机械性损伤，保护创面的神经末梢，减轻疼痛。湿性伤口愈合的优点：防止痂皮形成，为创面愈合提供最好的环境，降低感染的机会，更换敷料时不粘连创面，适用于不同程度的渗液，保持适当湿性环境，减少敷料更换次数，缩短伤口愈合时间，防水。

5. 湿性伤口敷料选择

湿性伤口敷料分为交互式湿性伤口敷料、藻酸盐类敷料、泡沫敷料、水胶体敷料、水凝胶敷料、银离子敷料。选择原则如下：

1）根据伤口的大小选择敷料尺寸，根据伤口的深度选择填充敷料的种类。

2）根据伤口生长期选择不同的敷料。

3）根据伤口渗液量选择不同吸收能力的敷料。

4）根据伤口局部情况决定是否减压引流或加压包扎。

5）根据伤口周围皮肤情况选择敷料的种类（是否粘贴）。

（四）术后血浆引流管的护理

引流是将伤口内或腔隙中的分泌物、血液、脓液、渗出物等，通过引流管连接负压引流器引出体外。其目的是预防血液、渗液等在体内蓄积，预防继发感染，促进手术野闭合。引流需保持引流通畅、彻底，更换引流管需严格无菌操作技术。四川大学华西医院乳腺肿瘤科实施品质管理，成立伤口品质管理小组，保证引流效果，预防皮下积液，指导患者健侧单手起床，进行心理和饮食干预，有效提高引流管效能，为患者提供高品质的专科特色护理，深化优质护理服务内涵，提升护理服务质量。

1. 管道管理规范

（1）二次固定。

单根引流管使用一字法固定，避开伤口敷料，尽量靠近引流管与引流器接口处，但应考虑更换引流器时消毒引流管的长度。两根及以上引流管根据引流管安置位置选择一字法或者系带法固定。

(2) 标识粘贴。

单标签法，适用于单根引流管，仅将标识贴在一次性引流器上，引流管上不再有标识。两根及以上引流管，应考虑更换引流管时要防止差错及方便查对，标识一贴在血浆引流管上，且尽量粘贴在靠近引流管与引流器接口处，标识二贴在引流器上。所有管道均标识名称、留置时间与更换时间、名字首字母缩写。

2. 护理要点

1）固定好引流管，留足长度防止牵拉，防止引流管脱出。

2）保持引流管通畅，避免引流管反折、受压，经常挤捏引流管，防止引流管堵塞。

3）注意观察引流液的量、颜色、性状，如有异常，及时报告处理。

4）引流袋应低于引流管口，防止引流液的逆行感染，严格无菌操作。

5）应定期以离心方向挤捏，如伤口皮瓣下有液体波动感、伤口敷料潮湿、引流瓶 12 h 内无液体引出、管道内无液体柱波动或管道内可见血块即可诊断为堵管，如果发生堵管应行间断挤压或无菌注射器回抽。

四、心理护理

随着医疗技术的不断发展，临床护理干预也愈发完善和人性化，不仅限于对患者的生理护理，而且开始从心理方面对患者进行护理，旨在提高患者的生活品质。肿瘤分期、治疗效果、经济负担、社会支持、因切除乳房而导致形体发生变化等常严重影响着女性的心理健康。给予阶段性心理护理，为其提供针对性、个性化的心理干预，较常规护理更具个性化、人性化。

1. 术前心理护理

入院后详细评估患者的心理状态，制订个性化护理措施。增强护患之间的沟通，将具体的手术方法、目的详细告知患者，消除患者焦虑、畏惧等负面情绪。

2. 术中心理护理

陪伴患者进入手术室，护理人员需要运用肢体、语言等鼓舞患者，降低患者的不安感。

3. 术后心理护理

以一对多的护理方式给予患者个性化心理干预，采用定期公众号科普、现场讲座等方式给予患者心理疏导，使其能够正确看待形体上发生的变化，转移其注意力，指导患者积极参加与其机体状态相符的活动，让患者以一个积极乐观的心态去面对生活。

第四节　乳腺癌患者健康教育及科普

一、饮食指导

叮嘱患者饮食营养均衡，遵守低盐饮食的原则，减少高脂肪、高热量食物摄入量，确保患者摄入充足的蛋白质、膳食纤维等机体所需营养成分，可提升患者的机体素质，使其免疫力和抵抗力获得增强，还可提高其机体耐受度，促进患者病情好转，对于预后改善可发挥积极作用。

少食肥肉、奶油，禁食辛辣、刺激性等食物，主食应该确保细粮、粗粮合理搭配，摄入适量燕麦、玉米、高粱、荞麦等。同时注意荤素合理搭配，每日食用芹菜、菠菜、白菜等新鲜季节性绿叶蔬菜，同时补充适量鸡肉、鱼肉、牛肉等营养丰富的食物，确保患者定量定时进食三餐，两餐之间可适当加餐，帮助保证营养供给。尽量控制富含脂肪、胆固醇以及热量等食物的摄入。奶油制品、加工肉类食品、方便面以及腌制食品、罐头食品和油炸食品等脂肪含量较高，需要减少此类食物的摄入。适量食用菜籽油、豆油、花生油等植物油，尽量少食用含糖量过高的水果。每日可食用 1 个鸡蛋，既能够保证营养供给，同时还可防止体内胆固醇含量上升。保证摄入充足的蛋白质，多进食瘦肉、鱼、虾等富含优质蛋白的食物，确保机体植物蛋白和动物蛋白摄入保持平衡。适当进食乳类、豆类等食物，食物烹饪方式应以蒸、炖等为主，以使膳食纤维等得到保留，同时还可避免摄入过多油脂。每日摄入适量新鲜豆浆、低脱脂牛奶等食物，可补充机体所需优质蛋白。三餐需要摄入适量的碳水化合物、脂肪以及蛋白质，以保证机体所需热量，戒烟限酒。

二、专科指导

1. 性生活影响

手术切除乳腺对女性而言无疑是一种强烈的精神刺激和创伤性经历，虽然大部分健康问题在术后能得到解决，但是出院后绝大多数患者出于对疾病预后的担忧，容易产生焦虑、抑郁、烦躁不安等负面情绪，还可能对生活失去信心，出现夫妻交流障碍、性生活质量下降等情况，婚姻质量明显降低。可进行情志疏导、同伴教育、配偶教育、追踪随访等，旨在改善婚姻满意度、夫妻交流、性生活方面的评分。

2. 生育需求

乳腺癌的化疗、放疗、内分泌治疗等会对患者的卵巢功能有比较大的影响，部分患者治疗后可能会失去生育能力。所以如果患者确诊乳腺癌之后有生育计划，一定要和主诊医生沟通，在化疗、内分泌治疗之前采用保护卵巢的方法，也可以求助于辅助生殖技术，提前取卵冻存。国外指南建议乳腺癌患者在完成综合治疗 2～3 年后再尝试怀孕。为保障乳腺癌患者自身与胎儿的安全，应在内分泌治疗停止 3 个月到半年以上，度过药物的洗脱期才能尝试妊娠。在月经规律、各项身体机能良好的基础上，和主诊医生充分沟通，选择最佳的受孕时间。

3. 义乳选择

对于不能或不愿意接受乳房重建术的乳腺癌患者来说，义乳是较为理想的选择，佩戴义乳不仅可以弥补身体缺陷，预防身体因长期重力失衡导致的脊柱侧弯变形，还可以增加患者自信心、提高生活质量。国外 90％的患者都使用义乳，而我国使用率较低，年龄、缺乏动机和意识都是其影响因素。乳房缺失给女性带来的身心影响是深远的，义乳作为真实乳房的复制品，可以提高女性的自尊和自信，恢复女性的社会公信力和归属感。乳腺专科护士可以了解患者的佩戴体验，为患者提供有关义乳的教育信息，协助患者选择合适的义乳，减少患者的身心困扰。

三、乳腺癌患者出院随访

乳腺癌患者手术出院后，面临定期复查和一系列后续治疗，如果不及时给予指导、帮助，部分患者依从性会降低，甚至耽误治疗，为此四川大学华西医院乳腺肿瘤科推行全方位的随访制度，具体如下：

1）患者出院时医生和护士会进行出院宣教。

2）医生提前预约好患者第一次复诊号。

3）病房及门诊、社区都设有乳腺癌术后伤口专门的换药室，方便患者更换敷料及拔除引流管。

4）开设乳腺癌复查门诊为复查患者开口服药及相关检查的相关处方。

5）建立乳腺癌术后患者的微信群，设立专门的管理人员负责相关问题的解答和宣传。

6）提供乳腺癌抗癌协会等公益正规平台，让患者可以有效交流。

7）专业运营微信公众号，定期向乳腺癌患者科普相关知识。

8）定期安排专家和患者进行专题讲座。

9）特殊患者随时电话随访。

10）完善医院电子信息管理库。

四、乳腺相关科普

（一）孕期穿刺并发症

临床上会遇到一些高度怀疑乳腺癌的孕妇患者，因对乳腺包块穿刺不了解，在选择是否做穿刺时有很多顾虑而选择放弃，这样会导致患者可能失去最佳的治疗时机。其实穿刺可在妊娠期相对安全地进行，最好选择局部麻醉，优选方法是空芯针穿刺活检，空芯针活检指用特殊器械，在超声（孕期主要用超声）或X线的引导下，对乳腺的可疑病灶穿刺，取出部分腺体组织进行检查，该技术采用专用穿刺空芯针（14～16 G，针头外径2～4 mm），空芯针活检取出的标本形状为条状，长度一般为2 cm。

但是，只要是侵入性操作就会有一定风险和并发症，常见的并发症如下：

1. 出血

这是任何侵入性操作难以完全避免的情况，穿刺后按压10～15 min，然后加压包扎24 h，可以降低风险。

2. 感染

严格无菌操作，穿刺点无菌覆盖1～2 d，避免污染，可以降低感染风险。

3. 假阴性和病理低估

指穿刺活检结果是原位癌，但最终全部肿块切下来后发现它是浸润性癌。

4. 疼痛诱发流产或早产

乳房穿刺和羊水穿刺类似，这样级别的疼痛引起流产或早产风险很低。

医生穿刺前告知风险并不是推卸责任而是一种义务，可使患者充分了解检查过程，所以备孕前千万别忘记“准备”好你的乳房，提前进行乳腺相关检查，如发现问题及早治疗，当需要穿刺活检时，积极配合医生，相信医生会将风险降到最低。

（二）胸罩对乳房的作用

乳房下垂是自然衰老的过程，与胸罩无关，胸罩只能短时间改变视觉效果，若想保持乳房健康应尝试做一些针对性的运动，比如锻炼胸大肌的运动。注意选择合格的胸罩，尺寸合适、浅色更好、舒服为主。

（三）乳房保健

生活、工作压力大，摄入高蛋白、高脂肪、含有大量食用添加剂食物以及烧烤类食物，有久坐不动、晚睡晚起的生活习惯，经常使用含有激素的保健品、美容化妆品等，这些因素会导致神经－内分泌系统失调和体内激素水平紊乱，进而易诱发乳腺疾病发生。为此，临床还需注重引导人们注意养成良好的生活、饮食习惯，做到劳逸结合，不滥用激素类药物，不乱做乳房按摩，进行适量的体育锻炼，对防范疾病进展和改善其预后均有重要作用。

（四）展望

尽管各个渠道已经加大力度宣传全民应提高对乳腺疾病的正确认识，但临床上还是会遇到很多因为没有及时检查、治疗而使病情恶化的患者。全程管理门诊模式相较于常规护理模式，其贯穿于入院前期、入院中期及出院后期等环节，专人全程跟踪、关注，避免患者遗漏相关项目，及时解决患者就医过程遇到的问题，使其不会延误治疗时机，侧重于普及乳腺癌疾病知识，提高全民乳腺保护意识，进一步树立患者战胜疾病的信心。

第五节　乳腺癌术后的治疗

一、化疗

化疗是乳腺癌治疗的重要手段之一，在乳腺癌治疗过程中扮演着重要角色。术后乳腺癌患者化疗能够显著降低乳腺癌复发和死亡的风险。目前术后化疗的最佳时间还没有确定，但有研究显示术后尽快化疗可以改变患者的生存质量及结局。有研究显示，乳腺癌术后 7 周是辅助化疗的一个节点，如果辅助化疗时间晚于术后 7 周则会增加复发的风险。美国 MD Anderson 癌症中心的研究显示，Ⅲ期的乳腺癌和 HER2 阳性的乳腺癌患者若推迟化疗时间，其结局会更差。对于晚期高危乳腺癌患者，若术后化疗时间迟于 60 d，会增加乳腺癌复发转移的风险，所以提示高危患者应尽早化疗。

1. 化疗适应证

1）肿瘤>2 cm。
2）淋巴结阳性。
3）激素受体阴性。
4）HER2 阳性。
5）组织学分级 3 级。

2. 化疗禁忌证

1）妊娠早、中期患者。
2）年老体弱且伴有严重内脏器质性病变的患者。

（一）化疗的常见方案及注意事项

1）常用的化疗药物有蒽环类药物、紫杉类药物、卡培他滨、吉西他滨、环磷酰胺、铂类及长春瑞滨。

2）联合化疗方案有：蒽环类为主方案，如 CAF、AC、FEC（C：环磷酰胺，A：多柔比星，E：表柔比星，F：氯尿嘧啶）。蒽环类与紫杉类联合方案，如 TAC、AC→T/P/FEC→T（T：多西他赛，P：紫杉醇）。

3）若无特殊情况，一般不建议减少化疗的周期数。

4）蒽环类药物有心脏毒性，使用时须评估患者左室射血分数，至少每3个月1次。

（二）化疗的不良反应

化疗期间常见的不良反应有消化道反应、骨髓抑制、皮肤改变、脱发等。

1）常见的消化道反应有恶心呕吐、腹痛、腹泻或便秘。化疗前2 h避免进食，化疗后可以少量多餐、进温和无刺激的食物，避免过冷、过热、油腻的食物。患者呕吐后应立即漱口，及时清理污物，保持环境整洁、无异味。

2）化疗药物可引起骨髓抑制，在化疗期间应保持病房清洁，严格无菌操作，指导患者保持口腔卫生，注意保暖，注意会阴部清洁卫生，注意饮食卫生。观察血常规变化，若白细胞低于$3.5\times10^9/L$、血小板低于$80\times10^9/L$，应暂停化疗，使用升白细胞、血小板药物治疗，血小板低下者应避免剧烈活动，防跌倒坠床，使用软毛牙刷，保持大便通畅，避免用力解大便，避免进食坚硬的食物。

二、内分泌治疗

内分泌治疗是乳腺癌综合治疗的重要组成部分，内分泌治疗主要通过降低体内雌激素水平或抑制雌激素作用发挥治疗作用，20世纪70年代有研究发现他莫昔芬对晚期乳腺癌治疗有效，一般使用他莫昔芬治疗时间为5年。而随着时代的发展和医学的进步，新型、特异性的芳香化酶抑制剂被认为可替代他莫昔芬。内分泌治疗的适应证为激素受体（ER和/或PR）阳性的乳腺癌患者。

绝经后患者内分泌治疗注意事项：

1）治疗期间每半年至1年进行1次妇科检查，了解子宫内膜的厚度。

2）芳香化酶抑制剂和促黄体素释放激素（LHRH）类似物可导致骨密度下降或骨质疏松，在使用过程中每6个月检测1次骨密度。

医务人员要告知患者内分泌治疗相关药物的用法及不良反应。他莫昔芬常见的不良反应有潮热、骨质疏松、动脉硬化及子宫内膜增生，芳香化酶抑制剂常见的不良反应有骨质疏松、骨痛、皮肤潮红、疲劳乏力。化疗的同时服用他莫昔芬可能降低药效，一般在化疗之后使用。患者需定期随访评价疗效，在治疗过程中如果有任何不适应立即就诊。

三、靶向治疗

靶向治疗是指将肿瘤细胞表达而正常细胞表达较少或不表达的特定基因或基因表达产物作为治疗靶点，最大限度地杀死肿瘤细胞而对正常细胞伤害较小的一种治疗方式，是乳腺癌综合治疗的标准手段之一。常见的靶向治疗药物有HER2抑制剂，如大分子单抗类曲妥珠单抗、帕妥珠单抗；小分子氨酸激酶抑制剂，如吡咯替尼、奈拉替尼等。

靶向治疗在乳腺癌治疗中已广泛应用，而由于靶点和通路的不同，不同靶向药物的不良反应也不相同。应对不良反应进行早期检测和预防，及时采取有效的治疗措施，从而尽可能地使靶向治疗达到抗肿瘤最大效果。靶向药物常见不良反应详见表2−1。

表2−1　靶向药物常见不良反应

常见不良反应	主要靶向药物	症状	处理
血小板减少症	T−DM1	1级，血小板（75～100）$\times 10^9/L$	密切监测血常规，治疗见《肿瘤化疗所致血小板减少症诊疗中国专家共识2018版》
		2级，血小板（50～75）$\times 10^9/L$	
		3级，血小板（25～50）$\times 10^9/L$	
		4级，血小板$<25\times 10^9/L$	
腹泻	拉帕替尼、吡咯替尼、奈拉替尼	1级，大便次数比基线每天增加<4次	及时给予饮食调整、补液等对症处理，到达4级腹泻应立即停止使用
		2级，大便次数比基线每天增加4～6次，未影响日常生活	
		3级，大便次数比基线每天增加≥7次或大便失禁，需要住院治疗或24 h输液，影响个人生活	
		4级，危及生命	
		5级，死亡	

续表2－1

常见不良反应	主要靶向药物	症状	处理
心脏毒性	曲妥珠单抗	无症状性左室射血分数（LVEF）下降	心功能评估和监测，避免有协同损害效应药物的联合应用，如LVEF绝对值下降≥16％或低于正常范围且下降≥10％应暂停抗HER2治疗
		症状性心力衰竭	

四、免疫治疗

免疫治疗近年来在恶性肿瘤治疗方面是比较热门的一个话题，有研究发现PD－1抑制剂对于黑色素瘤、肾癌等效果比较明显，但是既往有些研究显示该类药物在乳腺癌治疗中的应用价值有限。随着对乳腺癌免疫治疗的深入探索与理解，有研究发现针对难治和复发的三阴性乳腺癌，PD－1抑制剂在临床试验中的有效率为15％～20％，可使患者总生存时间延长7个月。这是一个备受关注的研究领域，目前有许多方法正在研究中，如采用MEK抑制剂与免疫治疗联合增加宿主对肿瘤的免疫反应。总体而言，乳腺癌的免疫治疗还有极大的发展空间，需要更多的努力和探索。

五、放射治疗

放射治疗（简称放疗）是乳腺癌局部治疗的重要手段之一。有研究显示，乳腺癌根治术后进行放疗可以减少局部复发、提高生存率和生活质量，目前放疗已成为乳腺癌综合治疗的重要组成部分。主要分为根治术后的预防性辅助放疗、保守性手术后的根治性放疗、局部晚期乳腺癌的姑息性放疗和远处转移病灶的姑息性放疗。早期乳腺癌治疗是一个多学科综合治疗的过程，包括手术、放疗、化疗、内分泌治疗，每个治疗之间有一定的联系和差别，各个治疗的顺序很重要。

在放疗过程中，常见的并发症有上肢水肿、肩关节活动障碍、皮肤毛细血管扩张、放射性肺炎和缺血性心脏病等，应特别注意在放疗的同时不能应用蒽环类药物以避免增加心脏毒性。

第六节　乳腺癌患者化疗后随访管理

随访指患者在乳腺癌化疗后仍需要规律复查和复诊。对进行化疗的乳腺癌患者出院后进行全程跟踪、全方位随访，可以帮助了解患者治疗效果及恢复情况，并对其进行相关的健康指导，最大限度地减少疾病对患者的影响，有利于早期发现乳腺癌复发及转移。以下以四川大学华西医院随访模式为例进行介绍。

一、随访系统

为了方便乳腺癌患者能定期复查及提高患者随访依从性，建立乳腺癌信息管理系统。由经过培训的专职医生助理将每个入院治疗的乳腺癌患者的就诊信息（诊断、治疗过程、出院复查的每个阶段检查报告、用药情况等）录入乳腺癌信息管理系统。在该系统的基础上搭建线上线下互联管理平台，以电话随访为主、微信管理群为辅。电话随访每半年一次，由专职医生助理完成，随访的内容同时在乳腺癌信息管理系统中及时跟进。微信管理群主要有4个，主要由医疗组长负责，多名专职医生助理协助管理，并且由经培训的患者或家属志愿者收集每个微信群中的患者问题，提交主治医生。主治医生收到问题后及时解答，协助患者规范治疗，改善生活质量。为患者提供全程跟踪、全方位随访，形成一个高效率、高质量的闭环管理。

二、随访内容

随访过程中常见的检查有：血常规，生化1+4，癌胚抗原（CEA）、CA153、激素水平，乳腺及子宫附件彩超，头部、胸部、腹部CT，骨扫描及骨密度检查。如果发现复发可根据不同的情况进行相应的处理：

1）乳腺新发肿块：乳腺X线检查±超声检查（±病理检查）。

2）胸壁出现皮疹（结节）、新发淋巴结肿大，进行组织病理学活检。

3）其他部位新出现症状或有新发病灶，则给予相应检查。复发患者可至乳腺疾病全程管理门诊就诊，根据患者情况门诊医生可为患者提供绿色通道，使患者能及时就医，缓解其就诊压力和焦虑情绪。

三、随访时间

1）化疗结束后 4 年内每 4 个月至门诊复查。

2）化疗结束后 4～5 年内每 6 个月至门诊复查。

3）化疗结束后超过 5 年每 1 年至门诊复查。

四、随访过程

为每个化疗后的患者发放乳腺癌患者手册，手册内容主要为患者就诊及治疗方案（化疗方案及时间、内分泌用药情况、放疗信息、靶向药物用药情况等）信息，由主管医生填写。对于在本院复诊的患者，在每次复查后至主管医生处进行门诊随访并在手册上填写复查内容，同时专职医生助理在乳腺癌信息管理系统中录入复查结果、病情进展情况与治疗方案的变更。在随访过程中密切关注患者提出的问题并及时处理，如果发现复发转移、难治性乳腺癌患者，将进行乳腺癌多学科联合门诊（multidisciplinary team，MDT）会诊，多学科专家在同一时间讨论患者病情，为患者提供最适合的个体化治疗方案，节约就诊时间。

对于院外复查或者疾病康复期的患者，乳腺癌信息管理系统按照设定的随访频率，在随访任务界面将智能生成随访任务列表。专职医生助理按照随访计划对患者进行电话随访，记录病情进展与生存情况，并提醒患者及时复查和遵医嘱服药，如果发现可疑情况电话或微信提醒患者来院复诊。若电话随访时无应答，专职医生助理将择期再次联系，多次联系不成功的患者则被列入失访名单。随访流程详见图 2−6。

此外，在门诊随访及线上随访的基础上，建立乳腺癌科普知识公众号，每年举行 1～2 次患者教育活动，传递国内外最新的乳腺癌知识。乳腺癌治疗是一个长期治疗的过程，为了减少患者在治疗过程中因预约入院、输液等事项反复往返医院的次数，为患者提供 2 名主治医生的微信号，患者可提前向 2 名主治医生提供入院检查报告并预约入院时间，医生根据床位计划情况提前告知患者，从而使患者能顺利入院，提高入院效率。

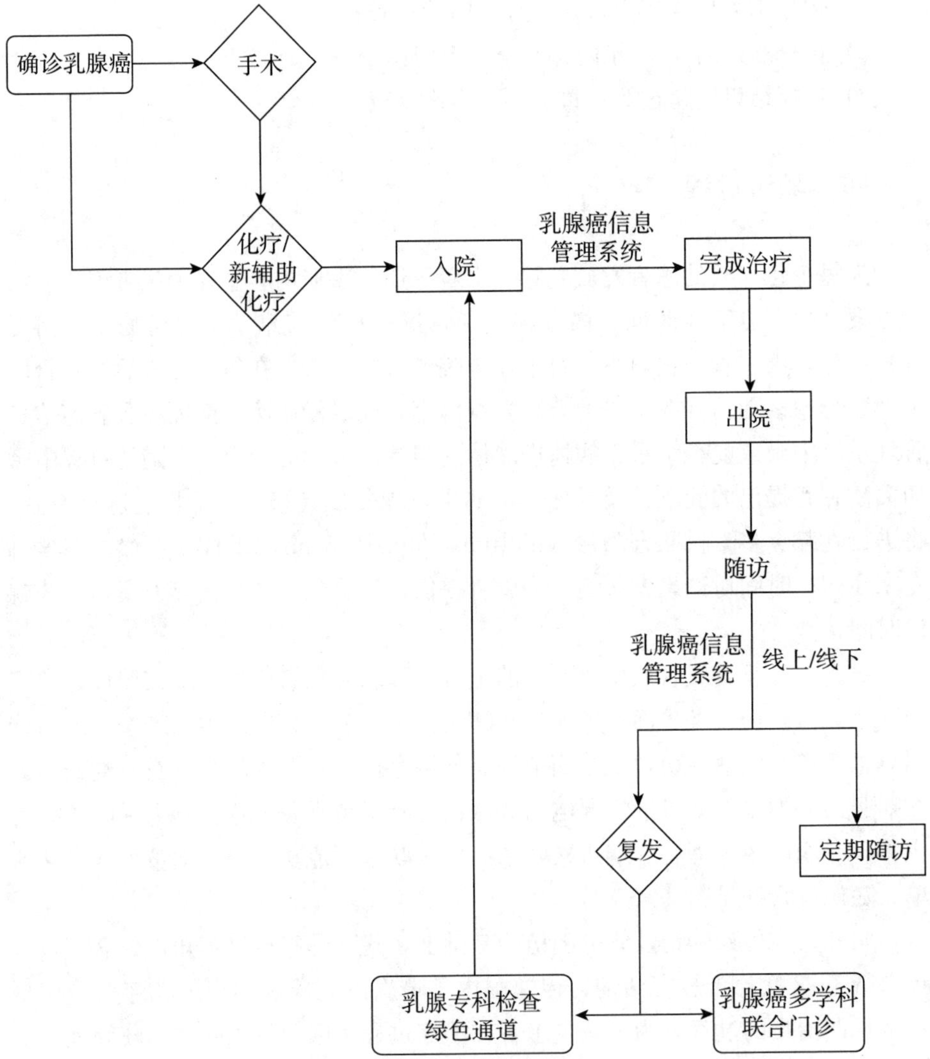
确诊乳腺癌
手术
化疗/新辅助化疗
入院
乳腺癌信息管理系统
完成治疗
出院
随访
乳腺癌信息管理系统
线上/线下
复发
定期随访
乳腺专科检查绿色通道
乳腺癌多学科联合门诊

图 2-6　随访流程图

第七节　乳腺癌患者的饮食管理

乳腺癌的很多治疗都会导致患者食欲下降，营养支持十分重要。雌激素水平长期过高则可能会增加罹患乳腺癌的风险，乳腺癌患者在进行食疗时特别要注意避免进食一些富含雌激素的食物，如蜂王浆等。我们生活中经常食用的豆类制品也含有雌激素，但是目前并没有证据证明豆类制品会导致乳腺癌，相反有研究发现经常食用豆类制品可以减少乳腺癌发病风险。

一、放化疗期间饮食管理

乳腺癌的放化疗期间常见的并发症有恶心、呕吐、厌食、味觉减退、黏膜炎等，这些并发症常常会影响患者的食欲，严重时造成营养不良。因此，在治疗过程中出现不良症状时要及时采取措施。

1）恶心、呕吐。保持环境清洁，少量多餐，避免进食过热、辛辣、油炸食物，进食清淡、蛋白质高的食物。呕吐后用清水漱口，不要马上进食，可预防性服用呕吐药物。

2）厌食。避免一次吃得过多或进餐结束后给予饮料，尽量少量多餐规律进食。

3）黏膜炎。进食食物后常用生理盐水或漱口水漱口，进食常温、软的食物，避免进食粗糙、辛辣、过热、过咸的食物，避免饮用酸性水和果汁。

二、康复期饮食管理

乳腺癌患者随着治疗结束，生活回归正常，在日常生活中饮食与常人没有区别，但是饮食也要注意合理管理，主要的建议有：

1）注意进食环境卫生，进食前洗手。

2）营养均衡，少量多餐，多食优质蛋白，如鱼、蛋、牛奶等，多食水果蔬菜，少吃油炸、辛辣、烟熏、腌制食物和加工肉。

3）处理生肉类食物时，注意将其远离其他食物，接触过生肉的洁具要彻底清洗，避免食用半生半熟的食物。

4）忌饮酒。

5）保持体重，避免体重过轻或过重，必要时到营养科咨询医生。

6）规律运动，美国癌症协会对乳腺癌康复患者的锻炼推荐方案为每周至少锻炼 150 min，每周可以考虑 2 次以上的力量训练。

第八节 乳腺癌患者的骨健康管理

乳腺癌的治疗已经进入精准治疗时代，乳腺癌患者的生存率也在不断提高，目前已有研究发现乳腺癌 5 年生存率已达 80%。在长期的治疗过程中必然会面临许多问题，其中重要的问题之一即是乳腺癌患者的骨健康问题。乳腺癌患者的骨健康问题包括骨维生素 D 缺乏或不足、骨质疏松症（osteoporosis，OP）、骨关节炎（osteoarthritis，OA）和骨转移。欧洲肿瘤内科学会（ESMO）的《肿瘤患者骨健康临床实践指南》指出，影响乳腺癌骨健康的主要因素有：BMI<20 kg/m^2、使用芳香化酶抑制剂、高龄等。骨折风险、骨关节疼痛、骨质疏松、骨转移等会影响乳腺癌患者的生活质量和总生存率，因此应定期评估乳腺癌患者的骨健康状况并进行适当管理。

1. 骨质疏松

乳腺癌患者在进行化疗、放疗、内分泌治疗时会不同程度地出现骨损伤和骨矿物质含量减少，从而造成骨质疏松。相关指南建议，在治疗过程中注意监测骨密度（BMD），BMD 的 T 值≥−1.0 时为低危；−2.0<T 值<−1.0 为中危；T 值≤−2.0，或骨折风险评价工具预测 10 年主要骨折风险>20%，或髋骨骨折>3% 为高危。在生活上建议患者每日应进行至少 30 min 中等强度的运动，如步行、慢跑等，进食含高钙的食物，戒烟限酒，注意防止跌倒和身体剧烈撞击。T 值<−2.5 开始使用双膦酸盐；T 值为−2.5～−1.0 考虑使用双膦酸盐；而 T 值>−1.0 则不建议使用双膦酸盐。使用双膦酸盐治疗骨质疏松3～6个月监测 1 次 BMD。此外，若 BMD 结果评估为低危者，应当补充钙剂和维生素 D 。

2. 骨转移

乳腺癌患者在治疗过程中如果发现骨痛、高钙血症、碱性磷酸酶升高、乳酸脱氢酶升高、肿瘤标志物异常升高等应警惕是否出现骨转移，可以通过 CT、MRI、SPECT、骨活检病理检查协助诊断。骨转移治疗的原则为：

（1）全身肿瘤药物治疗。

（2）使用骨改良药。

（3）局部放疗。

(4) 手术治疗。

骨转移的治疗以全身治疗为主，其中包括内分泌治疗、靶向治疗、化疗。放射治疗可以缓解骨疼痛、减少病理性骨折的危险。骨转移的手术治疗主要目的是解除神经压迫、减轻疼痛，恢复肢体功能，从而改善生活质量。

第九节　乳腺癌药物治疗管理实践

一、乳腺癌药物治疗管理

乳腺癌需结合手术、放疗、化疗、内分泌及生物治疗等多种手段进行综合治疗。对于非浸润性乳腺癌，以手术治疗为主。对于浸润性乳腺癌，早期以根治为目的，而晚期因绝大多数患者被认定不可治愈，以延长生存时间、提高生活质量为治疗目标。但无论对早期还是晚期浸润性乳腺癌患者，药物治疗都是十分重要的治疗手段。根据治疗药物类别，药物治疗可分为化疗、内分泌治疗和靶向治疗。而根据药物治疗应用的时机，可分为根治性术后的辅助治疗、术前的新辅助治疗和复发或转移患者的姑息性治疗。

二、乳腺癌治疗常用药物

（一）化疗药物

传统的分类方法根据抗肿瘤药物的来源及药物的作用机制，将化疗药物分为烷化剂、抗代谢药、抗肿瘤抗生素、植物来源的抗肿瘤药物及其衍生物、其他抗肿瘤药物五大类。另外，根据抗肿瘤药物对细胞增殖周期中 DNA 合成前期（G1 期）、DNA 合成期（S 期）、DNA 合成后期（G2 期）、有丝分裂期（M 期）的作用靶点不同，也可将抗肿瘤药物分为细胞周期特异性药物和细胞周期非特异性药物。

1. 烷化剂

分子中通常含有一或两个烷基，这些烷基通常可转变成缺电子的活泼中间产物，与细胞的部分成分（DNA、RNA 及蛋白质）中的电子基团（如氨基、巯基、羟基、羧酸基、磷酸基等）共价结合，发生烷化反应，使这些细胞成分在细胞代谢中失去作用，从而影响细胞分裂，致使细胞死亡。常用的烷化剂有环磷酰胺、异环磷酰胺等。

2. 抗代谢药

抗代谢药的化学结构与体内的核酸或蛋白质代谢物相似，可与合成正常代谢物所必需的酶相结合，干扰核酸的合成，抑制肿瘤细胞的生长和增殖。常用的抗代谢药有氟尿嘧啶、替加氟、卡培他滨、吉西他滨等。

3. 抗肿瘤抗生素

抗肿瘤抗生素一般从微生物培养液中提取，通过直接嵌入DNA分子，改变DNA模板性质，阻止转录过程，抑制DNA及RNA合成。常用的抗肿瘤抗生素有丝裂霉素、表柔比星、多柔比星、吡柔比星等。

4. 植物来源的抗肿瘤药物及其衍生物

这类抗肿瘤药物从植物中提取、改造，具有抑制肿瘤生长的作用，包含长春碱类药物、紫杉醇类药物。

1）长春碱类药物的作用机制是在有丝分裂期（M期）与微管蛋白二聚体结合，抑制微管聚合，妨碍纺锤微管的形成，从而抑制肿瘤细胞分裂增殖。

2）紫杉醇类药物通过影响肿瘤细胞在有丝分裂时纺锤体（纺锤丝）的形成，导致染色体数目异常，从而抑制肿瘤细胞的分裂增殖。

常见的植物来源的抗肿瘤药物有长春新碱、长春地辛、长春瑞滨、紫杉醇、多西他赛等。

5. 其他抗肿瘤药物

其他抗肿瘤药物包括糖皮质激素、铂类化合物等。

1）糖皮质激素包括地塞米松、泼尼松等，可以诱导淋巴细胞凋亡，并通过抑制肿瘤细胞蛋白质合成、促进蛋白质分解，从而提高细胞毒性药物疗效。

2）铂类化合物通过与DNA发生链间交联，引起DNA复制障碍，从而抑制肿瘤细胞的分裂，常见的药物有顺铂、卡铂、洛铂等。

（二）内分泌治疗药物

目前国内常用的内分泌治疗药物有抗雌激素类药物、芳香化酶抑制剂、促黄体素释放激素类似物。

1. 抗雌激素类药物

以他莫昔芬、托瑞米芬为代表的抗雌激素类药物是目前常用的乳腺癌内分泌治疗药物。他莫昔芬与雌二醇竞争细胞表面的雌激素受体，使肿瘤细胞停滞于 G1 期，抑制肿瘤生长。

2. 芳香化酶抑制剂

绝经后女性的雌激素主要由肾上腺分泌的胆固醇转化，芳香化酶是这种转化过程中的限速酶，芳香化酶抑制剂通过抑制芳香化酶的作用，减少雌激素的合成。另外，芳香化酶抑制剂还可通过抑制肿瘤细胞内芳香化酶的活性，抑制肿瘤细胞的生长。第一代芳香化酶抑制剂是非选择性的，代表药物是非甾体类的氨鲁米特；第二代芳香化酶抑制剂包括非甾体类的法曲唑（Fadrozole）和甾体类的福美司坦（Formestane)；第三代芳香化酶抑制剂包括非甾体类的阿那曲唑（Anastrozole）和来曲唑（Letrozole)，以及甾体类的依西美坦（Exemestane)。

3. 促黄体素释放激素类似物

绝经前女性下丘脑分泌促黄体素释放激素（luteinizing hormone releasing hormone，LHRH）与垂体上 LHRH 受体结合，使垂体释放促性腺激素，作用于卵巢并释放雌激素和孕激素。LHRH 类似物与垂体上 LHRH 受体结合，减少雌激素的产生。常用的药物有戈舍瑞林（Goserelin）等。

（三）靶向治疗药物

对于靶向治疗药物的分类，目前并无标准。但通常按化学结构可分为大分子单克隆抗体和小分子激酶抑制剂，而按药物作用的靶点可分为以下几类。

1. 针对人表皮生长因子受体（human epidermal growth factor receptor，HER）家族

（1）针对上皮生长因子受体。

上皮生长因子受体也被称为 HER1，针对 HER1 的一类药物是能够在细胞的内部发挥药效学作用的小分子酪氨酸激酶抑制剂，另一类是能够在细胞以外发挥药效学作用的单克隆抗体。

1）小分子酪氨酸激酶抑制剂。吉非替尼属于该类药物的一种，可以对 Mg－ATP 结合位点产生作用，从而对酪氨酸激酶的生物活性产生抑制作用，

阻断信号传递过程，使细胞的凋亡速度加快。

2）单克隆抗体。西妥昔单抗为 IgG1 单克隆抗体，可将表皮生长因子与其受体之间所发生的结合反应完全阻断，进而抑制酪氨酸激酶的生物活性，阻断信号传递，抑制或杀伤肿瘤细胞。

（2）针对 HER2。

1）曲妥珠单抗。该药物可以与 HER2 受体胞外结构域发生结合反应，对二聚体的形成产生一定的干扰，降低促丝裂原激活蛋白激酶（MAPK）、磷脂酰肌醇－3－激酶（PI3K）、蛋白激酶 B（PKB）活性，对 PI3K/PKB 信号传导通路产生阻碍作用，使 P53 和 P27 表达能力明显上调，对细胞周期产生有效抑制，从而抑制肿瘤细胞的生长速度。

2）曲妥珠单抗－美登素（DM1）。该药物为两类单药的偶联物，能够大幅度增加两类单药抗肿瘤的活性，使不良反应发生率降低。这主要是由于该药物在最大限度保留曲妥珠单抗和美登素抗肿瘤活性的同时，将美登素带到 HER2 过表达的细胞表面，进而发挥控制作用。

3）帕妥珠单抗。该药物能够与 HER2 受体胞外结构域Ⅱ区发生结合反应，对信号传导通路进行控制，抑制肿瘤增殖，使该过程中重组人源化单克隆抗体的合成量明显减少。

（3）针对受体多靶点。

拉帕替尼可针对表皮生长因子受体（epidermal growth factor receptor，EGFR）、HER2 同时发挥作用，属于靶向型激酶抑制剂，可以与腺苷三磷酸（adenosine triphosphate，ATP）竞争性地与受体酪氨酸激酶结合，将其自身磷酸化反应过程阻断，对位于下游的 MAPK 的激活过程进行控制，使细胞增殖速度明显减慢。另外，该药物还可以对 PI3K/Akt 传导通路进行控制，从而有效阻断 NF－κB 通路，对肿瘤细胞的凋亡产生一定的促进作用。

2. 针对血管内皮生长因子

贝伐珠单抗为重组人源化 IgG1 单抗，该药物可对血管内皮生长因子（vascular endothelial growth factor，VEGF）与其受体的结合过程进行控制，影响有丝分裂进程、血管通透性、促血管生成活性，减少血管新生，降低肿瘤病灶的血液和氧气的供应量，从而抑制肿瘤细胞的正常生长。

3. 针对多靶点酪氨酸激酶

舒尼替尼为小分子高选择性多靶点酪氨酸激酶抑制剂，可阻断血管内皮生长因子受体、血小板衍生生长因子受体、干细胞生长因子受体的生长信号通路，同时还可以产生较为理想的抗血管生成作用，对肿瘤的增殖过程产生明显抑制作用。

索拉非尼可以抑制 KIT、FLT 受体酪氨酸激酶，迅速阻断多种信号通路，产生直接的肿瘤细胞增殖抑制作用。同时，还可以对血管内皮生长因子 E（VEGFE）和血小板衍生因子受体（platelet－derived growth factor receptor，PDGFR）的生物活性进行抑制，使血管形成速度减慢，对肿瘤细胞的生长产生间接性的抑制作用。

提示

对于超说明书用药的情况，医务人员应当根据《中华人民共和国医师法》《中华人民共和国侵权责任法》《医疗机构处方审核规范》《处方管理办法》等法律法规及相关专家共识等行业规范，规范医疗行为。

医生应当根据医疗、预防、保健需要，按照诊疗规范、药品说明书中的药品适应证、药理作用、用法、用量、禁忌、不良反应和注意事项等开具处方。药品用法用量应当按照药品说明书规定的常规用法用量使用，特殊情况需要超剂量使用时，应当注明原因并再次签名。

药师应当运用专业知识与实践技能，对医生在诊疗活动中为患者开具的处方进行合法性、规范性和适宜性审核，并做出是否同意调配发药决定的药学技术服务。药师经处方审核后，认为存在用药不适宜时，应当告知医生，请其确认或者重新开具处方。药师发现严重不合理用药或者用药错误时，应当拒绝调剂，及时告知医生，并应当记录，按照有关规定报告。

此外，医务人员应及时向患者或其家属说明超说明书用药的医疗风险，取得其明确同意。同时，严密监控不良反应的发生，在提高临床诊疗效果的同时保护患者的合法权益、减少医疗损害纠纷的发生。

三、乳腺癌治疗常用药物用药交代与指导要点

（一）化疗药物

1. 注射用环磷酰胺

用药交代与指导要点如下：

1）凡有骨髓抑制、感染、肝肾功能损害者禁用或慎用。
2）对本品过敏者禁用。
3）妊娠及哺乳期女性禁用。
4）遮光，密闭保存，温度不得高于 25℃。

2. 氟尿嘧啶注射液

用药交代与指导要点如下：
1）妊娠初期（三个月内）女性禁用。
2）应用本品期间禁止哺乳。
3）伴发水痘或带状疱疹时禁用。
4）衰弱患者禁用。
5）遮光，密闭保存。

3. 替吉奥胶囊

用药交代与指导要点如下：
1）餐后口服。
2）服药前需将药物由泡罩中压出。连续给药 28 d，休息 14 d。
3）对替吉奥胶囊的组成成分有严重过敏史的患者禁用。
4）重度骨髓抑制的患者禁用。
5）重度肾功能异常的患者禁用。
6）重度肝功能异常的患者禁用。
7）正在接受其他氟尿嘧啶类抗肿瘤药物治疗（包括联合治疗）的患者禁用。
8）正在接受氟胞嘧啶治疗的患者禁用。
9）正在接受索利夫定及其结构类似物（如溴夫定）治疗的患者禁用。
10）妊娠或有可能妊娠的女性禁用。
11）应用本品期间禁止哺乳。
12）密闭，室温（10～30℃）保存。

4. 卡培他滨片

用药交代与指导要点如下：
1）应在餐后 30 min 内用水整片吞服，不得压碎或切割。
2）对本品过敏者禁用。

3）既往对氟尿嘧啶有严重、非预期的反应或已知对氟尿嘧啶过敏者禁用。

4）二氢嘧啶脱氢酶（dihydropyrimidine dehydrogenase，DPD）活性完全缺乏的患者禁用。

5）卡培他滨不应与索立夫定或其类似物（如溴夫定）同时给药。

6）严重肾功能损害（肌酐清除率低于 30 mL/min）患者禁用。

7）联合化疗时，如存在任一联合药物相关的禁忌证，则应避免使用该药物。

8）对顺铂的禁忌证同样适用于卡培他滨和顺铂的联合治疗。

9）妊娠女性禁用。

10）25℃密闭保存，15～30℃亦可接受。在包装所示的有效日期（EXP）以后不能使用本品。

5. 注射用盐酸吡柔比星

用药交代与指导要点如下：

1）化疗或放疗造成明显骨髓抑制的患者禁用。

2）严重器质性心脏病或心功能异常者，以及对本品过敏者禁用。

3）已用过大剂量蒽环类药物（如多柔比星或柔红霉素）的患者禁用。

4）妊娠、哺乳期及育龄期女性禁用。

5）遮光，密闭，阴凉处（不超过 20℃）保存。

6. 注射用盐酸表柔比星

用药交代与指导要点如下：

1）化疗或放疗造成明显骨髓抑制的患者禁用。

2）已用过大剂量蒽环类药物（如多柔比星或柔红霉素）的患者禁用。

3）有心脏受损病史的患者禁用。

4）禁用于血尿患者膀胱内灌注。

5）哺乳期女性禁用。

7. 紫杉醇注射液

用药交代与指导要点如下：

1）紫杉醇禁用于对紫杉醇或其他的以聚氧乙烯蓖麻油（CremophorEL）配制的药物有过敏反应者。

2）对于那些基线中性粒细胞计数小于 1500 个/mm^{3}的实体瘤患者，或者基线中性粒细胞计数小于 1000 个/mm^{3}的艾滋病相关性卡波西肉瘤患者，不能使用紫杉醇。

3）遮光，密闭保存，温度不得高于 25℃。

8. 多西他赛注射液

用药交代与指导要点如下：

1）只能用于静脉滴注。

2）对本品内活性物质或赋形剂过敏者禁用。

3）多西他赛不应用于基线中性粒细胞计数<1500/mm^{3}的患者。

4）多西他赛不允许用于妊娠女性。

5）由于没有相关数据，多西他赛不应用于肝功能有严重损害的患者。

6）当其他药物与多西他赛联合用药时，应遵循其他药物的禁忌。

7）多西他赛治疗期间应停止母乳喂养。

8）遮光、密闭，2～8℃保存，不可冷冻。

9. 顺铂注射液

用药交代与指导要点如下：

1）对顺铂和其他含铂制剂过敏者、妊娠、哺乳期、骨髓机能减退、严重肾功能损害、失水过多、水痘、带状疱疹、痛风、高尿酸血症、近期感染及顺铂引起的外周神经病等患者禁用。

2）遮光、密闭保存。

10. 注射用洛铂

用药交代与指导要点如下：

1）有骨髓抑制或凝血机制障碍的患者（可增加出血的危险或出血）和已知有肾功能损害的患者禁用。

2）对铂类化合物有过敏反应者禁用。

3）妊娠和哺乳期女性禁用。

4）遮光，密闭保存，温度不得高于 25℃。

（二）内分泌治疗药物

1. 枸橼酸他莫昔芬片

用药交代与指导要点如下：

1）妊娠或有妊娠计划的女性禁用。

2）对本品过敏的患者禁用。

3）有眼底病变者禁用。

4）禁止与阿那曲唑联用。

5）运动员慎用。

6）遮光，密封保存。

2. 枸橼酸托瑞米芬片

用药交代与指导要点如下：

1）预先患有子宫内膜增生症或严重肝衰竭患者禁止长期服用本品。

2）对本品过敏者禁用。

3）妊娠或哺乳期女性禁用。

4）运动员慎用。

5）密封保存。

3. 阿那曲唑片

用药交代与指导要点如下：

1）绝经前女性禁用。

2）妊娠或哺乳期女性禁用。

3）严重肾功能损害的患者（肌酐清除率低于 30mL/min）禁用。

4）中到重度肝病患者禁用。

5）对本品过敏的患者禁用。

6）其他含有雌激素的疗法可降低本品的药理作用，所以禁止与本品配伍使用。

7）禁止与他莫昔芬联用。

8）运动员慎用。

9）温度不超过 30℃保存。

4. 来曲唑片

用药交代与指导要点如下：

1）饭前饭后皆可服用。

2）如果漏服，患者记起时应立即补服。但是如果已经到下一次服药时间，则应跳过这次漏服的药剂，按规定的服药时间表服药，剂量不得加倍。

3）对本品过敏的患者禁用。

4）绝经前、妊娠或哺乳期女性禁用。

5）运动员慎用。

6）30℃以下贮藏。

5. 依西美坦片

用药交代与指导要点如下：

1）饭后口服。

2）对本品过敏的患者禁用。

3）妊娠及哺乳期女性禁用。

4）儿童禁用。

5）运动员慎用。

6）遮光，密封保存。

6. 醋酸戈舍瑞林缓释植入剂

用药交代与指导要点如下：

1）已知对本品内活性物质或其他促性腺激素释放激素（GnRH）类似物，以及本品其他成分过敏者禁用。

2）运动员慎用。

3）25℃以下保存。

（三）靶向治疗药物

1. 西妥昔单抗注射液

用药交代与指导要点如下：

1）已知对本品有严重超敏反应（3 级或 4 级）的患者禁用。

2）在开始联合治疗前，应考虑伊立替康的有关禁忌。

3）本品应贮藏在冰箱中（2～8℃），禁止冰冻，请置于儿童不可触及处。

2. 注射用曲妥珠单抗

用药交代与指导要点如下：

1）本品应通过静脉输注给药。

2）对本品过敏的患者禁用。

3）本品使用苯甲醇作为溶媒，禁用于儿童肌肉注射。

4）2～8℃避光保存和运输。

5）复溶后溶液的有效期：本品用配套提供的稀释液溶解后在2～8℃可稳定保存28 d。复溶后溶液含防腐剂，因此可多次使用。28 d后剩余的溶液应弃去。

6）已知对苯甲醇过敏的患者在给予曲妥珠单抗时，应使用无菌注射用水复溶。对于使用无菌注射用水复溶的曲妥珠单抗，每瓶曲妥珠单抗应只给药1次。复溶后的溶液应立即使用。弃去未使用部分，不得将配好的溶液冷冻。

7）含复溶后溶液的输注用溶液的有效期：含0.9%氯化钠溶液的曲妥珠单抗输注液，可在聚氯乙烯、聚乙烯或聚丙烯袋中2～8℃条件下稳定保存24 h。由于稀释后的曲妥珠单抗不含有效浓度的防腐剂，配置和稀释后溶液最好保存在2～8℃条件下。为避免微生物污染，输注液应马上使用。除非稀释是在严格控制和证实为无菌条件下进行的，否则稀释后的溶液不能保存。

3. 甲苯磺酸拉帕替尼片

用药交代与指导要点如下：

1）饭前1 h或饭后2 h后服用。

2）如漏服1剂，第2天不需剂量加倍。

3）对拉帕替尼以及同类药物过敏患者禁用。

4）遮光，密封保存。

4. 苹果酸舒尼替尼胶囊

用药交代与指导要点如下：

1）与食物同服或不同服均可。

2）对本品严重过敏者禁用。

3）建议保存于25℃，允许范围为15～30℃。

5. 甲苯磺酸索拉非尼片

用药交代与指导要点如下：

1）空腹或伴低脂、中脂饮食服用。

2）以一杯温开水吞服。

3）对本品严重过敏者禁用。

4）索拉非尼与紫杉醇和卡铂联合方案禁用于鳞状细胞肺癌患者。

5）治疗期间应停止哺乳。

6）低于25℃密封保存。

四、处方审核案例实践与分析

1. 案例1

（1）处方问题类型。

联合用药不适宜。

（2）处方示例（图2－7）：

×××医院处方笺

门诊号：0000xxxxxx　科室：头颈肿瘤科医疗单元　费别：现金

姓名：×××　性别：女　年龄：45岁　开具日期：xxxx年xx月xx日

临床诊断：换瓣术后抗凝 乳腺恶性肿瘤

R.

华法林钠片　2.5mg×30片×1盒

Sig：2.5mg　q.d.　口服(慢性病需要）

枸橼酸他莫昔芬片　10mg×60片×1盒

Sig：10mg　b.i.d.(早晚)　口服(慢性病需要)

医师：×××　代码：xxxx　金额：×××

药师（审核）：×××（药师）　药师（核对/发药）：×××（药师）　药师/士（调配）：×××（药士）

发票号：×××

图2－7　案例1医院处方笺

（3）案例分析。

他莫昔芬属于选择性雌激素受体调节剂，通过与雌二醇竞争雌激素受体，形成复合物转运入细胞核，从而抑制癌细胞的生长和发育，是绝经前雌激素受体阳性的早期乳腺癌患者内分泌治疗的常用药物。

他莫昔芬药品说明书中指出：本品可以增强华法林的抗凝活性，当他莫昔芬与华法林或任何其他芳香豆素类抗凝药联合应用时，可能使抗凝作用显著增强。联合用药时，建议密切监测患者。

该患者既往行换瓣术后一直在服用华法林进行抗凝治疗。本次因乳腺癌需使用他莫昔芬进行治疗。但两药联用时存在明显的药物相互作用，会导致华法林的抗凝作用增强，出血的风险增加。

（4）处方审核意见。

对于该患者，因疾病确实需要同时使用华法林与他莫昔芬时，应密切监测华法林的剂量和用药后的国际标准化比值（INR 值）。同时医生和药师均应告知患者相关的用药风险，并让患者做好用药后的自我监测工作，定期复查凝血指标，根据复查结果调整抗凝药品的使用。

2. 案例 2

（1）处方问题类型。

重复用药。

（2）处方示例（图 2−8）：

×××医院处方笺

门诊号：0000xxxxxx　　科室：头颈肿瘤科医疗单元　　费别：现金

姓名：×××　　性别：女　　年龄：58岁　　开具日期：xxxx年xx月xx日

临床诊断：乳腺恶性肿瘤

R.

阿那曲唑片　　1mg×14片×3盒

　Sig：1mg q.d. 口服(慢性病需要)

依西美坦片　　25mg×30片×1盒

　Sig：25mg q.d. 口服(慢性病需要)

医师：×××　　代码：xxxx　　金额：×××

药师（审核）：×××（药师）　药师（核对/发药）：×××（药师）　药师/士（调配）：×××（药士）

发票号：×××

图 2−8　案例 2 医院处方笺

（3）案例分析。

芳香化酶抑制剂是绝经后女性乳腺恶性肿瘤治疗的常用药物，芳香化酶抑制剂通过阻断体内雄激素转化为雌酮和雌二醇，从而抑制癌细胞的生长，减少复发和转移风险。

阿那曲唑和依西美坦同属第三代芳香化酶抑制剂，两药联用不仅可能导致药物疗效降低，增加乳腺癌复发的风险，还有可能引起严重不良反应，如增加子宫内膜癌发生的风险等，因此两药不应同时服用。

（4）处方审核意见。

对于该患者，芳香化酶抑制剂只需要选择其中一种即可。

3．案例 3

（1）处方问题类型。

超说明书适应证用药。

（2）处方示例（图 2－9）：

×××医院处方笺

门诊号：0000xxxxxx　　科室：头颈肿瘤科医疗单元　　费别：现金

姓名：×××　　性别：女　　年龄：62岁　　开具日期：xxxx年xx月xx日

临床诊断：激素受体阳性乳腺癌

R.

依西美坦片　　25mg×30片×1盒

Sig：25mg　q.d.　口服(慢性病需要)

依维莫司片　　5mg×30片×2盒

Sig：10mg　q.d.　口服(慢性病需要)

医师：×××　　代码：xxxx　　金额：×××

药师（审核）：×××（药师）　药师（核对/发药）：×××（药师）　药师/士（调配）：×××（药士）

发票号：×××

图 2－9　案例 3 医院处方笺

（3）案例分析。

激素受体阳性乳腺癌是一种慢性疾病，患者的生存时间长、预后好。大部分这类患者对内分泌治疗敏感，治疗获益大，因此，推荐首选内分泌治疗。对于一线内分泌单药治疗后进展的乳腺癌患者，可根据患者的实际情况，考虑以下几种治疗方案：

1）西达本胺联合依西美坦。

2）依维莫司联合依西美坦、依维莫司联合氟维司群或他莫昔芬。

依西美坦可抑制雌激素生成，但长期治疗效果下降。依维莫司作为雷帕霉素衍生物，能够有效阻止 PI3K/Akt/mTOR 通路，降低患者的耐药性。

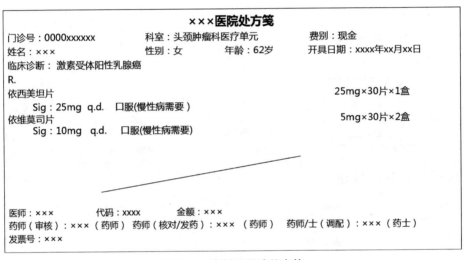

目前国内多项随机对照试验均证实了依维莫司联合依西美坦治疗激素受体阳性晚期乳腺癌患者的效果良好。同时，依维莫司已经通过美国食品药品监督管理局（Food and Drug Administration，FDA）的批准，上市应用于乳腺癌

的治疗。目前依维莫司虽然在国内也被批准上市，但尚未批准用于乳腺癌，因此属于合理的超药品说明书适应证使用。

（4）处方审核意见。

对于有循证医学证据的合理的超药品说明书适应证用药，并请处方医生再次确认留痕。

4. 案例4

（1）处方问题类型。

联合用药不适宜。

（2）处方示例（图2-10）：

×××医院处方笺

门诊号：0000xxxxxx　　科室：神经内科医疗单元　　费别：现金

姓名：×××　　性别：女　　年龄：55岁　　开具日期：xxxx年xx月xx日

临床诊断：乳腺恶性肿瘤　癫痫

R.

卡培他滨片　　0.5g×12片×4盒

Sig：1000mg　b.i.d.（早晚）　口服(慢性病需要)

苯妥英钠片　　0.1g×100片×1瓶

Sig：300mg　b.i.d.(早晚)　口服(慢性病需要)

医师：×××　　代码：xxxx　　金额：×××

药师（审核）：×××（药师）　药师（核对/发药）：×××（药师）　药师/士（调配）：×××（药士）

发票号：×××

图2-10　案例4医院处方笺

（3）案例分析。

卡培他滨作为细胞毒性药物，进入体内后选择性转化为氟尿嘧啶，从而起到抑制肿瘤细胞增殖的作用。体外研究证实，卡培他滨进入体内选择性转化为氟尿嘧啶，可抑制CYP450同工酶的合成，下调CYP2C9的数量和活性，还可降低体内叶酸水平，抑制羟基化代谢过程，使经CYP2C9代谢的药物的血药浓度升高。

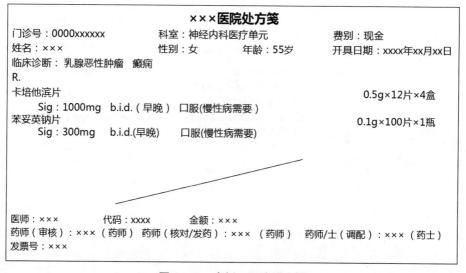

苯妥英钠属于广谱抗癫痫药物，其血浆蛋白结合率高，具有饱和性药代动力学特点，治疗窗窄，患者用药过程中容易血药浓度过高，引起毒性反应。另

外，苯妥英钠主要通过 CYP2C9 进行药物代谢。因此其与卡培他滨联合用药时，存在明显的药物相互作用，最终导致苯妥英钠的血药浓度升高，从而可能发生苯妥英钠中毒事件。

卡培他滨说明书也明确提到其与苯妥英钠同时服用会增加苯妥英钠的血药浓度。

（4）处方审核意见。

对于该患者，因其既往一直使用卡培他滨片，此次癫痫发作可以考虑将苯妥英钠换为拉莫三嗪或左乙拉西坦等。

5. 案例 5

（1）处方问题类型。

超说明书适应证用药。

（2）处方示例（图 2－11）：

×××医院处方笺

门诊号 0000xxxxxx　　科室 肿瘤日间医疗单元　　费别 现金

姓名 ×××　　性别 女　　年龄 38岁　　开具日期 xxxx年xx月xx日

临床诊断：乳房恶性肿瘤(右乳癌) 药物去势

R.

醋酸戈舍瑞林缓释植入剂　　10.8mg×1支

Sig：10.8mg 12周1次 皮下注射(慢性病需要)

医师：×××　　代码：xxxx　　金额：×××

药师（审核）：×××（药师） 药师（核对/发药）：×××（药师） 药师/士（调配）：×××（药士）

发票号：×××

图 2－11　案例 5 医院处方笺

（3）案例分析。

戈舍瑞林适用于激素治疗的前列腺癌，尚未被批准用于乳腺癌的治疗，属于超药品说明书适应证用药。

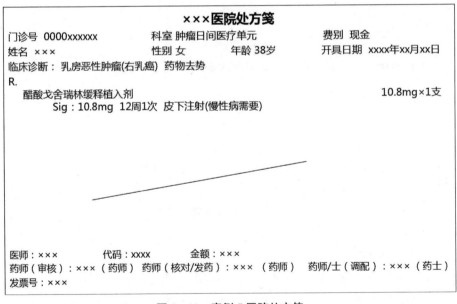

（4）处方审核意见。

化学疗法是目前治疗乳腺癌的主要方式之一，对患者的卵巢功能影响较大，易导致内分泌紊乱，严重时可诱发卵巢早衰，造成闭经、不孕等情况，影响乳腺癌患者的身心健康，不利于后续治疗及预后。

对于绝经前乳腺癌患者的复发转移，应该先进行卵巢功能抑制或手术切除，再参考绝经后患者治疗方案选择卵巢功能抑制措施，包括双侧卵巢切除、持续给予促性腺激素释放激素类似物、通过盆腔放疗进行卵巢消融。如果促性腺激素释放激素类似物用于绝经前患者，应该持续给药，以持续抑制卵巢功能。

戈舍瑞林属于促性腺激素释放激素类似物，可以保护患者的卵巢，调节雌激素的水平，降低肿瘤复发转移概率，且使用该药物能够方便患者使用芳香化酶抑制剂进行进一步的内分泌治疗。戈舍瑞林联合内分泌药物治疗可作为年龄＜40岁的绝经前晚期乳腺癌的标准内分泌治疗方法，对于出现疾病再次进展的患者，建议继续使用药物去势治疗，有助延长生存时间。

目前临床使用的醋酸戈舍瑞林缓释植入剂有2个规格，其中规格为10.8毫克/支的尚无用于乳腺癌治疗的相关研究。而规格为3.6毫克/支的研究证实，对于绝经期前乳腺癌患者，其联合他莫昔芬治疗可有效缓解病情，提升患者生存质量，并延长生存时间，减少不良反应，安全性高。建议将处方中药品更换为醋酸戈舍瑞林缓释植入剂3.6毫克/支的规格，按说明书用法每28 d注射1次。

第三章 门诊动脉粥样硬化患者慢性病健康管理

动脉硬化是一组以动脉壁增厚、变硬及弹性功能减退为特征的疾病，包括以下 3 种类型：

1）动脉粥样硬化（atherosclerosis，AS），是其中最常见和最具危险性的类型，以动脉壁粥样斑块形成为特征（图 3－1）。

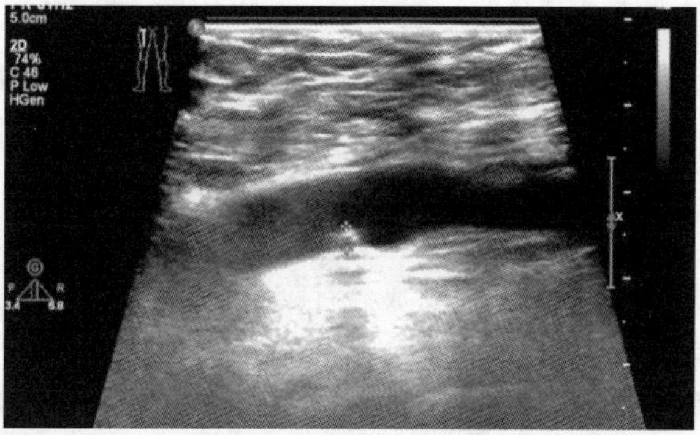

图 3－1 动脉粥样硬化

2）动脉中层钙化（medial arterial calcification），较少见，好发于老年人的中等肌型动脉，表现为血管中膜钙盐沉积及骨化发生。

3）细动脉硬化（arteriolosclerosis），其基本病变是细小动脉的玻璃样变，常与高血压和糖尿病相关。

第一节　动脉粥样硬化概述

一、动脉粥样硬化的基本病变

动脉管壁的结构如下：

（1）内膜（tunica intima）。

由单层的内皮和内皮下层构成，内皮下层主要为疏松的结缔组织、散在的成纤维细胞和偶见的平滑肌细胞。随着年龄的增加，某些部位的内膜中可有少量平滑肌细胞和细胞外结缔组织成分聚集。

（2）中膜（tunica media）。

由平滑肌细胞组成，以内弹性膜与内膜分开。弹性动脉中膜含若干层呈同心圆排列的弹性膜，在各层弹性膜之间为细长的平滑肌细胞，由胶原纤维将其连到弹性膜上，中膜的结缔组织和蛋白聚糖由平滑肌细胞生成。

（3）外膜（tunica adventitia）。

以外弹性膜与中膜分开，主要成分有胶原纤维、弹性纤维、成纤维细胞、肥大细胞和少量平滑肌细胞，外膜内有营养血管、淋巴管和神经。

动脉粥样硬化病灶形成是一个连续的过程，早期动脉内膜上可见脂质条纹形成，进一步发展演变形成纤维斑块和粥样斑块，晚期可发生出血、钙化和血栓形成等复合改变。随着动脉壁逐渐增厚，血管失去弹性，导致狭窄的发生。一旦斑块破裂，血栓阻塞管腔，则引起相应组织或器官缺血，导致脑卒中、心肌梗死甚至猝死等不良事件发生。

动脉粥样硬化主要累及大中动脉，好发于腹主动脉，也可累及冠状动脉、降主动脉、颈动脉和脑底动脉环（Willis 环）。常分布于动脉分叉、分支或转弯等部位，其病灶的病理改变特点是受累动脉内膜先后有多种病变共同存在。目前的观点认为动脉粥样硬化经典的病理分型包括脂质条纹（fatty streak）、纤维斑块（fibrous plaque）、粥样斑块（atheromatous plaque）和复合病变。

1）脂质条纹是指动脉内膜处形成的大小为数毫米的黄色脂点或长度达数厘米的黄色脂肪条纹，是动脉粥样硬化肉眼可见的最早病变，可见于青年甚至儿童。由于脂质条纹较为平坦或稍高出内膜，故不足以引起临床症状，然而，在体内和体外多种因素的影响下，脂质条纹可以自然消退，稳定或进一步发展形成纤维斑块。

2）纤维斑块最初仅为隆起于内膜表面的灰黄色斑块，后来由于斑块表层胶原纤维的逐渐增多和玻璃样变性而呈瓷白色，斑块直径为 0.3～1.5 cm，可以融合形成更大的斑块。典型的纤维斑块由纤维帽（fibrous cap）、脂质区（lipid zone）和基底部（basal zone）3 个区域组成。

3）粥样斑块亦称粥瘤（atheroma），肉眼切面可见纤维帽的下方有黄色粥糜样物。粥样斑块是由纤维斑块深层的细胞坏死发展而来，在纤维斑块内膜可见灰黄色斑块既向内膜表面隆起又向深部压迫中膜。

4）纤维斑块和粥样斑块进一步发展可形成复合病变，一般包括 5 种病变。

①斑块内出血：新生血管在斑块破裂时形成血肿，血肿进一步隆起斑块，甚至完全闭塞管腔，直至发生急性血供中断。

②斑块破裂：斑块表面的纤维帽破裂，粥样物从裂缝流入血液，留下粥瘤样溃疡。进入血液的坏死物质和脂质会形成胆固醇栓子，导致栓塞发生。

③血栓形成：斑块破裂后形成的溃疡，由于胶原暴露，血栓形成，并引起动脉管腔阻塞，从而导致脏器梗死。

④钙化：在纤维帽和粥瘤病灶内可见钙盐沉积，致使管壁变得坚硬、脆弱。

⑤动脉瘤的形成：在血管内压力的作用下，严重的粥样斑块底部的中膜平滑肌发生不同程度的萎缩和弹性下降，致使动脉壁发生局限性扩张，导致动脉瘤形成。动脉瘤破裂后发生的出血是严重的不良事件，可发生在体腔内或流出体外。出血可能十分凶猛而迅速致病，也可能表现为亚急性乃至慢性出血而形成限制性血肿。

（一）脂质条纹

脂质条纹（简称脂纹）是动脉粥样硬化的早期表现，临床上并非都会发展成纤维斑块，是一种可逆性病变。在动脉粥样硬化病理普查中发现，脂纹最早可见于新生儿。其好发于动脉壁血液分流处、动脉弯曲段的凹面和分支等部位。正常动脉的内膜附有一层内皮细胞，研究表明，动脉内皮细胞在动脉粥样硬化发生前就已经受损或脱落。血液中的单核细胞进入损伤内膜并可诱导转化为巨噬细胞，巨噬细胞和由动脉中膜迁入内膜的平滑肌细胞（smooth muscle cell）吞噬脂质后可演变为泡沫细胞（foam cell），泡沫细胞在动脉内膜的积聚可以形成肉眼可见的黄色脂肪或黄色脂肪条纹。这一时期称为脂纹期。黄色脂肪条纹宽度为 1～2 mm，长度不等，平坦或略微隆起于内膜表面。在光学显微镜下，内皮下间隙增宽，包含无数泡沫细胞。脂纹病变较轻者，泡沫细胞较少，主要分布于内膜浅层；脂纹病变较重者，内膜上布满泡沫细胞，并以平滑肌细胞来源的泡沫细胞为主，伴有数量不等的巨噬细胞来源的泡沫细胞及单核细胞。

研究发现，脂纹中还含有一些数量不等的合成型平滑肌细胞、胶原纤维、弹力纤维及基质。平滑肌细胞胞质内可见脂质空泡，多在细胞两端，呈二极性分布，空泡可大小不等，但一般较大。脂纹中的脂质主要在细胞内，只有少量在细胞外部。除此以外，脂纹中还有许多细胞外基质（蛋白多糖）、少量淋巴细胞和中性粒细胞等。在电镜下检查可见泡沫细胞表面富有突起，形成丝状伪足，胞质内有数量不等的膜包裹的脂质空泡及大量溶酶体。部分细胞胞质内含有胆固醇结晶，细胞核呈卵圆形或肾形，异染色质常在核周呈块状聚集，偶见1~2个核仁。

（二）纤维斑块

纤维斑块是进行性动脉粥样硬化具有特征性的病变之一，是由脂纹病变进一步发展而来。血浆脂蛋白持续升高，低密度脂蛋白（low density lipoprotein，LDL）通过损伤的内皮流入动脉内膜，导致氧化型低密度脂蛋白（oxidized low density lipoprotein，ox－LDL）形成，泡沫细胞在ox－LDL的细胞毒性作用下坏死。动脉中膜平滑肌细胞在有丝分裂原及趋化物的刺激下，逐渐发生表型转变，并迁入动脉内膜，发生增殖。纤维斑块的形成是泡沫细胞坏死，平滑肌细胞过度增殖，平滑肌细胞产生胶原纤维、弹性纤维及蛋白聚糖共同作用的结果。

肉眼观察发现，动脉内膜表面散在不规则隆起的纤维斑块，颜色开始为淡黄色或灰黄色，纤维斑块表层纤维帽中胶原纤维不断增加及玻璃样变的发生，致使纤维斑块逐渐转变为瓷白色，外形如蜡滴。纤维斑块直径0.3~1.5 cm，并可发生融合。光镜下观察发现，典型的病变主要由三个特征明显的区域组成：

（1）纤维帽。

指血管内皮和坏死中心之间的区域，由大量胶原纤维、巨噬细胞、散在平滑肌细胞及少量弹性纤维/蛋白聚糖等成分组成。

（2）脂质区。

由泡沫细胞、细胞外脂质和坏死物质等组成，此区范围较小甚至有时并不明显。

（3）基底部。

此区域由增生的平滑肌细胞、结缔组织及浸润的多种类型炎细胞等组成。

成熟的纤维斑块表面光滑，但在纤维斑块早期，其周边区域则可见到表面不规则隆起内皮细胞连接断裂，暴露下面的巨噬细胞，该处表面亦可见到微血栓形成。斑块突入管腔可引起狭窄，脂质池内聚集的大量脂质发生崩解，此区域的坏死物质可以刺激周围组织，引起结缔组织增生及炎症发生，导致纤维膜增厚，也可向深部发展，并累及血管内弹力板及中膜，或者可以被吸收或被纤维组织代替。

（三）粥样斑块

粥样斑块亦称粥瘤，为发展成熟的粥样硬化病变。斑块深层组织发生坏死、崩解，坏死组织与病灶内的脂质混合，形成黄白色、黏稠的粥样物质。肉眼观察发现明显隆起于内膜表面的灰黄色斑块。切面表层的纤维帽为瓷白色，深部为多量黄色粥糜样物质。镜下典型的粥样斑块的表面是一层纤维帽，深层为脂质及组织坏死形成的无定形崩解物质，内有胆固醇结晶，底部和边缘为肉芽组织和纤维组织，并有少量泡沫细胞聚集和淋巴细胞浸润。斑块的变化累及动脉壁三层结构。病变严重者动脉中膜因斑块压迫、平滑肌细胞萎缩、弹力纤维破坏而呈不同程度的萎缩、变薄，内弹力板断裂。斑块处的外膜可见新生毛细血管、不同程度的结缔组织增生及淋巴细胞和浆细胞浸润。粥样斑块大致分为两种，即稳定斑块和不稳定斑块。不稳定斑块破裂，进而形成血栓。

（四）复合病变

复合病变是斑块由于出血、破裂、血栓形成、钙化等发生的继发性改变。

1. 出血

在粥样斑块的边缘常可以观察到大量薄壁的新生毛细血管。在血流剪切力的作用下，新生毛细血管常常发生破裂，造成壁内出血或斑块内出血。出血处常可见到含铁血黄素沉积。出血形成的血肿使斑块更加突出，血肿逐渐由肉芽组织代替而发生机化。此外，由于动脉的直径较小，血肿可完全阻断血流，导致急性血供中断及血液供应器官梗死的发生，如冠状动脉粥样硬化斑块出血，可导致心肌梗死。

2. 破裂

斑块破裂的危险性取决于斑块的类型（斑块的组成成分及稳定性），不取决于斑块的大小。不稳定斑块具有以下几个较为突出的特征：

1）纤维帽较薄。

2）脂质核较大。

3）脂质核偏心。

4）血管新生。

5）较多的炎性细胞，如巨噬细胞、淋巴细胞浸润。

破裂往往发生在纤维帽的外周，斑块破裂后可引起溃疡形成。此外，坏死性粥样物质进入血液可导致胆固醇栓塞发生。

3. 血栓形成

内皮损伤可使内膜下的胶原蛋白等暴露于血液循环，引起血小板黏附及激活。较大的血栓常出现于两种情况：

1）由表浅的内膜损伤导致，这种损伤可见于静止及完整的斑块。

2）由斑块裂缝引起的内膜深层损伤或撕裂导致，当内膜深层发生损伤或撕裂，血小板从血管管腔流进内膜深层，并进入脂质池，在此基础上发生的斑块内血栓，可致斑块进一步增大。

4. 钙化

老年患者动脉粥样硬化斑块多见，钙盐沉积范围也非常宽，纤维帽和粥瘤病变内都可以观察到钙盐沉积。含有弹力纤维变性及坏死物质的组织容易发生钙化。但是，钙化更常见于陈旧性的粥样斑块病灶内。钙化常常引起病变动脉壁进一步变脆、变硬，并导致斑块易于破裂。研究表明，动脉粥样硬化病灶中钙化发展较为缓慢，病程可长达数十年，并且各个阶段的病变可以交替出现或者相互融合。在一些病例中研究者也观察到钙化可在一段时间内暂不发展。有时可观察到同一动脉内膜上新旧病灶重叠，动脉壁增厚、变硬、弹性减弱，特别是在中动脉上。此外，钙化还能够引起管腔不同程度狭窄，若再发生继发性改变，常常容易造成急性阻塞，并由此引起严重后果。

5. 动脉瘤形成

由于严重的粥样硬化病变，动脉中层受压而萎缩，动脉壁变薄，受血压影响动脉壁全层向外膨出，形成动脉瘤。动脉瘤可发生自发或外伤性破裂。此外，在动脉中层萎缩的基础上，滋养血管破裂出血，动脉腔内血液流出均可使中层分离，并向外膨出，成为夹层动脉瘤，此夹层动脉瘤亦可破裂。动脉瘤主要见于腹主动脉，可于腹部触及搏动性的肿块，闻及杂音，并可因其破裂发生致命性大出血。

二、不同部位动脉粥样硬化的病变特点

动脉粥样硬化主要发生在主动脉、冠状动脉、颈动脉、脑动脉、肾动脉及周围动脉等，动脉粥样硬化使管腔变窄甚至闭塞，相应器官也因动脉粥样硬化导致的血供障碍发生缺血性病理变化。尽管动脉粥样硬化具有基本的病理改变，但在不同的动脉仍存在一定的差异。

（一）主动脉粥样硬化

主动脉是粥样硬化的好发部位，并且硬化一般比其他动脉出现得早，其中腹主动脉最为严重，其次为降主动脉、主动脉弓，升主动脉则较轻。病变在动脉后壁和分支开口处最为明显。主动脉的内膜可见散在的浅黄色斑点或条纹（脂纹），微微隆起于内膜表面，另有形状、大小不等的淡黄色或灰黄色块状凸起，呈蜡滴样半透明状，此即纤维斑块或粥样斑块。镜下可见斑块表面被覆一层纤维帽（常发生玻璃样变性）。深层为粥样坏死灶，可见颗粒性坏死物及针状或近菱形的胆固醇结晶空隙。斑块底部和边缘可见肉芽组织，少量泡沫细胞及淋巴细胞。严重时主动脉广泛受累，内膜满布粥样斑块和脂纹，并常伴钙化和溃疡，致使整个主动脉内膜凹凸不平，管壁僵硬，失去弹性。因主动脉管径大、血流急，所以很少发生血流障碍和继发血栓。在极少数情况下，动脉中膜严重破坏，管壁薄弱，局部向外膨出形成主动脉瘤，或中膜滋养血管破裂出血，分离形成夹层动脉瘤。此外，当病变累及主动脉瓣时，瓣膜变硬、钙化，引起瓣膜病。主动脉内膜增厚自出生即开始，表现为弥漫性，早期改变主要为内膜深层少量平滑肌细胞增生。10 岁以后，内皮下开始表现为三层结构。30 岁以后，结缔组织层明显增厚，逐渐呈纤维硬化。增厚的内膜会阻碍脂质的通过，从而使脂质在内膜潴留。同时，受到血流冲击的机械损伤可进一步加重血浆脂质的沉积。

（二）冠状动脉粥样硬化

冠状动脉粥样硬化的好发部位为左冠状动脉的前降支，以第一段最为严重，其次是右冠状动脉，再次是左冠状动脉的回旋支。早期肉眼观察可见动脉斑块较分散，呈节段性分布，斑块随后可互相融合。斑块横切面多呈新月形，偏于一侧，可导致管腔发生不同程度的狭窄。由于冠状动脉管腔较小，一旦发生粥样硬化，特别是形成继发性血栓或斑块内出血时，常造成管腔完全闭塞，导致心肌缺血、心肌梗死。伴有高血压或糖尿病等原发病时，病变范围会更广，可累及冠状动脉小分支。

冠状动脉粥样硬化的分布特点：左侧冠状动脉多于右侧；大支多于小支；同一支的近端多于远端，即主要累及在心肌表面走行的一段，而进入心肌的部分很少受累；重症者多有一支以上的动脉受累，但各支的病变程度可以不同，且常为节段性受累。

统计学资料显示，20～50 岁冠状动脉粥样硬化检出率男性显著高于女性，60 岁以后两者检出率无明显差异。

冠状动脉粥样硬化病灶可并发出血、血栓形成，严重时可并发动脉瘤。冠状动脉粥样硬化病灶破裂出血时，脂质进入血管腔，诱发血栓形成，易引起远侧血管栓塞。血管壁血肿又可逐渐形成肉芽组织和纤维化，进一步加重管腔狭窄。内膜出血急性期可能导致冠状动脉和侧支循环分支痉挛，使心肌缺血的程度加重。血栓形成常与出血合并存在，可导致远侧血管栓塞和血管壁纤维化。冠状动脉内膜粥样硬化斑块下的血管壁中层坏死罕见并发动脉瘤者。粥样硬化病变导致的冠状动脉狭窄，如仅局限于发展过程缓慢的冠状动脉的一个分支，则病变血管与邻近冠状动脉之间的交通支可因补充血供而显著扩张，从而可建立有效的侧支循环，受累区域的心肌仍能得到充足的血液供应。若病变累及多根血管，狭窄病变发展较快，侧支循环建立不充分或并发出血、血肿、血栓形成、血管壁痉挛等情况，则可导致严重心肌缺血，甚至引起心肌梗死。病变区域心肌组织萎缩、坏死、破裂或日后形成纤维瘢痕，可严重损害心肌收缩功能，继而诱发心律失常或心力衰竭。心肌缺血的范围越大，造成的危害越严重。并发血栓形成时，可使管腔完全阻塞。根据斑块引起管腔狭窄的程度可将其分为 4 级：Ⅰ级，管腔狭窄在 25％及以下；Ⅱ级，管腔狭窄 26％～50％；Ⅲ级，管腔狭窄 51％～75％；Ⅳ级，管腔狭窄在 76％及以上。

（三）颈动脉及脑动脉粥样硬化

颈动脉及脑动脉粥样硬化的病变最常见于动脉分叉处、椎动脉起于锁骨下动脉处、颈动脉和无名动脉起始端、颈内动脉虹吸部和大脑前动脉发出处、基底动脉直接发出分支等部位，以大脑中动脉和 Willis 环病变最为显著。动脉内膜增厚常不规则，血管伸长、弯曲，管腔狭窄甚至闭塞。因粥样斑块致管腔狭窄，长期供血不足的脑组织可发生萎缩，表现为大脑皮质变薄、脑沟增宽加深、脑回变窄。患者精神状态发生改变，记忆力和智力减退。在血流动力学作用下，斑块发生破裂、溃疡和出血，诱发血栓形成，引起动脉闭塞及脑梗死（脑软化），发生部位多在内囊、豆状核、尾状核及丘脑等处。小软化灶由胶质细胞增生修复，较大软化灶周围由胶质纤维围绕而形成囊腔。动脉壁由于脂质积聚、内膜受损、结缔组织增生，管壁变得脆弱，易形成微小动脉瘤，而微小动脉瘤在血压急剧升高时可破裂引起脑出血。

颅内和颅外动脉粥样硬化在流行病学上有很大差异。我国人群颅外动脉粥样硬化轻而脑内小动脉硬化、脑底动脉粥样硬化严重，脑内小动脉硬化引起的脑出血、腔隙性梗死和脑底主要动脉血栓形成导致的缺血性脑卒中常见，而颅外颈动脉严重粥样硬化引起的缺血性脑卒中少见。

（四）肾动脉粥样硬化

动脉粥样硬化逐渐进展可累及肾动脉及其分支，由于管腔狭窄，可引起动脉栓塞，如血栓形成则使管腔完全闭塞。肾动脉粥样硬化常见于肾动脉开口或主干的近端 1～2 cm 处，形成动脉粥样斑块及发生钙化，继而肾动脉可出现锥形或偏心性狭窄，部分患者狭窄远端可有动脉的扩张。临床上患者早期多没有典型的体征，动脉造影等检查可发现。闭塞动脉供血区的肾实质梗死，包含肾小球硬化、肾小管纤维化，因缺血导致肾小球毛细血管塌陷、系膜基质增厚、肾小球囊壁粘连，致使肾小球产生局灶性节段性硬化，还可见到所谓的“无小管性肾小球”。相应的肾小管上皮细胞凋亡及灶性坏死，肾小管基底膜变薄，肾小管间质炎性细胞浸润及纤维细胞增生，引起间质局灶性炎症反应，最后导致整个肾脏萎缩。肾动脉粥样硬化并发血栓形成甚至血管闭塞，造成肾供血区域肾实质梗死，机化后形成大量凹陷瘢痕，从而造成肾脏体积缩小，称为动脉粥样硬化性固缩肾。

（五）周围动脉粥样硬化

从现有数据来看，下肢动脉粥样硬化的患病率远超过上肢，动脉粥样硬化也以下肢动脉为重。四肢动脉吻合支丰富，侧支循环易形成，较小的动脉管腔逐渐狭窄直至闭塞时，一般不易引发严重后果。而当较大的动脉管腔产生明显狭窄时，肢体血供不足，肢体因疼痛而不能行走，但休息后好转，形成间歇性跛行（claudication）。当动脉管腔阻塞引起严重狭窄，且侧支循环不能代偿时，肢体局部供血中断，引起缺血性坏死（梗死），继而发展为坏疽。临床上已出现下肢缺血性症状的患者，病变侵犯主一髂动脉者约占30%，病变侵犯股动脉者占80%~90%，病变侵犯胫、腓动脉者占40%~50%。

（六）肠系膜动脉粥样硬化

肠系膜动脉因粥样斑块而狭窄甚至闭塞，严重时可引起肠梗死。患者会有突发性腹痛、发热和腹胀，继发出现便血、麻痹性肠梗阻及休克等表现。

第二节　动脉粥样硬化性疾病的危险因素和预防管理

动脉粥样硬化的发生过程十分复杂，其确切病因尚未完全阐明，一般认为由多个遗传和环境因素相互作用所致。大量流行病学调查显示不少遗传或环境因素与动脉粥样硬化的发生存在明显相关性，但未必具有直接的因果关系。由于这些因素尚不能作为确切的病因，习惯上被称为动脉粥样硬化的危险因素（risk factor）。最早被公认的重要危险因素为血脂异常、高血压、吸烟和糖尿病等，另外肥胖、缺乏运动、遗传等危险因素也不可忽视。

近年来研究进一步证实血液中甘油三酯（triglyceride，TG）、脂蛋白 a［lipoprotein（a），LP（a）］和纤维蛋白原水平增高与冠状动脉粥样硬化的发生密切相关。代谢综合征由于综合了多种危险因素，在动脉粥样硬化中的致病作用也开始受到重视。此外，还发现了一些新的危险因素，如高同型半胱氨酸血症、凝血和纤溶功能异常、感染和炎症反应、氧化应激（oxidative stress）等。本节从病因学角度将比较重要且常见的危险因素分为如下三类进行概述，并对其致病机制做简要说明。

（1）主要的独立危险因素。

指大量流行病学调查证实可以独立与动脉粥样硬化发生构成明显相关性的因素。

（2）新显现的危险因素。

即被近年流行病学调查和相关研究确认的危险因素。

（3）潜在的危险因素。

指自身虽非病态，但具有潜在的病理性影响，与动脉粥样硬化发生相关的因素。

一、主要的独立危险因素

本节介绍已被公认的独立危险因素，包括血脂异常［LDL－C（low density lipoprotein cholesterol）升高、HDL－C（high density lipoprotein cholesterol）降低等］、高血压、吸烟、糖尿病、早发冠心病的家族史和年龄增大。

（一）血脂异常

血脂异常主要包括高 LDL－C 血症和低 HDL－C 血症，以及新近证实的高 Lp（a）血症和高 TG 血症。血脂异常也涉及与血脂代谢相关的酶/蛋白，如脂蛋白脂肪酶（lipoprotein lipase，LPL）、肝脂肪酶（hepatic lipase，HL）及胆固醇酯转移蛋白（cholesteryl ester transfer protein，CETP）等。其中在动脉粥样硬化的发生中起直接作用的是胆固醇和甘油三酯，其他则主要通过影响胆固醇和甘油三酯的水平而发挥作用。CETP、LPL、HL 与动脉粥样硬化间的关系复杂，尚未完全明了。但已有证据提示它们的基因多态性可影响脂蛋白水平，是独立的预测因子。

1. 低密度脂蛋白

低密度脂蛋白（LDL）是富含胆固醇的脂蛋白，临床一般以其胆固醇含量（即 LDL－C）作为计量单位。动物实验、流行病学调查、遗传形式研究等证实，在诸多危险因素中，LDL－C 水平增高是唯一不需要其他危险因素协同而足以诱发和推进动脉粥样硬化发生、发展的因素，因而临床上曾认为斑块的形成主要取决于 LDL－C 水平，后来则认为炎症性级联反应是病灶发生的根源。近年更为合理的观点是在发病过程中高 LDL－C 血症和炎症反应并不相互排斥，而是兼而有之并相互促进，高 LDL－C 血症本身即可使血管内皮细胞受损，触发炎症性级联反应。随之进入内皮下的单核/巨噬细胞过量吞噬被氧化修饰、富含胆固醇的 LDL（ox－LDL），形成泡沫细胞，同时进一步引起细胞间相互作用和细胞活素的分泌，促进平滑肌细胞迁移增殖和细胞外基质分泌增多。最终泡沫细胞及组织形成粥糜样核心并覆以纤维被膜，成为凸出于管腔的病灶。

显然 LDL 在动脉粥样硬化的发生中是必不可少的，因此 LDL－C 水平常用作冠心病二级预防和疗效判断的主要指标。大规模的临床试验已证明纠正高 LDL－C 血症可明显降低冠心病的发病率和死亡率，因而很多国家已将降低 LDL－C 水平作为全民控制冠心病的重要措施并获得成效。联合应用饮食治疗和药物治疗的早期临床试验证明降低 LDL－C 水平能够降低冠心病发病风险。这种风险的降低见于被研究的各类人群，包括吸烟与不吸烟者、高血压和非高血压患者、伴或不伴有 LDL－C 水平降低者、伴或不伴有糖尿病的患者、男性与女性、中年与老年患者。不管基础 LDL－C 水平如何，高危人群的冠心病发病风险均可随 LDL－C 水平下降而明显降低。

除LDL－C的水平外，LDL颗粒大小也影响其致病作用，小而密的LDL被认为是一个独立的危险因素，可能与其更易被氧化修饰有关。已明确，Ox－LDL在动脉粥样硬化的发生和进一步发展过程中均起关键作用。

2. 高密度脂蛋白

流行病学研究显示高密度脂蛋白（HDL）胆固醇水平降低与冠心病发病率和死亡率上升相关，是冠心病的一项独立危险因素。HDL水平通常也以其胆固醇含量（即HDL－C）为计量单位。事实上，在脂类危险因素中，HDL－C水平降低与冠心病发病风险上升相关性最高。有证据表明HDL直接参与动脉粥样硬化的发生。在经遗传修饰的动物中，高水平HDL－C可延缓动脉粥样硬化的发生。此外，低水平HDL－C可与其他动脉粥样硬化的危险因素相互关联。

HDL－C水平升高是一种拮抗动脉粥样硬化的保护性因素，可能与其能促进周围组织（包括动脉壁内）的胆固醇转运到肝脏进行代谢有关，即胆固醇逆转运（reverse cholesterol transport，RCT）。最近有人发现HDL还具有抗LDL氧化、促进损伤内皮细胞修复和稳定前列环素活性等作用，显然也有助于阻止动脉粥样硬化的发生。正常人HDL－C水平高于35 mg/dL（0.9 mmol/L），如果低于此值，属于低HDL－C，临床上这是冠心病的一个独立的危险因素，在冠心病的一级预防中，HDL－C水平的测定有助于对胆固醇在理想或者临界高水平的人群进行进一步的分类。

（二）高血压

流行病学资料显示，高血压不仅是脑出血和脑梗死重要的危险因素，也是冠心病主要、独立的危险因素。高血压可促进冠状动脉粥样硬化的发展，而且血压水平与冠心病的发生风险呈正相关。人群收缩压每升高10 mmHg或舒张压每升高5 mmHg，脑卒中发生风险增加46％～50％。脑卒中发生风险与舒张压和收缩压的水平均呈正相关。血压升高既可引起血栓性（缺血性）脑卒中，又可引起出血性脑卒中。在血管病变患者中，血压水平与脑卒中和冠心病的复发风险也呈正相关，治疗高血压可以降低脑卒中、冠心病以及心力衰竭的发生率。

在大多数国家，高血压患者约占成人人群的20％，随着年龄增加，高血压的发生率也在增加，到了65岁高血压占该年龄段人群的40％～50％。高血压一般定义为收缩压≥140 mmHg、舒张压≥90 mmHg，但单纯收缩压的增高也能增加冠心病的发病风险。近年研究表明，老年人单纯收缩期高血压（收缩压≥160 mmHg、舒张压<90 mmHg）是脑卒中发生的重要原因之一。

高血压致动脉粥样硬化的机制主要在于血流动力学因素对血管内皮细胞结构和功能的损伤。此外，高血压常常与一些代谢性和致血栓性危险因素并存，这种现象部分与遗传因素、生活方式和饮食习惯有关。遗传因素与高血压的密切关系早为人知，而生活方式和饮食习惯在高血压发病中的作用也正日益引起人们的重视。

（三）吸烟

吸烟（cigarette smoking）是公认的心血管病（包括冠心病）的一个独立的危险因素。虽然一些国家吸烟人数在减少，但全世界范围仍呈上升趋势。不论对男性或女性，吸烟均可按剂量依赖性增高心血管病的发病风险。而戒烟则可降低心血管病发病风险，风险的降低在戒烟开始后短短几个月内便出现。随机一级预防临床试验揭示戒烟者继发心血管意外显著减少。

吸烟致病机制是多方面的，可能与吸烟引起机体产生的多种生理反应有关。吸烟时尼古丁和一氧化碳等有害物质被吸入机体后的主要影响有：

1）刺激交感神经，促使儿茶酚胺和加压素分泌增加，可引起心率加快、血压升高和心律失常。

2）可促进血浆纤维蛋白原含量增加，血小板黏附和聚集能力增强，使凝血系统功能紊乱。

3）能增加白细胞数量，使小血管堵塞、血流特性改变，或者损害内皮细胞。

4）一氧化碳易与血红蛋白结合，形成碳氧血红蛋白，所引起的缺氧和尼古丁的直接作用能损伤血管内皮细胞，使血管壁通透性增加，血脂易于侵入。

5）可使 LDL−C 水平轻度升高和 HDL−C 水平降低。

以上变化均可加速动脉粥样硬化发生或者促进血栓的形成。

（四）糖尿病

糖尿病是较早被公认的动脉粥样硬化的重要危险因素之一。糖尿病患者的心血管病发病率比非糖尿病患者高，而且发病年龄提前，病情也较重。糖尿病引起心血管病发病风险增高的原因有很多，包括血脂异常、高血压、肾病、胰岛素抵抗、凝血和纤溶系统异常和高血糖本身（高度糖基化终末产物形成增多）等。以心血管病为例，流行病学研究证明，空腹血浆胰岛素水平是心血管病一个独立的预测指标。在2型糖尿病患者中，胰岛素可因其直接作用或通过胰岛素样生长因子（insulin－like growth factor，IGF）引起血管壁增厚和管腔狭窄。胰岛素抵抗和代偿性高胰岛素血症还可使患者易于出现众多其他危险因素，如糖耐量受损、甘油三酯水平升高、HDL－C水平降低、小而致密的LDL增加、循环中纤溶酶原激活因子抑制物－1（PAI－1）水平升高和血压升高等，从而增加心血管病发病风险。

（五）早发冠心病的家族史

前瞻性研究表明，不论是否伴有其他危险因素，成年前发生（早发）冠心病的家族史仍是冠心病发病的独立危险因素。当某人的一个一级亲属有早发冠心病的病史时，其患冠心病的相对风险比一般人高2～12倍。危险增高的程度与受影响的一级亲属的人数呈正相关。家族性冠心病风险属于多基因来源，而不遵从孟德尔的隐性或显性遗传定律。受冠心病影响的同胞兄弟中，一级亲属有最高的相对风险，可能是由于他们处于相似的社会文化背景、接触环境以及遗传背景。Framingham心脏研究所对冠心病家族史的分析表明，不能证明早发冠心病的家族史有使冠心病发病风险增加的作用。然而，其他研究提供了充分的证据证明早发冠心病的家族史是一个独立的危险因素。例如，德国的慕尼黑前瞻性心血管研究（PROCAM）就证明早发冠心病的家族史是一项主要的、独立的危险因素，因而这项指标被归入绝对危险度评估运算系统。

（六）年龄增大

研究表明，心血管病的发病风险随年龄的不断增大而进行性增加。发病风险的增加出于两方面因素：一方面，高血压、脂质异常和糖尿病随着年龄的增大而相继出现。另一方面，动脉粥样硬化的形成是一个慢性过程，动脉粥样硬化病变进行性累积，增加了心血管病的发病风险，并且独立于其他危险因素。

二、新显现的危险因素

上述六种危险因素在动脉粥样硬化中的致病作用经过多方研究已被反复证实和广泛接受。近年来的研究又陆续发现和确认了一些新显现的危险因素，主要有新显现的脂质危险因素、凝血和纤溶功能异常、感染和炎症反应、氧化应激、高同型半胱氨酸血症和代谢综合征。

（一）新显现的脂质危险因素

近年来已陆续确认甘油三酯、小颗粒脂蛋白（小颗粒 LDL 和小颗粒 HDL）、脂蛋白（a）、载脂蛋白 B 和载脂蛋白 CⅢ的增高，以及载脂蛋白 AⅠ水平降低是增加冠心病发病风险的预测指征。

1. 甘油三酯

正常人的甘油三酯水平低于 200 mg/dL（2.3 mmol/L），超过此值为高 TG 血症。以往对甘油三酯与冠心病的关系一直未能肯定，现已确认高 TG 血症是冠心病的一个独立的危险因素，在 150～400 mg/dL（1.7～4.5 mmol / L）范围内，甘油三酯水平与冠心病的发病风险呈正相关，尤其是在低 HDL−C 水平时更是如此。空腹血清甘油三酯水平往往与 HDL−C 水平呈逆相关，且常与胰岛素抵抗、高血压和中心性肥胖相关。富含甘油三酯的脂蛋白，如中间密度脂蛋白（intermediate density lipoprotein，IDL）、极低密度脂蛋白（very low density lipoprotein，VLDL）或乳糜微粒残体可直接诱导动脉粥样硬化的发生。或者间接通过改变其他脂蛋白（如 LDL、HDL）的成分，产生小颗粒 LDL 和小颗粒 HDL，而导致动脉粥样硬化的发生。如果患者甘油三酯水平极度增高［>1000 mg/dL（11.3 mmol/L）］，则诱发急性胰腺炎的风险明显增加。

流行病学研究的荟萃分析也已证实甘油三酯水平增高是冠心病的一个独立的危险因素。以降甘油三酯药物作为一级治疗的临床试验已经显示该类药物可使主要冠状动脉事件发生减少。

2. 脂蛋白（a）

脂蛋白（a）［lipoprotein（a），Lp（a）］是冠心病的又一个独立的危险因素，已有几项研究表明 Lp（a）水平升高与冠心病发病风险增加相关。Lp（a）是 LDL 的重建形式，其致动脉粥样硬化的潜力比 LDL 强。将 Lp（a）的胆固醇计算在 LDL−C 内，可能会低估 Lp（a）致动脉粥样硬化的潜力。

Lp（a）的脂质成分和 LDL 极为相似，但其所含的载脂蛋白部分除一分子 apoB100 外，还含有一分子富含神经氨酸的糖蛋白，即 apo（a），两个载脂蛋白以二硫键共价结合。Lp（a）的致病作用源于它的脂质成分和 apo（a），前者可增加胆固醇在动脉壁的沉积和 LDL 的氧化易感性，后者则因与纤溶酶原具有结构同源性，可通过竞争性抑制作用而干预纤维蛋白溶解，从而加速血栓形成。Lp（a）水平主要由遗传因素决定，在不同的人种中变化较大，但不受年龄、性别及饮食等因素的影响，一般认为 Lp（a）水平大于 30 mg/dL 可作为冠心病发病的危险阈值。在普通人群中，极高水平的 Lp（a）（≥120 mg/dL）预示心肌梗死的发生风险提高 3～4 倍。

3. 载脂蛋白 B、CⅢ和 AⅠ

研究表明，血清总载脂蛋白 B（apoB）水平是冠心病的一个强力的预测因素，有一些报道甚至认为它的预测作用比 LDL－C 还要强。与血清总 apoB 水平高度相关的是非 HDL－C 水平，即 TC 与 HDL－C 之差。一些报告提出，与 LDL－C 水平相比，非 HDL－C 水平是一个更好的冠心病预测标志。载脂蛋白 CⅢ（apoCⅢ）水平增高是脂蛋白残粒增加的预测因素，与冠心病发病风险增加呈正相关。相反，对与 HDL－C 水平相关的载脂蛋白 AⅠ（apoAⅠ）而言，其水平降低与冠心病发病风险呈正相关。

（二）凝血和纤溶功能异常

有研究曾提出动脉粥样硬化是富含红细胞的附壁血栓机化、软化，使内膜增厚和脂肪变性的结果。尽管尚未找到血栓能直接发展为动脉粥样硬化的充分证据，但大量研究表明形成血栓的各种成分，如血小板、凝血酶、纤维蛋白（原）等都可能参与动脉粥样硬化的发生、发展。已经证实许多使凝血活性增强和纤维蛋白溶解功能降低的因素，均可增加动脉粥样硬化的发生风险。进一步研究表明，大多数急性冠脉综合征源于斑块表面内皮细胞破裂所致的血栓形成。发生斑块破裂时，处于促血栓形成状态的患者倾向于发生更严重的急性冠脉综合征。流行病学调查显示，高水平的纤维蛋白原和纤溶酶原激活因子抑制物－1（plasminogen activator inhibitor－1，PAI－1）能增加冠心病的发病风险。此外，组织纤溶酶原激活因子（tissue plasminogen activator，tPA）、von Willebrand 因子、Ⅴ Leiden 因子等也被报告与冠心病发病风险相关。抗血小板以及抗凝药能减少冠心病发病风险的事实表明，凝血和纤溶功能异常在动脉粥样硬化发生过程中起重要作用。

血小板因具有黏附性和可被多种因素快速激活的特性，而在动脉粥样硬化病灶和血栓形成中发挥重要作用，有报告冠心病发病风险与血浆纤维蛋白原水平直接相关，而吸烟、甘油三酯（TG）水平升高和 HDL－C 水平降低也都与血浆纤维蛋白原水平呈正相关。有研究认为，血浆纤维蛋白原水平升高反映了血管壁炎症的存在，可能与局部 IL－6、TNF－a 等炎症性细胞活素的水平升高有关，而后者是促进动脉粥样硬化发生、发展的重要因素。血浆纤维蛋白原水平升高也可增加动脉粥样硬化发生风险，另外，纤维蛋白溶解（纤溶）功能降低，如纤溶酶原激活因子抑制物和组织型纤溶酶原激活因子抗体水平升高，可减弱机体的抗血栓形成能力。有研究显示，纤溶活性与胰岛素抵抗、肥胖和血浆脂质［如 TC、LP (a)］的水平相关，提示糖尿病和血脂异常患者的促血栓形成状态可能与纤溶功能降低有关。采用抗血小板药进行的一级和二级预防试验普遍表明这些药物可以减少动脉粥样硬化发生风险。

（三）感染和炎症反应

促炎状态（高水平细胞因子）是急性冠脉综合征的一个危险因素。最近报道指出，高水平血清炎性标志物可作为主要冠状动脉事件的预测因素，如高敏C反应蛋白（hs-CRP）。其他一些特殊细胞因子或相关因素水平的增高，如白细胞介素6（IL-6）、可溶性细胞间黏附分子1（sICAM-1）、E-选择素和P-选择素已经被证实可预示原发和继发冠状动脉事件。以后逐渐证实，在动脉粥样硬化、血栓形成和内膜增厚的发病过程中存在炎症和免疫机制。

单核细胞和T细胞在局部黏附聚集和跨内皮迁移，并表达促炎性细胞因子是动脉粥样硬化发生早期的特征，小鼠动物模型显示炎症介质功能障碍可减少病灶形成。这表明炎症反应的确在动脉粥样硬化的发生中起重要作用。更有甚者，炎症反应能促进血栓形成，进而导致心肌梗死或脑卒中等严重并发症的发生。进一步揭示动脉粥样硬化的发生、发展中炎症机制的触发因素和具体作用环节将有助于发现新的治疗靶点。

大量证据提示C反应蛋白（C-reactive protein，CRP）不仅是十分有价值的炎症标志物，也是动脉粥样硬化的一个重要的危险因素，近年研究证明，CRP确实存在于动脉粥样硬化病灶。动脉壁的慢性感染、慢性系统性感染、吸烟引起的支气管炎等均可使脉管系统中的细胞因子和趋化因子过表达。而CRP本身也可作为趋化物吸引单核细胞进入病灶，增加黏附分子的表达，并激活补体。CRP可增加组织因子的表达，因而可能具有促进凝血的作用。CRP还能促进巨噬细胞摄取LDL，形成泡沫细胞。动物实验显示，CRP可明显增加实验性动脉粥样硬化病变的严重程度。有报告阿司匹林可降低首发心肌梗死的危险性，这可能与CRP直接相关。一些研究者认为戒烟和降TC措施可减少冠心病发病风险的机制可能是与改善促炎状态有关。

（四）氧化应激

氧化应激（oxidative stress）是指活性氧（reactive oxygen species，ROS）因生存速率大于清除速率而在体内蓄积的状态。过多的 ROS 除可直接发挥细胞毒性作用外，还能通过细胞信号系统调控有关基因的表达，从而导致一系列病理生理变化。已证实氧化应激与动脉粥样硬化、老年性痴呆和肿瘤等多种疾病的发生有关。特别是动脉粥样硬化，其主要危险因素如血脂异常、高血压、糖尿病和吸烟等均可通过细胞内氧化应激信号途径，选择性诱导炎症相关基因的表达。各种氧化物前体可直接刺激血管细胞使其产生 ROS。而 ROS 及其修饰的靶分子均可诱导炎症相关基因的表达。尤其是氧化修饰的 LDL（ox－LDL），已被认为在动脉粥样硬化的发生、发展中起重要作用。有调查发现，动脉粥样硬化患者的 LDL 在体外抗氧化能力下降，补充抗氧化物质，如 β－胡萝卜素、维生素 E 和维生素 C 可改善其抗氧化能力。

虽然富含胆固醇的 LDL 被认为是致动脉粥样硬化性脂蛋白，但进一步研究发现，天然的 LDL 本身不足以促发动脉粥样硬化发生，仅当被氧化修饰后才具有明显的致病作用。循环中的 LDL 进入血管壁内皮下层后，经历了轻微氧化修饰（minimally modified LDL，mmLDL）、广泛氧化修饰（extensively oxidized LDL，ox－LDL），同时也触发了一系列动脉粥样硬化的病理生理变化，如单核细胞趋化、黏附和进入血管壁内皮，进而分化为巨噬细胞。巨噬细胞吞噬过量 ox－LDL，成为泡沫细胞。在此过程中被诱发表达的多种细胞因子使平滑肌细胞迁移进入内膜并增殖，分泌产生大量细胞外基质。ox－LDL 中的胆固醇氧化产物（cholesterol oxidative product，COP）则可导致血管内皮细胞、平滑肌细胞损伤，另外 COP 也能引起血小板聚集，促进血栓形成和动脉粥样硬化的发生。

（五）高同型半胱氨酸血症

同型半胱氨酸（homocysteine，Hcy）是甲硫氨酸代谢的中间产物。研究表明，不论男性或女性，在空腹或甲硫氨酸负荷后血浆 Hcy 水平的轻度或中度升高，是动脉粥样硬化的危险因素。正常人群空腹血浆 Hcy 水平为 5～15 μmol/L，轻度升高（10～15 μmol/L）即可增加动脉粥样硬化的发生风险。

高同型半胱氨酸血症不仅能损伤血管壁结构，也可影响凝血系统。体外实验显示 Hcy 对内皮细胞有直接的细胞毒性作用，轻度升高即可使血管内皮细胞受损。同时还可增加血小板黏附性，直接或间接促进凝血活性。人体和动物实验研究表明，Hcy 抑制前列环素合成、血栓调节素表达和蛋白 C 活化。有研究认为 Hcy 代谢障碍所致氧化应激，使细胞内氧化-还原状态发生改变，可能在 Hcy 致动脉粥样硬化的分子机制中起关键作用。例如，Hcy 代谢障碍可通过产生过氧化氢和超氧阴离子促进 LDL 氧化，并干扰一氧化氮（NO）介导的血管舒张，刺激血管平滑肌细胞增殖和弹性组织降解，促进高血压的发生。另外，高同型半胱氨酸血症也与年龄增大、吸烟、高胆固醇血症和缺乏运动等其他危险因素存在关联。

（六）代谢综合征

代谢综合征（metabolic syndrome）并非指单种疾病，而是指肥胖和静坐等生活习惯的影响下，在个体内同时出现几种代谢性危险因素。

根据美国胆固醇教育计划（ATPⅢ），代谢综合征的危险因素包括：

1）致动脉粥样硬化的血脂异常（TG 水平增高、小而致密 LDL 水平增高和 HDL 水平降低）。

2）血压增高。

3）胰岛素抵抗和/或葡萄糖耐量异常。

4）促血栓形成状态。

5）促炎状态。

在临床实践中，以能够被容易辨别的危险因素为基础，只要具备以下五种危险因素中的三个即可诊断代谢综合征：

1）腰围增加（亚太地区男性≥90 cm，女性≥80 cm）。

2）TG≥150 mg/dL（≥1.69 mmol/L）。

3）HDL-C 降低（男性＜40 mg/dL 或＜1.0 mmol/L、女性＜50 mg/dL 或＜1.3 mmol/L）。

4）血压升高（收缩压≥130 mmHg 或舒张压≥85 mmHg）。

5）空腹血糖≥110 mg/dL（≥6.0 mmol/L）。

WHO 则认为胰岛素抵抗是代谢综合征的基本要素之一，在诊断时需要获取胰岛素抵抗的证据，如空腹血糖异常、糖耐量异常、确认的高血糖或者高胰岛素血症。其他能够肯定诊断的危险因素已在上段列出，不同的是 ATPⅢ将肥胖（腰围增加）作为诊断代谢综合征的首要危险因素。

近年的研究发现，人群中许多个体往往同时表现多种上述的危险因素，而这些因素均与代谢有关，如糖代谢障碍（2 型糖尿病、糖耐量异常）、脂代谢异常（高 TG 血症、低 HDL 血症、小而致密 LDL 水平增高）、高血压和向心性肥胖等。进一步调查显示，在人群中完全没有这些表现的个体和同时具有三个及以上表现的个体占绝大多数，而只具有 1～2 个这类表现的个体极少，表明上述这些表现具有内在联系，因而常可在同一个体内聚集。

三、潜在的危险因素

上面介绍的独立危险因素和新显现的危险因素本身即为一种病理状态或过程，而本节介绍的危险因素多为环境或生活方式，本身虽非病理状态或过程，却可通过其潜在的病理性影响而与动脉粥样硬化的发生相关。

（一）饮食

饮食中的营养成分可从几个方面影响动脉粥样硬化的发展。饱和脂肪酸和胆固醇的高摄入将升高 TC 水平，从而促发动脉粥样硬化。流行病学调查显示，摄入大量饱和脂肪酸和胆固醇的人群与摄入较少的人群相比，具有更高的 TC 水平和冠心病的发病风险。虽然没有大型的饮食－心脏临床试验证明降低饱和脂肪酸和胆固醇摄入量将降低冠心病发病风险，但是几项小型临床试验的荟萃分析强烈提示饮食中不饱和脂肪酸比例增加将降低 TC 水平以及冠心病发病风险。

有报告称反式脂肪酸（trans fatty acid）也能增加冠心病的发病风险。此外，钠摄入增加，钾、镁和钙摄入减少可通过增高血压而使患心血管病的发病风险增加。公认的保护性因素则包括摄入不饱和脂肪酸、叶酸、水果、蔬菜、抗氧化性维生素、植物类固醇和胶黏纤维。多国研究显示 n－9 脂肪酸的高摄入与心血管病发病风险呈负相关，表明 n－9 脂肪酸具有保护作用。n－9 脂肪酸摄入较多而饱和脂肪酸摄入较少正是“地中海饮食”的特点。有关高摄入 n－3 脂肪酸产生保护效应的证据较少。大量流行病学资料提示，服用具有抗氧化作用的维生素可减少心血管病的发病风险。增加摄入植物类固醇或胶黏纤维则可明显降低 TC 水平，从而减少心血管病的发病风险。

（二）超重和肥胖

冠心病发病率随着体重指数（body mass index，BMI）增加而递增。其相关程度在中青年最高，随后则随年龄增高而有所下降。脂肪的分布情况明显影响肥胖作为冠心病危险因素的作用，躯干和腹内脂肪过剩（中心性肥胖）的人群更易伴有高脂血症、高血压、糖耐量降低和高胰岛素血症，实际上中心性肥胖本身就是冠心病的一个危险因素。一般认为，腰臀围之比男性>1、女性>0.85可视为中心性肥胖。统计学分析表明，腰围比年龄、腰臀围之比、体重指数更具预测价值：当男性腰围超过85cm、女性超过80cm时，发生高血压和糖尿病的危险性即明显增加。对于我国成人而言，体重指数，特别是腰围的少量增加即可引起高血压、糖尿病和冠心病发病风险的明显增加，虽然他们的BMI尚未达到规定的肥胖标准。

（三）缺乏体力活动

近几十年的大量证据已证明，体力活动与冠心病发病风险呈负相关。进行规律的体力活动对冠心病的预防具有保护作用，常进行体力活动而体态合适者发生冠心病的风险比较少活动的肥胖者为少，或发生较迟、较轻，特别是心肌梗死和心脏性猝死的发生率明显减少。调查资料显示规律的体力活动，即使每天仅30 min，也能对心血管系统产生良性影响。

研究证明，体力活动能对脂代谢产生影响。有报告称坚持1～4年每天30 min的体力活动可使LDL－C降低8%～20%，TG降低20%～24%，而HDL则增加3%～12%。Kraus等观察了一个为期6个月的项目，显示高强度大运动量比高强度小运动量更能减少小颗粒LDL的水平，增加LDL颗粒的平均直径和HDL的水平。有规律的体力活动可减弱胰岛B细胞合成胰岛素的能力，从而使为了应对血糖升高而分泌的胰岛素减少约67%。虽然胰岛素水平较低，但机体对胰岛素敏感性增加，因而糖耐量仍有改善。只要长期坚持有规律的体力活动，即使强度不高也能改善胰岛素抵抗和糖代谢。此外，体力活动可增加迷走神经张力，减低静止时交感神经系统活性和心率，从而降低心室颤动阈值和猝死风险。同时，降低心率和静止时的动脉血压尚可减轻心脏负荷。另外，体力活动也能稳定粥样斑块和冠状动脉内皮细胞功能，从而减少冠状动脉不良事件的发生。

（四）心理－社会因素

除躯体因素外，心理－社会因素对动脉粥样硬化的发生也有肯定影响。心理因素方面较重要的有性格类型、抑郁和焦虑等；社会因素则包括社会隔离、缺乏支持和慢性生活应激等。

（1）心理因素。

1）性格类型。在性格类型中备受关注的是A型性格，其特点是旺盛精力和过度敌意，有竞争性和时间紧迫感，且易不耐烦。长期随访显示A型性格者冠心病和复发性心肌梗死的发病风险均成倍增加。研究表明，过度敌意可能为其主要的致病因素，过度敌意易致社会隔离，并常伴有吸烟嗜酒、饮食差和肥胖等不良行为。进一步研究发现，过度敌意常使循环儿茶酚胺水平增高，迷走神经对心脏功能的调节作用减弱，心率和血压对心理负担等刺激的反应性增高，日常的动态血压偏高，从而使心血管系统易受损伤。

2）抑郁。有关抑郁与心血管病的流行病学研究显示，两者间存在显著的前瞻性相关性，即使尚不足以诊断为抑郁症的抑郁症状也可使心血管病的发病风险增加，且抑郁的程度与发病风险呈梯度效应。机制可能包括对个体行为的影响（不健康的生活方式如吸烟和依从性差等），以及直接病理生理作用。抑郁也可引起高皮质醇血症、血小板功能异常和迷走神经功能减弱，倾向于促进心血管病的发生。

3）焦虑。据报道，焦虑与突发的心源性死亡之间存在显著相关性，而且焦虑程度与事件发生存在量效关系。焦虑与冠状动脉疾病之间的前瞻相关性也已获得证实。研究显示，焦虑患者的心率变异减小，表明心脏的自主调控可能存在障碍，包括交感神经兴奋性增加和迷走神经控制减弱，前者可能与心律不齐和突发性死亡有关，而后者则可增加心脏病的死亡率。

（2）社会因素。

个体与社会的融合和社会对个体的支持情况，可用个体的“社会网络”（是否有亲属、婚姻状况、朋友数量、参加集体活动和受到的情感支持情况等）进行定量测定。已有多项调查显示，相对小的社会网络可使心血管病发病风险增加。情感上的支持水平降低对心血管病的发病风险也有很大影响。至于慢性生活应激，最常见的是工作压力。有报告称，“要求很高、回旋余地很小”和“要求很高、报酬很少”的工作带来的压力，与心血管病的发生发展存在密切关系。

心理－社会因素导致心血管病的确切机制尚不清楚，可能是应激可通过交感神经兴奋、下丘脑－垂体－肾上腺轴和肾素－血管紧张素系统引起多种应激激素如儿茶酚胺、皮质激素、胰高血糖素、肾素等的释放。工作紧张、长期郁闷等均与血浆中肾上腺素水平升高和交感神经兴奋有关。而交感神经兴奋和儿茶酚胺水平的升高可使血小板、巨噬细胞激活，上调炎症分子如IL－6的表达，导致血管内皮功能异常、高血压的发生等。儿茶酚胺水平升高、血流的冲击、炎症诱导的自由基抑制了一氧化氮的合成、血小板的激活等因素均可能造成内皮的损害。交感神经兴奋、儿茶酚胺和肾上腺皮质激素释放增多，使TC和TG水平升高，以及血小板聚集、释放加强，引起冠脉痉挛和血栓形成，还可通过血液流变学的改变，导致动脉内皮细胞损伤。另外，急性或慢性心理应激因素能诱导 CRP、IL－1、IL－6 和 TNF 等促炎症反应细胞因子的分泌，诱导慢性炎症过程。

（五）遗传影响

如前所述，动脉粥样硬化的许多危险因素，如血脂异常、高血压、糖尿病、肥胖等，均在不同程度上受遗传影响。另外，动脉壁的一些遗传特性，例如遗传性的冠脉内膜增厚、动脉壁能量供应不足（三羧酸循环的某些酶活性低）以及动脉的遗传性调节不良（收缩反应较强）等，也都有助于动脉粥样硬化的发生。因而具有动脉粥样硬化家族史的个体发生风险更高。当然，动脉粥样硬化的发生过程十分复杂，除多个基因的影响外，往往还有环境因素参与。近年来通过对实验动物进行基因敲除或过表达，已陆续确认多种编码基因与动脉粥样硬化的发生、发展有关，具体基因相关靶点与可能作用机制见表 3－1。

表 3－1　影响动脉粥样硬化发生、发展的基因相关靶点及其可能作用机制

基因相关靶点		可能作用机制
致动脉粥样硬化基因相关靶点	12/15－脂氧酶（12/15－LO）	介导 LDL 氧化
	诱导性一氧化氮合酶（iNOS）	介导 LDL 氧化
	巨噬细胞集落刺激因子（M－CSF）	促进巨噬细胞浸润
	巨噬细胞趋化蛋白－1（MCP－1）	促进巨噬细胞浸润
	CCR2（MCP－1 receptor）	促进巨噬细胞浸润
	P－和 E 选择素（P－，E－selectin）	介导单核细胞黏附
	CXCR2（IL－8 receptor）	促进巨噬细胞滞留
	A 类清道夫受体（SR－A）	介导对 ox－LDL 的摄取
	清道夫受体 CD36	介导对 ox－LDL 的摄取
	干扰素 γ 受体（IFN－γ receptor）	介导炎症反应和 apoA－Ⅳ合成
	CD154	介导 CD40 信号转导
	白细胞介素 10（IL－10）	抑制炎症反应

续表3－1

基因相关靶点		可能作用机制
抗动脉粥样硬化基因相关靶点	对氧磷酶（paraoxonase）	清除氧化脂质
	载脂蛋白 AⅠ（apoAⅠ）	参与胆固醇逆转运
	过氧化物酶增殖物激活受体（PPAR）	调节巨噬细胞功能
	B类1型清道夫受体（SR－B1）	参与胆固醇逆转运

（六）性别

动脉粥样硬化的发生风险往往随年龄增长而增加。性别与动脉粥样硬化的关系不如年龄那样密切，有报告称 LDL－C、HDL－C、TC 水平上升，高血压、糖尿病和吸烟六种因素对男女均为心血管病的独立危险因素，但其强度可因性别、年龄差异而有所不同。例如，对于心血管病的发病风险，糖尿病的危险性女性强于男性。绝经期妇女由于循环雌激素水平下降，心血管病的发病风险增加。包含多重已知危险因素的代谢综合征对妇女的影响也远大于男性。不少新发现的危险因素，包括C反应蛋白、同型半胱氨酸和 Lp（a）水平似乎对妇女更有意义，因为这些因素大多可受激素替代治疗的影响，而激素替代治疗则可减低绝经后妇女心血管病的发病风险。

一般认为，50 岁以前，女性对冠心病的易患性低于男性。女性在绝经前冠心病发病率低，可能与雌激素以及 HDL－C 水平高于男性有关。中年冠心病患者中，男性比女性多 3～4 倍。这种差别随年龄增长而逐渐缩小，妇女在绝经后冠心病发病率开始增加。一般到 70 岁以上时，两性发病率接近。报告指出，已患有冠心病的妇女即使不存在其他危险因素，仍然对心肌梗死或心脏性猝死具有高危性，如果同时存在其他危险因素则其高危性可进一步增加。

四、动脉粥样硬化性疾病的预防管理

动脉粥样硬化性疾病总的预防策略是以社区为基础，三级预防相结合，其中应重点加强心血管病的一级预防，推行健康的生活方式，合理使用药物干预，进行综合防治。

（一）一级预防

1. 预防策略

动脉粥样硬化性疾病的一级预防指已有动脉粥样硬化性疾病危险因素而疾病尚未发生，或疾病处于亚临床阶段时采取的预防措施，控制或减少动脉粥样硬化性疾病危险因素，以预防个体发生动脉粥样硬化性疾病。动脉粥样硬化性疾病是多重危险因素相关的疾病，危险因素的数目越多、危险程度越大，未来发生动脉粥样硬化性疾病的风险越大。因此，有效控制危险因素是动脉粥样硬化性疾病一级预防的核心内容。除了传统的心血管危险因素，血小板的激活是动脉粥样硬化性疾病发生发展的最终环节，因此抗血小板治疗也是一级预防的重要内容。《动脉粥样硬化性疾病一级预防中国专家共识（2009版）》指出，最有效的动脉粥样硬化性疾病预防策略是将预防的关口提前，即推行健康的生活方式，对危险因素进行有效筛查、评估和管理，合理使用药物干预，从源头上预防疾病的发生。

（1）推行健康的生活方式。

生活方式干预是预防动脉粥样硬化性疾病发病的基础和主要方面。不健康的生活方式包括膳食不合理、体力活动过少、吸烟和过量饮酒等，阻止这些行为的发生是一级预防的主要措施，可以从源头上预防疾病的发生。政府可以通过对公共政策的调控来实施全人群的行为干预策略，推行健康的生活方式，如戒烟、限酒、限制食品盐含量和平衡膳食脂肪酸种类等。社会和卫生管理部门可以通过健康教育，引导公众改善不健康生活方式并普及动脉粥样硬化性疾病防治知识。

（2）危险因素评估和管理。

动脉粥样硬化性疾病的发病是多种危险因素共同作用的结果，其发病风险取决于多种危险因素，且各危险因素之间存在相互联系和相互作用，可协同作用于人体，使发病风险成倍增加。所以应对个体进行危险因素评估，并制订适宜的个体化防治策略。

近年来，总体危险的概念已被国内外相关指南广泛采用。这些指南均肯定了总体危险评估和危险分层在一级预防中的重要作用，并建议根据总体危险度大小制订管理措施，根据不同危险分层决定干预的强度。总体危险评估可以发现高危个体，作为疾病危险初筛工具能够确定干预目标人群，已被临床广泛采用。总体危险评估经过几十年的应用，发展了许多模型。最先建立的是

Framingham 危险评估模型，由美国 Framingham 研究提出并定义。之后很多危险评估模型都是在 Framingham 危险评估模型的基础上发展起来的，包括 WHO/ISH 风险预测图、欧洲 SCORE 危险评估模型、中国人群心血管病总体危险评估工具等。Framingham 危险评估模型是应用最久，也是应用最广泛的总体危险评估模型。总体危险一般按血压值、危险因素个数、靶器官损害和伴随疾病分为很低危、低危、中危、高危和很高危 5 个层次。

（3）合理使用药物干预。

对已有危险因素的个体，应综合控制多重危险因素，必要时辅以药物干预。动脉粥样硬化性疾病药物干预的主要目的是控制血压、血糖、血脂和抗血小板治疗。但药物干预也存在一定的不良反应，医务人员应筛选合适的用药人群，坚持循证医学的原则，规范使用药物，将药物不良反应最小化，同时将疗效最大化，使用药人群获得最大益处。

2. 预防措施

（1）平衡膳食。

调整饮食结构和避免饮食过度是防治动脉粥样硬化性疾病的重要措施。大量研究表明，合理的饮食模式具有良好的降血脂和降血压的作用，能显著控制常见危险因素。在动脉粥样硬化性疾病防治中应注意如下饮食原则：

1）控制胆固醇摄入量，每日不超过 300 mg。

2）控制脂肪摄入，每天食用油控制在 25～30 g。

3）限制食盐摄入，每日食盐量不超过 6 g。

4）合理供给蛋白质，适当吃鱼、瘦肉、低脂乳制品。

5）摄入足够的维生素。

6）增加膳食纤维的摄入，多吃蔬菜、水果、全谷类食物。

（2）规律体力活动。

规律体力活动对心血管有直接和间接的保护作用。直接作用体现在维护血管的内皮功能和发挥抗氧化效应；间接作用体现在改善血脂异常、降低血压、控制血糖和增加心脑血管血流量，从而降低动脉粥样硬化性疾病发病和死亡风险。经常进行体力活动，即使是轻到中等程度的体力活动，如慢走、游泳等，也可以降低动脉粥样硬化性疾病发病风险。因此 2011 年的《中国心血管病预防指南》的建议是：每个人应根据自身情况，及当地经济和环境状况挑选适宜的运动方式。保证每周至少 5 次、每天 30～45 min 的体力活动。体力活动要适当，避免剧烈活动。体力活动方式提倡低至中等运动量的有氧锻炼活动，如慢跑、游泳等。

（3）控制体重。

防止体重过度增加是减少动脉粥样硬化性疾病发病和死亡风险的一个关键因素，控制超重和肥胖是动脉粥样硬化性疾病一级预防的重要内容。超重和肥胖的流行除了遗传因素，主要原因是饮食过量、高脂饮食和缺少体力活动。因此，控制肥胖发生的关键是改善不健康的生活方式。研究显示，控制饮食与规律体力活动相结合是最有效的控制体重和防治肥胖的方法，理想的体重是维持BMI 18～24 kg/m^2。

（4）禁烟限酒。

吸烟是动脉粥样硬化性疾病重要的致病因素，也是可以完全调控的危险因素。大量研究显示，在公共场所禁烟能够显著降低城市人群心肌梗死的发病率。未来应加强公共政策和法规对人群吸烟的控制，劝告所有吸烟者戒烟。虽然烟草依赖是一种成瘾性疾病，戒断困难，但一系列的研究表明，行为疗法、心理社会支持和戒烟药物可显著提高戒断率。医生可以通过诊视询问吸烟情况，评估患者戒烟的意愿和程度，实施戒烟计划帮助吸烟者戒烟。通过定期随访，如果发现戒烟失败者，可以转至戒烟专业部门或给予药物治疗。

大量饮酒也对身体健康有害，所以酒精摄入应限量。饮酒越少越好，即尽量不饮酒。

（5）控制血脂。

大量研究表明，控制血脂水平在动脉粥样硬化性疾病一级预防中发挥重要作用，控制人群血脂水平的具体措施如下：

1）进行常规血脂检测，40 岁及以下成人每 2～5 年检测一次血脂；40 岁以上人群至少每年进行一次血脂检测。

2）所有血脂异常患者必须改变不健康的生活方式。

3）根据总体危险评估分层决定血脂治疗方案和血脂目标值。

4）药物调脂治疗首选他汀类药物，当标准剂量达不到治疗效果时，可以与其他调脂药物联合使用，如烟酸、贝特类药物等。

5）降低 LDL－C 水平是降脂治疗的首要目标，我国血脂异常患者开始调脂治疗的 TC 和 LDL－C 水平及其目标值参照 2007 年《中国成人血脂异常防治指南》，见表 3－2。

6）在药物治疗开始后，定期检查血脂和肝功能指标，并根据检查结果调整降脂药物的剂量或类型。

表 3−2　开始调脂治疗的 TC 和 LDL−C 水平及其目标值

危险等级	治疗性生活方式改变	药物治疗开始	治疗目标值
低危：10 年危险性<5%	TC≥6.22 mmol/L (240 mg/dL)	TC≥6.99 mmol/L (270 mg/dL)	TC<6.22 mmol/L (240 mg/dL)
	LDL−C≥4.14 mmol/L (160 mg/dL)	LDL−C≥4.92 mmol/L (190 mg/dL)	LDL−C<4.14 mmol/L (160 mg/dL)
中危：10 年危险性 5%～10%	TC≥5.18 mmol/L (200 mg/dL)	TC≥6.22 mmol/L (240 mg/dL)	TC<5.18 mmol/L (200 mg/dL)
	LDL−C≥3.37 mmol/L (130 mg/dL)	LDL−C≥4.14 mmol/L (160 mg/dL)	LDL−C<3.37 mmol/L (130 mg/dL)
高危：冠心病或其他危症，或 10 年危险性 10%～15%	TC≥4.14 mmol/L (160 mg/dL)	TC≥4.14 mmol/L (160 mg/dL)	TC<4.14 mmol/L (160 mg/dL)
	LDL−C≥2.59 mmol/L (100 mg/dL)	LDL−C≥2.59 mmol/L (100 mg/dL)	LDL−C<2.59 mmol/L (100 mg/dL)
极高危：急性冠脉综合征或缺血性心血管病合并糖尿病	TC≥3.11 mmol/L (120 mg/dL)	TC≥4.14 mmol/L (160 mg/dL)	TC<3.11 mmol/L (120 mg/dL)
	LDL−C≥2.07 mmol/L (80 mg/dL)	LDL−C≥2.07 mmol/L (80 mg/dL)	LDL−C<2.07 mmol/L (80 mg/dL)

（6）控制血压。

高血压是我国人群动脉粥样硬化性疾病的重要危险因素，控制血压能有效地降低动脉粥样硬化性疾病发病和死亡风险。我国高血压患者较多，而总体知晓率低于 50%，血压控制率低于 10%，急需加强高血压防治知识的普及和提高血压控制率。《中国高血压防治指南 2010》强调，高血压一经诊断应立即进行全面评估和危险分层，建议根据血压值、心血管危险因素、靶器官损害和伴随疾病，将高血压分为低危、中危、高危和极高危四个层次，并在危险分层的基础上决定降压治疗的策略。有效的血压控制措施有：

1）定期测量血压，40 岁及以下健康成人每 2 年检测 1 次血压，40 岁以上成人至少每年检测 1 次血压。

2）高血压患者的诊断和治疗应综合考虑血压升高以外的心血管危险因素，根据总体危险评估分层进行危险因素的综合管理。

3）根据患者特定情况和药物作用效果选择合适的降压药物和治疗方案。

4）尽可能使所有高血压患者血压达标，即降至 140/90 mmHg 以下，糖尿病患者，或伴有脑卒中、心肌梗死、肾功能不全的患者尽量降至 130/80 mmHg以下，最佳血压目标值为 120/80 mmHg 以下。

5）具体降压治疗方法和注意事项根据《中国高血压防治指南 2010》建议进行。

（7）管理糖尿病。

糖尿病是动脉粥样硬化性疾病的主要危险因素。许多研究显示，降糖治疗可以显著降低动脉粥样硬化性疾病发病风险，且糖尿病多重危险因素综合干预获益远远大于单纯控制血糖。相关指南强调了控制血糖在预防糖尿病及心血管并发症中的重要作用，建议对糖尿病患者进行多重危险因素的综合控制，在血糖达标的同时保持血脂、体重正常。建议超重者或 45 岁以上的健康人群定期检测血糖，正常时 3 年检查 1 次；高血压与冠心病患者进行口服葡萄糖耐量试验（OGTT）的常规检查，至少每 3 年检查 1 次。糖尿病患者的基本治疗措施是生活方式干预和药物治疗。为了有效管理糖尿病，防止动脉粥样硬化性疾病的发生，应注意以下几点：

1）糖耐量受损患者应首先进行生活方式改变，无效时口服二甲双胍或阿卡波糖。

2）糖尿病患者如果吸烟应立即戒烟，糖化血红蛋白水平应控制在 6.5% 以下。

3）糖尿病合并血脂异常、高血压和肥胖的患者，应进行药物干预。

4）糖尿病患者如果选用 2 种以上口服药物仍不能有效控制血糖，应使用胰岛素注射。

5）糖尿病患者可应用他汀类药物强化降脂治疗，使 TC＜4 mmol/L、LDL＜2.6 mmol/L。

（8）抗血小板治疗。

在降压、降脂、控制血糖等基础上添加抗血小板药物，能更有效地预防动脉粥样硬化性疾病的发生。目前临床常用的抗血小板药物有阿司匹林。关于阿司匹林一级预防的合适剂量，国内外临床抗栓和溶栓治疗指南及阿司匹林使用指南均建议为 75～100 mg/d。我国的专家共识建议阿司匹林（75～100 mg/d）应用于以下人群的一级预防：10 年心血管事件风险≥10%的人群或 50 岁以上且伴有两项及以上心血管病危险因素者，包括吸烟、肥胖、血脂异常和早发心血管病家族史；50 岁以上具有靶器官损害的糖尿病患者；40 岁以上并且伴有多种心血管病危险因素的2型糖尿病患者，包括吸烟、过量饮酒、高血脂、高血压、肥胖、白蛋白尿等。

阿司匹林也有一定的不良反应，主要不良反应是增加胃肠道出血的风险。阿司匹林的应用应当掌握适应证，不推荐在所有中老年人群中应用，尤其是那些有消化道疾病病史的人群。

（二）二级预防

动脉粥样硬化性疾病的二级预防指对已经得病的患者采取治疗措施，以减少心血管事件发生概率，改善预后和防止复发。二级预防的核心策略是早发现、早诊断和早治疗，又称“三早”预防。“三早”预防的主要措施有：

对动脉粥样硬化性疾病高危人群进行筛查、预测和预警，采用普查、定期健康检查的方式来及早发现疾病早期或亚临床患者，通过卫生宣传和教育来增强群众自我监护和发现疾病的意识。

提高医务人员的诊断水平，使用标准诊断方法和技术来准确识别动脉粥样硬化性疾病患者。

对确诊的动脉粥样硬化性疾病患者开展抗栓治疗。抗栓治疗最常使用的药物是阿司匹林，可单用或与其他抗栓药物联合应用。抗栓治疗方案应视患者具体情况而定，也应密切关注药物可能发生的不良反应。

预防心血管事件的发生是动脉粥样硬化性疾病二级预防的关键，应与康复治疗相结合，和药物干预并用。一般采用ABCDE方案进行系统预防：

A. 长期服用阿司匹林（aspirin）和血管紧张素转化酶抑制剂（ACEI）。

B. 应用β受体阻滞剂，有效控制血压（blood pressure）。

C. 降低胆固醇（cholesterol）水平，开始戒烟（cigarettes）。

D. 合理饮食（diet）并管理糖尿病（diabetes）。

E. 进行健康教育（education），适当参加体育锻炼（exercise）。

这五个方面的预防措施使患者不仅可以延长生命，而且可以提高生活质量。

（三）三级预防

三级预防又称临床预防，主要针对发病后期的动脉粥样硬化性疾病患者进行对症治疗和康复治疗，防止病情恶化，预防严重并发症的发生，降低致残率和病死率。对已丧失劳动力或伤残者进行康复治疗，开展心理指导，尽可能使患者恢复生活和劳动能力，改善生活质量。康复治疗包括功能康复、心理康复和社会康复。急性冠脉综合征、经皮冠状动脉介入治疗或冠状动脉旁路移植术后患者，建议出院前或第一次随访就诊时就制订心血管康复计划。长期心绞痛发作、周围动脉疾病患者，应在一年内安排进行门诊心血管康复计划。低风险患者，建议进行以家庭为基础的心脏康复训练；有心力衰竭病史但目前临床情况稳定的门诊患者，建议进行以运动为基础的心脏综合康复治疗。

动脉粥样硬化性疾病的分级预防是按疾病的自然史（发病前、发病期间和发病后期）来划分的，但这种划分是相对的。近年来，随着流行病学的发展和循证医学模式的建立，治疗和预防之间、三级预防之间的界限已逐渐减弱，不再像以前分得那么清楚。有效的动脉粥样硬化性疾病防治工作应该是综合与协同的，在实施个体防治策略的同时需要从社会层面加以推动和干预。另外，三级预防之间的平衡发展对动脉粥样硬化性疾病的预防也较为重要，但是，加强一级预防始终是重中之重。积极推行健康的生活方式是做好动脉粥样硬化性疾病一级预防的基石。纠正血脂异常、干预血糖、积极控制血压是有效控制危险因素的主要措施。坚持循证医学的原则，规范应用药物干预是预防动脉粥样硬化性疾病的重要保障。

第三节 常见动脉粥样硬化性疾病的防治

动脉粥样硬化性疾病指的是动脉粥样硬化引起的严重器官血液供应障碍，导致器官功能紊乱的疾病。它是一大类严重危害人类健康的疾病，是世界范围内致死、致残的主要病因。动脉粥样硬化性疾病依据部位可包括冠状动脉粥样硬化性疾病、脑动脉粥样硬化性疾病、肾动脉粥样硬化性疾病、主动脉粥样硬化性疾病和周围动脉粥样硬化性疾病等。

本节主要介绍冠状动脉粥样硬化性心脏病、稳定型心绞痛、缺血性心肌病、隐匿性冠心病、急性冠脉综合征、X综合征的防治。

一、冠状动脉粥样硬化性心脏病的防治

冠状动脉粥样硬化性心脏病指冠状动脉粥样硬化使冠状动脉发生狭窄或堵塞，导致心肌缺血、缺氧，通常简称为冠心病（coronary heart disease，CHD），也有称为冠状动脉疾病（coronary artery disease，CAD）或冠状动脉性心脏病。后两者涵盖除动脉粥样硬化外的其他病因（如动脉炎、先天性畸形、动脉痉挛及风湿结缔组织疾病等）所致冠状动脉相关的心脏病，故并不能完全与CHD等同。由于绝大多数冠状动脉狭窄是动脉粥样硬化所致，而冠状动脉完全堵塞大多数与血栓形成有关，故近年有研究将CHD称为冠状动脉粥样硬化－血栓形成性心脏病。

20世纪60年代以前，CHD主要以药物治疗为主，到了20世纪70年代，冠状动脉旁路术（coronary artery bypass grafting，CABG）开辟了CHD治疗的新途径。进入20世纪80年代，CABG在西方发达国家已经非常成熟和普遍。同时期，内科介入治疗也迅速发展。以Framingham研究为代表的流行病学研究已经确认一系列CHD的危险因素，包括年龄增加、吸烟、血压和TC水平增高等。随着循证医学的发展，人们对导致CHD的危险因素又有了新的认识，新的危险因素除解释一些传统危险因素不能完全解释的CHD发病机制外，还被用于CHD的一级和二级预防。

防治CHD的中心环节是需要认识到该疾病的发病可受生活习惯影响，尽管这个观点已经非常明确，然而进行理想的生活方式干预还有诸多阻力。通常CHD的进展较慢，一般进展到较晚期才出现典型症状，因此调整生活方式通

常有充足的时间，但一般却得不到积极性的配合。相比而言，CHD发展到出现明显症状时，发生恶性事件的速度却较快，此时已无太多时间干预。尽管大量患者经过治疗可得到临床缓解，但常常花费较大，且仍存在很大风险。因此，对于CHD的预防显得尤为重要。在健康宣讲时，应强调CHD为常见病、多发病，可通过日常生活调节干预。CHD从出现症状到致死致残的时间可很短，猝死率高，原发血管再生亦不能治愈。预防CHD的中心观念是早期发现CHD的危险因素，治疗或预防相关危险因素可增加存活率。应注意，CHD的病理改变可在20～30岁就出现，危险因素多者甚至更早。多项研究证明，早期评估危险因素较晚期要好，预防CHD可提前至青少年时期。

（一）CHD的二级预防

1. 预防措施

目前针对CHD二级预防已有大量循证医学证实的有效疗法，其中控制动脉粥样硬化的危险因素显得尤为重要。

（1）戒烟、限酒。

吸烟是CHD的独立危险因素，不仅加速动脉粥样硬化进展、增加心肌耗氧量、加重心绞痛，而且增加心肌梗死和全因死亡率。戒烟能显著减少恶性心血管事件发生。

过量饮酒会直接损伤心肌作用及诱发高血压，肝脏及脑损伤作用亦明显。

（2）控制高血压。

高血压不仅会增加心肌耗氧，还能直接损伤血管，加速动脉粥样硬化进展。对不同年龄阶段CHD患者有效控制血压均能减少心肌梗死发生风险。一般血压应控制在140/90 mmHg以下，合并糖尿病或肾功能不全者应更为严格，主张在保证器官灌注的前提下将血压控制在130/80 mmHg以下。老年患者可适当放宽目标，控制在150/90 mmHg以下，若能耐受，亦可更低。

（3）调脂治疗。

血脂异常是动脉粥样硬化的主要危险因素，尤其是LDL－C和VLDL－C水平的升高。他汀类药物可通过抑制肝脏HMG－CoA还原酶减少胆固醇合成，达到降低TC水平的目的。临床主要以控制LDL－C水平为主，CHD患者LDL－C水平应控制在100 mg/mL（2.6 mmol/L）以下。

（4）管理血糖。

Framingham研究显示，糖尿病患者CHD发病率较非糖尿病患者明显升高。在糖尿病患者中，血糖水平也与CHD发病风险密切相关，且血糖长期控制不理想者常易出现全身动脉弥漫性病变，因此所有CHD患者均应监测空腹及餐后血糖，对于糖尿病患者提倡糖化血红蛋白（HbA1C）控制在7%以下。

（5）摄食及运动。

脂肪蓄积可能促进体内炎性因子释放、增加胰岛素抵抗及高血压风险，研究显示大量摄入钠盐、胆固醇、脂肪及反式脂肪酸者更易患CHD，CHD患者应低盐低脂饮食，适当运动但不宜过劳，避免过度脑力活动，缓解生活压力。适当体力活动可改善内皮细胞功能并可抗氧化应激。

在实际临床工作中，当面对患者个体时，需从整体观点出发进行评价，针对每个患者的多方面因素进行个体化治疗。

2. ABCDE原则

ACBDE原则详见本章第二节相关内容。

（二）CHD的三级预防

CHD的三级预防在于发现CHD的危险因素后预防不良事件发生，如急性心肌梗死、脑卒中。该种预防普遍采取生活方式干预的方法，如饮食、锻炼，以及进行药物治疗。三级预防的主要优点在于出现重大临床动脉粥样硬化事件前对高危患者调整治疗方案。

近年多项研究表明，对CHD患者进行血运重建后长期病死率并没有明显减少。近期美国一项研究表明，CHD致死率的原因主要对全民危险因素控制良好，以及确定血管病变或疑似血管病变后合理使用药物，这说明对于降低CHD患者病死率，预防比晚期血运重建更为重要。

二、稳定型心绞痛的防治

稳定型心绞痛也称稳定性劳力型心绞痛或普通型心绞痛，为心绞痛中较常见的一种，一般指在冠状动脉固定狭窄基础上出现心肌负荷增加，超出其代偿能力，出现急剧而短暂的心肌缺血缺氧的临床症状。

稳定型心绞痛的治疗目的为控制心绞痛和降低心肌梗死的发生和死亡风险，提高生活质量。治疗原则为：控制诱因，如高血压、情绪激动、贫血、心律失常等；控制危险因素，如吸烟、血脂异常、高血糖等；服用抗栓及他汀类药物，可改善预后；控制心绞痛，可单独用药，亦可联合用药。

（一）药物治疗

1. 防治心绞痛

目前防治心绞痛的药物主要包括β受体阻滞剂、硝酸酯制剂和钙通道阻滞剂，单独或联合使用均可。此外，还可使用改善心肌代谢药物。

（1）β受体阻滞剂。

可阻断心脏β1肾上腺素能受体，达到减慢心率、抑制心肌收缩及降低血压的目的，减少心肌耗氧，可减少患者心绞痛发作，增加运动耐量。此外，还可通过扩张非缺血心肌供应血管并形成侧支循环供应缺血心肌，改善心肌供血。若无禁忌证，目前推荐其为起始治疗用药，并监测血压及心率，直至静息心率降至55～60次/分，严重心绞痛患者如无心动过缓症状，可降至50次/分。

目前可用于治疗心绞痛的β受体阻滞剂有多种，给予适当剂量，均能有效预防心绞痛发作。

1）选择性β受体阻滞剂。美托洛尔片12.5 mg，每天2次，或缓释片23.75 mg，每天1次；阿替洛尔片12.5～25.0 mg，每天2次；比索洛尔片2.5～5.0 mg，每天2次。

2）非选择性β1受体阻滞剂。普萘洛尔片10 mg，每天3次，由于其β2阻滞效应会带来不良反应，目前已较少使用。

3）非选择性β受体阻滞剂（同时具有α1和β受体阻滞效应）。卡维地洛片6.25～25.00 mg，每天2次；拉贝洛尔片100～300 mg，每天2次，需注意其禁忌证，严重心动过缓、高度房室传导阻滞、窦房结功能障碍、心力衰竭急性发作期、支气管哮喘或痉挛均不宜使用，冠状动脉痉挛、外周动脉疾病及严重抑郁属于相对禁忌。

（2）硝酸酯制剂。

该类药物可通过释放NO激活鸟苷酸环化酶，选择性扩张冠状动脉，改善心肌供血，为内皮依赖性血管扩张剂，并可发挥抗血小板聚集等生物学效应。此外，硝酸酯制剂还可以扩张周围动静脉，起到减轻心脏前后负荷的作用，从而降低心肌耗氧。

1）短效硝酸酯制剂。二硝酸异山梨酯片，舌下含服5～10 mg，5 min内起效，或口服5～20 mg，每天3～4次，药效维持3～5 h；硝酸甘油片，舌下含服0.5 mg，可在2 min内起效，常作为迅速缓解心绞痛药物或运动前用药。

舌下含服短效硝酸酯制剂若超过 10 min 方起效，常提示急性冠脉综合征或非心绞痛性疾病。此外，短效硝酸酯制剂还有吸入剂型。

2）长效硝酸酯制剂。单硝酸异山梨酯片 20 mg，每天 2 次；或缓释片 40～60 mg，每天 1 次。口服长效硝酸酯制剂不宜作为心绞痛急性发作时的缓解药物。此外，硝酸甘油缓释片、贴片或膏油外用可用于预防夜间心绞痛。长时间使用硝酸酯制剂易产生耐药，停药 10 h 后药效可恢复。

其主要不良反应为头痛、面部潮红、心率增快、低血压。禁忌证有严重低血压、严重主动脉瓣狭窄、肥厚型梗阻性心肌病、颅内高压、青光眼等。

（3）钙通道阻滞剂（CCB）。

此类药物主要抑制 L－型钙离子通道，阻断钙离子进入细胞，并可阻断钙活性而抑制细胞的兴奋－收缩耦联，最终可抑制心肌收缩，降低心肌耗氧；扩张外周动脉，减少心脏后负荷；解除冠状动脉痉挛，扩张冠状动脉，改善心肌供血。短效二氢吡啶类 CCB 可增加心血管不良事件，现已少用。长效二氢吡啶类 CCB 和非二氢吡啶类 CCB 均能有效缓解心绞痛，荟萃分析显示其改善心肌供血的能力与 β 受体阻滞剂相当。当 β 受体阻滞剂禁忌或无法耐受时首先应考虑使用 CCB。

1）非二氢吡啶类 CCB。维拉帕米片 40～80 mg，每天 3 次，或缓释制剂 240 mg/d，分 1～2 次服用。非二氢吡啶类 CCB 由于其负性肌力及负性频率作用，不宜用于严重心动过缓、病态窦房结综合征、高度房室传导阻滞及严重主动脉瓣狭窄者，心力衰竭急性发作期需慎用，预激综合征伴心房颤动者不宜使用维拉帕米。

2）二氢吡啶类 CCB。硝苯地平缓释或控释制剂 20～40 mg，每天 1～2 次；尼索地平缓释或控释制剂 10～40 mg，每天 1 次；氨氯地平缓释或控释制剂 5～10 mg，每天 1 次；非洛地平缓释制剂 5mg，每天 1 次。二氢吡啶类 CCB 不良反应较少，主要为反射性引起心率增快、面部潮红，部分患者可引起下肢水肿。

（4）曲美他嗪。

属于改善心肌代谢药物，对血流动力学无影响，通过抑制脂肪酸氧化、增加葡萄糖代谢、改善心肌氧的供需平衡而治疗心肌缺血，可单用或联合其他药物使用。口服片剂 20 mg，每天 3 次。

（5）尼可地尔。

具有双重药理机制改善心肌供血，不仅可代谢产生 NO，还是 ATP 敏感性钾通道开放剂，能同时扩张大的冠状动脉和微小冠状动脉，控制心绞痛有效率达 90%。常用剂量为片剂 5 mg，每天 3 次。

（6）伊伐布雷定。

常用作片剂，为窦房结高选择性 If 离子通道抑制剂，近年来开始逐渐应用于临床，可通过阻断窦房结起搏电流降低心率，减少耗氧。常用于 β 受体阻滞剂和 CCB 禁忌或无法控制心绞痛的患者。

（7）中医中药治疗。

分为疼痛期及缓解期治疗，疼痛期治标为主，目前“活血化瘀”“芳香温通”和“祛痰通络”最为常用。缓解期治本，主要为调节阴阳及脏腑。此外，针刺或穴位按摩治疗也可能有一定疗效。

（8）联合用药。

合理联合用药的目的，一是更有效地控制心绞痛，二是减少大量单药带来的不良反应或低效不同药物之间的不良反应。需要注意的是二氢吡啶类 CCB 和硝酸酯制剂均依赖扩血管抗心绞痛，且可引起心率增快，故不宜联合使用该两类药物，β 受体阻滞剂与非二氢吡啶类 CCB 同具有负性肌力及负性频率作用，不作常规联用。β 受体阻滞剂可增加二氢吡啶类 CCB 效果，联合使用两种药物抗心绞痛效果可能较为理想。

2. 改善预后

（1）抗血小板聚集药物。

1）阿司匹林通过抑制环氧化酶减少血栓素 A2 生成，发挥抗血小板聚集作用。此外，阿司匹林还能抑制 CHD 患者 C－反应蛋白、白介素－6 等炎症因子的产生，并改善血管内皮细胞功能，但对于正常人群，该类作用并未得到证实。大量临床试验已证实，阿司匹林应用于 CHD 一级预防及二级预防，能降低心肌梗死发生率及死亡率。常用作片剂，其疗效与使用剂量有关，推荐初始剂量300 mg/d，之后维持剂量 75～150 mg/d。

2）氯吡格雷。ADP 受体拮抗剂，其抗血小板聚集作用与阿司匹林相当，胃肠道反应相对较少。常用于阿司匹林过敏或不能耐受者，也用于经皮冠状动脉介入治疗（PCI）后预防血栓。常用作片剂，起始剂量 300 mg/d，之后维持剂量 75 mg/d。

3）糖蛋白Ⅱb/Ⅲa 受体拮抗剂。与糖蛋白Ⅱb/Ⅲa 不可逆结合，阻断血小板聚集最终环节，为目前最强的抗血小板聚集药物，暂无口服制剂，静脉用药主要有替罗非班、阿昔单抗、整合素。不常规用于稳定型心绞痛，主要用于急性冠脉综合征（ACS）或 PCI 后患者。

（2）华法林。

通过抑制维生素K作用减少肝脏凝血因子合成。单用其疗效与阿司匹林相当，但出血风险更大，需长期监测凝血功能，我国推荐INR值维持2.0～3.0。主要用于合并心房颤动、左心室附壁血栓及不宜使用阿司匹林和氯吡格雷者。该药物较便宜，但由于国内多数患者监测凝血功能依从性较差，目前应用并不多。

（3）β受体阻滞剂。

由于缺乏空白对照，β受体阻滞剂对于稳定型心绞痛患者降低心肌梗死和猝死的风险尚未得到临床验证，但可减少心肌缺血事件和心律失常事件发生，应作为稳定型心绞痛的初始治疗药物。

（4）血管紧张素转化酶抑制剂（ACEI）。

此类药物通过减少血管紧张素Ⅱ的释放和促进内皮缓激肽的降解，抑制血管收缩作用，并可抗细胞凋亡。研究显示ACEI可改善血管内皮细胞功能，并减少心绞痛发作，降低心肌梗死和心源性死亡的发生率。对于合并心力衰竭、糖尿病、尿蛋白及高血压患者使用ACEI受益更大。禁忌证有双侧肾动脉狭窄、严重肾功能不全、孤立肾等，对于不能耐受ACEI引起的刺激性干咳，可使用血管紧张素Ⅱ受体拮抗剂（ARB）。

（5）他汀类药物。

抑制肝脏HMG－CoA还原酶活性，可降低LDL－C水平，此外，该类药物还可改善内皮功能，促进患者内皮依赖性血管的舒张以减轻症状。不少报道称他汀类药物还可通过抗氧化应激及抗炎作用发挥抗动脉粥样硬化功能。研究发现患者联用他汀类药物及CCB效果更佳，可显著提高NO水平及减少内皮素－1的释放。CHD患者若无禁忌应常规使用他汀类药物。

（二）血运重建

血运重建包括PCI和CABG。稳定型心绞痛患者药物控制效果不满意应行冠状动脉造影评估血运重建可行性。血运重建常用于以下情况：药物治疗效果不理想；大面积心肌缺血；手术成功率高，且患者及家属接受再狭窄等风险；患者及家属已知手术风险后要求手术。

内科介入治疗尝试过许多方法，如单纯经皮穿刺冠状动脉成形术（PTCA）、旋切除、冠状动脉激光腔内成形术等。单纯PTCA主要采取球囊扩张以治疗冠状动脉狭窄性病变，其可快速改善心肌供血，缓解患者的心绞痛症状，但由于血管的弹性回缩、血管负性重塑及平滑肌细胞增生，血管再狭窄发生率较高，在术后6个月内，再狭窄发生率高达30%～50%。此外尚存在冠状动脉夹层撕裂、急性闭塞风险，可能出现急性心肌梗死。总体来看，单纯PTCA可迅速改善心绞痛症状，提高生活质量，但对于降低心肌梗死发生率及病死率，较规范药物治疗并无获益，目前已少用。而旋切除、冠状动脉激光腔内成形术因为操作技术上难度太大，难以掌握，亦不常规使用。

20世纪90年代金属支架应用于临床，即在PTCA后将支架安置在病变部位，可有效抑制血管的弹性回缩和血管负性重塑，降低病变部位再狭窄率。近些年药物涂层支架的广泛应用进一步降低了支架内再狭窄发生率，不仅可提高生活质量，亦可降低心肌梗死和死亡发生率。

近几年来，PCI治疗在临床应用广泛，尤其是随着药物涂层支架的应用，病变部位再狭窄发生率明显降低，且其创伤小，易为患者接受。但费用比较昂贵，十年通畅率不如CABG。另外，对完全闭塞超过3个月的冠状动脉病变PCI治疗成功率并不十分高，与手术方式及术者水准有一定关系，左冠状动脉主干选择PCI治疗存在一定风险，根据患者的病情酌情评估，可选择CABG，对于多支多处狭窄病变的治疗效果也不如CABG。

1964年CABG首次应用于急救手术，之后逐渐广泛应用于临床。对于单支冠状动脉病变者，CABG可显著改善症状，提高生活质量，但其远期血管再狭窄发生率较高，临床上对降低死亡率尚有待进一步验证。对左主干病变、多支冠状动脉病变或慢性完全闭塞者，CABG较PCI疗效好。与PCI相比，其优点为术后运动耐量较大，若合并其他需外科处理的病变（如室壁瘤、严重心脏瓣膜病变），可与外科一同处理，缺点为创伤较大、术后恢复较慢。21世纪初，微创CABG已开始应用于临床，不仅减少术后恢复时间，也减少出血和感染风险，还能减少肾功能不全、血栓、心肌顿抑的发生。

三、缺血性心肌病的防治

缺血性心肌病主要由冠状动脉硬化性狭窄、闭塞或痉挛造成，亦可由毛细血管自身病变致使心肌长期慢性缺血、缺氧造成。起初，心肌细胞缺血缺氧，细胞内Ca^{2+}无法正常泵出细胞外或被基质网摄取，心肌弹性回缩能力下降，心室舒张受限，此时常不伴有收缩功能障碍。随着病情进展，心室充盈压升高，加上心肌细胞凋亡或坏死，残余心肌细胞肥大、纤维化或瘢痕化。心肌细胞减少，导致心肌收缩功能下降，虽心肌可启动自身Frank－Strling机制及神经－体液机制代偿，但长期恶性循环可致心肌失代偿、室壁张力增加、心腔扩大、静脉系统淤血及动脉系统缺血，进而出现心力衰竭。

缺血性心肌病预后欠佳，患者常死于心力衰竭、恶性心律失常和猝死。早期防治尤为重要，可延缓心力衰竭发展，改善长期存活率，减少住院时间。

（一）一般治疗

1. 改善生活方式

戒烟，限酒，低盐低脂饮食，尤其对于心力衰竭症状较重者应严格限制水钠摄入量。

2. 消除发病诱因

如控制感染，治疗心律失常、电解质紊乱等。

3. 吸氧

对于严重左心功能障碍或缺血症状患者应给予氧疗。

4. 运动

对于心力衰竭或心绞痛症状较重者应限制运动，避免心脏负荷过重，对于症状缓解期患者主张早期加大活动量。

（二）控制症状

1. 抗心绞痛治疗

见本节稳定型心绞痛的防治。

2. 抗心力衰竭

应以利尿剂为基础，酌情配合使用正性肌力药物和扩血管药物。

（1）利尿剂。

控制心力衰竭应以利尿为基础。通过利尿减轻水钠潴留，消除体、肺循环淤血，降低心脏前负荷，其抗心力衰竭疗效肯定，但对于是否能提高长期存活率还有待明确。常用药物有袢利尿剂（呋塞米、托拉塞米等）、噻嗪类利尿剂（氢氯噻嗪、氯噻酮、氢氯噻嗪等）和保钾利尿剂（螺内酯、阿米洛利和氨苯蝶啶等）。应根据个体差异酌情选择利尿剂，循环淤血较重时应选择效果较强的袢利尿剂，可配合使用保钾利尿剂或预防性使用氯化钾。噻嗪类利尿剂适合轻度水钠潴留患者，尤其适用于合并高血压患者，心力衰竭缓解期可长期小剂量服用。利尿剂常见的不良反应为电解质紊乱及其所引起的心律失常，其他还包括低血压、肾功能损害等。

（2）正性肌力药物。

洋地黄类药物为最传统的正性肌力药物，因其对心脏有负性频率作用，尤其适用于伴快速心室率者，常见不良反应为胃肠道反应，其他还有心律失常（其中以室性早搏多见）、神经毒性作用及视觉失常。急性心肌梗死 24 h 内或缓慢型心律失常者不宜使用，低钾血症患者易出现洋地黄中毒，应谨慎使用。轻度心力衰竭患者可口服地高辛，并可长期小剂量维持，但需监测心电图、电解质，避免严重不良反应。中重度心力衰竭者宜静脉使用毛花苷 C，起效更快。其他正性肌力药物还有肾上腺受体激动剂（如多巴胺、多巴酚丁胺）、磷酸二酯酶抑制剂（米力农）、钙离子增敏剂（左西孟旦），主要用于难治性心力衰竭或急性左心衰竭。

（3）血管扩张剂。

单纯慢性心力衰竭缓解期者不推荐使用直接血管扩张剂，合并心绞痛者可使用硝酸酯制剂改善心肌供血，合并高血压者可使用 CCB（心力衰竭急性发作时不宜使用）。中度心力衰竭者可使用扩血管药物以减轻心脏前后负荷、改善心力衰竭症状，包括硝酸酯制剂、硝普钠和重组人脑钠肽。急性左心衰竭或慢性心力衰竭急性发作时因病死率高，预后较差，应及时控制症状，故应选择静脉用药，此外，尚可通过辅助通气改善肺淤血。

（三）改善预后

1. ACEI

ACEI 应作为缺血性心肌病的一线用药，不仅可扩展动脉、减轻心脏后负荷，还能对抗肾素-血管紧张素系统对心脏的毒性作用，延缓心肌重塑和心力衰竭的发展，降低长期死亡率，如无禁忌应及早给药并逐渐加量至最大负荷剂量，合并高血压、糖尿病、尿蛋白患者受益更大。若不能耐受 ACEI 引起的刺激性干咳，可改为 ARB。

2. β受体阻滞剂

β受体阻滞剂不仅可抗心绞痛，还能对抗交感神经异常激活的心脏毒性作用，亦可延缓心肌重塑和心力衰竭发展，重度心力衰竭者不宜使用，心力衰竭缓解后应小剂量开始加量至最大负荷剂量，由于其具有心脏负性肌力及负性频率作用，重度心力衰竭及缓慢性心律失常者不宜使用。

3. 其他

抗栓、调脂药物见本节稳定型心绞痛的防治。

（四）血运重建

其目的主要为控制心绞痛、改善心肌供血及预防心肌梗死，对于有适应证者可行 PCI 或 CABG 治疗，但并未证实其可逆转已经启动的心肌重塑及心力衰竭。

（五）其他

近年来，左室减容和动力性心肌成形术逐渐应用于临床，骨髓细胞移植、血管内皮生长因子基因治疗等新技术亦开始临床应用，可为缺血性心肌病患者带来新希望，此外，内科治疗效果不理想者可行心脏移植术。

四、隐匿性冠心病的防治

隐匿性冠心病也称无症状心肌缺血性冠心病，指存在心肌缺血的客观依据，如运动心电图、心肌核素显像提示存在心肌缺血或冠状动脉造影显示较严重的冠状动脉狭窄，但无临床症状。1979 年 Cohn 将隐匿性冠心病分为三类，该分类方式目前仍被沿用。Ⅰ型为患者存在冠状动脉狭窄的客观依据，但从未出现任何心肌缺血临床症状；Ⅱ型为患者曾经出现心肌梗死，现存在心肌缺血，但无相关临床症状；Ⅲ型多发生于有稳定型心绞痛或不稳定型心绞痛患者，有时出现心肌缺血但无临床症状，有时有症状。

总体来说，积极控制心肌缺血发作可使患者受益，控制危险因素是基础治疗，使用β受体阻滞剂、CCB 和硝酸酯制剂，可减少心肌缺血发作次数及程度，联合用药效果更为显著，药物治疗效果不理想时可行血运重建，但其长期受益效果还有待验证。

1. Ⅰ型

对于Ⅰ型患者，目前主张采取 CHD 二级预防措施。他汀类药物不仅可降低 LDL－C 水平，还能改善内皮功能、稳定动脉粥样硬化斑块以达到预防斑块进一步进展的效果。积极控制血糖、血压和戒烟可减少心肌缺血发作次数，并能降低心血管不良事件发生率。β受体阻滞剂和 CCB 可减少心肌耗氧，且β受体阻滞剂可延长心室舒张期，增加冠脉供血，对心率依赖型心肌缺血效果较好，β受体阻滞剂对高血压“晨峰现象”控制价值较大，临床已证实对治疗无症状心肌缺血有重要意义。硝酸酯制剂可选择性扩张冠状动脉，从而增加心肌供血，亦减少心肌缺血发作次数。若单药效果控制欠佳，可联合β受体阻滞剂和硝酸酯制剂或联合 CCB 和硝酸酯制剂，必要时甚至可三种药物一起使用。若药物控制效果欠佳亦可考虑行血运重建，包括 PCI 和 CABG，一般用于左主干病变、主要分支血管病变严重或多支血管病变。

2. Ⅱ型

对于Ⅱ型患者，药物亦可选择β受体阻滞剂、CCB 及硝酸酯制剂。β受体阻滞剂可降低心肌收缩力、减慢心率，应使用到最大负荷剂量。对于曾经出现心肌梗死的患者应逐渐提高运动耐量，可改善预后。对于药物治疗效果欠佳、符合血运重建适应证者，可根据病情选择 PCI 或 CABG。

3. Ⅲ型

对于Ⅲ型患者，除控制心绞痛发作外，同时减少无症状心肌缺血发作对患者益处更大。对于慢性稳定型心绞痛患者，可选择β受体阻滞剂或联用硝酸酯制剂。对于不稳定型心绞痛患者，β受体阻滞剂可能加重冠状动脉痉挛，不宜使用，可选择 CCB 或联用硝酸酯制剂，临床上发现联合用药比使用单药效果更佳。对于药物治疗效果欠佳的患者，可行冠状动脉造影检查，明确冠状动脉病变情况，可根据冠状动脉严重程度及心功能酌情采用血运重建。

五、急性冠脉综合征的防治

急性冠脉综合征（ACS）指冠心病中急性发病的一类，包括不稳定型心绞痛（UA）和急性心肌梗死（AMI），以前习惯将后者分为 Q 波心梗和非 Q 波急性心梗，近年来由于治疗原则不同将 AMI 分为 ST 段抬高性心肌梗死（STEMI）和非 ST 段抬高性心肌梗死（NSTEMI）。故一般又将 UA（除变异型心绞痛）和 NSTEMI 统称为非 ST 段抬高性 ACS。值得注意的是，UA 中少数为变异型心绞痛，心电图中也可存在一过性 ST 段抬高，应归类于 ST 段抬高性 ACS。ACS 分类见图 3—2。

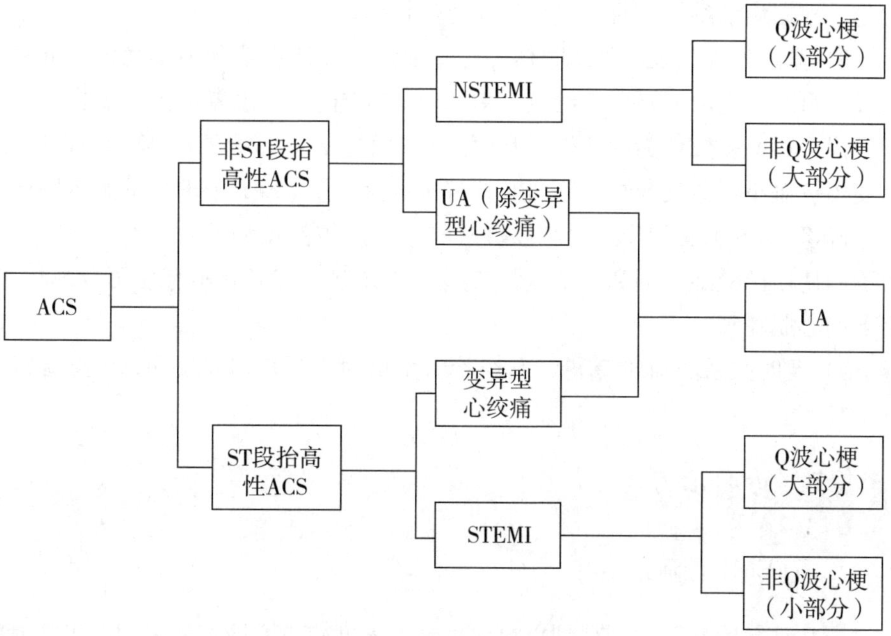

图 3—2 ACS 分类

ACS 的治疗包括院前治疗、急诊室处理和专科治疗。

（一）院前治疗

ACS 发病危急，病情变化快，尤以 AMI 死亡率高，其中一半以上发病 12 h内出现恶性心律失常（心室颤动最多见），因此发病后及时就医是降低死亡率的关键。目前院前治疗主要目的为：

1）及早识别疾病并及时寻求医疗帮助。

2）准备急救物品，如除颤仪及抗心律失常药物。

3）联系专业医疗机构并迅速转运，为冠状动脉再灌注争取时间（尤其是 STEMI）。

（二）急诊室处理

1）建立静脉通道，监测生命体征。

2）迅速诊断疾病，所有疑似 ACS 患者入院后应行心电图检查，有条件者应行18导联心电图，若急救车已行心电图但不能确定者，急诊室应每15～30 min复查心电图，直至确定或排除ACS，除此之外，抽血化验心肌损伤标记物，根据病情酌情进行血气分析、血生化等。

3）紧急处理，及时处理致命性心律失常，维持血流动力学稳定，低氧血症或严重左心室功能障碍者给氧（对于是否所有ACS患者均需给氧目前尚存在争议，目前多数认为心功能正常而无低氧血症者无需吸氧），确诊ACS患者可使用抗血小板聚集药物（阿司匹林首次负荷剂量300 mg/d），嘱患者卧床休息，确诊ACS患者胸痛持续难以缓解时可使用镇静镇痛药物，首选吗啡，也可静脉使用硝酸酯制剂和β受体阻滞剂（变异型心绞痛者不宜使用），减少不必要的心肌耗氧。

4）及时联系心血管专科，有经验医生可对有适应证的STEMI患者行溶栓治疗。

（三）专科治疗

1. STEMI再灌注治疗

冠状动脉闭塞后立即得到再灌注可最大限度减少心肌坏死，约有1/3冠状动脉闭塞后在24 h内可自行再通，超过24 h再通亦可减少恶性心律失常和泵衰竭风险，可能是因为可以改善梗死组织愈合，并能使冬眠心肌恢复供血。再灌注治疗的目的是缩小心肌坏死面积，挽救缺血心肌，减少恶性心律失常和泵衰竭风险，降低死亡率，包括溶栓、PCI和CABG。

（1）溶栓。

仅限STEMI患者，临床研究证实，溶栓受益程度与溶栓时间直接相关，发病后1 h内溶栓受益明显，2～12 h溶栓利大于弊，一般发病3 h内溶栓成功率较高，超过12 h由于血栓已机化，溶栓成功率低，加上闭塞动脉相关心肌基本坏死，受益已不明显。

1）溶栓适应证。STEMI患者发病小于12 h，PCI禁忌、延迟或家属拒绝而无溶栓禁忌证者；STEMI发病12～24 h，患者胸痛持续不能缓解，心电图显示两个以上相邻导联ST段抬高＞0.1 mV，而不能及时PCI者；STEMI患者发病3 h内，预计门-球时间＞90 min或预计球囊扩张开始与溶栓开始相差＞60 min；再梗死患者球囊扩张时间＞60 min。

2）溶栓禁忌证。溶栓具有快速、简便、经济、易操作优点，但其禁忌较多，需一一排除。禁忌证有既往脑出血病史，颅内或脊髓肿瘤；半年内有过缺血性脑卒中病史，包括短暂性脑缺血发作；可疑主动脉夹层；2～4 周内活动性出血（月经除外）、创伤、外科手术、长时间（超过 10 min）心肺复苏；未能控制的严重高血压（>180/110 mmHg）；严重凝血功能异常，目前服用治疗剂量抗凝药物，伴有出血性疾病，或有出血倾向，或有严重肝肾功能异常及肿瘤进展；2 周内有不能实施压迫止血的血管穿刺。此外，我国出血性脑卒中发病率高，对于年龄大于 75 岁者，溶栓前应权衡利弊，选择药物亦需谨慎，酌情减少剂量。

3）溶栓药物选择。

①非纤维蛋白特异性溶栓剂。尿激酶在我国使用最为广泛，150 万 U 溶于 100 mL 生理盐水于 30 min 内静脉注射，或链激酶或重组链激酶 150 万 U 溶于 100 mL 生理盐水 1 h 内静脉注射，90 min 内再通率为 50%～60%。

②纤维蛋白特异性溶栓剂。我国常用药物为重组组织纤溶酶原激活剂（rt−PA），即阿替普酶，药前静脉给 5000 IU 肝素抗凝，首剂以 15 mg 静脉注射，继之按体重 30 min 内以 0.75 mg/kg 的速度（不超过 50 mg）静脉滴注，之后60 min以 0.5 mg/kg 的速度静脉滴注。溶栓后 24～48 h 予肝素 1000 IU/h 静脉注射，监测活化部分凝血活酶时间（APTT）在 60～80 s，以后每 12 h 一次 7500 IU 低分子肝素皮下注射，连用3～5 d。

③新一代纤溶酶原激活剂。如瑞替普酶、兰替普酶，我国已逐渐使用于临床，较阿替普酶效果更快，成功率更高。

4）溶栓血管再通依据。冠状动脉造影显示 TIMI 血流分为 2～3 级；胸痛突然消失或减轻；60～90 min 心电图 ST 段下移超过 50%，或回到等电位线；出现再灌注心律失常，如出现室性加速性自主节律，甚至室颤、下壁心肌梗死，出现一过性缓慢性心律失常（如窦性心动过缓、窦房或房室传导阻滞、窦性停搏或可伴低血压）；心肌损伤标记物峰值提前，肌钙蛋白 T 提前至发病 12 h以内，肌酸激酶同工酶提前至发病 14 h 以内，肌酸激酶提前至发病 16 h 以内。

5）并发症。最常见的并发症为出血，颅内出血最严重，一旦出血，死亡率高。其他还有过敏反应、溶栓成功后再灌注心律失常等。

（2）PCI。

1）急诊 PCI。与溶栓相比，STEMI 患者行急诊 PCI 治疗后冠状动脉再通概率更高，禁忌证及出血等并发症更少，降低病死率效果更为明显，为目前有条件医疗机构主要的再灌注治疗方法。限于设备、技术以及费用，尚难以在基层普及。临床研究发现，STEMI 患者发病 12 h 以内开通梗死相关动脉

(IRA) 受益明显；发病 12～24 h 若患者胸痛持续或血流动力学不稳定，PCI 治疗利大于弊；超过 24 h 若血流动力学稳定，PCI 治疗反而有害。急诊 PCI 与溶栓时间窗相同，适应证为发病 12 h 以内新发 ST 段抬高或新发完全性左束支传导阻滞；发病 12～24 h，患者胸痛仍持续或心电图 ST 段持续抬高，存在心肌缺血进展依据，患者血流动力学不稳定或严重心力衰竭，仍可行急诊 PCI；发病 36 h 内出现休克，可在休克（出现心源性休克应在主动脉内球囊反搏下行 PCI）出现后 18 h 内完成 PCI；溶栓治疗失败、溶栓复发90 min内行补救性 PCI（超过 90 min 可再行溶栓治疗）。

2）择期 PCI。对于溶栓失败或错过急诊冠状动脉再灌注时间窗的 STEMI 患者，是否需行择期 PCI 尚存在争议，梗死后过早 PCI 并不能挽救坏死心肌，且可造成无复流及血栓事件，加重病情。但适宜时机 PCI 可恢复缺血心肌血供（尤其是冬眠心肌），改善瘢痕愈合并有利于改善心功能，抑制心肌重塑，延缓心力衰竭，并在一定程度上减少室壁瘤及恶性心律失常发生风险。时间不宜在发病后1 周内进行，一般选择 2 周左右，病情危重者应延迟更长。

（3）CABG。

溶栓或 PCI 失败或禁忌者可在发病 6～8 h 内行 CABG，出现室间隔缺损、二尖瓣乳头肌断裂等并发症者可一同处理。

2. 非 ST 段抬高性 ACS 急诊冠脉重建

非 ST 段抬高性 ACS 患者不适宜急诊溶栓治疗，是否应该早期（72 h 内）行冠脉重建（包括 PCI 和 CABG）尚存在争议。目前国内建议先对这类患者进行危险分层（表 3－3，表 3－4）。推荐为中、高危患者进行早期 PCI，对于病情稳定的低危患者不推荐早期介入检查和/或治疗。

1）急诊 PCI 适应证为：心绞痛反复发作，药物治疗不满意；伴有严重心力衰竭、恶性心律失常及血流动力学不稳定。

2）早期 PCI 适应证为：心电图 ST－T 动态改变；肌钙蛋白有升高或降低的动态变化；合并糖尿病、肾功能不全、左心功能不全；早期出现心肌梗死后心绞痛；近期 PCI 或 CABG 者；GRACE 评分为中、高危（表 3－5）。

表 3-3　NSTEMI 患者危险分层

分组	临床表现
低危组	无合并症，无反复心肌缺血发作，无合并症
中危组	胸痛持续或反复，不伴心电图改变或 ST 段下移≤1 mm
高危组	ST 段下移>1 mm，并发急性肺水肿、心源性休克或持续低血压

表 3-4　UA 患者危险分层

分组	低危组	中危组	高危组
症状	Braunwald Ⅰ型	Braunwald Ⅱ型	Braunwald Ⅲ型或梗死后心绞痛
发作时心电图 ST 段下移水平	≤1 mm	>1 mm	>1 mm
肌钙蛋白 I 或 T	正常	正常或轻度升高	升高

注：若症状、心电图改变及肌钙蛋白水平改变不在同一分组，以危险性高的为标准；既往陈旧性心肌梗死、左室射血分数小于40%、心绞痛发作伴有低血压、炎性心律失常及肺水肿者均应视为高危组。

表 3-5　ACS 患者 GRACE 评分

指标	积分（分）
年龄（岁）	<40=0；40～49=8；50～59=36；60～69=55；70～79=73；≥80=91
心率（次/分）	<70=0；70～79=7；80～109=13；110～149=23；150～199=36；≥200=46
收缩压（mmHg）	<80=63；80～99=58；100～119=47；120～139=37；140～159=26；160～199=11；≥200=0

续表3-5

指标	积分（分）
血肌酐（mg/L）	0～0.39＝2；0.40～0.79＝5；0.80～1.19＝8；1.20～1.59＝11；1.60～1.99＝14；2.00～3.99＝23；≥4＝31
Killip 分级	Ⅰ级＝0；Ⅱ级＝21；Ⅲ级＝43；Ⅳ级＝64
入院时心搏骤停	43
ST 段偏移	30
心肌标志物升高	51

注：入院评估积分≤108 分为低危组，109～140 分为中危组，＞140 分为高危组。

3. 抗栓治疗

包括抗血小板聚集和抗凝治疗。

（1）抗血小板聚集。

1）阿司匹林使 ACS 患者受益从给药第一天即有临床依据，且在一定程度上与剂量有关。故应在早期（急诊室或入院后）给药，推荐首次负荷剂量 300 mg/d，嚼服以迅速达到抗血小板聚集作用（超过 300 mg 副作用增加，但获益增加不明显），此后以 75～150 mg/d 维持，既往消化道出血或消化性溃疡者可联合使用质子泵抑制剂，活动性出血、阿司匹林过敏或血小板疾病者不宜使用。

2）ADP 受体拮抗剂亦应作为 ACS 患者常规用药，常用药物为氯吡格雷和噻氯匹定。目前常为阿司匹林联合氯吡格雷用药，在 ACS 患者的临床研究中，氯吡格雷联合阿司匹林与单用阿司匹林相比，可明显减少血管性死亡、非致死心肌梗死和脑卒中事件发生。ACS 患者应联合用药至少 1 月，推荐 1 年以上，药物支架术后应更长。服用氯吡格雷首次负荷剂量 300 mg，2 h 即可快速达药效平台期，此后 75 mg/d 维持。此外，对于需长期服用抗血小板聚集药物而阿司匹林不能耐受者可改氯吡格雷代替。

3）血小板膜糖蛋白Ⅱb/Ⅲa 受体拮抗剂可明显减少急性和亚急性血栓事件发生，尚无口服制剂，静脉用药国内目前以替罗非班为主，适用于 ACS 患者 PCI 术后或药物保守治疗中、高危患者。首次负荷剂量 10 mg/kg，再以 0.15 μg/（kg·min）维持 36 h。阿昔单抗仅适用于 24 h 内有 PCI 计划者。首次负荷剂量 0.125 mg/kg，再以总量 7.5 mg 维持静脉滴注 24 h。

4）磷酸二酯酶抑制剂，双嘧达莫抗血小板作用不强，且可出现心肌缺血，不作为一线用药，常与阿司匹林合用，西洛他唑降低 ACS 并发症的证据不足，常作为阿司匹林或氯吡格雷的替代药物。

（2）抗凝治疗。

ACS 患者中无禁忌证者均应行抗凝治疗，常用药物有肝素、低分子肝素、华法林、磺达肝癸钠和比伐卢定。

1）肝素影响凝血过程多个环节，主要通过增强抗凝血酶Ⅲ活性发挥抗凝作用。临床研究证实与单用阿司匹林相比，ACS 患者联合使用肝素病死率更低。用法为首次给予 85 U/kg 静脉注射，然后以 18 U/（kg·h）维持，需监测 APTT 控制在 50～70 s，停用肝素时应逐渐减量。

2）近年低分子肝素广泛使用于临床，其对 Xa 因子作用更强，为普通肝素 2～4 倍，临床证实安全有效，无需监测 APTT，用法为每次 5000～7500 IU，12 h 一次，皮下注射。

3）磺达肝癸钠为选择性 Xa 因子间接抑制剂，对于 UA/NSTEMI 患者，磺达肝癸钠与依诺肝素能够短期降低出血风险，并可使 3～6 个月死亡率、心肌梗死及脑卒中发生率大大降低。另有报道，对于未行 PCI 的 STEMI 患者，使用磺达肝癸钠较常规组能够中度降低死亡率和再梗死率。在欧洲心脏病学会（ESC）指南中，磺达肝癸钠较依诺肝素更受推崇，而美国心脏协会（AHA）指南中，磺达肝癸钠建议使用于保守治疗患者尤其是有出血风险者，推荐用法为首次 2.5 mg 静脉注射使用，之后2.5 mg/d，皮下注射。

4）比伐卢定为直接抗凝血酶药物，早期行 PCI 者，使用效果与低分子肝素联合替罗非班相当，出血风险小，安全性好。用法为首次剂量 0.75 mg/kg 静脉注射，再以 1.75 mg/（kg·h）维持。

4. 调脂治疗

对他汀类药物无禁忌者应尽早使用，使 LDL－C 水平降至 80 mg/dL，并长期服用，合并高 TG 血症高危因素（2 个或 2 个以上冠心病危险因素，包括糖尿病、高血压、吸烟、低 HDL－C 水平和早发冠心病家族史等）者可联合使用贝特类药物。

5. β受体阻滞剂

阻断交感神经对心脏、支气管和血管β受体的刺激作用，减慢心率，降低血压，减少心肌耗氧。ACS患者若无禁忌证应及早服用β受体阻滞剂（数小时之内），宜从小剂量开始逐渐加量。受依从性影响，长期服药者服用长效制剂效果可能更好。

6. CCB

地尔硫䓬和维拉帕米可减轻心脏后负荷，并可减慢心率，降低心肌耗氧，改善心肌缺血症状，常用于硝酸酯制剂和β受体阻滞剂控制症状不满意或不宜使用者，亦可用于控制心肌梗死后室上性心律失常。但不能降低UA患者心肌梗死发生率和病死率，对心肌梗死患者减少心肌梗死范围及心血管事件无益，因此不推荐急性期常规使用。二氢吡啶类CCB可用于控制心绞痛和高血压，不推荐使用短效制剂。

7. ACEI

该药在ACS患者中的作用已得到肯定，尤其对于STEMI患者，已有临床安慰剂对照试验证实可降低充血性心力衰竭的发生率和病死率。ACS患者若无低血压（收缩压<100 mmHg或较基线下降30 mmHg）及其他禁忌证，应尽早给药，伴有明显左心功能障碍或前壁心肌梗死者应在入院后24 h内给药。若不能耐受ACEI所致刺激性干咳可改ARB，下壁心肌梗死且左心功能良好患者可以不用长期服用。

8. 硝酸酯制剂

NSTEMI患者若无禁忌，硝酸酯制剂可作为常规治疗，特别适合合并高血压和心绞痛反复发作者。但STEMI患者不作常规使用，下壁或右室心肌梗死时由于常伴低血压，不宜使用硝酸酯制剂。

9. 其他治疗

（1）及时消除心律失常。

应及时消除心律失常以免演变为严重心律失常甚至猝死。发生心室颤动或持续多形性室性心动过速时，尽快采用非同步直流电除颤。一旦发现室性期前收缩或室性心动过速，立即用利多卡因100 mg加入5%葡萄糖溶液100 mL，静脉滴注 1～3 mL/min。如室性心律失常反复可用胺碘酮治疗。室上性快速心律失常可用维拉帕米、美托洛尔、洋地黄制剂或胺碘酮等，药物治疗不能控制时，可考虑用同步直流电复律治疗。对缓慢性心律失常（下壁心肌梗死者多见）可用阿托品 0.5～1.0 mg 肌内或静脉注射。对有指征的心律失常患者可予以临时起搏。

（2）治疗心力衰竭。

主要是治疗急性左心衰竭，以应用吗啡和利尿剂为主，亦可选用血管扩张剂（硝普钠或硝酸酯制剂）减轻左心室的负荷，或用多巴酚丁胺（心率慢者更适合）10 μg/（kg·min）静脉滴注，或用 ACEI 从小剂量开始治疗。

（3）右心室心肌梗死的处理。

治疗措施与左心室梗死略有不同。右心室心肌梗死引起右心衰竭伴低血压而无左心衰竭的表现时，应扩张血容量。在血流动力学监测下静脉滴注输液，直到低血压得到纠治或肺毛细血管压达 15～18 mmHg。如输液 1～2 L 后低血压未能纠正可用正性肌力药，以多巴酚丁胺为优，不宜用利尿药。

（4）治疗并发症。

1）机械性并发症包括二尖瓣乳头肌断功能障碍、断裂，以及左室游离壁破裂、室间隔穿孔和假性室间隔瘤，本质为心室壁破裂。二尖瓣乳头肌断裂和室间隔穿孔可出现急性左心衰竭，一旦确诊应及时行抗心力衰竭治疗，有条件者应及时在主动脉内球囊反搏（IABP）辅助下行冠状动脉造影，再行外科修补及 CABG。左室游离壁破裂后可迅速发生急性心包压塞，预后极差，死亡率极高，有机会可先行心包穿刺，再行外科修补及 CABG。假性室间隔瘤实质为左室游离壁不完全破裂，血栓机化、血肿和心包堵塞破裂口，可通过外科手术修补，但目前对于最佳手术时机尚有争议。

2）非机械性并发症主要包括再梗死和心肌梗死后综合征，出现再梗死应按急性心肌梗死处理。心肌梗死后综合征在大面积透壁性心肌梗死多见，部分患者可因心包渗出过多而出现心包炎，以使用非甾体抗炎药和皮质类固醇（尤其是急性期）为主。

六、X 综合征的防治

X 综合征是冠状动脉疾病的另外一种表现形式。1967 年，Kemp 报道了一例具有心绞痛症状而冠状动脉造影完全正常患者。1973 年将有心绞痛症状、安静时异常心电图改变或运动试验阳性而造影显示冠状动脉并无异常的病征称为X综合征，后来Cannon等建议将其改为微血管性心绞痛。但有部分患者有劳力型胸痛或静息时胸痛症状，却缺乏心肌缺血依据，给患者和临床医生带来较大的困扰，该类患者却仍常用X综合征这一概念。

研究发现，X综合征的恶性心脏事件发生较正常普通人群并无显著差异。但对于控制症状，目前仍为困扰临床医生和患者的一个难题。以前有对诊断X综合征患者使用雌激素治疗，虽可缓解症状，但起效较慢，且会增加妇科肿瘤发生风险，故目前使用较少。硝酸盐对控制胸痛亦不明显。β受体阻滞剂和CCB可减少胸痛发生率。ACEI和他汀类药物可改善内皮细胞功能，研究发现贝那普利可以减少恶性室性心律失常女性患者心绞痛的发生率，改善冠状动脉血流指数，尤其是冠状动脉血流储备少的患者受益更大。已有临床报道ACEI对控制症状取得良好疗效，曲美他嗪对一部分患者改善症状明显，对另一部分却几乎无作用。另外，茶碱类药物可提高人体对疼痛的感知阈值，但对心肌缺血评估依据无明显改变。

第四节　动脉粥样硬化性疾病药物治疗管理实践

一、动脉粥样硬化性疾病药物治疗基本原则

（一）控制血脂

血脂异常是动脉粥样硬化性疾病重要的危险因素，血浆中所含脂类统称为血脂，血脂中的主要成分是甘油三酯和胆固醇，是血脂测定的重点指标。我国一般以成人空腹总胆固醇（TC）≥6.2 mmol/L（240 mg/dL）和/或甘油三酯（TG）≥2.3 mmol/L（200 mg/dL）为高脂血症的标准。高脂血症首选他汀类药物。起始宜应用中等强度他汀类药物，根据个体调脂疗效和耐受情况，适当调整剂量，若胆固醇水平不能达标，可与其他调脂药物联合使用。

（二）抗凝治疗

血小板在动脉粥样硬化和血栓形成和发展中起着重要作用，血小板的主要功能是凝血和止血，修补破损的血管。抗血小板黏附和聚集的药物可防止血栓形成，有助于防止血管阻塞性病变，用于预防冠状动脉和脑动脉血栓栓塞。随着对血小板在动脉粥样硬化性疾病中所起作用的研究不断深入，相关药物在临床的应用已得到推广，针对不同患者进行个体化抗凝治疗，进而改善动脉粥样硬化性疾病的并发症发生及预后。

（三）抗炎治疗

炎症应激是动脉粥样硬化性疾病发生和发展的重要机制，在动脉粥样硬化性疾病发生和发展的所有阶段，炎症均起着重要作用。炎症使得冠状动脉斑块不稳定并易于破裂或侵蚀，导致血栓形成和心肌梗死的发生。因此，抗炎治疗可阻止血管炎症的发生和发展，改善冠状动脉斑块的稳定性和患者的预后。

（四）抗氧化治疗

氧化低密度脂蛋白（oxidized low density lipoprotein，ox-LDL）能够以多种途径促进动脉粥样硬化的发生和发展。抗氧化治疗可延缓低密度脂蛋白

(low density lipoprotein，LDL）氧化，改善内皮细胞及平滑肌细胞的功能，抑制病变的发展，但是其有效性及安全性尚需进一步研究。

（五）控制血压

高血压是引起动脉粥样硬化性疾病的主要危险因素之一，与动脉粥样硬化性疾病互为因果，相互促进，最终导致靶器官功能障碍。合理使用药物控制血压能够延缓或阻止动脉粥样硬化性疾病的发生和发展，是预防高血压合并动脉粥样硬化性疾病的重要措施。

（六）控制血糖

所有糖尿病患者均为动脉粥样硬化性疾病的高危人群，应进行动脉粥样硬化性疾病的危险分层，并制订相应的治疗目标。

二、动脉粥样硬化性疾病治疗常用药物

（一）调血脂药

1. 3－羟基－3－甲基戊二酰辅酶 A 还原酶抑制剂

（1）作用机制。

3－羟基－3－甲基戊二酰辅酶 A（HMG－CoA）还原酶抑制剂亦称他汀类药物，能够抑制胆固醇合成限速酶（HMG－CoA 还原酶），减少胆固醇合成，继而上调肝细胞表面 LDL 受体，加速血清 LDL 分解代谢。因此他汀类药物能显著降低 TC、低密度脂蛋白胆固醇（LDL－C）和载脂蛋白 B（Apo B）水平，也能降低 TG 水平和轻度升高高密度脂蛋白胆固醇（HDL－C）水平，适用于高胆固醇血症、混合性高脂血症患者。

（2）临床应用。

目前国内临床上有洛伐他汀、辛伐他汀、普伐他汀、氟伐他汀、阿托伐他汀、瑞舒伐他汀和匹伐他汀。不同种类与剂量的他汀类药物降胆固醇幅度有较大差别，但任何一种药物剂量倍增时，LDL－C 进一步降低幅度仅约 6%，即所谓“他汀疗效 6%效应”。

血脂康胶囊虽被归入调脂中药，但其调脂机制与他汀类似，其通过遵循现代药品生产质量管理规范（GMP）的标准工艺，由特制红曲加入稻米生物发

酵精制而成，主要成分为13种天然复合他汀，系无晶型结构的洛伐他汀及其同类物。常用剂量为0.6 g，2次/天。中国冠心病二级预防研究（CCSPS）及其他临床研究证实，血脂康胶囊能够降低胆固醇，降低冠心病患者总死亡率及心血管事件发生率，不良反应少。

（3）不良反应。

绝大多数人对他汀类药物的耐受性良好，但有少数患者在治疗过程中出现与他汀类药物相关的症状，其不良反应多见于接受大剂量他汀类药物治疗者，常见表现如下：

1）肝功能异常。主要表现为氨基转移酶升高，发生率0.5%～3.0%，呈剂量依赖性。建议他汀类药物治疗开始后4～8周复查肝功能，如无异常，则可调整为6～12个月复查1次。

2）肌肉不良反应。包括肌痛、肌炎和横纹肌溶解。患者有肌肉不适和/或无力，伴或不伴肌酸激酶升高。出现肌炎及严重的横纹肌溶解较罕见，往往发生于合并多种疾病和/或联合使用多种药物的患者。

3）新发糖尿病。长期服用他汀类药物有增加新发糖尿病的危险，发生率为9%～12%，属他汀类效应。

4）认知功能异常。他汀类药物可引起认知功能异常，但多为一过性，发生率不高，无明确因果关系。

5）其他不良反应。可引起头痛、失眠、抑郁，以及消化不良、腹泻、腹痛、恶心等消化道症状。

（4）常用药物及注意事项详见表3-6。

表3-6　临床常用他汀类药物

药物名称	用法用量	注意事项	主要禁忌
阿托伐他汀	10～80 mg，qd	定期监测肝、肾功能及肌酸激酶水平	活动性肝病或不明原因的持续性氨基转移酶升高的患者、孕妇、哺乳期妇女
瑞舒伐他汀	5～20 mg，qd		
氟伐他汀	20～80 mg，qn		
洛伐他汀	10～80 mg，qn		
普伐他汀	10～40 mg，qn		
辛伐他汀	10～80 mg，qn		

在指导患者调整生活方式控制血脂的基础上，应严格掌握他汀类药物的适应证，控制使用剂量，尽量避免与CYP3A4抑制剂或其他具有肝损伤作用的药物（如大环内酯类抗菌药物、对乙酰氨基酚、贝特类调脂药等）联用。

2. 贝特类药物

（1）作用机制。

贝特类药物通过激活过氧化物酶体增殖物激活受体α和脂蛋白脂酶而降低TG水平和升高HDL-C水平。

（2）临床应用。

其主要用于治疗高TG或以TG升高为主的混合型高脂血症和低HDL血症。研究表明，贝特类药物除了具有调脂作用，还具有抗炎、降低纤维蛋白原及部分凝血因子水平、改善胰岛素敏感性、改善内皮细胞功能等抗动脉粥样硬化作用。

（3）不良反应。

贝特类药物常见的不良反应为消化不良，也可引起氨基转移酶升高。此类药物通过激活过氧化物酶体增殖物激活受体α（peroxisome proliferator activated receptor α，PPARα），导致可逆的血肌酐及同型半胱氨酸水平增高，但大型临床试验中并未发现贝特类药物有增加肾功能衰竭的风险。应用贝特类药物后肌病、胆石症、静脉血栓形成的发生率<1.0%。一些临床试验结果显示：无TG水平增高和/或HDL-C降低的患者应用贝特类药物，非心血管死亡率有所增加。临床在开始应用贝特类药物时，应首先检测血肌酐水平，并根据肾损伤的程度调整剂量。应用贝特类药物过程中，如果患者出现血肌酐水平增高，并已排除其他可导致血肌酐水平增高的原因，贝特类药物应停用或减量。

（4）常用药物及注意事项详见表3-7。

表3-7 临床常用贝特类药物

药物名称	用法用量	注意事项	主要禁忌
非诺贝特	每次200 mg，每日1次；或每次100 mg，每日1~3次	定期监测肝、肾功能及肌酸激酶水平	严重肾功能不全、肝功能不全、原发性胆汁性肝硬化、胆石症患者，孕妇
吉非罗齐	每次0.6 g，每日2次		
苯扎贝特	每次0.2 g，每日3次		

3. 胆酸螯合剂

（1）作用机制。

胆酸螯合剂能通过阻滞胆酸肝肠循环，干扰胆汁重吸收，抑制胆汁酸重返肝脏，刺激肝细胞内的胆固醇降解，合成新的胆汁酸，从而降低肝细胞中胆固醇浓度。而肠道内的胆酸与药物结合后由大便排出，使血中胆酸减少，促使肝细胞表面 LDL 受体从血液中摄取胆固醇以合成胆酸，因而降低血浆 LDL 水平（平均下降 15%～30%），同时升高 HDL－C 水平（升高约 5%）。

（2）临床应用。

主要用于治疗单独 LDL－C 水平升高者（Ⅱa 型），以 LDL－C 轻、中度升高疗效较好，严重升高者需与其他类调血脂药合用。该类药物还可与其他类调血脂药合用治疗混合型高脂血症。

（3）不良反应。

常见不良反应可有恶心、腹胀、食欲缺乏及便秘，多进食纤维素可缓解便秘。罕见的不良反应有腹泻、脂肪泻、严重腹痛及肠梗阻、高氯性酸中毒等。胆酸螯合剂还有升高甘油三酯的作用，严重高 TG 血症禁用此类药物，因此时有诱发急性胰腺炎的可能。长期应用可能干扰脂溶性维生素以及一些药物的吸收，如干扰氯噻嗪、地高辛和华法林等的吸收，应尽量避免配伍使用，必要时在给予该药物前 1 h 或 4～6 h 后用上述药物。高剂量会引发脂肪痢等。

（4）常用药物及注意事项详见表 3－8。

表 3－8　临床常用胆酸螯合剂

药物名称	用法用量	注意事项	主要禁忌
考来烯胺	成人剂量：维持量，每日 2～24 g（无水考来烯胺），用于止痒为 16 g（无水考来烯胺），分 3 次于饭前服用或与饮料拌匀服用。 小儿剂量：用于降血脂，初始剂量为每日 4 g（无水考来烯胺），分 2 次服用，维持剂量为每日 2～24 g（无水考来烯胺），分 2 次或多次服用	便秘患者慎用。长期服用应注意出血倾向。年轻患者服用较大剂量易产生高氯性酸中毒，建议儿童在治疗期间补充叶酸。长期服用本品时同时应补充脂溶性维生素（以肠道外给药途径为佳）	对考来烯胺过敏、胆道完全闭塞的患者

续表3-8

药物名称	用法用量	注意事项	主要禁忌
考来替泊	每日 20 g，分次服用	多进食纤维素可缓解便秘。本品有升高甘油三酯的作用，严重高 TG 血症者禁用此类药物，因此时有诱发急性胰腺炎的可能	活动性肝病患者、孕妇、哺乳期妇女及对本品过敏者

4. 烟酸类药物

（1）作用机制。

烟酸是一种维生素，是许多重要代谢过程的必需物质。在使用剂量为克数量级时烟酸类药物具有调血脂作用。大剂量的烟酸类药物可以通过抑制肝 TG 的产生和极低密度脂蛋白（VLDL）的分泌而降低 TG、LDL－C 和 LDL 颗粒表面结合载脂蛋白 a 水平，同时升高 HDL－C 水平。

（2）临床应用。

烟酸类药物为广谱降血脂药，除Ⅰ型以外的各型高脂血症均可用，但主要作为他汀类药物和饮食的辅助药物，用于血脂障碍，特别是低 HDL－C 和高 TG 患者，也可以用于他汀类药物禁用的患者。同时与胆酸螯合剂或苯氧酸类药物合用，提高疗效。

（3）不良反应。

常见不良反应为潮红、心悸和胃肠道紊乱等，潮红与前列腺素的产生有关，若在用药前 30 min 给予阿司匹林可使反应减轻。大剂量可引起肝功能失调、糖耐量异常，可使循环中尿酸增加而诱发痛风等，停药后可以恢复正常。

（4）常用药物及注意事项详见表 3－9。

表 3－9　临床常用烟酸类药物

药物名称	用法用量	注意事项	主要禁忌
阿昔莫司	每日平均剂量为每次 1 粒（0.25 g），每日 2～3 次，饭后服用。每日总量不超过 1200 mg，可长期安全服用	肾损伤患者应根据肌酐清除率水平调整剂量	对本品活性成分及任何辅料过敏、消化道溃疡、严重肾损伤（肌酐清除率小于 30 mL/min）的患者，孕妇及哺乳期妇女

续表3－9

药物名称	用法用量	注意事项	主要禁忌
维生素E烟酸酯	每次 0.1～0.2 g，每日3次	给药过程中应注意检查肝功能、血糖水平。下列情况应慎用：①动脉出血；②糖尿病（用量大可影响糖耐量）；③青光眼；④痛风；⑤高尿酸血症；⑥肝病；⑦溃疡（用量大可引起溃疡）；⑧低血压	尚不明确

5. 胆固醇吸收抑制剂

（1）作用机制。

胆固醇吸收抑制剂主要通过减少肠道内胆固醇的吸收发挥作用。正常情况下，肠道内胆固醇主要来自饮食与胆汁，其中由肝脏形成并经胆汁分泌入肠道的胆固醇约占3/4。小肠组织对于胆固醇的吸收能力可显著影响血循环中胆固醇的水平。小肠黏膜吸收胆固醇的过程非常复杂，位于小肠黏膜刷状缘的一种特殊转运蛋白NPC1L1起到至关重要的作用。胆固醇吸收抑制剂可选择性抑制NPC1L1的活性，从而有效减少肠道内胆固醇的吸收，降低TC水平以及肝脏胆固醇储量。而肝脏胆固醇储量的降低又可进一步促进血液中胆固醇的清除。

（2）临床应用。

临床单独应用胆固醇吸收抑制剂可降低LDL－C、TC水平。对于单独应用他汀类药物后TC水平不能达标或不能耐受较大剂量他汀类药物治疗的患者，可联合应用他汀类药物和胆固醇吸收抑制剂。对于以TG升高为主要表现的混合型血脂异常患者，可联合应用非诺贝特与胆固醇吸收抑制剂。依折麦布是目前唯一批准用于临床的选择性胆固醇吸收抑制剂。

（3）不良反应。

不良反应少见且轻微，主要包括头痛、腹痛、腹泻，一般无需特殊处理，多不影响继续治疗。

（4）常用药物及注意事项详见表3－10。

表3－10 临床常用胆固醇吸收抑制剂

药物名称	用法用量	注意事项	主要禁忌
依折麦布	推荐剂量为每日1次，每次10 mg，可单独服用或与他汀类药物联合应用，或与非诺贝特联合应用。本品可在一天之内任何时间服用，可空腹或与食物同时服用	不推荐与非诺贝特以外的贝特类药物联合应用，应在服用胆酸螯合剂之前2 h以上或在服用之后4 h以上服用本品	活动性肝病，或不明原因氨基转移酶持续升高的患者

6. 抗氧化剂

（1）作用机制。

可抑制致炎因子、致动脉粥样硬化因子的基因表达和自由基介导的炎症，改善内皮舒张功能，从而抑制泡沫细胞和动脉粥样硬化斑块的形成、消退或减小动脉粥样硬化斑块。

（2）临床应用。

主要与其他调血脂药联合应用治疗高胆固醇血症。

（3）不良反应。

一般较轻微，常见的不良反应为胃肠道不适，如腹泻、胀气、腹痛、恶心和呕吐等。部分患者有头痛、头晕、血管神经性水肿、血小板减少、肌病、感觉异常等。

（4）常用药物及注意事项详见表3－11。

表3－11 临床常用抗氧化剂

药物名称	用法用量	注意事项	主要禁忌
普罗布考	每次0.5 g，每日2次，早、晚餐时服用	服用本品期间应定期检查心电图Q－T间期，不推荐用于孕妇及哺乳期妇女，儿童不宜服用	近期心肌损害，如新近心肌梗死者；严重室性心律失常，如心动过缓者；有心源性晕厥或有不明原因晕厥者；有Q－T间期延长者；正在服用延长Q－T间期药物的患者；血钾或血镁过低者

7. 其他调血脂药

n－6 型多烯脂肪酸（n－6PUFAs）主要源于植物油，如大豆油、玉米油及葵花籽油等。常用的有月见草油和亚油酸。月见草油约含有 90%的不饱和脂肪酸，其中含亚油酸约 70%，γ－亚麻酸 7%～10%。亚油酸和 γ－亚麻酸有较弱的调血脂作用。亚油酸与其他脂肪酸一起，以甘油酯的形式存在于动植物油脂中，进入体内后能转化成 n－6PUFAs，软化血管，降低血脂，促进微循环，防止胆固醇在血管壁的沉积，发挥调血脂和抗动脉粥样硬化作用，常做成胶丸或与其他调血脂药制成多种复方制剂应用。

多廿烷醇适用于原发性Ⅱa 和Ⅱb 型高脂血症患者。当仅靠饮食不足以控制血浆中 TC 及 LDL－C 的水平时，推荐使用多廿烷醇治疗。多廿烷醇还对Ⅱ型高胆固醇血症合并肝肾功能不全、非胰岛素依赖型糖尿病、高血压、冠心病高危、心力衰竭等疾病患者，以及对他汀类药物耐受患者、绝经期妇女、胃肠不适患者均有很好疗效。

常用药物及注意事项详见表 3－12。

表 3－12　临床其他调血脂药

药物名称	用法用量	注意事项	主要禁忌
月见草油	每次 1.5～2.0 g，每日 2 次或遵医嘱	个别患者口服初期有恶心、便稀等不良反应，继续用药可好转。性状改变，颜色呈褐色不可应用	出血性疾病患者，孕妇
亚油酸	每次 0.45 g，每日 3 次。饭后服用或遵医嘱	本品性状、颜色发生改变禁止服用	对本品成分过敏者
多廿烷醇	起始剂量为 5 mg/d，在晚餐时服用；顽固性患者可能需要的剂量为 20 mg/d (每日 2 次)	在用药期间须每 3 个月定期检查 1 次 TC 水平，不推荐给儿童及孕妇	对本品成分过敏者

（二）抗血小板聚集药

1. 环氧化酶抑制剂

（1）作用机制。

通过抑制血小板的环氧化酶减少血栓素 A_2 的生成，抑制血小板在动脉粥样斑块上的聚集。

（2）临床应用。

对冠心病、缺血性中风有效，可降低心肌梗死的发生率和死亡率。

（3）不良反应。

长期应用应注意出血危险，监测治疗时有无黑便，定期行大小便潜血、血常规检查。

（4）常用药物及注意事项详见表 3－13。

表 3－13 临床常用环氧化酶抑制剂

药物名称	用法用量	注意事项	主要禁忌
阿司匹林	肠溶片应饭前用适量水送服。 根据不同适应证遵医嘱用药，一般每日不超过 300 mg	下列情况时使用阿司匹林应谨慎：胃十二指肠溃疡，包括慢性溃疡、复发性溃疡、胃肠道出血，与抗凝药合用，肝功能损害	水杨酸盐或含水杨酸物质、非甾体抗炎药导致哮喘的病史；活动性消化性溃疡；出血体质；严重的心、肝、肾功能衰竭；与氨甲蝶呤（剂量为 15 毫克/周或更多）合用；妊娠的最后三个月

2. P2Y12 受体拮抗剂

（1）作用机制。

P2Y12 受体是一个非常理想的抗血小板聚集靶点，P2Y12 受体拮抗剂通过抑制二磷酸腺苷（ADP）所诱导的血小板聚集，抑制血小板活性，从而发挥抗血小板聚集的作用。

（2）临床应用。

P2Y12 受体拮抗剂中已有 5 个获得美国食品药品监督管理局（FDA）审批，即噻氯匹定、氯吡格雷、普拉格雷、替格瑞洛、坎格瑞洛。除噻氯匹定因副作用大已退出市场外，其余 4 个，尤其是 3 个口服的 P2Y12 受体拮抗剂（氯吡格雷、普拉格雷和替格瑞洛），临床广泛使用，是现今临床应用广泛的抗血小板聚集药。

（3）不良反应。

主要为出血，除此之外，噻吩并吡啶类 P2Y12 受体拮抗剂还会导致血液系统疾病以及皮肤症状和消化道损伤等。非噻吩并吡啶类 P2Y12 受体拮抗剂（如替格瑞洛）的其他不良反应包括呼吸困难、窦房结功能障碍、头晕、头痛、恶心、腹泻等。

（4）常用药物及注意事项详见表 3－14。

表 3－14 临床常用 P2Y12 受体拮抗剂

药物名称	用法用量	注意事项	主要禁忌
氯吡格雷	通常推荐成人每日 75 mg，每日 1 次口服给药，但根据年龄、体重、症状可每日 50 mg，每日 1 次口服给药	氯吡格雷可延长出血时间，患有出血性疾病（特别是胃肠、眼内疾病）的患者慎用。谨慎起见，应避免给怀孕及哺乳期妇女使用	活动性病理性出血，如消化性溃疡或颅内出血患者；严重肝脏损害患者
替格瑞洛	起始剂量为单次负荷量 180 mg，此后每次 90 mg，每日 2 次	近期创伤、近期手术、凝血功能障碍、活动性或近期胃肠道出血的患者慎用本品	活动性病理性出血；中—重度肝脏损害患者；与强效 CYP3A4 抑制剂（如酮康唑、克拉霉素、奈法唑酮、利托那韦和阿扎那韦）联合用药

3．磷酸二酯酶抑制剂

（1）作用机制。

磷酸二酯酶抑制剂通过抑制磷酸二酯酶的活性，减少腺苷酸环化酶的降解转化，增加血小板和血液内环磷酸腺苷的含量，进而发挥抗血小板聚集和扩张血管的作用，防止血栓形成及血管闭塞。

（2）临床应用。

临床代表药物西洛他唑，其不仅具有抗血小板聚集、保护内皮细胞、促进血管增生等作用，还可预防动脉粥样硬化形成以及血管闭塞，能有效降低冠状动脉植入支架术后心血管事件和再狭窄的发生。该药目前尚未发现死亡、心肌梗死等严重不良反应，是有效和安全的抗血小板药物。在脑卒中预防方面较阿司匹林更有效和安全，可明显降低出血事件发生率。

（3）不良反应。

不良反应少见，包括头痛、心悸和腹泻。作为抗血小板药物，出血事件少于阿司匹林和P2Y12受体拮抗剂。

（4）常用药物及注意事项详见表3－15。

表3－15　临床常用磷酸二酯酶抑制剂

药物名称	用法用量	注意事项	主要禁忌
西洛他唑	每次100 mg，每日2次，可根据年龄、症状适当增减	月经期的患者、有出血倾向的患者以及重症肝、肾功能障碍患者慎用	出血患者；充血性心力衰竭患者；对西洛他唑有过敏史的患者；妊娠或有可能妊娠的妇女
双嘧达莫	每次25～50 mg，每日3次，饭前服用	与抗凝剂、抗血小板聚集剂及溶栓剂合用时应注意出血倾向	对双嘧达莫过敏者

4．5－羟色胺（5－HT）受体拮抗剂

（1）作用机制。

5－HT是一种神经递质和血管活性物质，人体内超过90％的5－HT储存在血小板。血小板的5－HT受体有两类：5－HT_1受体和5－HT_2受体。血液中的5－HT_2可以激活血小板及血管平滑肌的5－HT_2受体，促进血栓的形成。5－HT受体拮抗剂可以特异性地与5－HT_2受体结合，从而抑制血小板的聚集。

（2）临床应用。

可用于慢性缺血性血管闭塞症等多种血栓性疾病。研究显示，在服用阿司匹林的基础上给予5－HT受体拮抗剂沙格雷酯可降低稳定型心绞痛患者的血小板聚集水平，可用于稳定型心绞痛患者的辅助治疗。在预防脑梗死方面，沙格雷酯的作用与阿司匹林差异无统计学意义，但沙格雷酯出血事件发生率明显低于阿司匹林。

（3）不良反应。

主要不良反应为胃肠道不适，偶见出血、肝功能异常等。

（4）常用药物及注意事项详见表 3－16。

表 3－16 临床常用 5－羟色胺（5－HT）受体拮抗剂

药物名称	用法用量	注意事项	主要禁忌
沙格雷酯	通常成人每日 3 次，每次 100 mg，饭后口服。可根据年龄、症状的不同适当增减药量	下列患者慎用：月经期患者；有出血倾向及出血危险因素的患者；正在使用抗凝剂（华法林等）或者具有抑制血小板凝聚作用的药物（阿司匹林、噻氯匹定、西洛他唑等）的患者；严重肾功能障碍的患者	出血性疾病（血友病、毛细血管脆弱症、消化道溃疡、尿路出血、咯血、玻璃体积血等）患者；妊娠或可能妊娠的妇女

5. 其他抗血小板聚集药

（1）作用机制。

其他抗血小板聚集药通过作用于血小板和血管平滑肌的前列环素受体，激活腺苷酸环化酶，使细胞内环磷酸腺苷（cAMP）浓度升高，抑制 Ca^{2+} 流入及血栓素 A_2 生成等，从而有抗血小板和扩张血管的作用。

（2）临床应用。

适用于改善慢性动脉闭塞症引起的溃疡、间歇性跛行、疼痛和冷感等症状。

（3）不良反应。

主要有头痛、颜面潮红、腹泻、恶心等。其他如出血、休克等少见。

（4）常用药物及注意事项详见表 3－17。

表 3-17 临床常用其他抗血小板聚集药

药物名称	用法用量	注意事项	主要禁忌
贝前列素钠	饭后口服。通常成人一次 40 μg，每日 3 次	下列患者慎用：正在使用抗凝剂、抗血小板药、血栓溶解剂的患者；月经期的妇女；有出血倾向或出血危险因素的患者	出血性疾病（如血友病、毛细血管脆弱症、上消化道出血、尿路出血、咯血、眼底出血等）患者；妊娠或可能妊娠的妇女

（三）其他抗凝剂

1. 香豆素类药物

（1）作用机制。

香豆素类药物是维生素 K 拮抗剂，在肝脏时抑制维生素 K 由环氧化物向氢醌型转化，从而阻止维生素 K 的反复利用，影响含有谷氨酸残基的凝血因子Ⅱ、Ⅶ、Ⅸ、Ⅹ的羧化作用，使这些因子停留于无凝血活性的前体阶段，从而影响凝血过程。

（2）临床应用。

可防止血栓形成与发展，作为心肌梗死辅助用药。口服有效，作用时间较长。但作用出现缓慢，剂量不易控制。也用于风湿性心脏病、髋关节固定术、人工置换心脏瓣膜等手术后防止静脉血栓发生。

（3）不良反应。

过量易致各种出血。早期表现有瘀斑、紫癜、牙龈出血、鼻衄、伤口出血经久不愈、月经量过多等。

（4）常用药物及注意事项详见表 3-18。

表 3-18 临床常用香豆素类药物

药物名称	用法用量	注意事项	主要禁忌
华法林	维持量每日 2.5～5.0 mg	个体差异较大，治疗期间应严密观察病情，并依据凝血酶原时间调整用量	肝肾功能损害、严重高血压、凝血功能障碍伴有出血倾向、活动性消化性溃疡、外伤、先兆流产、近期手术者；妊娠妇女

续表3－18

药物名称	用法用量	注意事项	主要禁忌
双香豆素	根据凝血酶原时间调整用量，凝血酶原时间宜控制在 25～30 s（正常值 12 s）或 INR 值控制在 2～3。维持量 0.05～0.10 g，每日 1 次，极量为每次 0.3 g	恶病质、衰弱、发热、活动性肺结核、充血性心力衰竭、月经过多、先兆流产等患者慎用。用药过程中定期检查凝血酶原时间。长期口服停药时，要逐渐减量	有出血倾向、妊娠、严重肝肾功能损害、严重高血压、活动性消化性溃疡、亚急性感染性心内膜炎等患者

2. 新型抗凝剂

（1）作用机制。

新型抗凝剂针对单个有活性的凝血因子，选择性地阻断其活性位点，且不需要辅助因子（例如抗凝血酶Ⅲ）。

（2）临床应用。

适用于治疗和预防静脉血栓形成，用于非瓣膜性心房颤动成年患者以降低脑卒中和全身性栓塞的发生风险。

（3）不良反应。

最常见的不良反应为出血，其他可见腹痛、腹泻、消化不良、恶心。

（4）常用药物及注意事项详见表 3－19。

表 3－19　临床常用新型抗凝剂

药物名称	用法用量	注意事项	主要禁忌
利伐沙班	用于非瓣膜性心房颤动成年患者：推荐剂量是 20 mg，每日 1 次，该剂量同时也是最大推荐剂量。 用于深静脉血栓形成（DVT）和肺栓塞（PE）患者：前 3 周每日最大剂量 30 mg，之后维持治疗每日最大剂量 20 mg	在决定是否为具有较高出血风险的患者应用利伐沙班时，必须考虑栓塞事件与出血的风险	禁用于有临床明显活动性出血的患者。除转换抗凝治疗，或给予维持中心静脉或动脉导管通畅所需剂量普通肝素（UFH）的特殊情况之外，禁用任何其他抗凝剂的伴随治疗。禁用于妊娠及哺乳期妇女

续表3－19

药物名称	用法用量	注意事项	主要禁忌
达比加群酯	成人的推荐剂量为每日口服300 mg，即每次1粒150 mg的胶囊，每日两次。餐时或餐后服用均可	与其他抗凝药物一样，出血风险增高时，应谨慎使用达比加群酯	禁用于临床上显著的活动性出血、需要抗凝治疗的人工心脏瓣膜、重度肾功能损害的患者。除转换抗凝治疗，或给予维持中心静脉或动脉导管通畅所需剂量普通肝素（UFH）的特殊情况之外，禁用任何其他抗凝剂的伴随治疗。禁用于联合使用环孢菌素、全身性酮康唑、伊曲康唑和决奈达隆的患者

提示

对于超说明书用药的情况，医务人员应当根据《中华人民共和国医师法》《中华人民共和国侵权责任法》《医疗机构处方审核规范》《处方管理办法》等法律法规及相关专家共识等行业规范，规范医疗行为。

医生应当根据医疗、预防、保健需要，按照诊疗规范、药品说明书中的药品适应证、药理作用、用法、用量、禁忌、不良反应和注意事项等开具处方。药品用法用量应当按照药品说明书规定的常规用法用量使用，特殊情况需要超剂量使用时，应当注明原因并再次签名。

药师应当运用专业知识与实践技能，对医生在诊疗活动中为患者开具的处方进行合法性、规范性和适宜性审核，并做出是否同意调配发药的决定。药师经处方审核后，认为存在用药不适宜时，应当告知医生，请其确认或者重新开具处方。药师发现严重不合理用药或者用药错误时，应当拒绝调剂，及时告知医生，并应当记录，按照有关规定报告。

此外，医务人员应及时向患者或其家属说明超说明书用药的医疗风险，取得其明确同意。同时，严密监控不良反应的发生，在提高临床诊疗效果的同时保护患者的合法权益、减少医疗损害纠纷的发生。

三、动脉粥样硬化性疾病治疗常用药物用药交代与指导要点

（一）调血脂药

1. 阿托伐他汀钙片

用药交代与指导要点如下：

1）可在一天内的任何时间一次性服用，并不受进餐影响。

2）活动性肝病，包括原因不明的谷草转氨酶（AST）和/或谷丙转氨酶（ALT）持续升高患者禁用。

3）对本品中任何成分过敏者禁用。

4）怀孕或可能受孕的妇女禁用。

5）服用本品的女性禁止哺乳。

6）遮光，密封保存。

2. 瑞舒伐他汀钙片

用药交代与指导要点如下：

1）可在一天中任何时候服用。

2）对本品中任何成分过敏者禁用。

3）活动性肝病，包括原因不明的血清氨基转移酶持续升高和血清氨基转移酶升高超过正常值上限（ULN）3 倍的患者禁用。

4）严重的肾功能损害（肌酐清除率<30 mL/min）的患者禁用。

5）肌病患者禁用。

6）同时使用环孢素的患者禁用。

7）怀孕或哺乳期，以及计划怀孕的妇女禁用。

8）密封，干燥处保存。

3. 辛伐他汀片

用药交代与指导要点如下：

1）晚间一次服用。

2）对本品中任何成分过敏者禁用。

3）活动性肝病或原因不明的血清氨基转移酶持续升高者禁用。

4）怀孕或哺乳期妇女禁用。

5）禁止与强效 CYP3A4 抑制剂联合应用。

6）禁止与吉非贝齐、环孢菌素或达那唑联合应用。

7）密封，在 30℃以下保存。

4. 普伐他汀钠片

用药交代与指导要点如下：

1）临睡前服用。

2）对本品中任何成分过敏者禁用。

3）活动性肝病或原因不明的血清氨基转移酶持续升高的患者禁用。若 AST 或 ALT 持续超出正常值上限 3 倍，停用本品。

4）如果出现肌酸激酶（CK）明显升高，怀疑或确诊有肌病，停用本品。

5）遮光，密封保存。

5. 血脂康胶囊

用药交代与指导要点如下：

1）餐后服用。

2）对本品中任何成分过敏者禁用。

3）活动性肝炎或无法解释的血清转氨酶升高者禁用。

4）密封保存。

6. 非诺贝特胶囊

用药交代与指导要点如下：

1）与餐同服。

2）对本品中任何成分过敏者禁用。

3）肝功能不全，包括原发性胆汁性肝硬化、不明原因持续性肝功能异常患者禁用。

4）严重肾功能损害患者禁用，包括接受透析的患者。

5）已知在治疗过程中使用非诺贝特或与之结构相似的药物，尤其是酮洛芬时，会出现光毒性或光敏反应。

6）胆囊疾病者禁用。

7）慢性或急性胰腺炎者禁用，重症高 TG 血症引起的急性胰腺炎除外。

8）怀孕或哺乳期妇女禁用。

9）禁止与其他贝特类药物合用。

7. 非诺贝特片

用药交代与指导要点如下：

1）与餐同服。

2）对本品中任何成分过敏者禁用。

3）有胆囊疾病史，患胆石症的患者禁用。

4）严重肾功能不全、肝功能不全、原发性胆汁性肝硬化或原因不明的肝功能持续异常的患者禁用。

5）怀孕或哺乳期妇女禁用。

6）本品不能用于儿童。

7）遮光，密封保存。

8. 苯扎贝特片

用药交代与指导要点如下：

1）餐后或与餐同服。

2）对本品中任何成分过敏者禁用。

3）胆囊疾病、胆石症者禁用，本品有可能使胆囊相关症状加重。

4）肝功能不全或原发性胆汁性肝硬化者禁用。

5）严重肾功能不全者禁用。

6）肾病综合征引起血白蛋白减少者禁用。

9. 普罗布考片

用药交代与指导要点如下：

1）与餐同服。

2）对本品中任何成分过敏者禁用。

3）近期心肌损害，如新近心肌梗死者禁用。

4）严重室性心律失常、心动过缓者禁用。

5）有心源性晕厥或有不明原因晕厥者禁用。

6）有 Q－T 间期延长者禁用。

7）正在服用延长 Q－T 间期药物者禁用。

8）合并低血钾或低血镁者禁用。

9）怀孕或计划怀孕妇女禁用。

10）遮光，密封保存。

10. 脂必泰胶囊

用药交代与指导要点如下：

1）怀孕或哺乳期妇女禁用。

2）服药期间及停药后应尽量避免高脂饮食，如肥肉、禽肉皮、内脏、蛋黄等。

3）避光、防潮、密封保存。

11. 依折麦布片

用药交代与指导要点如下：

1）可空腹或与餐同服。

2）对本品中任何成分过敏者禁用。

3）本品与他汀类药物联合应用时，禁用于活动性肝病或原因不明的血清氨基转移酶持续升高的患者。

4）遮光，密封保存（30℃以下）。

（二）抗血小板聚集药以及其他抗凝剂

1. 阿司匹林肠溶片

用药交代与指导要点如下：

1）饭前用适量水送服，取出后应立即服用。

2）对阿司匹林或其他水杨酸盐，或本品中任何其他成分过敏者禁用。

3）有水杨酸盐或含水杨酸物质、非甾体抗炎药导致哮喘的疾病史者禁用。

4）急性胃肠道溃疡者禁用。

5）出血体质者禁用。

6）严重的肾、肝、心功能衰竭禁用。

7）禁止与氨甲蝶呤（剂量为15毫克/周或更多）合用。

8）妊娠的最后三个月禁用。

9）密封，25℃以下保存。

2. 硫酸氢氯吡格雷片

用药交代与指导要点如下：

1）与或不与餐同服。

2）漏服：在常规服药时间的 12 h 之内漏服时，患者应立即补服一次标准剂量，并按照常规服药时间服用下一次剂量；超过常规服药时间 12 h 漏服，患者应在下次常规服药时间服用标准剂量，无需剂量加倍。

3）对本品中任何成分过敏者禁用。

4）严重肝脏损害者禁用。

5）活动性病理性出血，如消化性溃疡或颅内出血者禁用。

6）遮光、密封，在干燥处保存。

3. 双嘧达莫片

用药交代与指导要点如下：

1）饭前口服。

2）对本品中任何成分过敏者禁用。

3）遮光，密封保存。

4. 达比加群酯胶囊

用药交代与指导要点如下：

1）应用水整粒吞服，餐时或餐后服用均可。如果出现胃肠道症状，建议随餐服用本品。请勿打开胶囊。

2）对本品中任何成分过敏者禁用。

3）严重的肾功能损害（肌酐清除率<30 mL/min）患者禁用。

4）临床上显著的活动性出血患者禁用。

5）有大出血显著风险的病变或状况，如当前或近期消化道溃疡，高出血风险的恶性赘生物，近期脑或脊髓损伤，近期脑、脊髓或眼部手术，近期颅内出血，已知或可疑的食道静脉曲张，动静脉畸形，血管动脉瘤或主要脊柱内或脑内血管异常的患者禁用。

6）联合应用任何其他抗凝药物，如普通肝素（UFH）、低分子肝素（依诺肝素、达肝素等）、肝素衍生物（磺达肝癸钠等）、口服抗凝药（华法林、利伐沙班、阿哌沙班等），除非在由该种治疗转换至本品或反之，以及 UFH 用于维持中心静脉或动脉置管通畅的必要剂量的这些情况下禁用。

7）有预期会影响存活时间的肝功能损害或肝病患者禁用。

8）联合使用环孢菌素、全身性酮康唑、伊曲康唑和决奈达隆的患者禁用。

9）需要抗凝治疗的人工心脏瓣膜患者禁用。

10）不推荐用于18岁以下患者。

11）接受本品治疗的育龄女性应避免妊娠。

12）使用本品治疗期间应停止哺乳。

13）密封，在25℃以下干燥保存。

5. 华法林钠片

用药交代与指导要点如下：

1）肝肾功能损害、严重高血压、凝血功能障碍伴出血倾向、活动性溃疡、外伤、先兆流产、近期手术者禁用。

2）孕妇禁用。

3）遮光，密封保存。

6. 利伐沙班片

用药交代与指导要点如下：

1）可与食物同服，也可以单独服用。

2）治疗期间如发生漏服，患者应立即服用利伐沙班片，并于次日开始继续每日服药一次。

3）对本品中任何成分过敏者禁用。

4）有临床明显活动性出血的患者禁用。

5）具有大出血显著风险的病灶或病情的患者禁用。

6）除了转换抗凝治疗，或给予维持中心静脉或动脉导管通畅所需剂量普通肝素（UFH）的特殊情况，禁用任何其他抗凝剂的伴随治疗。

7）伴有凝血异常和临床相关出血风险的肝病患者，包括达到Child－Pugh B级和C级的肝硬化患者禁用。

8）怀孕及哺乳期妇女禁用。

9）常温（10～30℃）密封保存。

7. 银杏叶片

用药交代与指导要点如下：

1）对本品中任何成分过敏者禁用。

2）密封保存。

8. 盐酸沙格雷酯片

用药交代与指导要点如下：

1）饭后口服。

2）出血性疾病（血友病、毛细血管脆弱症、消化道溃疡、尿路出血、咯血、玻璃体积血等）患者禁用。

3）怀孕或可能已经怀孕的妇女禁用。

4）25℃以下密封保存。

9. 贝前列素钠片

用药交代与指导要点如下：

1）饭后口服。

2）怀孕或可能已经怀孕的妇女禁用。

3）出血性疾病（如血友病、毛细血管脆弱症、上消化道出血、尿路出血、咯血、眼底出血等）患者服用本品可能导致出血增加，禁用本品。

4）密封、常温（10～30℃）保存。

10. 三七通舒胶囊

用药交代与指导要点如下：

1）建议划破铝箔（平整的一面），取出胶囊服用。

2）孕妇禁用，产妇慎用。

3）脑出血患者禁用。

4）遮光，密封，置阴凉干燥处（不超过20℃）保存。

四、处方审核案例实践与分析

1. 案例1

（1）问题处方类型。

遴选药品不适宜。

（2）处方示例（图3－3）：

×××医院处方笺

门诊号:0000xxxxxx　　科室: 心脏内科医疗单元　　费别:现金

姓名:×××　　性别: 男　　年龄: 73岁　　开具日期:xxxx年xx月xx日

临床诊断： 冠心病　帕金森病

R.

盐酸曲美他嗪片　　20mg×30片×3盒

Sig：20mg　t.i.d.　口服（特殊情况需要）

阿司匹林肠溶片　　100mg×30片×1盒

Sig：100mg　q.d.　口服（特殊情况需要）

医师：×××　　代码：xxxx　　金额：×××

药师（审核）：×××（药师）　药师（核对/发药）：×××（药师）　药师/士（调配）：×××（药士）

发票号：×××

图 3-3　案例 1 医院处方笺

(3) 案例分析。

曲美他嗪是优化心肌能量代谢的药物，能够有效降低血管阻力，增加冠状动脉血流量，改善心肌代谢，同时能够降低心肌耗氧量，从而调节心肌氧的供需平衡，广泛用于心绞痛的预防性治疗。服用曲美他嗪常见的神经系统不良反应有眩晕、头痛，少见的有帕金森病、步态不稳、不宁腿综合征、其他相关运动障碍等，通常在停药后可逆。有研究报道，130 例接受曲美他嗪治疗的患者中，有 56 例（43%）出现运动功能障碍，其中 20 例出现药物导致的帕金森病相关症状，15 例出现步态不稳，9 例出现震颤，12 例帕金森病患者用药之后症状加重。我国国家药监局网站发布不良反应信息通报建议：帕金森病、震颤、不宁腿综合征以及其他相关的运动障碍禁止使用曲美他嗪。

(4) 处方审核建议。

已诊断为曲美他嗪相关帕金森病者应立即停用曲美他嗪，并终生禁用该药。停用曲美他嗪后大多数患者症状完全消失或明显改善，对少数症状持续者可适当给予多巴丝肼片等多巴胺补充剂治疗。曲美他嗪致帕金森病的机制可能与其哌嗪核心结构有阻断多巴胺受体的作用有关。

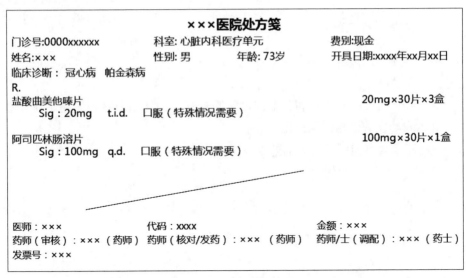

建议将曲美他嗪更换为单硝酸异山梨酯。单硝酸异山梨酯为硝酸异山梨酯的主要活性代谢产物，对血管平滑肌具有直接的松弛作用，可引起血管扩张，对静脉血管的扩张作用较强，因而可减少回心血量，降低心脏的前负荷。用于心绞痛患者时，前负荷降低可使左、右心室已经升高的充盈压降低，因而可以降低心室直径和室壁张力，降低心肌需氧量。单硝酸异山梨酯也可扩张动脉，降低后负荷，并引起血压降低，同时还可以通过促进心肌血流重新分布，改善缺血区血流供应，发挥抗心肌缺血作用。

2. 案例 2

（1）问题处方类型。

联合用药不适宜。

（2）处方示例（图 3−4）：

×××医院处方笺

门诊号：0000xxxxxx　　科室：心脏内科医疗单元　　费别：现金

姓名　：×××　　性别：女　　年龄　：65岁　　开具日期　：xxxx年xx月xx日

临床诊断：冠心病　慢性心力衰竭

R.

沙库巴曲缬沙坦钠片　　100mg×14片×5盒

Sig：100mg　b.i.d.　口服（特殊情况需要）

阿司匹林肠溶片　　100mg×30片×1盒

Sig：100mg　q.d.　口服（特殊情况需要）

培哚普利叔丁胺片　　4mg×30片×1盒

Sig：4mg　q.d.　口服（特殊情况需要）

医师：×××　　代码：xxxx　　金额：×××

药师（审核）：×××（药师）　药师（核对/发药）：×××　（药师）　药师/士（调配）：×××（药士）

发票号：×××

图 3−4　案例 2 医院处方笺

（3）案例分析。

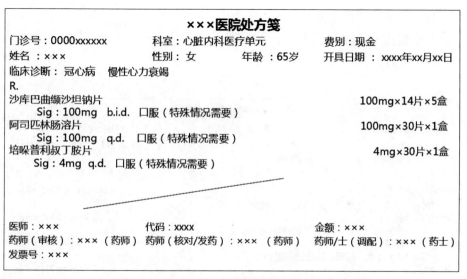

沙库巴曲缬沙坦是血管紧张素受体脑啡肽酶抑制剂（ARNI），具有扩张血管、降低血压、促进尿钠排泄等作用，在治疗心力衰竭和高血压方面疗效确切且安全性良好，已经得到包括我国在内的多个国家指南推荐。相关证据表明，ARNI 联合血管紧张素转化酶抑制剂（ACEI）可能增加血管性水肿的潜在风险，因此不建议同时服用沙库巴曲缬沙坦与 ACEI。如果患者既往应用 ACEI，必须先停止 ACEI 治疗至少 36 h 后才可应用沙库巴曲缬沙坦，如停止沙库巴曲缬沙坦治疗，必须在沙库巴曲缬沙坦末次给药 36 h 之后才能开始应用 ACEI。另外，由于沙库巴曲缬沙坦与血管紧张素受体拮抗剂（ARB）均具有拮抗血管紧张素Ⅱ1 型（AT1）受体的作用，因此不能将两者合用，既往应用 ARB 的患者建议换用沙库巴曲缬沙坦。

（4）处方审核建议。

如果患者既往应用 ACEI，考虑到患者目前有心力衰竭的症状，而沙库巴曲缬沙坦对于冠心病伴心力衰竭的患者的疗效确切，因此可以考虑将培哚普利更换为沙库巴曲缬沙坦。但是在更换药物时，应先停止治疗至少 36 h 后才可应用沙库巴曲缬沙坦。在停药期间，可以根据患者血压情况，适当考虑其他类型的降压药物，如钙通道阻滞剂（CCB）或利尿剂。

3. 案例 3

（1）问题处方类型。

联合用药不适宜。

（2）处方示例（图 3－5）：

×××医院处方笺

门诊号：0000xxxxxx　　科室：感染科医疗单元　　费别：现金

姓名 ：×××　　性别 ：女　　年龄： 69岁　　开具日期 ：xxxx年xx月xx日

临床诊断： 脑梗塞　糖尿病　细菌性肺炎

R.

阿司匹林肠溶片　　100mg x 30片 x1盒

Sig：100mg q.d. 口服（特殊情况需要）

替格瑞洛片　　90mg×14片×5盒

Sig：90mg b.i.d. 口服（特殊情况需要）

盐酸二甲双胍缓释片　　0.5g×30片×2盒

Sig：1g q.d. 口服（特殊情况需要）

克拉霉素片　　250mg×8片×3盒

Sig：250mg b.i.d. 口服（特殊情况需要）

医师：×××　　代码：xxxx　　金额：×××

药师（审核）：×××（药师）　药师（核对/发药）：×××（药师）　药师/士（调配）：×××（药士）

发票号：×××

图 3－5　案例 3 医院处方笺

（3）案例分析。

替格瑞洛为环戊三唑嘧啶类化合物，是一种直接作用、可逆结合的新型口服 P2Y12 受体拮抗剂，临床上与阿司匹林合用，用于急性冠脉综合征（ACS）患者或有心肌梗死病史且伴有至少一种动脉粥样硬化血栓形成事件高危因素的患者，可降低心血管死亡、心肌梗死和脑卒中的发生率。

替格瑞洛主要经 CYP3A4 代谢，少部分由 CYP3A5 代谢。体外研究证实，

CYP3A 抑制剂会影响其代谢，而克拉霉素主要由 CYP3A 同工酶代谢。在该机制下，与克拉霉素同时使用时其他药物的代谢会受到抑制，从而使其血清中的药物浓度升高。因此应避免替格瑞洛与 CYP3A 抑制剂联合使用，以避免因联合用药导致替格瑞洛的暴露量大幅度增加所致的出血风险增加。

（4）处方审核建议。

替格瑞洛所致不良反应涉及全身多个系统和器官，相关严重不良反应时有发生，建议临床评估患者的用药风险，加强患者用药监测，确保患者用药安全、有效。就本例处方而言，可将抗菌药物克拉霉素更换为阿莫西林或喹诺酮类药物。

4. 案例 4

（1）问题处方类型。

用法用量不适宜。

（2）处方示例（图 3－6）：

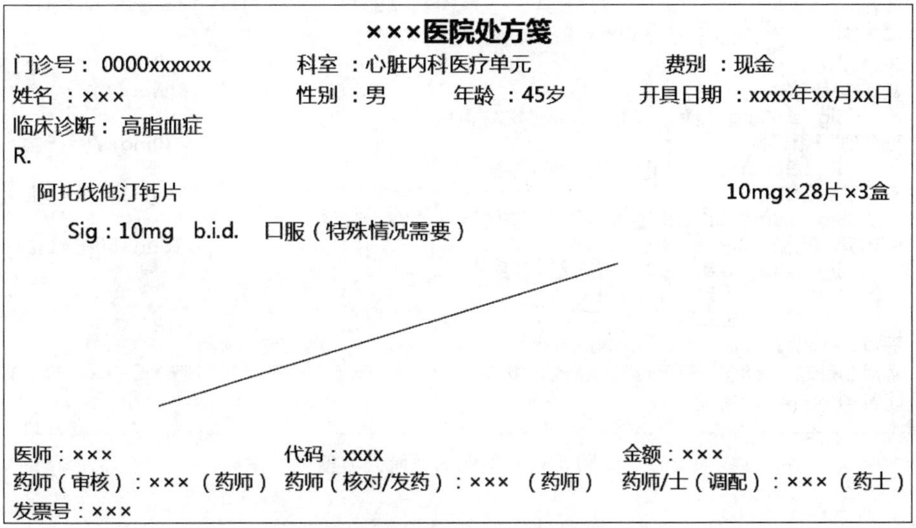
×××医院处方笺

门诊号：0000xxxxxx　科室：心脏内科医疗单元　费别：现金

姓名：×××　性别：男　年龄：45岁　开具日期：xxxx年xx月xx日

临床诊断：高脂血症

R.

阿托伐他汀钙片　10mg×28片×3盒

Sig：10mg　b.i.d.　口服（特殊情况需要）

医师：×××　代码：xxxx　金额：×××

药师（审核）：×××（药师）　药师（核对/发药）：×××（药师）　药师/士（调配）：×××（药士）

发票号：×××

图 3－6　案例 4 医院处方笺

（3）案例分析。

阿托伐他汀通过抑制 HMG－CoA 还原酶及胆固醇的合成而降低血浆总胆固醇和脂蛋白水平，从而起到调节血脂的功效。

阿托伐他汀说明书用法用量：常用的起始剂量为 10 mg，每日一次。阿托伐他汀可在一日内的任何时间一次服用，并不受进餐影响。

阿托伐他汀及其代谢产物主要经肝脏和/或肝外代谢后经胆汁清除。在正常人体内，其平均血浆消除半衰期约为 14 h，但由于其活性代谢产物对 HMG−CoA 还原酶抑制活性的半衰期为 20～30 h，因此只需每日用药一次即可。

（4）处方审核建议。

从患者用药依从性及稳定血药浓度考虑，建议将给药频次改为每日一次。

5. 案例 5

（1）问题处方类型。

遴选药品不适宜。

（2）处方示例（图 3−7）：

×××医院处方笺

门诊号：0000xxxxxx　　科室：呼吸内科医疗单元　　费别:现金

姓名:×××　　性别: 男　　年龄: 88岁　　开具日期:xxxx年xx月xx日

临床诊断：冠心病 高血压 慢性阻塞性肺疾病 支气管哮喘

R.

阿司匹林肠溶片　　100mg×30片×1盒

　Sig：100mg q.d. 口服（特殊情况需要）

硝苯地平控释片　　30mg×7片×5盒

　Sig：30mg q.d. 口服（特殊情况需要）

盐酸普萘洛尔片　　10mg×100片×1瓶

　Sig：10mg t.i.d. 口服（特殊情况需要）

噻托溴铵吸入粉雾剂　　18μg×30粒×1盒

　Sig：18μg q.d. 吸入（特殊情况需要）

医师：×××　　代码：xxxx　　金额：×××

药师（审核）：×××（药师）　药师（核对/发药）：×××（药师）　药师/士（调配）：×××（药士）

发票号：×××

图 3−7　案例 5 医院处方笺

（3）案例分析。

普萘洛尔属于非选择性的 β 受体阻滞剂，其能够抑制心脏 β_1 肾上腺素能受体，从而减慢心率，减弱心肌收缩力，降低血压，减少心肌耗氧量，减少患者心绞痛发作，增加运动耐量。由于拮抗支气管平滑肌的 β_2 受体，非选择性 β 受体阻滞剂可以使支气管收缩，增加呼吸阻力，诱发或加剧哮喘。因此伴严重心动过缓、高度房室传导阻滞、窦房结功能紊乱、明显支气管痉挛或支气管哮喘患者禁用β受体阻滞剂。本例患者诊断为支气管哮喘、慢性阻塞性肺疾病，属于超药品说明书禁忌使用。

（4）处方审核建议。

对于本例患者，因普萘洛尔属于非选择性的β受体阻滞剂，其使用禁忌就包括了支气管哮喘，结合患者的病情，可以将普萘洛尔更换为厄贝沙坦。临床主要推荐的以CCB为基础的优化联合治疗方案包括二氢吡啶类CCB+ARB、二氢吡啶类CCB+ACEI。ARB是继ACEI后对心血管病等具有良好疗效的、作用于肾素－血管紧张素－醛固酮系统（RAAS）的一类降压药物。ARB作用于血管紧张素Ⅱ（AngⅡ）受体，更充分、更直接地阻断RAAS，避免了“AngⅡ逃逸现象”，具有较好的降压效果，无ACEI引起的干咳、血管神经性水肿等不良反应，患者治疗依从性更高，ARB已成为一线降压药物，在临床广泛应用。

6. 案例6

（1）问题处方类型。

联合用药不适宜。

（2）处方示例（图3-8）：

×××医院处方笺

门诊号 :0000xxxxxx　　科室 :心脏内科医疗单元　　费别: 现金

姓名 :×××　　性别: 女　　年龄 :57岁　　开具日期: xxxx年xx月xx日

临床诊断： 冠心病 心绞痛 慢性心力衰竭

R.

盐酸伊伐布雷定片　　5mg×14片×5盒

Sig：5mg b.i.d.（早晚） 口服（特殊情况需要）

盐酸地尔硫䓬片　　30mg×50片×4盒

Sig：60mg t.i.d. 口服（特殊情况需要）

琥珀酸美托洛尔缓释片　　47.5mg×7片×5盒

Sig：47.5mg q.d. 口服（特殊情况需要）

医师：×××　　代码：xxxx　　金额：×××

药师（审核）：×××（药师） 药师（核对/发药）：×××（药师） 药师/士（调配）：×××（药士）

发票号：×××

图3-8 案例6医院处方笺

（3）案例分析。

伊伐布雷定是第一个窦房结 If 电流选择特异性抑制剂。与传统减慢心率药物（如β受体阻滞剂）相比，伊伐布雷定单纯减慢心率，对心内传导、心肌收缩力或心室复极化无影响，对机体糖脂代谢也无影响。2012 年 2 月 9 日欧洲药品监管局（EMEA）正式批准伊伐布雷定用于合并收缩功能异常的慢性心力衰竭的治疗。目前在各指南中均有推荐。对于冠心病患者，如使用β受体阻滞剂后仍有心绞痛，可加用伊伐布雷定。

体外研究证实，伊伐布雷定主要通过 CYP3A4 代谢，也是 CYP3A4 的弱抑制剂。药物相互作用研究证实，CYP3A4 的抑制剂和诱导剂易与本品发生相互作用，对本品药代动力学的影响有临床意义。地尔硫䓬为中效 CYP3A4 抑制剂，伊伐布雷定与其联用时，可导致伊伐布雷定的暴露量增加，药时曲线下面积（AUC）增加 2～3 倍，以及心率额外降低 5 次/分钟。伊伐布雷定说明书中也明确禁止与具有降低心率作用的中效 CYP3A4 抑制剂（维拉帕米或地尔硫䓬）联合应用。

（4）处方审核建议。

伊伐布雷定为降低心率的药物，鉴于心率可能随时间大幅波动，因此在使用伊伐布雷定进行治疗前，或者对已经使用伊伐布雷定的患者调整剂量时，都应考虑连续心率测定、心电图或 24 h 动态心电监测，以明确静息心率。处方中两种药物联用会增加伊伐布雷定的暴露量，从而加重患者的不良反应，如心动过缓、光幻视等。建议将地尔硫䓬更换为典型的 CCB，如硝苯地平、氨氯地平等。

7. 案例 7

（1）问题处方类型。

遴选药品不适宜。

（2）处方示例（图 3-9）：

×××医院处方笺

门诊号 :0000xxxxxx　　科室: 心脏内科医疗单元　　费别:现金

姓名 :×××　　性别:女　　年龄:60岁　　开具日期 : xxxx年xx月xx日

临床诊断： 高血压3级（极高危） 血钾6.0mmol/L 双侧肾动脉狭窄

R.

硝苯地平控释片　　30mg×7片×5 盒

Sig: 30mg q.d. 口服 (特殊情况需要)

厄贝沙坦片　　75mg×42片×2 盒

Sig: 150mg q.d. 口服 (特殊情况需要)

医师 : ×××　　代码 : xxxx　　金额 : ×××

药师（审核）: ×××（药师） 药师（核对/发药）: ×××（药师） 药师/士（调配）: ×××（药士）

发票号 : ×××

图 3－9　案例 7 医院处方笺

（3）案例分析。

ARB 降压药效呈剂量依赖性，但不良反应并不随剂量增加而增加，适用于轻、中、重度高血压患者。ARB 通过有效拮抗 AngⅡ与 AT1 受体结合引起的各种有害作用，增强了 AngⅡ和 AT2 受体结合所产生的有益效应，同时也使 AngⅡ转化为 Ang1～7，发挥心血管保护作用。由于 ARB 扩张肾小球出球小动脉的作用强于肾小球入球小动脉，使肾小球滤过压下降、肾功能减退、肾小球滤过率（GFR）降低、血肌酐和血钾水平升高。因此，对于单侧肾动脉狭窄患者使用 ARB 应注意肾功能变化。而双侧肾动脉狭窄患者则禁用 ARB。本例患者患高血钾、双侧肾动脉狭窄，因此不应使用 ARB（如厄贝沙坦）。

（4）处方审核建议。

无论是何种类型肾动脉狭窄所致的高血压，均需严格控制血压，目标血压为 140/90 mmHg。降压药物选择需根据患者肾动脉狭窄累及范围、程度及肾功能状态而定，单侧肾动脉狭窄可以选用 ACEI、ARB、CCB、β受体阻滞剂，利尿剂可用于双侧肾动脉狭窄患者。双侧严重肾动脉狭窄患者禁用 ACEI 或 ARB，建议将处方中厄贝沙坦更换为氢氯噻嗪。该类药物作用于远曲小管始端，减少钠和水的重吸收，属于中效利尿剂。联合应用小剂量利尿剂与其他降压药物（如 ACEI、ARB 或 CCB）较足量单药治疗降压效果更明显，且不良反应小，临床获益多。利尿剂能够加强其他抗高血压药物的降压疗效，优势互补。

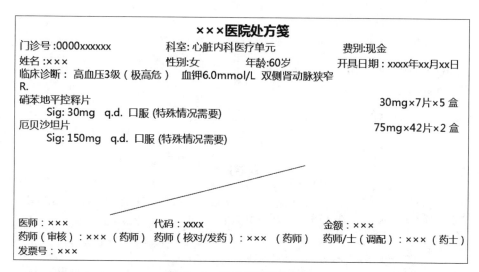

8\. 案例 8

（1）问题处方类型。

遴选药品不适宜。

（2）处方示例（图 3－10）：

×××医院处方笺

门诊号 :0000xxxxxx　　科室 :心脏内科医疗单元　　费别：现金

姓名：×××　　性别: 女　　年龄 :73岁　　开具日期：xxxx年xx月xx日

临床诊断： 冠心病；肥厚性心肌病；Ⅲ度房室传导阻滞

R.

螺内酯片　　20mg×20片×3袋

　Sig：20mg　b.i.d.　口服（特殊情况需要）

盐酸曲美他嗪片　　20mg×30片×3盒

　Sig：20mg t.i.d. 口服　（特殊情况需要）

盐酸地尔硫䓬缓释胶囊（Ⅱ）　　90mg×10粒×3盒

　Sig：90mg q.d. 口服　（特殊情况需要）

医师：×××　　代码：xxxx　　金额：×××

药师（审核）：×××（药师）　药师（核对/发药）：×××（药师）　药师/士（调配）：×××（药士）

发票号：×××

图 3－10　案例 8 医院处方笺

（3）案例分析。

盐酸地尔硫䓬缓释胶囊属于非二氢吡啶类 CCB，其主要通过作用于心肌、血管平滑肌以及房室结等部位的钙离子通道，抑制钙离子由细胞外向细胞内的跨膜内流，降低细胞内钙离子的浓度，但不改变血清钙浓度。缓解和预防心肌、血管平滑肌细胞的收缩，具有扩张冠脉和末梢血管、改善心肌肥大及延长房室结传导时间等作用，可以有效治疗高血压、心绞痛、心律失常。但是由于非二氢吡啶类 CCB 的心脏亲和性及其对心肌、窦房结功能、房室传导的负性肌力和负性传递作用，因此其应避免用于左室收缩功能不全的高血压患者，禁用于Ⅱ～Ⅲ度房室传导阻滞患者。

（4）处方审核建议。

对于冠心病合并Ⅱ或Ⅲ度房室传导阻滞的患者，可以考虑将非二氢吡啶类 CCB 更换为不具有负性肌力的二氢吡啶类 CCB，如硝苯地平、氨氯地平等。

9. 案例 9

(1) 问题处方类型。

遴选药品不适宜。

(2) 处方示例 (图 3-11):

×××医院处方笺

门诊号 :0000xxxxxx	科室 :心脏内科医疗单元	费别 : 现金
姓名: ×××	性别 :女　　年龄: 29岁	开具日期: xxxx年xx月xx日

临床诊断 : 高血压 孕6周 甲状腺功能减退

R.

硝苯地平控释片　　30mg×7片×5盒

Sig : 30mg q.d. 口服 (特殊情况需要)

左甲状腺素钠片　　50μg x 100片 x 1盒

Sig : 50μg q.d. 口服 (特殊情况需要)

医师 : ×××	代码 : xxxx	金额 : ×××
药师 (审核) : ××× (药师)	药师 (核对/发药) : ××× (药师)	药师/士 (调配) : ××× (药士)
发票号 : ×××		

图 3-11　案例 9 医院处方笺

(3) 案例分析。

患者为妊娠女性，高血压诊断明确。对于有妊娠计划的慢性高血压患者，如患者血压≥150/100 mmHg，或合并靶器官损害，建议尽早在高血压专科进行血压水平、靶器官损害状况以及高血压的病因评估，并需进行降压药物治疗，一般在妊娠计划 6 个月前停用 ACEI 或 ARB。妊娠早期原则上采用尽可能少的药物种类和剂量，同时应充分告知患者妊娠早期用药对胎儿重要脏器发育影响的不确定性。妊娠 20 周后，胎儿器官已形成，降压药物对胎儿的影响可能减弱，但应注意目前没有任何一种降压药物对妊娠高血压患者是绝对安全的。除甲基多巴和氢氯噻嗪在 FDA 的安全性评价中属于 B 类证据外，多数降压药物均属于 C 类证据，而氢氯噻嗪也有降低胎盘血流量的不良反应。因此，为妊娠高血压患者选择药物应权衡利弊，并在给药前对患者进行充分说明。

硝苯地平属于 CCB，动物试验显示有胚胎毒性、胎仔毒性及致畸性，因此怀孕 20 周以内的孕妇禁用。

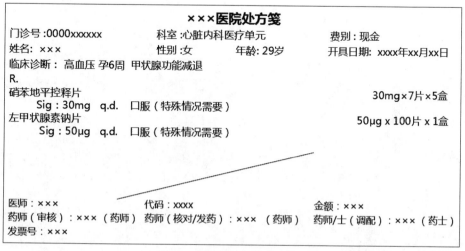

（4）处方审核建议。

对于高血压合并妊娠的患者，推荐甲基多巴为妊娠高血压的首选降压药。若单药控制效果不理想，可联合应用甲基多巴与肼屈嗪、拉贝洛尔与肼屈嗪。

第四章 门诊慢性阻塞性肺疾病患者慢性病健康管理

第一节　慢性阻塞性肺疾病概述

一、定义

慢性阻塞性肺疾病（COPD）指机体明显暴露于有毒颗粒或气体，导致气道和/或肺泡异常，引起以持续性呼吸道症状和气流受限为特征的可以预防和治疗的常见疾病，包括气管支气管炎、肺炎、哮喘、尘肺、肺气肿等呼吸道疾病，简称慢阻肺。COPD 常见的症状为咳嗽、咳痰、呼吸困难，可出现急性加重，COPD 急性加重若反复发作可导致患者呼吸衰竭或并发全身疾病。

二、流行现状

（一）COPD 患病率呈上升趋势

数据显示我国 40 岁以上人群 COPD 患病率持续上升，患病率的上升与社会经济发展、人口老龄化和环境污染等因素密切相关，同时患病率与年龄呈正相关，农村高于城市、男性高于女性。

（二）COPD 是我国居民重要的死亡原因

COPD 成为我国居民重要的死亡原因，由于 COPD 漏诊与误诊率较高，COPD 的实际病例数和死亡数可能更高。

（三）COPD 的危害

由于 COPD 病程长、病情呈渐进式发展、致病原因多、反复加重致多器官受损难以治愈，生命质量差、经济负担重是因病致贫的重要因素之一，主要体现在COPD导致生活质量下降、致残和医疗负担大等方面，以及对患者职业及家庭生产力产生影响，间接对国家和社会的经济发展产生影响。

三、危险因素

（一）个体因素

1. 遗传因素

某些遗传因素可增加COPD的发病风险，即COPD有遗传易感性，如α1-抗胰蛋白酶缺乏，重度α1-抗胰蛋白酶缺乏与非吸烟者的肺气肿形成有关。

2. 气道高反应性

气道高反应性指气道受到某种刺激而发生缩窄，这种刺激在正常人呈无反应状态或反应较轻，而在某些人却引起了明显的支气管痉挛狭窄，导致肺中的空气不能从气管有效排除，未能和外界的空气进行顺畅的交换。

3. 肺的发育

某类人群的肺部发育不完善，肺部不能有效发挥作用，这类人群更易患肺部的疾病。

（二）环境因素

1. 吸烟

吸烟者的肺功能异常率较高，第一秒用力呼气容积（FEV1）年下降率较高，被动吸烟也可能导致呼吸道症状及COPD的发生，孕妇吸烟会影响胎儿肺脏的生长和发育，对胎儿的免疫系统造成损伤。

2. 职业性粉尘和化学物质

在作业场所吸入职业性粉尘、化学物质等，如果浓度过高或接触时间过长也会导致COPD的发生。

3. 室内空气污染

指木材、动物粪便及煤炭等生物燃料燃烧时产生烟尘等导致的污染，室内空气污染与气溶胶、吸烟有协同作用。

4. 室外空气污染

雾霾、化学气体等对支气管黏膜有刺激和细胞毒性作用，为病毒、细菌入侵创造了条件，当污染明显加重时，COPD 发作会增加，病毒和细菌导致的呼吸道感染是 COPD 发作和加剧的重要因素。

5. 社会经济地位

社会经济地位较低和生活在农村的个体 COPD 患病率较高，如燃煤性支气管炎发生率农村大大高于城市。

四、发病机制

（一）炎症机制

COPD 以气道、肺实质和肺血管的慢性炎症为主要特征，肺内中性粒细胞、巨噬细胞、T 淋巴细胞（尤其是 $CD8^{+}$）等增加，激活的炎症细胞释放多种炎症介质，如白介素 8（IL－8）、转化生长因子－β（TGF－β）和白三烯 B4（LTB4）等，破坏肺结构，促进炎性反应。

（二）蛋白酶－抗蛋白酶失衡

肺内源性蛋白酶－抗蛋白酶失衡是导致肺气肿的重要原因，研究发现 COPD 急性加速期蛋白酶 3（PR3）、支气管肺泡灌洗液中基质金属蛋白酶－9（MMP－9）的活性水平比稳定期明显升高，髓过氧化物酶（MPO）水平的升高与肺功能快速下降有关。

（三）氧化应激机制

COPD 患者的氧化应激标准物水平显著升高，抗氧化能力明显下降，导致 COPD 急性加重期时氧化应激反应进一步增加。

（四）胆碱能神经受体分布异常等自主神经功能紊乱

胆碱能神经受体分布异常等自主神经功能紊乱也在COPD发作中起重要作用。

五、病理改变

COPD特征性的病理改变存在于气道、肺实质和肺血管。

（1）气道的病理改变主要包括两个方面。

1）中央气道病理改变，炎症细胞浸润气管表皮上层，黏液分泌腺增大和杯状细胞增多，使黏液分泌增加。

2）外周气道病理改变，慢性炎症导致外周气道壁结构重塑，胶原含量增加及瘢痕组织形成，造成气腔狭窄，引起固定性气道阻塞。

（2）肺实质的病理改变。

肺小叶中央肺气肿涉及呼吸性细支气管的扩张和破坏，病情较轻时这些破坏常发生于肺的上部区域，随着病情发展可弥漫分布于全肺并破坏毛细血管床。

（3）肺血管的病理改变。

血管壁、内膜增厚是最早的结构改变，接着出现平滑肌增加和血管壁炎症细胞浸润，COPD急性加重期平滑肌、蛋白多糖和胶原物质增加，进一步使血管壁增厚、气道变窄，部分COPD晚期继发肺源性心脏病患者可见多发性肺细小动脉原位有血栓形成。

六、中医认识

中医将COPD归入“喘症”“咳嗽”“气短”“水气病”等范畴，主要累及肺脏，渐及脾肾，本虚标实为基本病机，稳定期偏于本虚，主要为肺肾脾气虚，常兼见血瘀、痰浊。急性加重期为标实，主要为痰热，痰浊郁阻，致肺气不利，治疗节失司，心血营运部不畅，肺病及心，瘀血阻碍肺气，久则喘，本病病程长，痰浊、水饮与血淤互为影响，兼见同病。六淫侵肺是COPD发生发展的主要外因，肺脾肾亏虚是COPD发生发展的主要内在原因，痰瘀虚是COPD后期发展根本的原因。

第二节　慢性阻塞性肺疾病的诊断与评估

一、诊断

（一）诊断标准

全面采集病史，包括症状、接触史、既往史和系统回顾。凡有呼吸困难、慢性咳嗽或咳痰等症状和/或有危险因素接触史者，均应考虑 COPD 的可能，肺功能检查是诊断 COPD 的金标准，在吸入支气管扩张剂后，第一秒有力呼气容积（FEV1）/用力肺活量（FVC）<70%，即明确存在持续的气流受限，排除其他疾病后可确诊，持续存在的气流受限是诊断 COPD 的必备条件。

（二）诊断依据

1. 症状

（1）慢性咳嗽。

通常为首发症状，初起咳嗽呈间歇性，早晨较重，后早晚或整日均有咳嗽，但夜间咳嗽并不显著，少数患者咳嗽不伴咳痰，也有部分患者虽有明显气流受限，但无咳嗽症状。

（2）咳痰。

咳嗽后通常伴有少量黏液性痰，部分患者多于清晨咳痰，合并感染时痰量增多，常有脓性痰。

（3）气短或呼吸困难（气促）。

活动后气促是 COPD 患者最具特征的临床表现，早期仅在登楼、提重物或快速步行时出现，后逐渐加重，以致穿脱衣服、洗漱、说话等基本日常活动甚至休息时也感气促。

（4）喘息和胸闷。

不是 COPD 患者的特异性症状，部分患者，特别是重度患者有明显的喘息，听诊有广泛的吸气相或呼气相哮鸣音，胸部紧闷感通常于劳动后发生，与呼吸费力、肋间肌等容性收缩有关。

（5）其他症状。

COPD程度较重者可能会发生体重下降、食欲减退、外周肌肉萎缩和功能障碍、抑郁、焦虑等全身性症状，长时间的剧烈咳嗽可导致咳嗽性晕厥，合并感染时可咯血。

2. 体征

（1）视诊及触诊。

COPD患者可出现桶状胸，呼吸变浅、频率增快，COPD程度较重者可见胸腹矛盾运动，患者不时用缩唇呼吸以增加呼气量，呼吸困难加重时常采取前倾坐位，伴低氧血症时可出现黏膜和皮肤发绀，伴右心衰竭时可见下肢水肿和肝脏增大。

（2）叩诊。

肺过度充气可使心浊音界缩小、肺肝界下降，肺叩诊可呈过清音。

（3）听诊。

双肺吸音可减低，呼气延长，可闻及干啰音，双肺底或其他肺野可闻及湿啰音，心音遥远，剑突部心音较清晰响亮。

3. 辅助检测

1）肺功能检查是判断气流受限的主要客观指标，对COPD诊断、严重程度评价、疾病进展状况评估、预后及治疗反应判断等都有重要意义，气流受限以FEV1/FVC来确定，FEV1/FVC是COPD的一项敏感指标，可检出轻度气流受限，FEV1是诊断中、重度气流受限的良好指标，它变异性小，易于操作，应作为COPD肺功能检查的基本项目，吸入支气管扩张剂后FEV1＜80％预计值，且FEV1/FVC％＜70％者，可确定为不能完全可逆的气流受限。

2）肺总量（TLC）、功能残气量（FRC）和残气容积（RV）增高，肺活量（VC）减低，RV/TLC增高，均为COPD的特征性变化。

3）COPD早期X线片可无异常变化，以后可出现慢性支气管炎和肺气肿的影像学改变，虽然X线片改变对COPD诊断特异性不高，但作为确定肺部并发症及与其他肺部疾病进行鉴别的一项重要检查，应该常规使用。CT检查对有疑问患者的鉴别诊断有较高价值。

4）血气分析对诊断低氧血症、高碳酸血症、酸碱平衡失调，以及判断呼吸衰竭的类型有重要价值。

5）COPD合并细菌感染时，血常规检验可见血白细胞增高、核左移。

6）痰培养可检出病原菌，常见病原菌为肺炎链球菌、流感嗜血杆菌、卡他莫拉菌和肺炎克雷白杆菌等，为抗菌药物的选择提供依据。

4. 鉴别诊断

（1）肺癌。

患者年龄大多在40岁以上，有多年的吸烟史，发生顽固性和刺激性咳嗽，常有反复和持续性的痰血，X线片有块状阴影、结节状影，提示阻塞性肺炎，抗生素类药物治疗后未能完全消散，痰查脱落细胞、纤支镜活检可明确诊断。

（2）肺结核。

患者痰涂片检查有结核分枝杆菌，X线片有结核病灶，有结核中毒症状。

5. 并发症

（1）自发性气胸。

突然加重的呼吸困难并伴有明显的发绀，患侧肺部叩诊为鼓音，听诊呼吸音减弱或消失，应考虑并发自发性气胸，自发性气胸需及时救治，否则死亡率高。

（2）睡眠呼吸障碍。

COPD患者睡眠时通气量降低较为明显，尤其是患者清醒状态下动脉血氧分压已经低达8.00 kPa（60 mmHg）左右时，若睡眠中进一步降低，就更为危险，患者睡眠质量降低，可出现心律失常和肺动脉高压等。

（3）心血管病。

大多数吸烟的COPD患者易出现心血管病，急性加重期伴有全身炎症标志物的增加，炎症介质和血小板的相互作用可能在心血管病的发病中发挥作用。

（4）骨质疏松。

吸烟是COPD并发骨质疏松的常见致病因素，女性多见，随着COPD进行性加重，慢性低氧血症、维生素D缺乏、营养不良、性腺功能减退、慢性肾功能不全和药物使用（尤其是皮质类固醇）均可增加骨质疏松的发病风险。

（5）肺栓塞。

尸检证实COPD患者肺栓塞的发生率为28%～51%，多发性肺细小动脉原位血栓形成是COPD急性加重期患者常见的病理学改变。

（6）胃溃疡。

尸检证实COPD患者中18%～30%并发胃溃疡，其发病机理尚未完全明确。

二、评估

（一）评估肺功能

目前多采用慢性阻塞性肺疾病全球倡议（GOLD）慢阻肺肺功能分级评估肺功能（表4-1）。

表4-1 慢性阻塞性肺疾病全球倡议（GOLD）慢阻肺肺功能分级

肺功能分级	气流受限程度	FEV1 占预计值的百分比
1级	轻度	≥80%
2级	中度	≥50%
3级	重度	≥30%
4级	极重度	<30%

（二）评估症状

临床上可采用改良版英国医学研究委员会呼吸问卷（mMRC）、COPD患者自我评估测试问卷（CAT）评估症状。

表4-2 改良版英国医学研究委员会呼吸问卷（mMRC）

等级	严重程度	计分	标记
0级	我仅仅在剧烈运动时才出现呼吸困难	0	
1级	我只在快步走或者爬坡时出现呼吸困难	1	
2级	我因为呼吸困难比同龄人走得慢，或按正常人速度行走我必须停下来喘息	2	

续表4－2

等级	严重程度	计分	标记
3 级	我行走几分钟或者 100 米就会出现呼吸困难	3	
4 级	因为呼吸困难我无法离开房间，或者穿衣脱衣时就会出现呼吸困难	4	

注：mMRC 仅反映呼吸困难程度。0～1 分提示症状少，2 分及以上提示症状多。

表 4－3 COPD 评估测试问卷（CAT）

问卷内容	评估得分					
最好情况/最严重情况	0	1	2	3	4	5
我从不咳嗽/我一直咳嗽						
我一点痰也没有/我有很多痰						
我一点胸闷感觉也没有/我有很重的胸闷感觉						
当爬坡或爬一层楼时并没有喘不过气的感觉/当爬坡或爬一层楼时我喘不过气的感觉很严重						
虽然有 COPD，但我在家里任何活动都不受限制/因为 COPD，我在家任何活动都受影响						
每当我想外出时我就外出/因为 COPD，我从来没有外出过						
我睡眠非常好/因为 COPD，我的睡眠非常差						
我精力旺盛/我一点精力都没有						
得分合计						

注：本表有 8 个问题，数字 0～5 表示严重程度，0 分表示最好情况，5 分表示最严重情况。在对应处打“√”，每个问题只能标记1 个选项。总分值范围 0～40 分。0～10 分为轻度，11～20 分为中度，21～30 分为重度，31～40 分为极重度。

（三）评估急性加重风险

图 4－1 是 2017 年 GOLD 修订的 COPD 病情评估流程图。

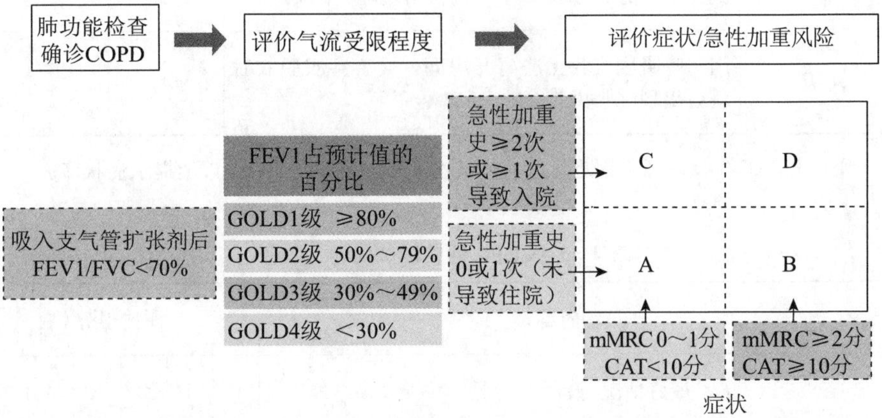

图 4－1　COPD 病情评估流程图

注：急性加重≥2 次或≥1 次导致入院，提示未来风险高，死亡风险大，归类为 C、D；急性加重 0 或 1 次（未导致住院）则归类为 A、B。mMRC 0～1 分，CAT<10 分归类为 A、C；mMRC≥2 分，CAT≥10 分归类为 B、D。

第三节　慢性阻塞性肺疾病的治疗

一、稳定期治疗

（一）药物治疗

1. 西药

（1）吸入治疗药物。

支气管扩张剂常用 β_2 受体激动剂、抗胆碱能药物和甲基黄嘌呤类药物，联合应用有协同作用，长效制剂优于短效。吸入性糖皮质激素在急性加重和严重气流受限，长效支气管扩张剂不能控制时推荐使用。

（2）糖皮质激素。

对 COPD 稳定期患者可规范使用，不推荐长期口服糖皮质激素治疗。

（3）祛痰和镇咳药物。

单纯祛痰剂仅用于痰黏难咳者，不推荐使用。

（4）抗氧化剂。

应用抗氧化剂可降低病情反复加重的频率。

2. 中药

改善 COPD 稳定期患者的临床症状推荐六君子汤，六君子汤组成：人参、白术、茯苓、炙甘草、陈皮、半夏。

改善 COPD 稳定期患者的运动能力和生活质量，延缓肺功能的下降，使用平喘固本汤；肺气虚证，使用玉屏风颗粒；肺脾虚，使用人参健脾丸；肺肾气虚证，使用百令胶囊、金匮肾气丸；肺肾气虚兼血瘀证候，使用补肺活血胶囊。

改善 COPD 患者焦虑、抑郁状态及肺脾气虚证，使用补中益气丸、六君子汤。

3. 疫苗

建议所有 COPD 患者接种流感疫苗。肺炎球菌疫苗可接种年龄大于 65 岁的患者，以及有明显并发症的年轻患者，包括慢性心脏病或肺脏疾病（证据质量B级），推荐使用PCV13和PPSV23。

（二）非药物治疗

1. 长期家庭氧气治疗

严重静息期低氧血症的患者需要长期的家庭氧气治疗。

对于稳定期COPD患者，若存在静息或运动中的中度低氧血症，不一定需要长期家庭氧气治疗，应注意考虑患者因素。

2. 无创通气

有严重慢性高碳酸血症和急性呼吸衰竭住院的患者，可以考虑长期无创通气。

3. 介入性支气管镜检查和手术

上叶肺气肿（证据质量A级）患者，应考虑进行肺减容手术，晚期肺气肿患者可考虑支气管镜肺减容干预，肺大疱患者可以考虑进行外科大疱切除术。

对于非常严重的COPD患者（进行性疾病、BODE评分为7～10分、不适合肺减容手术者），有以下情况之一者可以考虑肺移植手术：急性高碳酸血症（PCO_2＞50 mmHg）加重的住院史；尽管长期家庭氧气治疗，但仍存在肺动脉高压和/或肺源性心脏病；FEV1＜20％预计值，DLCO＜20％或肺气肿均匀分布。

二、急性加重期治疗

（一）药物治疗

1. 西药

（1）扩张气道药物。

雾化吸入短效支气管扩张剂。

（2）抗生素。

当患者呼吸困难加重、咳嗽伴痰量增加、有脓性痰时，应依据患者所在地常见病原菌及其药敏情况积极选用抗生素治疗。

（3）糖皮质激素。

对于急性加重期患者，2019 年 GOLD 指出，全身用糖皮质激素可以改善肺功能、氧合情况，缩短住院天数和康复时间，但疗程不宜超过 5～7 d，哮喘急性发作时糖皮质激素能恢复支气管 β_2 受体对 β_2 受体激动剂的敏感性，是抢救急性重症哮喘的重要药物。

2. 中药

急性期以清肺化痰、止咳平喘为主。风寒袭肺、外寒内饮证可使用麻黄汤、小青龙汤、华盖散加减。肺热犯肺、痰热壅肺可使用麻杏石甘汤、桑白皮汤加减。痰湿内蕴、痰浊阻肺证可使用二陈汤、三子养亲汤、苏子降气汤。这些药物大多使用半个月，不宜久用。

（二）非药物治疗

1. 低浓度吸氧

可用鼻导管吸氧，给氧浓度为 28%～30%。

2. 机械通气

（1）无创通气。

COPD 患者发生急性呼吸衰竭时，如无绝对禁忌证，无创机械通气应为首选，因为无创通气可以改善通气、降低气管插管率、缩短住院时间、提高生存率。

（2）有创通气。

对于有无创通气禁忌，或使用无创通气失败的严重呼吸衰竭患者，一旦出现明显的呼吸形式、意识状态、血流动力学等方面的改变，应及早插管，使用有创通气。

（三）其他治疗

1）合理补充液体和电解质，以保证身体水电解质平衡。

2）积极排痰治疗，最有效的措施是保持机体有足够的体液，使痰液变稀薄，其他方法有刺激咳嗽、叩击胸部、体位引流等。

3）积极处理伴随疾病和并发症，如有自发性气胸、休克、弥散血管内凝血、上消化道出血、肾功能不全时，要组织多学科或专科医生对症治疗。

三、康复期治疗

（一）经络穴位

1. 针灸疗法

以肺俞、定喘、脾俞、肾俞、膈俞、曲池、丰隆、足三里、天突、膻中等穴位为主，可行针刺、艾灸、穴位注射、推拿点穴等方法，疏通经络，调理脏腑，补虚泻实。

2. 拔罐疗法

火罐手法有留、闪、摇、摩、抖、擦、推、弹、振，选择起平衡作用的特定治疗部位，实施熨烫、牵拉、挤压、弹拨等手法，向大脑中枢反馈信息，从而起到温经散寒、疏经活血、祛风除湿、清热泻火、行气通络等功效。

3. 穴位敷贴

用中药或中药提取物与适当基质和/或透皮吸收促进剂混合后，贴敷于皮肤表面相应穴位。通过刺激穴位起到疏经活血、调理阴阳、抗病御邪的作用。常用药物有白芥子、甘遂、细辛、延胡索、干姜、麻黄等，研细末，用鲜姜汁调匀做成贴。

取穴：基本穴为双侧肺俞、脾俞、肾俞，备用穴为背俞、双侧定喘、膈俞、天突、膻中、关元等穴位。贴敷首选基本穴。若穴位皮肤出现水疱、结痂，则选备用穴。每年的三九、三伏天使用。

（二）运动

（1）散步。

散步是一个很适合 COPD 患者的运动。运动强度以不出现气短为度，逐渐适应后可以延长锻炼时间，室外空气不好或秋冬季时最好在室内进行。

（2）太极拳。

以国家体育总局颁布的二十四式简化太极拳进行康复训练，太极拳不仅能锻炼下肢肌力，还能调整呼吸，能缓解 COPD 患者气急的症状。

(3) 八段锦。

八段锦的动作为两手托天理三焦，左右开弓似射雕，调理脾胃臂单举，五劳七伤往后瞧，摇头摆尾去心火，两手攀足固肾腰，攒拳怒目增气力，背后七颠百病消。注意收势同时配合呼气。八段锦能够有效改善COPD稳定期老年患者肺功能，缓解负性情绪，有益于延缓肺功能进行性下降，提高其生活质量。

(三) 药膳饮食

中医认为，白色食物入肺，益气行气，具有养肺的功效。白色食物包括大米、面、白菜、冬瓜、白萝卜、白木耳、鲜奶、鱼肉等，另外也可选取养肺润燥的食物，如雪梨、山药、核桃等，常用药膳如下。

1) 贝母冰糖饮：贝母10克，北粳米50克，冰糖适量待米汤未稠时放入贝母粉，文火片刻，粥稠而成，早晚温服。此饮具有止咳、化痰、清热之功效。

2) 参炖鹧鸪：鹧鸪1只，白参50克，鹧鸪剥净，去内脏，抹干水切块，白参切片，把全部用料放入炖盅内，加滚水适量，盖好，隔滚水文火炖约3小时，汤成热服。此汤能补气健脾、生津止渴，用于气津不足、虚劳体弱、食少倦怠、虚汗气短，或久咳伤肺之虚喘汗出。

3) 五味子125克，加水煮30分钟冷却，鸡蛋10个放入浸泡，10天后每天早晨取出1个，糖水或热黄酒冲服，能补肺纳气，治久咳、肺气肿。

相关药膳很多，总而言之，应选择易于消化吸收、滋阴补气、不油腻的药材和食物。

(四) 情志调理

COPD病程长、易反复，患者精神负担较重，容易出现焦虑和抑郁的情绪，家属和医务人员要多与患者沟通，了解患者心理状态，及时疏导。

责任护士应主动介绍疾病知识，让患者知道病因和转归，指导患者锻炼、排痰、呼吸功能训练等，让患者消除悲观和焦虑情绪，克服对疾病的恐惧心理。

鼓励病友间相互沟通和交流防治疾病的经验，学会自我排解忧愁，保持乐观开朗情绪。

鼓励家属多陪伴患者，增强战胜疾病的信心。

（五）呼吸训练

1. 腹式呼吸要点

指导患者自我放松，采用前倾依靠位、椅后依靠位、前倾站位放松呼吸肌群。将双手置于上腹部，呼吸时感觉腹部起伏，通过触觉诱导腹式呼吸，告知患者缓慢呼吸，使腹肌的张力得到增加，使呼吸肌肌力得到锻炼。呼吸要深长而缓慢，用鼻吸气、用口呼气，一吸一呼控制在15秒左右。

2. 缩唇呼吸

患者用鼻子深吸气，嘴进行慢呼气。呼气时，嘴唇缩成口哨样，胸部前倾，腹部收紧，同时缓慢呼气，吸气与呼气的时间比为1∶2或1∶3。缩唇大小程度及呼气量的判断标准：蜡烛离唇15～20 cm，蜡烛与唇等高水平，蜡烛的火焰在吹气时候随着气流而倾斜，但不至于熄灭。缩唇呼吸和腹式呼吸每天训练3～4次，每次重复8～10次。

3. 呼吸操

（1）卧位姿势。

仰卧于床上，双手紧握肘关节屈伸4～8次，屈肘时吸气，伸肘时呼气（屈吸伸呼）；两臂交替平伸4～8次，伸举时吸气，复原时呼气（伸吸复呼）；双腿屈膝，双臂上举外展并深吸气，复原时呼气，4～8次（展吸复呼）。

（2）立位姿势。

站立位，两脚分开与肩同宽，双手叉腰，呼吸4～8次；一手抬同肩，一手平伸旋转上身，左右交替4～8次，旋呼复吸；双手放于肋缘吸气，压胸时呼气4～8次；双手叉腰，交替单腿抬高4～8次，抬吸复呼；双手搭肩，旋转上身4～8次，旋呼复吸；展臂吸气，抱胸呼气4～8次；双腿交替外展4～8次，展吸复呼；隆腹深吸气，弯腰缩腹呼气4～8次。

（3）坐位姿势。

坐于椅上或床边，双手握拳，肘关节屈伸4～8次，伸肘吸气，屈肘呼气；双臂抱单膝时吸气，压胸时呼气，左右交替4～8次；双手分别搭同侧肩，上身左右旋转4～8次，旋转时吸气，复位时呼气。

4. 呼吸训练器运用

呼吸训练器可使吸气肌和呼气肌同时得到锻炼，吸入的气体经过充分的湿化，起到人工鼻的作用，从呼吸生理角度，更适合长期锻炼，此装置可外接吸氧管，患者可以边吸氧边锻炼。此外，若加入挥发性止咳祛痰药物还有治疗作用。

通过呼吸训练，浅而快的呼吸可转变为深而慢的有效呼吸，同时在训练过程中也应适度，避免过度换气综合征以及呼吸困难。

（六）膏方

膏方又称“膏滋”“膏剂”，是将复方中药经反复煎熬、去渣滤清、取汁浓缩后，以胶或蜜等调制而成的半流体状内服制剂。膏剂服用方便，口感较好，易于坚持，少量常服，以求固本，适合COPD稳定期的治疗，急者治标，缓者治本，冬季进补最宜，补肺益肾健脾、化痰祛瘀是其主要治法，以玉屏风散、四君子汤、六味地黄丸为基础方制膏，结合患者的证候不同加减，全面调补阴阳气血。

第四节　慢性阻塞性肺疾病的健康管理

一、自我健康管理

1）戒烟：吸烟是COPD的主要危险因素，戒烟可以防止肺部进一步损伤并使治疗更加有效。

2）坚持规律用药：COPD需要规范长期的药物治疗，治疗必须遵循医嘱，不能擅自停用或更改药物剂量和种类，如果出现症状控制不理想或药物不良反应时应及时就医，定期呼吸专科门诊复诊。

3）坚持锻炼：在专业医生制订的肺部康复计划的指导下，坚持合理有效的锻炼。

4）积极参加宣教活动，主动学习，了解COPD相关知识，积极参与肺康复的各项活动，熟悉病情评估的客观手段，及时发现病情变化，保持康复期良好状态。

5）正确使用吸氧、无创通气等医疗设备，可改善缺氧状态，促进肺功能恢复。

6）树立信心，缓解压力，保持良好的心情，树立战胜疾病的信心和勇气，积极配合治疗，注意自己的情绪，不要过度伤神，遇事要乐观豁达，有良好的人际关系，培养兴趣爱好，情绪不要太过激动，选择适合自己的方式，缓解压力。

7）注意保暖，预防感冒，保持室内环境的清洁和通风，做到生活规律、起居有常、三餐定时、劳逸结合。

8）保证充足的睡眠，充足的睡眠能够提高身体免疫能力。

9）培养良好的饮食习惯，养成良好的生活方式，讲究平衡膳食，改善营养状态，多饮水，利于气道湿化，使痰液容易咳出。适当忌口发物，“发物”包括的范围很广，因人而异，例如：有些过敏体质者常因吃了鱼、虾、蟹等海鲜类的食品而诱发咳、喘加重，所以COPD患者应该根据个体情况，合理忌口。

二、社区健康管理

成立以全科医生为核心的家庭医生综合管理团队，对社区内患者进行摸底调查，建立健康档案，长期管理、长期随访，每个月开展 1 次健康大课堂，主要普及 COPD 相关知识，如发病机制、治疗措施、治疗期间的注意事项等，并在课后发放相关健康宣传手册，加深对疾病的认知，成立 COPD 病友互助小组，通过同伴效应使患者充分认识疾病，提升患者自我管理能力。

搭建 COPD 分级管理的区域网络协作平台，社区全科团队在上级医院专家指导下针对患者病情制订个性化治疗和健康管理方案，将先进的科学技术带入社区 COPD 管理，实现初诊（小病）在社区、大（重）病进医院、康复回社区的分诊治疗管理体系，建立多种形式的联合诊疗模式，与上级医院联动，对急性加重期的患者实施转院治疗。

不断提高社区医务人员的综合素质，建立完善的考核制度，通过定期到上级医院进修学习、参加培训班等，提高社区 COPD 管理及服务质量。从而提高 COPD 患者的发现率和依从率，降低 COPD 患者的死亡率。

定期家庭电话随访和上门随访，指导患者合理用药、合理康复功能训练。正确使用家庭氧疗仪、家庭无创呼吸机等医疗设备。

三、医院健康管理

坚持二级及以上医院承担 COPD 确诊、多种会诊和住院治疗的职能职责，为门诊 COPD 患者提供门诊复诊复检、调整治疗方案服务，与社区医疗机构建立包括上下联动诊治、相互转诊的网络信息平台，制订规范化的上下服务流程。

建立团队签约服务模式，签约团队至少包括二级及以上医院专科医生（含相关专业中医类医生），将二级及以上医院与基层医疗卫生机构、专科与全科、健康管理与疾病诊疗服务紧密联合，按照疾病诊疗指南与规范，制订个体化、规范化的治疗方案。

二级及以上医院专科医生定期对基层医疗卫生机构进行技术指导、业务培训以及巡诊、出诊，对基层医疗机构治疗质量进行评估，并对社区医务人员进行规范化培训并发放 COPD 宣传手册，培训内容涉及 COPD 诊断与鉴别诊断、疾病的综合评估及治疗、疗效评价方法、急性加重期的诊断与正确处理方法及流程、肺功能仪的规范操作方法、药物与非药物干预方案、管理档案的规范化填写等。

三级医院负责疑难复杂和急危重患者的救治，对二级医院、基层医疗卫生机构进行技术指导和业务培训，对于部分疑难病例，协助二级医院专科医生制订诊疗方案，指导急性加重期患者的治疗，治疗并发症，同时负责 COPD 的诊断和治疗的质量控制。

第五节　慢性阻塞性肺疾病药物治疗管理实践

一、慢性阻塞性肺疾病药物治疗基本原则

（一）治疗原则

1. 稳定期治疗原则

COPD 急性加重期和稳定期治疗目标不同，稳定期治疗的目标主要为减轻症状和降低未来风险，药物治疗可用于预防和控制症状，避免急性加重，改善运动耐力和提高生命质量。

2. 急性加重期治疗原则

急性加重期治疗目标主要是尽量降低本次急性加重的不良影响，避免未来急性加重的发生。超过 80％的急性加重期患者可以在门诊接受药物治疗，包括使用糖皮质激素、支气管扩张剂和抗菌药物等。

（二）治疗管理

1. 稳定期治疗管理

建议采用个性化方案，根据患者的症状和恶化风险，启动并升级（降级）患者的治疗。不同严重级别患者的治疗方案取决于药物的可获得性以及患者的反应和喜好。应当根据 COPD 的综合评估采取相应的药物治疗，支气管扩张剂（短效或长效的抗胆碱能药物和 β_2受体激动剂）是 COPD 治疗的首选药物，根据不同的症状及风险分层，初始治疗方案有所区别。若初始治疗有效，且没有出现明显的药物不良反应或病情恶化，可在同一水平维持长期规律治疗。若初始治疗后仍有持续存在的症状，或某些症状改善不明显，可能需要改变治疗方案。药物治疗的关键点如下：

(1) 吸入性药物治疗关键点。

吸入装置的选择应该个体化，考虑费用、获取途径、处方开具者，最重要

的是患者的反应和喜好。医生或药师必须示范和指导正确的使用方式，以确保患者掌握有效和正确的使用方式，并且在每次复诊时应再次检查患者是否能继续正确地使用吸入装置。医生在当前治疗方案调整前，应该先评估患者使用吸入装置的技术及治疗的依从性等。

（2）支气管扩张剂治疗关键点。

首选长效 β_2 受体激动剂（LABA）和长效抗胆碱能药物（LAMA），一般不选短效制剂，除非偶发性呼吸困难的患者及已使用长效制剂维持治疗的患者需要立即缓解症状。患者可以从使用单一长效支气管扩张剂开始。对于接受单一长效支气管扩张剂治疗后仍有持续呼吸困难的患者，应升级为两药联合治疗。吸入性支气管扩张剂优于口服支气管扩张剂。不建议使用茶碱，除非其他长效支气管扩张剂不可负担或不可用。

（3）抗炎药物治疗关键点。

不建议吸入性糖皮质激素（ICS）长期单药治疗。对于接受长效支气管扩张剂适当治疗后仍然有急性加重病史的患者，可以考虑使用 ICS 与 LABA 长期联合治疗。对于使用 ICS/LABA 或 LABA/LA－MA/ICS 治疗后仍发生急性加重、慢性支气管炎、重度至极重度气流阻塞的患者，可以考虑联合 PDE－4 抑制剂治疗。对于适当治疗后仍然发生急性加重的有吸烟史的患者，可以考虑大环内酯类药物治疗。不建议使用他汀类药物预防急性加重。仅建议在有指征的患者中使用抗氧化剂祛痰。

2. 急性加重期治疗管理

急性加重期呼吸症状急剧恶化，导致额外的治疗。多种因素可导致急性加重，常见的原因为呼吸道感染（细菌和病毒感染）、季节变更（冬季好发）和暴露于细微颗粒中（PM2.5）。常见的治疗药物主要包括支气管扩张剂、糖皮质激素和抗菌药物。

（1）支气管扩张剂在急性加重期的应用。

建议使用短效 β_2 受体激动剂（SABA）（联用或不联用短效抗胆碱能药物）作为急性加重期的初始扩张支气管治疗方案。SABA 可通过计量吸入器（MDI）或雾化吸入给药，两者效果无明显差异，但雾化吸入给药对于病情严重患者可能更适合。目前还没有临床研究评估吸入用长效支气管扩张剂联用或不联用 ICS 在急性加重期的疗效，但建议在急性加重期继续使用这些长效药物。由于具有明显的不良反应，不建议在这些患者中静脉注射甲基黄嘌呤类药物（氨茶碱或茶碱）。

（2）糖皮质激素在急性加重期的应用。

研究表明，急性加重期全身应用糖皮质激素可缩短患者康复时间、改善肺功能（FEV1）。此外还能改善氧合情况、减少住院天数和降低早期复发风险。在发生上呼吸道感染的时候，ICS 和 LABA 联合治疗 10 d 的强化方案可避免病情恶化，尤其是对病情严重的患者。但有研究表明，糖皮质激素对血液中嗜酸性粒细胞水平较低的急性加重期患者疗效可能较差。

（3）抗菌药物在急性加重期的应用。

急性加重期患者应用抗菌药物时需评估是否有指征。当患者出现痰量增加、呼吸困难和脓痰这 3 种症状时，应给予抗菌药物治疗。需要机械通气者（包括有创或无创）伴有脓痰时，也建议使用。抗菌药物疗程一般为 5～7 d。抗菌药物应根据当地细菌耐药情况选择。通常初始经验性治疗可选用含克拉维酸的青霉素类药物、四环素或大环内酯类。对于严重气流受限、频繁急性发作和/或需要机械通气的患者，应做深部痰培养，根据药敏结果选择适合的抗菌药物。

（三）常用药物

1. 支气管扩张剂

如 β_2 受体激动剂（特布他林、沙丁胺醇、茚达特罗、福莫特罗等），抗胆碱能药物（噻托溴铵、异丙托溴铵等），茶碱类药物（茶碱缓释片、氨茶碱、多索茶碱等）。

2. 糖皮质激素/支气管扩张剂复合制剂

如布地奈德/福莫特罗、氟替卡松/沙美特罗、倍氯米松/福莫特罗等。

3. 支气管扩张剂复合制剂

沙丁胺醇/异丙托溴铵、乌美溴铵/维兰特罗等。

另外，常用药物还包括止咳祛痰药等其他治疗用药。药物治疗方案应根据患者症状的严重程度、不良反应、恶化风险、合并症、药物可获得性和成本，以及患者对各种药物的反应、装置使用偏好和使用能力进行个体化选择。COPD 患者气流受限程度不一，选择适宜的吸入装置和指导正确的吸入方法至关重要。吸入装置操作比较复杂，患者依从性不佳也会影响治疗的效果。因此，对 COPD 的治疗还需重视患者的用药教育及全程管理。

二、慢性阻塞性肺疾病治疗常用药物

COPD 药物治疗方案以支气管扩张剂为核心，在扩张支气管的同时结合患者的实际情况，还可进行祛痰、抗感染等其他对症处理，国内 COPD 稳定期常用吸入剂见表 4－4。

表 4－4　国内 COPD 稳定期常用吸入剂

药物名称		吸入剂类型	起效时间（min）	维持时间（h）	雾化制剂
短效 β_2 受体激动剂（SABA）	左旋沙丁胺醇	pMDI	1～3	6～8	√
	沙丁胺醇	pMDI	1～3	4～6	√
	特布他林	pMDI	1～3	4～6	√
长效 β_2 受体激动剂（LABA）	茚达特罗	DPI	＜5	24	
短效抗胆碱能药物（SAMA）	异丙托溴铵	pMDI	5	6～8	√
长效抗胆碱能药物（LAMA）	噻托溴铵	DPI，SMI	＜30	24	
	格隆溴铵	DPI	＜5	24	
LABA＋LAMA	福莫特罗/格隆溴铵	pMDI	＜5	12	
	曲达特罗/格隆溴铵	DPI	＜5	24	
	维兰特罗/乌镁溴铵	DPI	5～15	24	
	奥达特罗/噻托溴铵	SMI	＜5	24	
LABA＋吸入性糖皮质激素（ICS）	福莫特罗/布地奈德	DPI	1～3	12	
	福莫特罗/倍氯米松	pMDI	1～3	12	
	沙美特罗/氯替卡松	pMDI，DPI	15～30	12	
	维兰特罗/糠酸氯替卡松	DPI	16～17	24	
ICS＋LABA＋LAMA	布地奈德/富马酸福莫特罗/格隆溴铵	pMDI	＜5	12	
	糠酸氯替卡松/维兰特罗/乌镁溴铵	DPI	6～10	24	

注：pMDI 为压力定量吸入气雾剂，DPI 为干粉吸入剂，SMI 为软雾吸入剂。

（一）支气管扩张剂

支气管扩张剂可增加 FEV1 和/或改变其他肺活量相关指标，是治疗 COPD 的一线治疗药物，其机制是通过松弛气道平滑肌扩张支气管，改善气流受限，从而减轻 COPD 的症状，包括缓解气促、增加运动耐力、改善肺功能和降低急性加重风险。短期按需应用可缓解症状，长期规律应用可预防和减轻症状，增加运动耐力，但不能使所有患者的 FEV1 得到改善。与口服药物相比，吸入剂的不良反应小，因此多首选吸入治疗。主要的支气管扩张剂有 β_2 受体激动剂、抗胆碱能药物及茶碱类药物，根据药物作用及患者的治疗反应选用。

1. β_2 受体激动剂

（1）作用机制。

选择性兴奋支气管平滑肌 β_2 受体，激活腺苷酸环化酶，使三磷酸腺苷转化为环磷酸腺苷（CAMP），发挥扩张支气管作用。提高气道黏液运输的速度，有助于分泌物清除。不被儿茶酚胺氧位甲基转移酶灭活，支气管扩张作用持久。对 β_1 受体兴奋所产生的心血管副作用轻，适用于肺源性心脏病患者。

（2）常用药物。

1）SABA，沙丁胺醇、特布他林，常见剂型为压力定量吸入气雾剂。

2）LABA，既有单药也有与 ICS 或 LAMA 联合应用的制剂，具有选择性作用的 LABA 包括福莫特罗、茚达特罗、沙美特罗。

药物使用见表 4−5、表 4−6。

表 4−5　常用 SABA

药物	特点	禁忌	相互作用
沙丁胺醇、特布他林	起效快，3～5 min 见效，主要用于缓解症状，按需使用	对本品及肾上腺素受体激动剂过敏者禁用	联用其他肾上腺素受体激动剂，不良反应增加。联用茶碱类药物可增强松弛支气管平滑肌的作用，不良反应增加。联用单胺氧化酶抑制剂和三环类抗抑郁药，不良反应增加

表 4-6 常用 LABA

药物	特点	禁忌	相互作用
福莫特罗	吸入 2～5 min 起效，持效 12 h，半衰期 14 h。 口服 30 min 起效，持效 20 h	对本品过敏者禁用	联用肾上腺素及异丙肾上腺素等儿茶酚胺类药物可能引起心律失常或心搏骤停，应避免联用。 联用甲基黄嘌呤类药物、糖皮质激素及利尿剂，可能引起低血钾而导致心律不齐
福莫特罗/布地奈德	—	对布地奈德、福莫特罗过敏或吸入乳糖（含少量牛乳蛋白质）有过敏反应的患者禁用	联用伊曲康唑可增加布地奈德血药浓度。 联用 β 受体阻滞剂能减弱或抑制福莫特罗的作用。 联用单胺氧化酶抑制剂（包括特性相似的物质，如呋喃唑酮和丙卡巴肼），可能会突然引起高血压
沙美特罗	10～20 min 起效，持效 12 h，半衰期 14 h	对本品过敏者禁用	联用 β 受体阻滞剂，可能使哮喘患者产生严重的支气管痉挛
沙美特罗/氟替卡松	—	不适用于缓解急性哮喘发作，缓解急性哮喘发作需要使用快速短效的支气管扩张剂（如沙丁胺醇）	联用 β 受体阻滞剂，可能使哮喘患者产生严重的支气管痉挛。 联用酮康唑，可使氟替卡松血药浓度增加
茚达特罗	5 min 起效，半衰期 40～52 h	未使用长期哮喘控制药物的哮喘患者禁用。 对茚达特罗或其他辅料有过敏史的患者禁用所有的长效 β_2 受体激动剂	联用甲基黄嘌呤类药物、类固醇或非保钾利尿剂可能增强潜在的低血钾效应

（3）不良反应。

β_2 受体激动剂可产生窦性心动过速，并可能引起心律失常。无论以何种方式给药，在使用较高剂量的 β_2 受体激动剂治疗老年患者时，患者都可能出现剧烈的躯体震颤等现象。患者也可能发生低钾血症，特别是当与噻嗪类利尿剂联用时，在慢性心力衰竭患者的静息条件下可导致血氧消耗增加，但这些代谢效应会随着时间的推移而降低（即显示快速耐受）。

2. 抗胆碱能药物

（1）作用机制。

通过阻断 M_1 和 M_3 胆碱受体，扩张气道平滑肌，改善气流受限等症状。与其他支气管扩张剂联用可增加患者的运动能力，改善症状及生活质量。

（2）常用药物。

1）SAMA，如异丙托溴铵等。

2）LAMA，如噻托溴铵、格隆溴铵、乌美溴铵、阿地溴铵、芜地溴铵。

药物使用见表 4-7、表 4-8。

表 4-7　常用 SAMA

药物	特点	禁忌	相互作用
异丙托溴铵/沙丁胺醇	吸入 5 min 起效，持效 4～6 h	肥厚性梗阻型心肌病、快速型心律失常者禁用。 对大豆卵磷脂或有关的食品（如大豆和花生）过敏者禁用。 对阿托品及其衍生物或本品任何成分过敏者禁用	联用甲基黄嘌呤类药物、β 肾上腺素能类药物和抗胆碱能药物可增加副作用。 吸入卤化羟类麻醉剂如卤烷、三氯乙烯和安氟醚可以增加 β 受体激动剂对心血管作用的易感性

表 4-8　常用 LAMA

药物	特点	禁忌	相互作用
噻托溴铵	吸入 5 min 达血药浓度峰值，持效 24 h，半衰期 36 h	禁用于对噻托溴铵或本品其他成分（如乳糖）过敏者。 禁用于对阿托品及其衍生物过敏者	—

（3）不良反应。

现有研究显示，吸入用抗胆碱能药物的不良反应比较少见，主要的不良反应有口干、局部刺激、咳嗽、吸入相关的支气管痉挛、头晕、头痛。少见的有荨麻疹、心率加快、闭角型青光眼。罕见的有过敏性反应（舌、唇和面部的血管性水肿）、瞳孔散大、眼痛、心动过速、心悸、喉痉挛及尿潴留等。

（二）甲基黄嘌呤类药物

1. 作用机制

抑制磷酸二酯酶的活性，减少 cAMP 水解，使支气管平滑肌 cAMP 水平上升、支气管扩张。促进气道廓清，促进排痰，使通气顺畅。增加机体免疫调节作用。强心利尿，兴奋呼吸中枢，改善呼吸功能。

2. 常用药物

药物使用见表 4—9。

表 4—9　常用甲基黄嘌呤类药物

药物	特点	禁忌	相互作用
茶碱	—	对本品过敏、活动性消化溃疡、未经控制的惊厥性疾病患者禁用	联用地尔硫䓬、维拉帕米、美西律、西咪替丁、雷尼替丁、红霉素、氧氟沙星、环丙沙星时，茶碱血药浓度升高，毒性增加。 联用巴比妥类、苯妥英、利福平时，茶碱血药浓度降低；与锂盐联用，增加锂盐的肾排泄；与咖啡因或其他甲基黄嘌呤类药物联用，增加咖啡因或其他甲基黄嘌呤类药物毒性
氨茶碱	—	与茶碱相同	与茶碱相同
多索茶碱	松弛支气管平滑肌痉挛的作用较氨茶碱强 10～15 倍，并具有茶碱所没有的镇咳作用，无腺苷受体阻断作用，故与茶碱相比，较少引起中枢、胃肠道及心血管等肺外系统的不良反应	与茶碱相同	与茶碱相同

3. 不良反应

由于甲基黄嘌呤类药物的有效治疗窗较窄，故治疗剂量与中毒剂量很接近。常见不良反应包括由心房和室性心律失常引起的心悸和严重的惊厥（无论是否有癫痫病史都可能发生），其他还有失眠、头痛、恶心等。

（三）糖皮质激素

糖皮质激素按给药方式分类包括吸入性糖皮质激素（ICS）用药和全身用糖皮质激素（口服或静脉）。

1. 作用机制

减少炎性细胞如中性粒细胞、巨噬细胞、肥大细胞、嗜酸性粒细胞、淋巴细胞的数量，进而抑制 TNF－α、IL－8 等细胞因子的分泌。降低炎症部位血管通透性，减少体液和炎性细胞的渗出，阻断花生四烯酸代谢，减少前列腺素和白三烯的合成等。

2. 常用药物

全身用糖皮质激素常用药物包括可的松、泼尼松、泼尼松龙和地塞米松等（表 4－10）。常用 ICS 包括倍氯米松、布地奈德、氟替卡松和曲安奈德等（表 4－11）。

表 4－10　常用全身用糖皮质激素

药物	特点	禁忌	相互作用
可的松、氢化可的松	短效，持效 8～12 h	对本品及肾上腺皮质激素类药物过敏者禁用。高血压、血栓症、胃与十二指肠溃疡、精神病、电解质代谢异常、心肌梗死等患者一般不宜使用，需权衡利弊	巴比妥类、苯妥英、利福平可使本品代谢作用减弱。 水杨酸类药物可增加本品毒性。 本品可减弱抗凝血剂、口服降糖药的作用。 联用利尿剂（保钾利尿剂除外）可引起低钾血症

续表4－10

药物	特点	禁忌	相互作用
甲泼尼龙、泼尼松、泼尼松龙	中效，持效 12～36 h	与可的松相同	与可的松相同
地塞米松倍他米松、	持效 36～54 h	与可的松相同	与可的松相同

表 4－11　常用 ICS

药物	特点	禁忌	相互作用
倍氯米松	—	对本品及肾上腺皮质激素类药物过敏者禁用。高血压、血栓症、胃与十二指肠溃疡、精神病、电解质紊乱、心肌梗死、内脏手术、青光眼等患者一般不宜使用，需权衡利弊	巴比妥类、苯妥英、利福平可使本品代谢作用减弱。 水杨酸类药物可增加本品毒性。 本品可减弱抗凝血剂、口服降糖药的作用。 联用利尿剂（保钾利尿剂除外）可引起低钾血症
布地奈德	抗炎作用较强，是倍氯米松的 2 倍、氢化可的松的 600 倍、地塞米松的 20～30 倍	—	—
氟替卡松	脂溶性强，居所有糖皮质激素之首	与倍氯米松相同	与倍氯米松相同
曲安奈德	抗炎和抗过敏作用较倍氯米松相同强且持久，肌内注射后数小时内生效，经 1～2 日达最大效应，作用可维持 2～3 周	与倍氯米松相同	与倍氯米松相同

研究显示，COPD 稳定期长期单一应用 ICS 治疗并不能阻止 FEV1 的降

低，对病死率亦无明显改善，因此不推荐对 COPD 稳定期患者使用单一 ICS 治疗。双联吸入疗法（ICS+LABA）指联合不同作用机制和持效时间的药物进行治疗，可以增加支气管扩张的程度，且对于伴有急性加重或中－极重度的 COPD 患者，在改善肺功能、健康状态和减少急性加重方面比单药更有效。常用的 ICS+LABA 有布地奈德/福莫特罗、沙美特罗/氟替卡松、倍氯米松/福莫特罗等。三联吸入疗法（ICS+LAMA+LABA）改善肺功能及症状的效果更佳，特别是急性加重风险。

3. 不良反应

（1）ICS。

ICS 在临床推荐剂量范围内使用的不良反应发生率低，但有增加肺炎发病率的风险。有研究表明，ICS 与口腔念珠菌感染、声音嘶哑、皮肤瘀伤和肺炎的发病率升高有关。其他罕见的不良反应有过敏反应（皮疹、血管性水肿、荨麻疹和支气管痉挛）。非常罕见的不良反应有高血糖症、白内障、库欣综合征、分枝杆菌（包括结核分枝杆菌）感染、消化不良及关节痛。

（2）全身用糖皮质激素。

全身用糖皮质激素有许多副作用，如类固醇肌病，可导致肌肉无力、功能减退和呼吸衰竭。对于急性加重期住院患者，全身用糖皮质激素的疗效已被证明能够降低治疗失败率和疾病复发率，同时改善呼吸困难和肺功能。但是对于 COPD 稳定期患者，其疗效缺乏高质量的临床证据，故不推荐在稳定期常规使用全身用糖皮质激素。

（四）磷酸二酯酶－4（PDE－4）抑制剂

1. 作用机制

PDE－4 是炎症和免疫细胞中的一种主要环腺苷酸代谢酶，PDE－4 抑制剂主要通过抑制细胞内环腺苷酸降解来减轻炎症。

2. 常用药物

罗氟司特。

3. 不良反应

PDE－4 抑制剂常见的不良反应是恶心、腹泻、体重减轻、食欲减退、腹痛、头痛和睡眠障碍。这类不良反应通常在治疗早期出现且是可逆的，并随时间推移而持续减轻。有研究显示体重过轻者应避免使用 PDE－4 抑制剂治疗，并建议治疗期间监测体重。此外，抑郁症患者也应慎用。

（五）抗菌药物

近期研究表明，对于具备抗菌药物应用指征的急性加重期患者，抗菌药物治疗可以缩短恢复时间和住院时间，降低早期复发和治疗失败风险。目前推荐急性加重期患者抗菌药物治疗的临床指征为：

1）同时具备痰量增加、呼吸困难加重和脓性痰这三个主要症状（AnthonisenⅠ型）。

2）具备脓性痰和另一个主要症状（AnthonisenⅡ型）。

3）需要有创或无创机械通气治疗。

同时，有一些研究显示，使用一些抗菌药物（如大环内酯类）可能会降低病情的恶化风险。易急性加重发作的患者，使用阿奇霉素（250 mg、每日 1 次；或 500 mg、每周 3 次）或红霉素（500 mg、每日 2 次）一年可减少急性加重发作的风险。

（六）黏液溶解剂和抗氧化剂

在没有接受 ICS 治疗的 COPD 患者中，使用黏液溶解剂（如乙酰半胱氨酸和厄多司坦）进行常规治疗，可减少患者病情恶化，适度改善健康状况。此外，由于研究人群、治疗剂量和并发症治疗的异质性，现有的研究数据并不能准确地识别 COPD 中抗氧化剂的潜在适用群体。

（七）其他具有抗炎作用的药物

两项随机对照研究结果显示，在 COPD 患者中应用免疫调节剂，可使急性加重的严重程度和发作次数降低。但是这种疗法对 COPD 患者维持治疗的长期影响需要进一步的研究来明确。白三烯调节剂（如孟鲁司特钠）的疗效尚未在 COPD 患者中得到充分验证，现有证据不支持其使用。使用抗 TNF－α 抗体（英夫利昔单抗）治疗中－重度 COPD 患者后，没有证据显示其有益或有害。

提示

对于超说明书用药的情况，医务人员应当根据《中华人民共和国医师法》《中华人民共和国侵权责任法》《医疗机构处方审核规范》《处方管理办法》等法律法规及相关专家共识等行业规范，规范医疗行为。

医生应当根据医疗、预防、保健需要，按照诊疗规范、药品说明书中的药品适应证、药理作用、用法、用量、禁忌、不良反应和注意事项等开具处方。药品用法用量应当按照药品说明书规定的常规用法用量使用，特殊情况需要超剂量使用时，应当注明原因并再次签名。

药师应当运用专业知识与实践技能，对医生在诊疗活动中为患者开具的处方进行合法性、规范性和适宜性审核，并做出是否同意调配发药的决定。药师经处方审核后，认为存在用药不适宜时，应当告知医生，请其确认或者重新开具处方。药师发现严重不合理用药或者用药错误时，应当拒绝调剂，及时告知医生，并应当记录，按照有关规定报告。

此外，医务人员应及时向患者或其家属说明超说明书用药的医疗风险，取得其明确同意。同时，严密监控不良反应的发生，在提高临床诊疗效果的同时保护患者的合法权益、减少医疗损害纠纷的发生。

三、慢性阻塞性肺疾病治疗常用药物用药交代与指导要点

（一）β_2受体激动剂

1. 硫酸沙丁胺醇吸入气雾剂

用药交代与指导要点如下：

1）本品只能经口腔吸入使用。

2）对本品中任何成分过敏者禁用。

3）不得用于预防非复杂性早产或先兆性流产。

4）运动员慎用。

5）30℃下避光保存，避免受冻和阳光直射。

2. 硫酸特布他林雾化液

用药交代与指导要点如下：

1）只能通过雾化器给药。

2）无需稀释备用。

3）对本品任何成分过敏者禁用。

4）运动员慎用。

5）避光，密闭保存。

3. 马来酸茚达特罗吸入粉雾剂

用药交代与指导要点如下：

1）每日相同时间使用本品。如果漏用一次药物，下次仍应在次日相同时间用药。

2）未使用长期哮喘控制药物的哮喘患者禁用所有的长效 β_2 受体激动剂。

3）对本品任何成分过敏者禁用。

4）运动员慎用。

5）室温（10～30℃）保存。将胶囊保存在泡罩内，仅于使用前取出。

（二）抗胆碱能药物

1. 吸入用复方异丙托溴铵溶液

用药交代与指导要点如下：

1）本品只能通过合适的雾化装置吸入，不得口服或通过其他途径给药。

2）本品雾化时不需要稀释。

3）为避免药物被细菌污染，打开后应立即使用。部分使用后的、已开瓶的或有破损的药瓶应丢弃，不宜使用。

4）建议不要将本品与其他药物混合在同一雾化器中使用。

5）本品禁用于肥厚性梗阻型心肌病、快速性心律失常的患者。

6）本品禁用于已知对阿托品及其衍生物，或本品任何其他成分过敏的患者。

7）运动员慎用。

8）25℃以下避光保存。

2. 噻托溴铵粉吸入剂

用药交代与指导要点如下：

1）噻托溴铵胶囊不得吞服。

2）噻托溴铵粉吸入剂禁用于对噻托溴铵、阿托品及其衍生物（如异丙托溴铵或氧托溴铵），或本产品的赋形剂乳糖过敏的患者。

3）保存于 25℃以下，不得冷冻。

3．布地奈德福莫特罗粉吸入剂

用药交代与指导要点如下：

1）每次维持治疗用药后用水漱口。

2）对布地奈德、福莫特罗或吸入乳糖（含少量牛乳蛋白质）有过敏反应的患者禁用。

3）运动员慎用。

4）贮藏温度应低于 30℃。密闭保存。

4．倍氯米松福莫特罗吸入气雾剂

用药交代与指导要点如下：

1）对丙酸倍氯米松、富马酸福莫特罗二水合物和/或任何辅助材料过敏者禁用。

2）运动员慎用。

3）分发给患者之前：2～8℃贮存（不超过 15 个月）。

4）分发给患者之后：25℃以下贮存（不超过 5 个月）。

5）本品系压力铝瓶装，禁止暴露于 50℃以上的环境或刺穿铝瓶体。

5．沙美特罗替卡松吸入粉雾剂

用药交代与指导要点如下：

1）本品只供经口吸入使用。

2）对本品中任何活性成分或赋形剂有过敏史者禁用。

3）本品含乳糖，对乳糖及牛奶过敏的患者禁用。

4）运动员慎用。

5）于 30℃以下保存。

（三）甲基黄嘌呤类药物

1．茶碱缓释片

用药交代与指导要点如下：

1）本品不可压碎或咀嚼。

2）用 100 mL 温开水送服。

3）对本品任何成分过敏的患者，活动性消化性溃疡和未经控制的惊厥性疾病患者禁用。

4）本品不适用于哮喘持续状态或急性支气管痉挛发作的患者。

5）遮光，密闭保存。

2. 多索茶碱片

用药交代与指导要点如下：

1）饭前或饭后 3 h 服用。

2）对多索茶碱或其他甲基黄嘌呤类药物过敏者禁用。

3）急性心肌梗死患者禁用。

4）密封保存。

（四）糖皮质激素

1. 甲泼尼龙片

用药交代与指导要点如下：

1）全身性真菌感染禁用。

2）对本品任何成分过敏者禁用。

3）禁止对正在接受皮质类固醇免疫抑制剂量治疗的患者使用活疫苗或减毒活疫苗。

4）运动员慎用。

5）密闭，15～25℃保存。

2. 醋酸泼尼松片

用药交代与指导要点如下：

1）对本品任何成分及肾上腺皮质激素类药物过敏者禁用。

2）运动员慎用。

3）遮光，密闭保存。

3. 醋酸地塞米松片

用药交代与指导要点如下：

1）对本品任何成分及肾上腺皮质激素类药物过敏者禁用。

2）运动员慎用。

3）遮光，密封保存。

4. 吸入用布地奈德混悬液

用药交代与指导要点如下：
1）对本品任何成分过敏者禁用。
2）运动员慎用。
3）8～30℃温度下保存，不可冷藏。

附：常用气雾剂/粉雾剂/喷雾剂指导教程

一、格隆溴铵福莫特罗吸入气雾剂指导教程操作示意图

（一）装置介绍

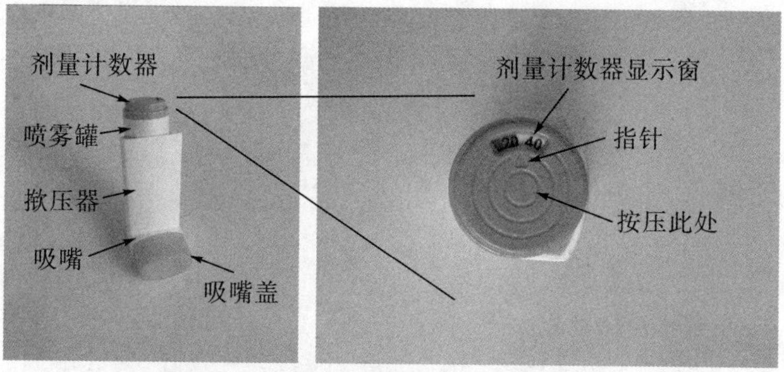

（二）预充吸入器

首次使用前，必须预充吸入器。
第一步：取下吸嘴盖，检查吸嘴是否正常（室温使用）。
第二步：竖直握住吸入器，与面部保持距离，并摇匀。

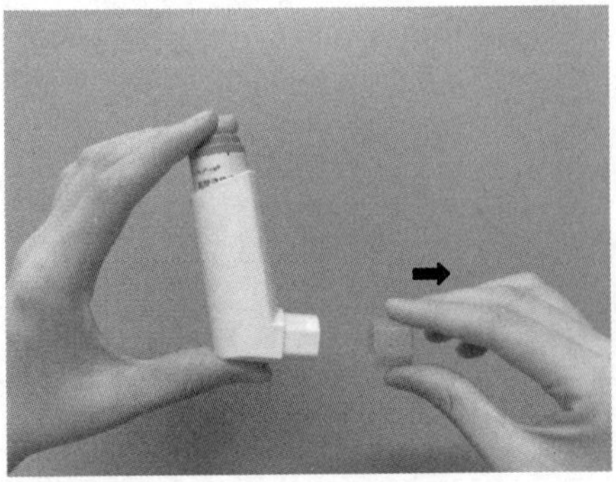
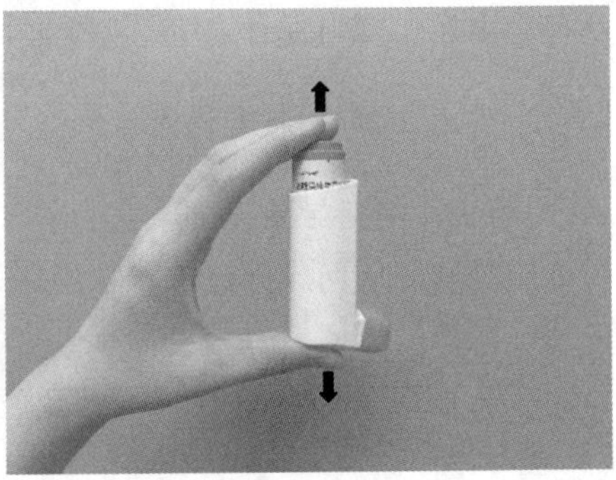

第三步：用力按压剂量计数器的中心，直到喷雾罐在揿压器内停止移动，从吸嘴中释放 1 喷药。使用期间剂量计数器数值减少，所以可能听到轻微的咔哒声。

重复 3 次预充步骤，每次开始揿压前请摇匀。预充 4 次后，剂量计数器指向“120”的右侧，表明预充完成，可以使用吸入器。

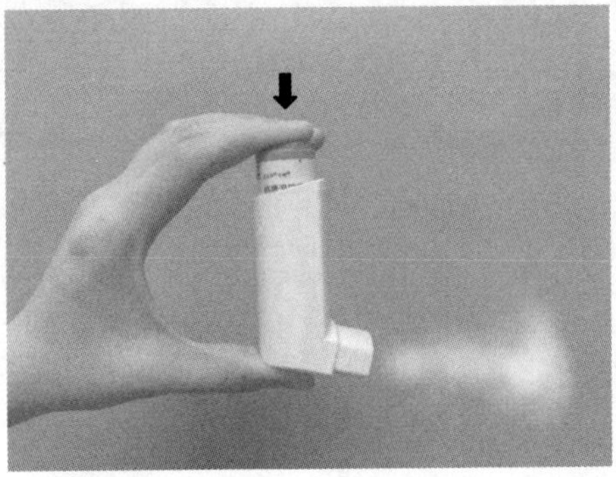

特别提示：如果您停用本品吸入器超过 7 天，则需要在使用前重新预充。（重新预充吸入器时，将吸入器摇匀，并按压 2 次剂量计数器的中心，向空气中释放 2 喷，喷雾时请注意远离脸部，预充完成后便可以使用吸入器。）

（三）装置使用步骤

第一步：漱口，保持口腔清洁。

第二步：取下吸嘴盖。

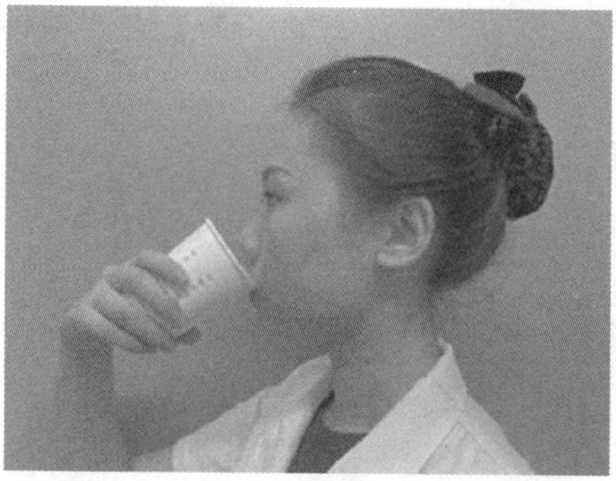
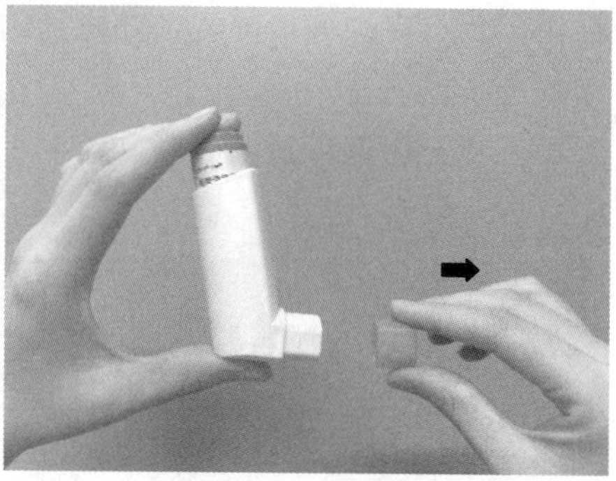

第三步：每次使用前摇匀吸入器。

第四步：尽可能深呼气，呼气时勿对着吸嘴口。

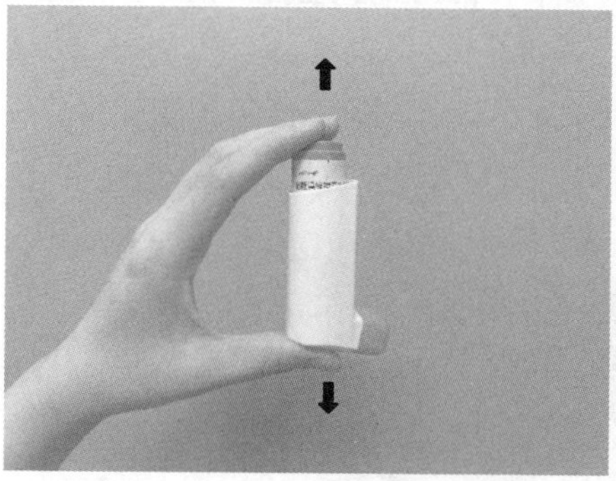
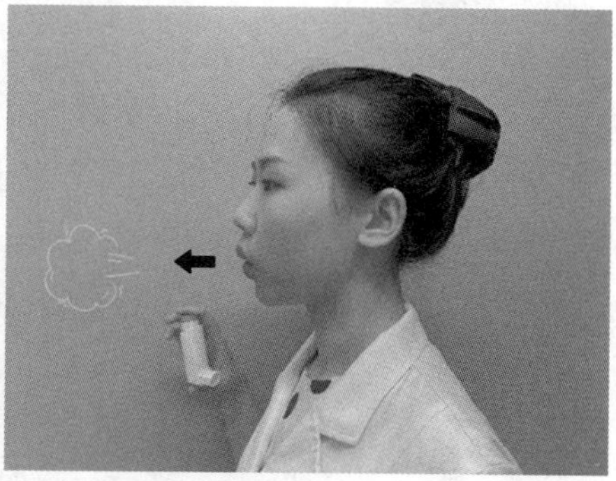

第五步：双唇包紧吸嘴，头向后仰，在缓慢深吸一口气的同时，按压剂量计数器的中心部位，直到喷雾罐在揿压器内停止移动，释放1喷药物，然后停止按压剂量计数器。

第六步：将吸嘴从口中移出，尽可能长时间屏气。

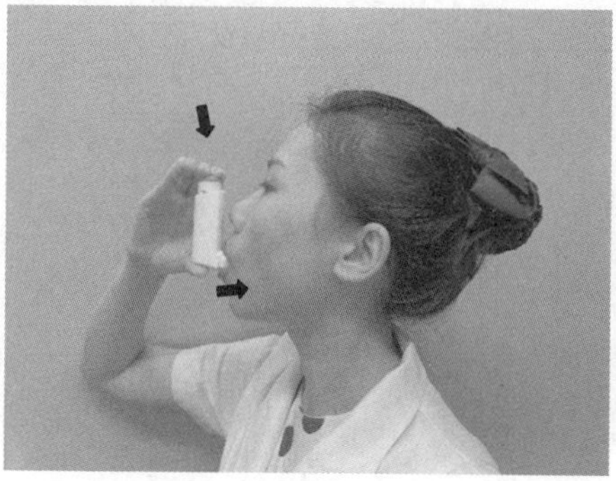
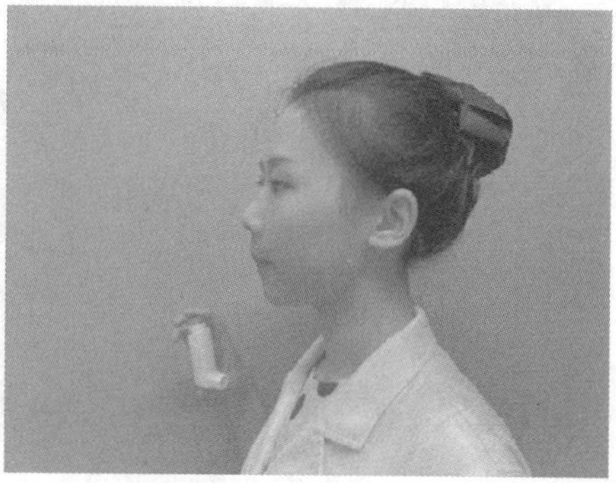

第七步：再次缓慢呼气，并恢复到平稳呼吸状态，重复步骤三至六，吸入第 2 揿药物。

第八步：用纸巾清洁吸嘴并盖上吸嘴盖。

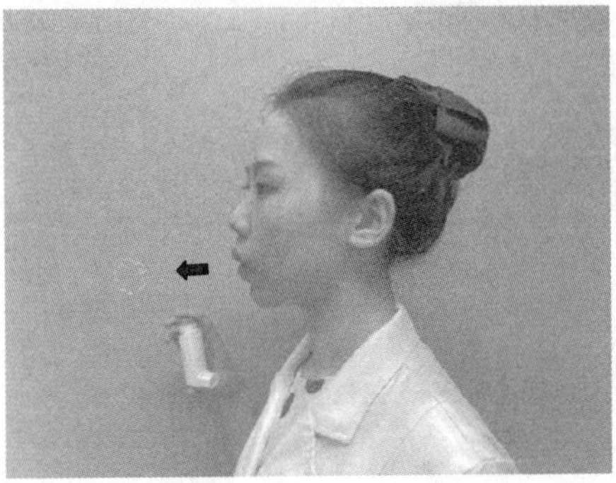

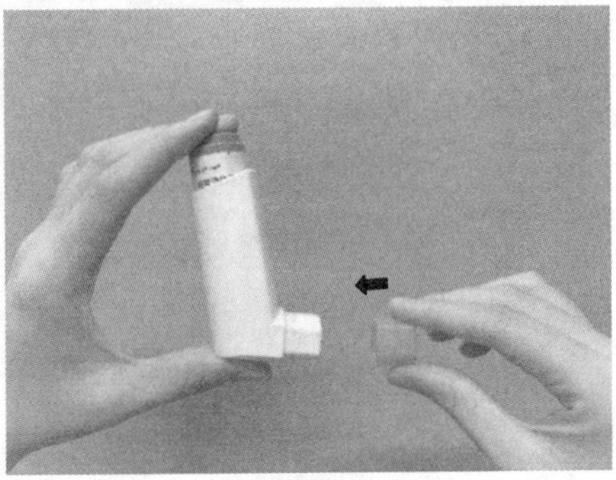

第九步：使用完毕后用清水漱口（请勿吞咽漱口水），避免药物残留口腔。

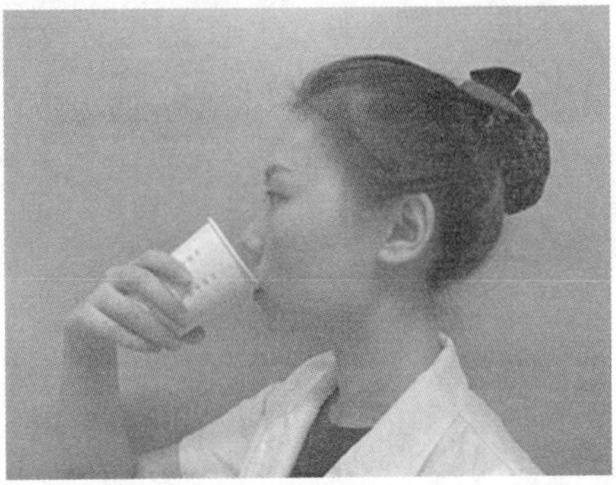

（四）清洁吸入器

第一步：将喷雾罐从揿压器中取下，不得清洗或弄湿喷雾罐，取下吸嘴盖。

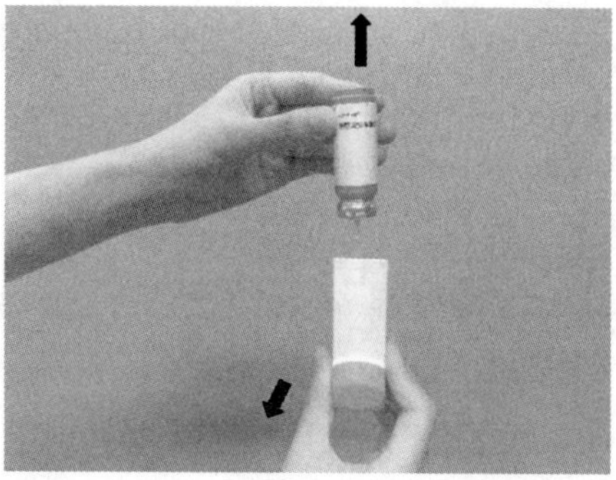

第二步：将揿压器放在水龙头下方用温水冲洗约 30 秒；翻转揿压器，再次用温水冲洗揿压器约 30 秒；尽可能甩干揿压器中多余的水分；检查揿压器和吸嘴，以确保淤积的药物被完全冲洗掉；如果有药物蓄积，请重复清洗。

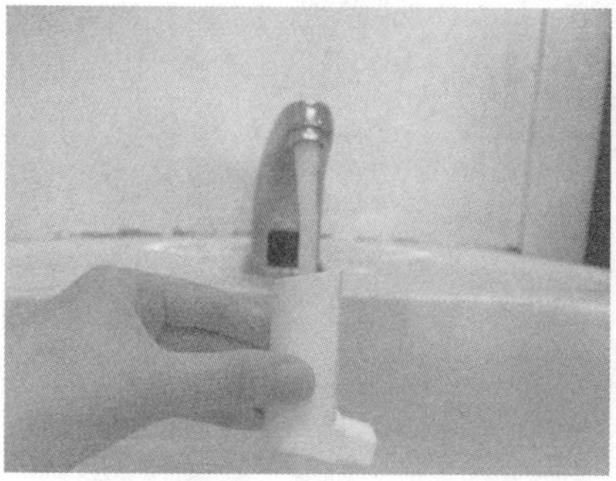

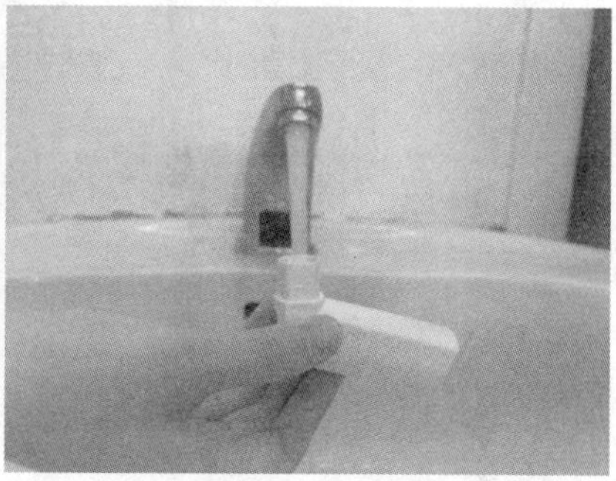

第三步：将揿压器风干一整夜，请勿将喷雾罐放入未完全干燥的揿压器内。

第四步：待揿压器干燥后，轻轻将喷雾罐向下按压入揿压器中；请勿用力按压喷雾罐，否则可能会导致药物喷出；每次清洁后，需重新预充吸入器。

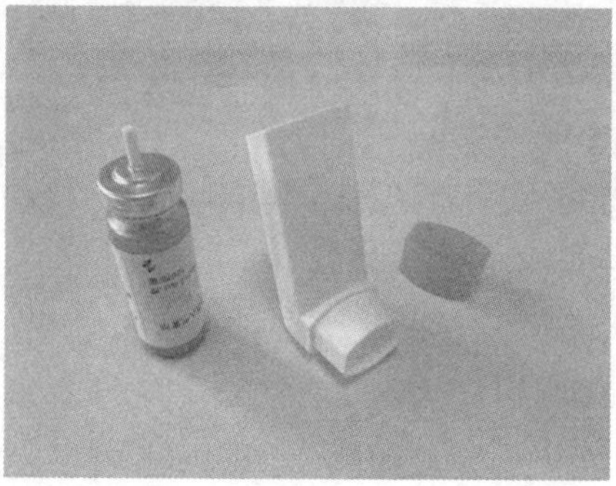

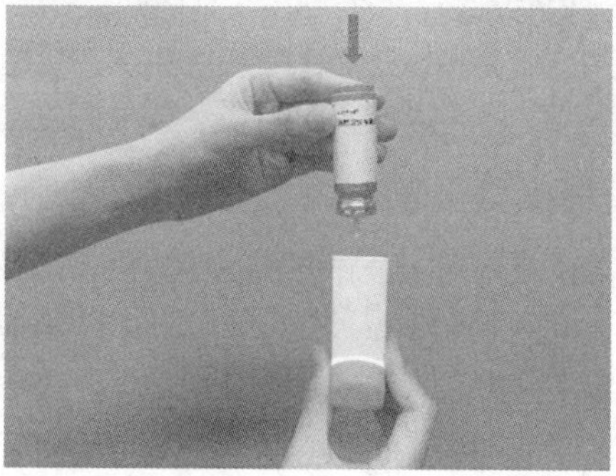

特别提示：首次使用该药品时，建议在医师、药师或护士等专业人员指导下培训使用！

二、硫酸沙丁胺醇吸入气雾剂（万托林）指导教程操作示意图

（一）装置介绍

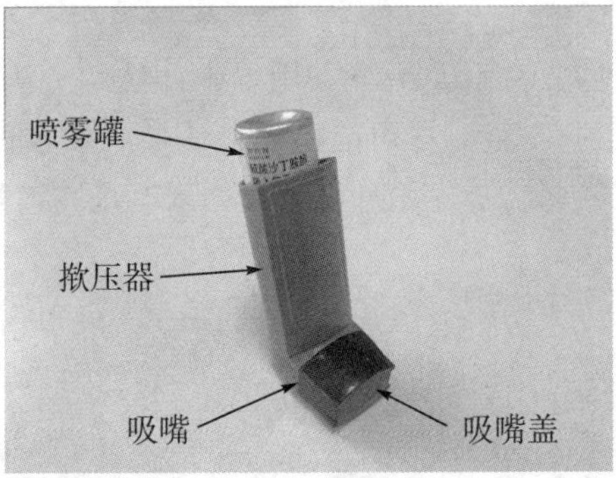

（二）装置使用步骤

第一步：漱口，保持口腔清洁。

第二步：取下吸入器盖子。

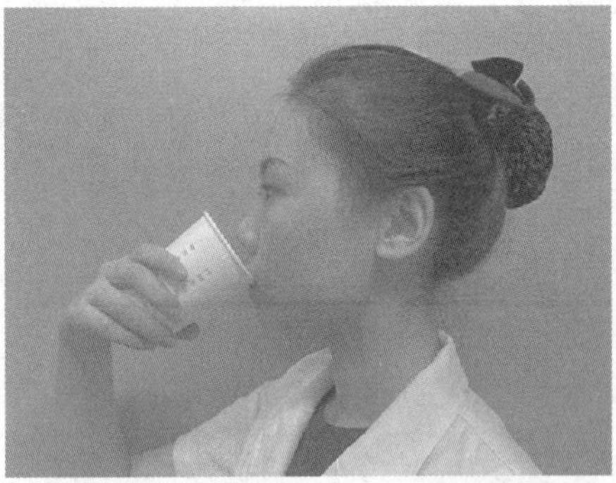

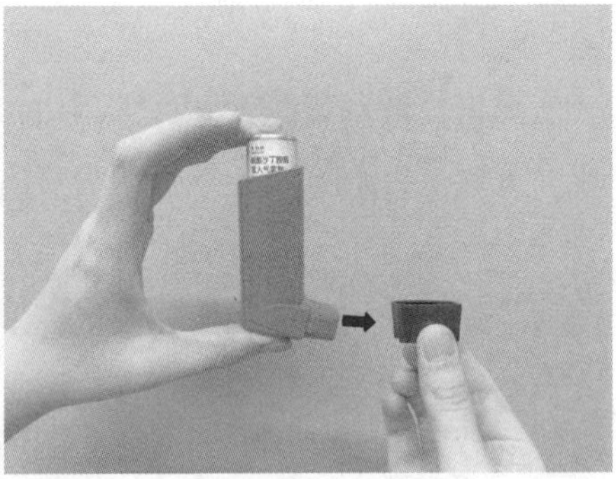

第三步：垂直握紧吸入器，保持罐体朝上，上下用力摇晃五六次，使药液混合均匀。

第四步：新装置初次使用前试喷三次。

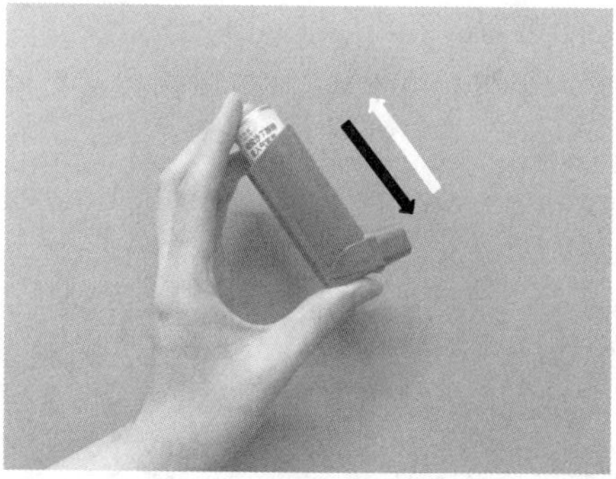

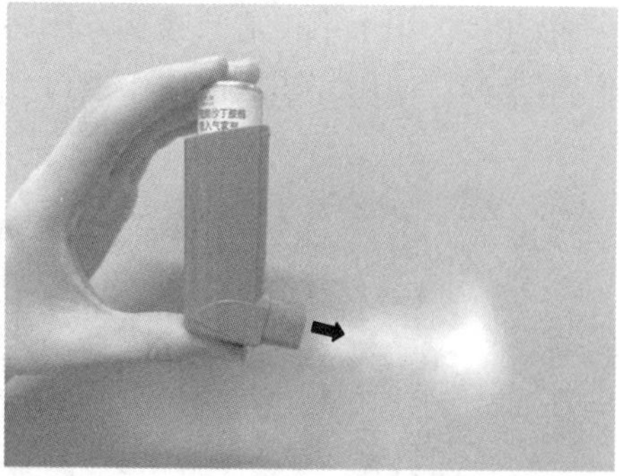

第五步：尽可能深呼气，呼气时勿对着吸嘴口。

第六步：保持吸入器直立，吸嘴朝下并对准口腔，双唇包紧吸嘴，食指用力按压吸入器罐体将药物喷出；同时，匀速缓慢地深吸气，将药物吸入肺内。

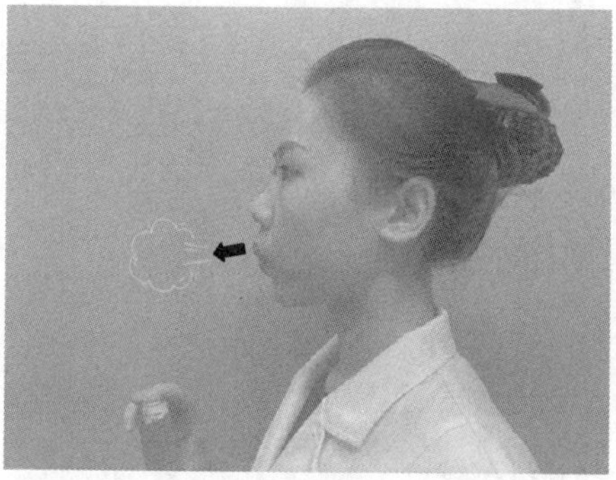

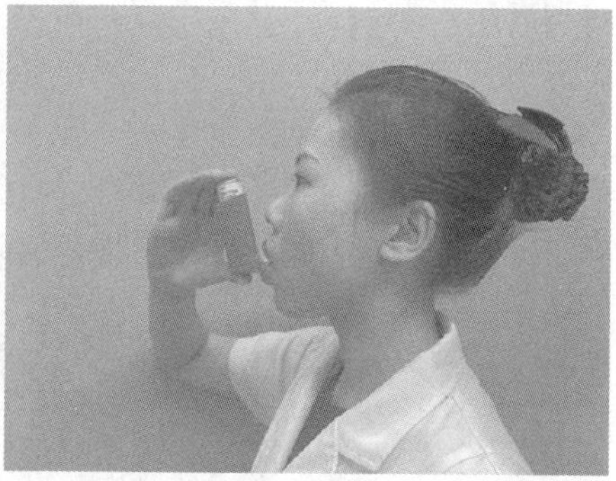

第七步：将吸嘴从口中移出，尽可能长时间屏气。

第八步：再次缓慢呼气并恢复到平稳呼吸状态（如果需要更多剂量，至少需要间隔半分钟，并重复步骤五至八）。

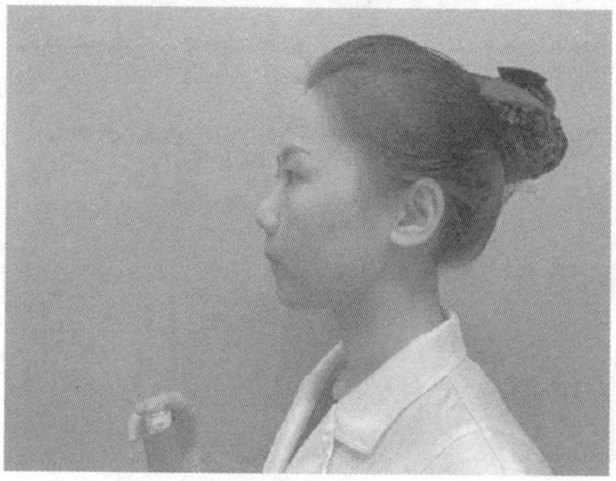

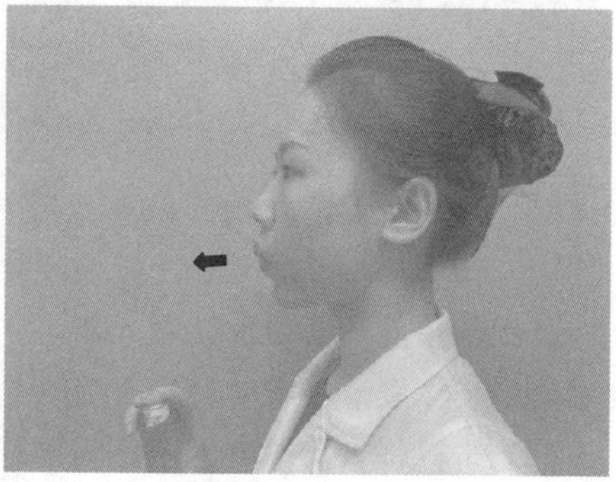

第九步：用干纸巾清洁吸嘴，然后关闭装置。

第十步：使用完毕后用清水漱口（请勿吞咽漱口水），避免药物残留口腔。

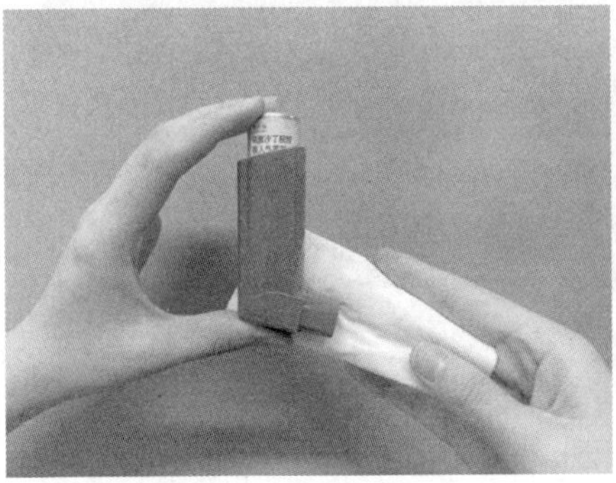

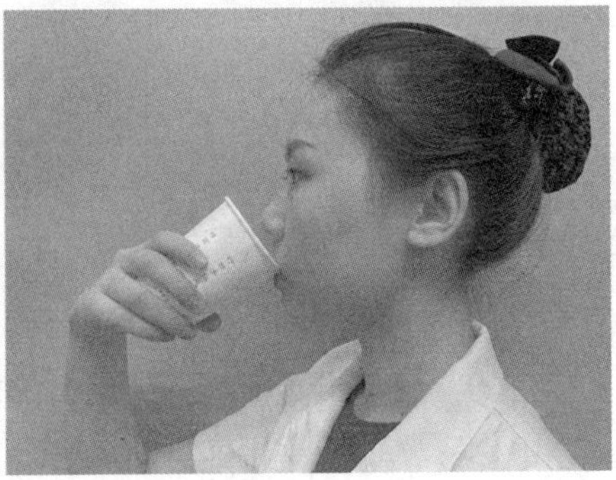

特别提示：首次使用该药品时，建议在医师、药师或护士等专业人员指导下培训使用！

三、布地格福吸入气雾剂指导教程操作示意图

（一）装置介绍

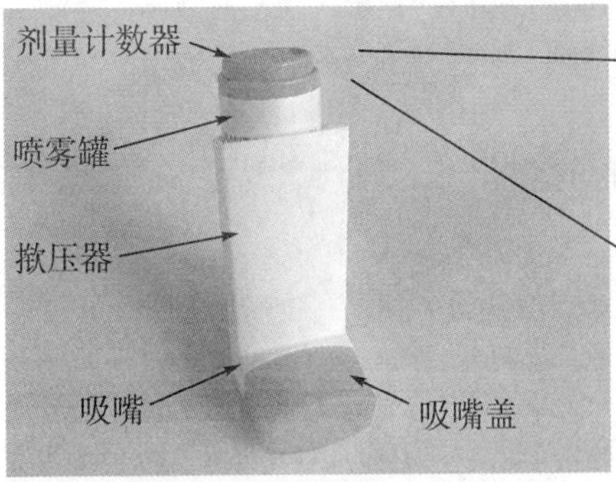

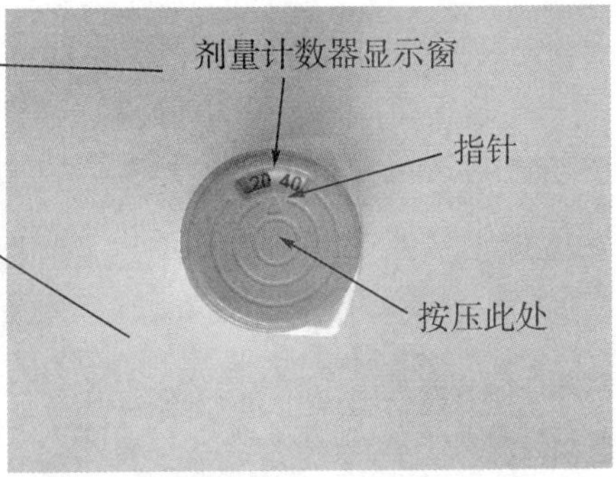

（二）预充吸入器

首次使用前，必须预充吸入器。

第一步：取下吸嘴盖，检查吸嘴是否正常（室温使用）。

第二步：竖直握住吸入器，与面部保持距离，并摇匀。

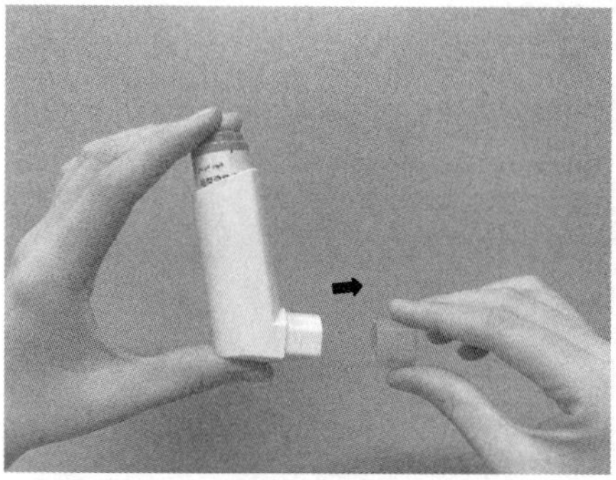

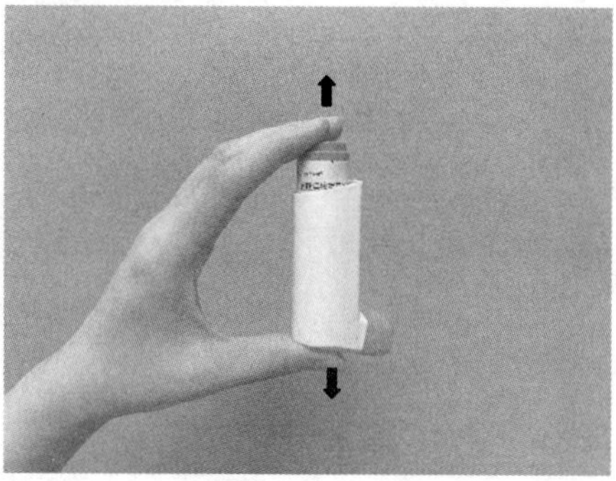

第三步：用力按压剂量计数器的中心，直到喷雾罐在揿压器内停止移动，从吸嘴中释放 1 喷药。使用期间剂量计数器数值减少，所以可能听到轻微的咔哒声。

重复 3 次预充步骤，每次开始揿压前请摇匀。预充 4 次后，剂量计数器指向“120”的右侧，表明预充完成，可以使用吸入器。

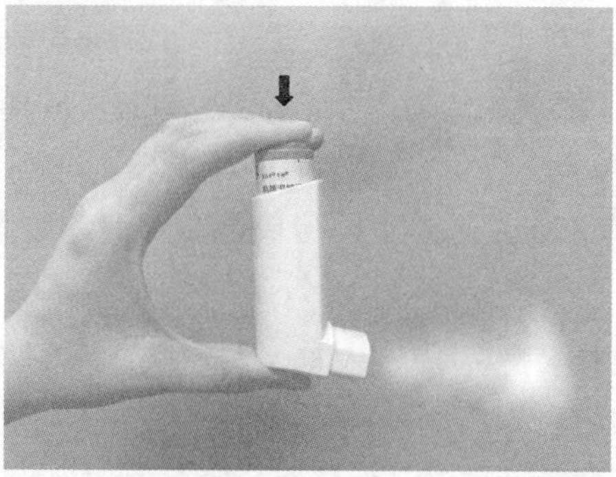

特别提示：如果您停用吸入器超过 7 天，则需要在使用前重新预充。（重新预充吸入器时，将吸入器摇匀，并按压 2 次剂量计数器的中心，向空气中释放 2 喷，喷雾时请注意远离脸部。预充完成后便可以使用吸入器。）

（三）装置使用步骤

第一步：漱口，保持口腔清洁。

第二步：取下吸嘴盖。

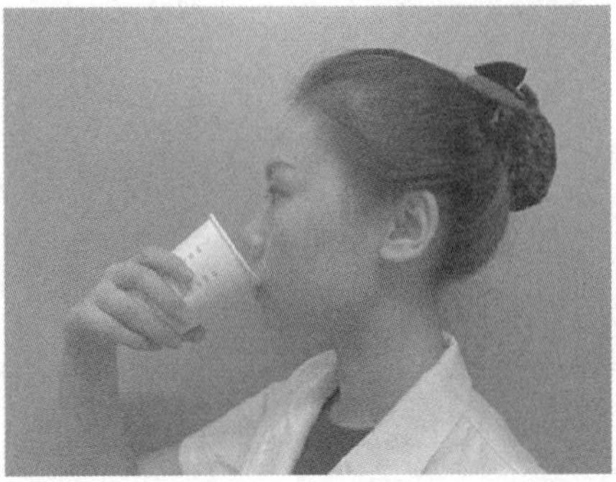

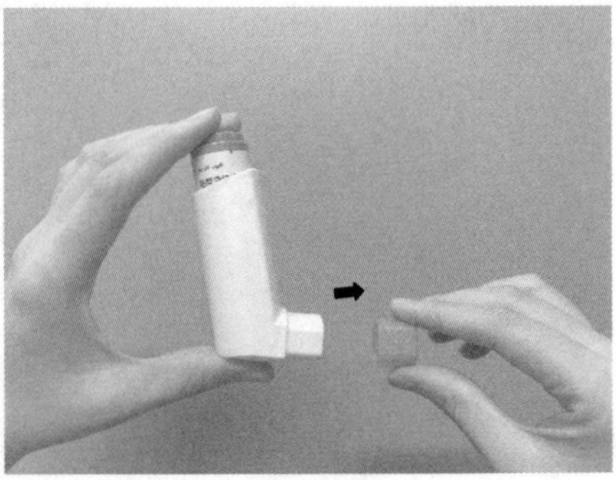

第三步：每次使用前摇匀吸入器。

第四步：尽可能深呼气，呼气时勿对着吸嘴口。

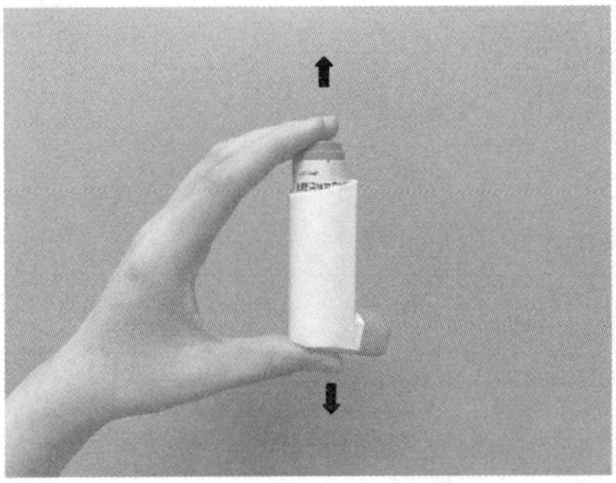

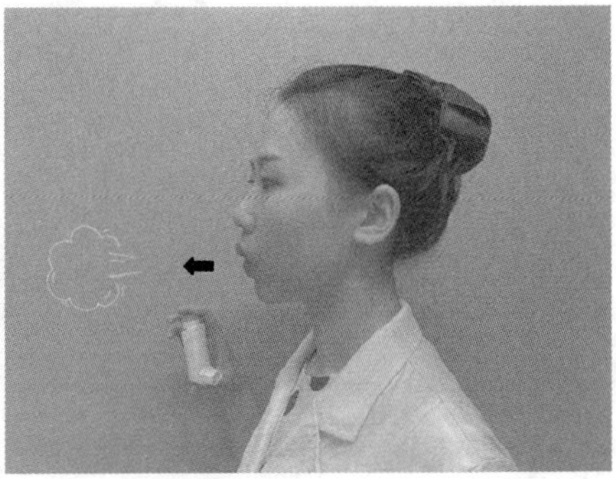

第五步：双唇包紧吸嘴，头向后仰，舌抵住吸嘴。在缓慢深吸一口气的同时，按压剂量计数器的中心部位，直到喷雾罐在揿压器内停止移动，释放1喷药物，然后停止按压剂量计数器（仅限经口吸入使用）。

第六步：将吸嘴从口中移出，尽可能长时间屏气。

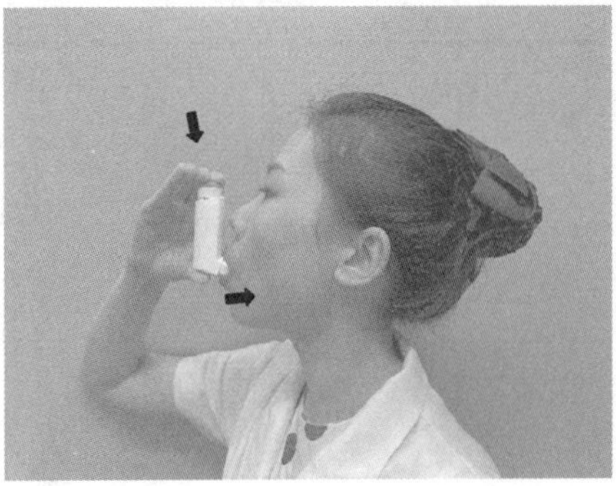

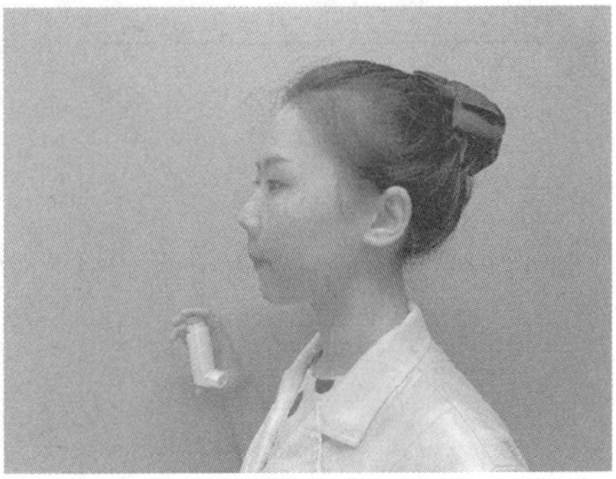

第七步：再次缓慢呼气，并恢复到平稳呼吸状态，重复步骤三至六，吸入第 2 揿药物。

第八步：用干纸巾清洁吸嘴并盖上吸嘴盖。

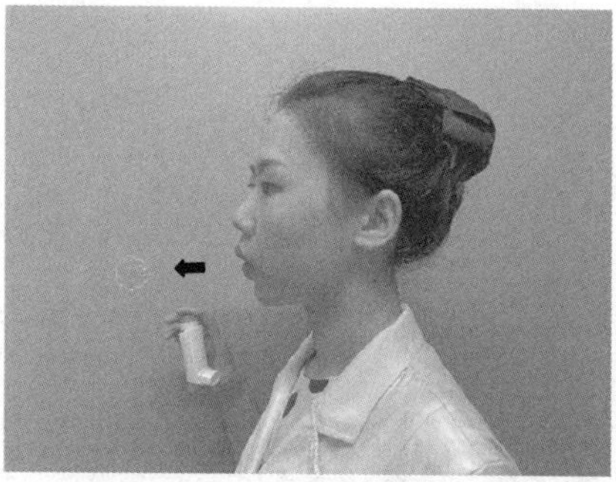

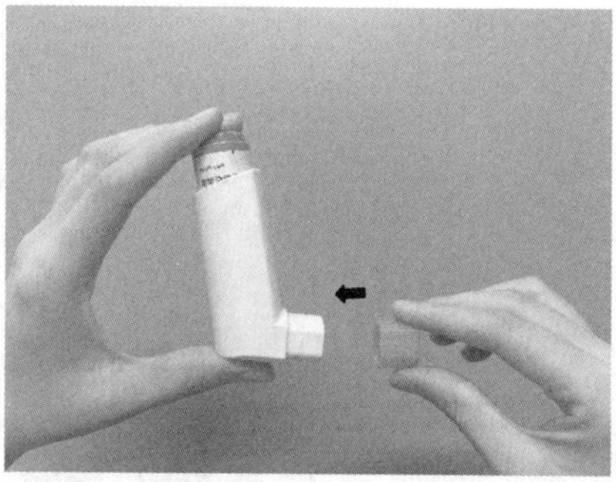

第九步：使用完毕后用清水漱口（请勿吞咽漱口水），避免药物残留口腔。

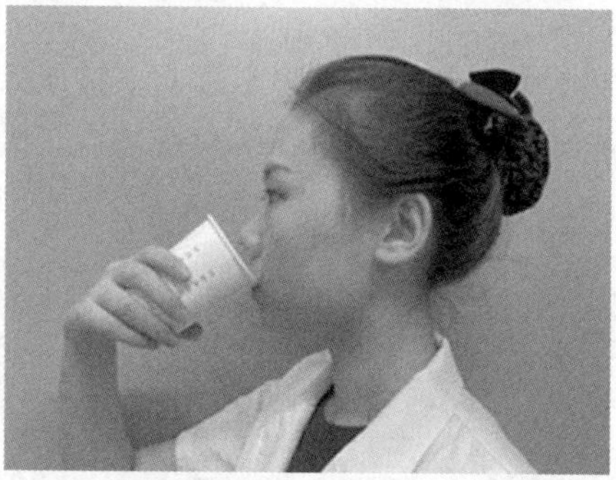

（四）清洁吸入器

第一步：将喷雾罐从揿压器中取下，不得清洗或弄湿喷雾罐，取下吸嘴盖。

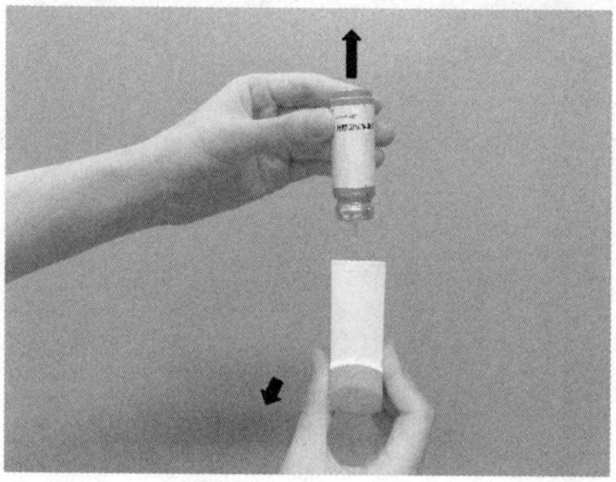

第二步：将揿压器放在水龙头下方用温水冲洗约 30 秒，翻转揿压器，再次用温水冲洗揿压器约 30 秒，尽可能甩干揿压器中多余的水分。检查揿压器和吸嘴，以确保淤积的药物被完全冲洗掉，如果有药物蓄积，请重复清洗。

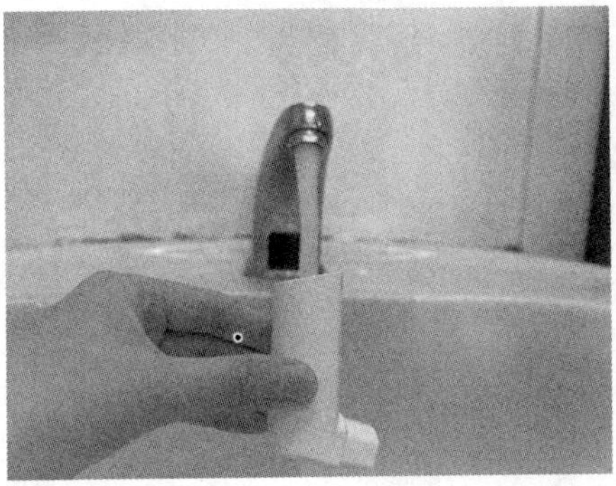

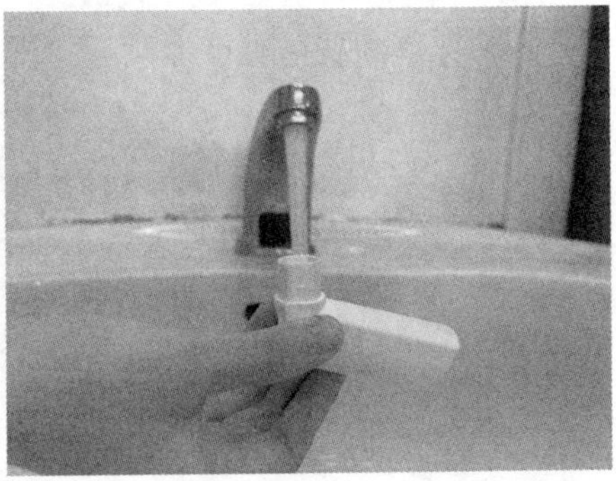

第三步：将揿压器风干一整夜，请勿将喷雾罐放入未完全干燥的揿压器内。

第四步：待揿压器干燥后，轻轻将喷雾罐向下按压入揿压器中；请勿用力按压喷雾罐，否则可能会导致药物喷出；每次清洁后，需重新预充吸入器。

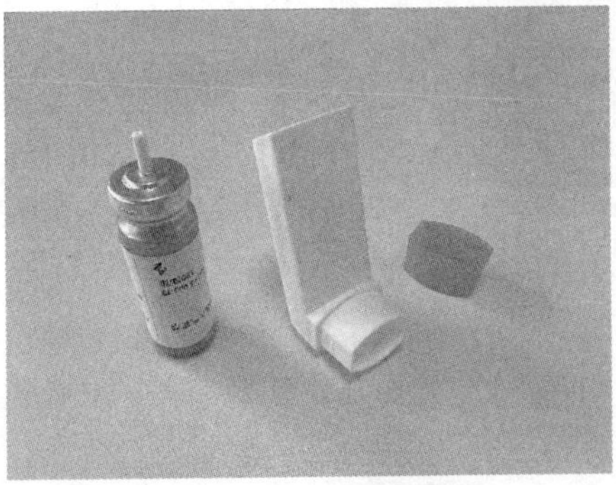

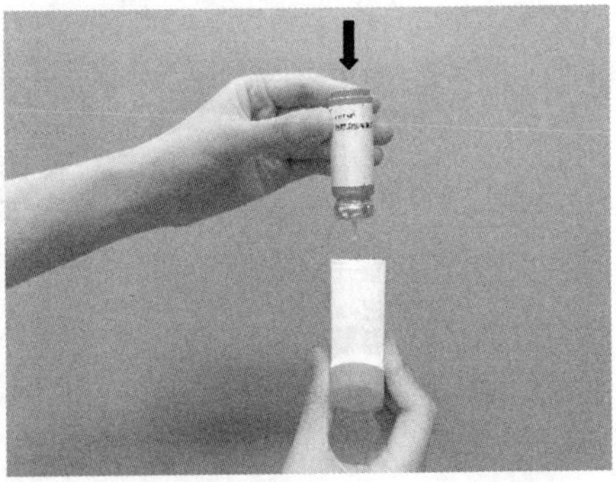

特别提示：首次使用该药品时，建议在医师、药师或护士等专业人员指导下培训使用！

四、布地奈德福莫特罗吸入粉雾剂（Ⅱ）（信必可都保）指导教程操作示意图

（一）装置介绍

一个标准的新信必可都保内应含 60 个剂量药物。

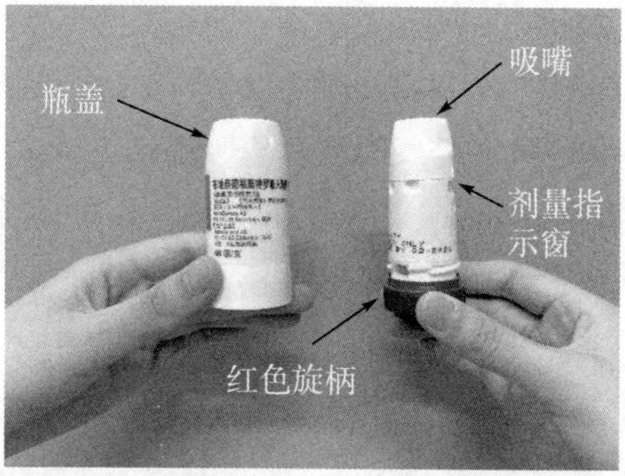

（二）装置使用步骤

第一步：漱口，保持口腔清洁。

第二步：旋松并拔出瓶盖，确保红色旋柄在下。

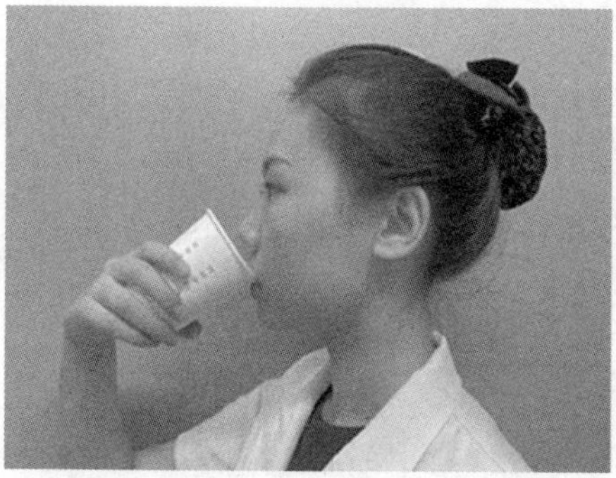

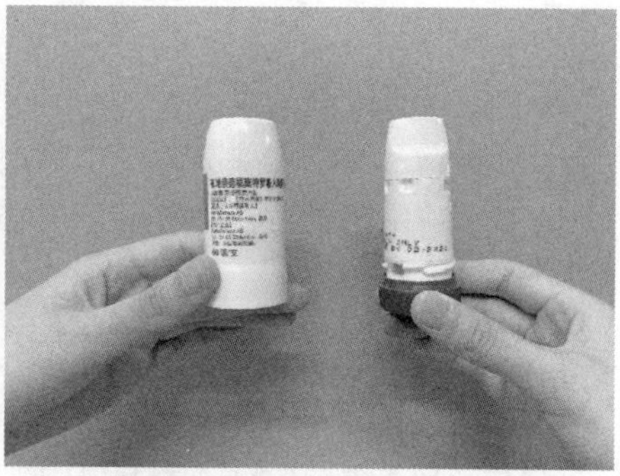

第三步：将都保保持竖直，握住底部红色旋柄和都保中间部分，向某一方向旋转到底，再向反方向旋转到底，即完成一次单剂量装药。在此过程中会听到一次咔哒声；初次使用或打开一个新装置的时候，为保证吸入药物剂量准确，装置需要进行 2 次初始化操作，即重复 2 次第三步步骤。

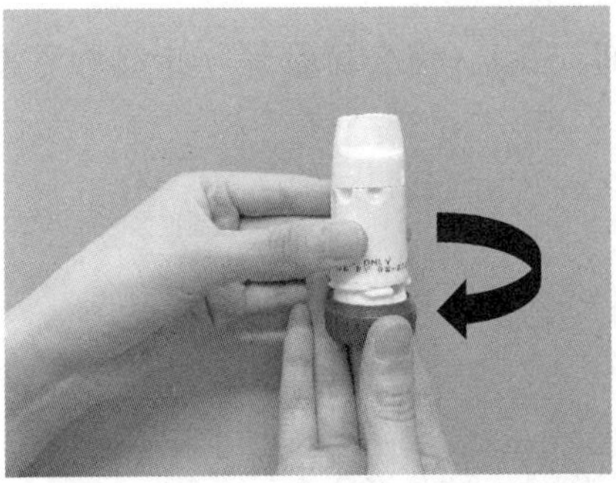
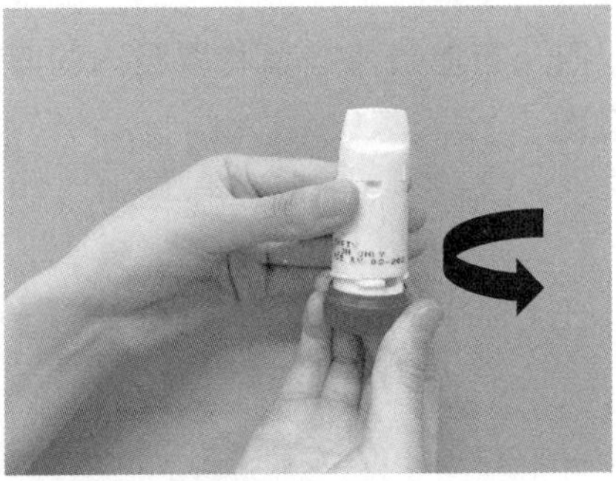

第四步：尽可能深呼气，呼气时勿对着吸嘴口。

第五步：轻轻地把吸嘴放在上下牙齿之间，双唇完全包紧吸嘴，不要漏气，用力且深长地吸气，直到不能吸入气体为止。

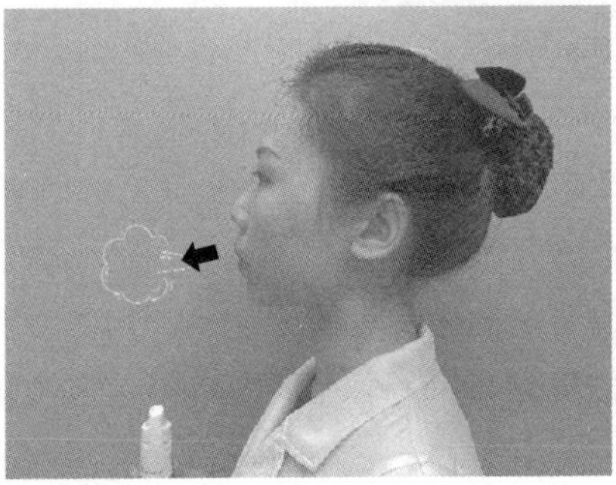
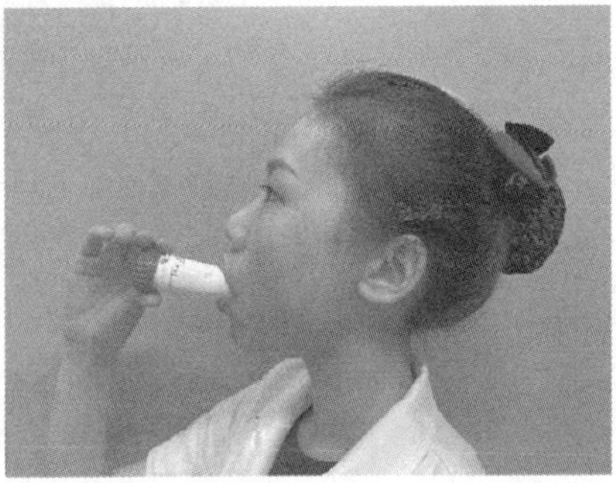

第六步：将吸嘴从口中移出，尽可能长时间屏气后，再缓慢呼气并恢复到平稳呼吸状态。如果需要吸入 2 个剂量的药物，请重复步骤三至六。

第七步：用干纸巾清洁吸嘴，严禁用水或液体擦洗吸嘴外部。

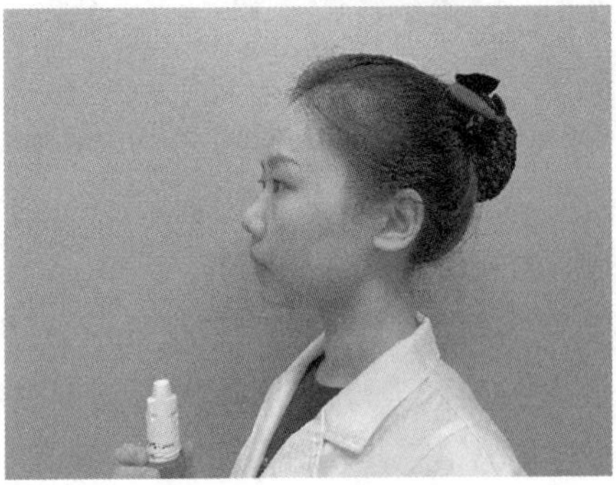
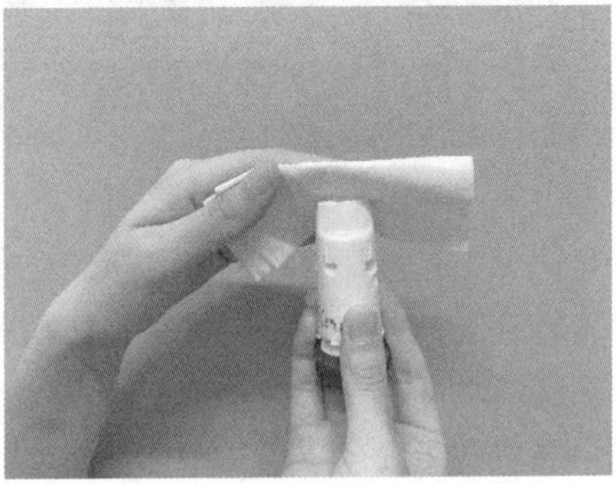

第八步：旋紧瓶盖，关闭装置。

第九步：使用完毕后，进行漱口，建议早晚刷牙前使用，注意在漱口时仰起头，进行深咽喉部的漱口（请勿吞咽漱口水）。

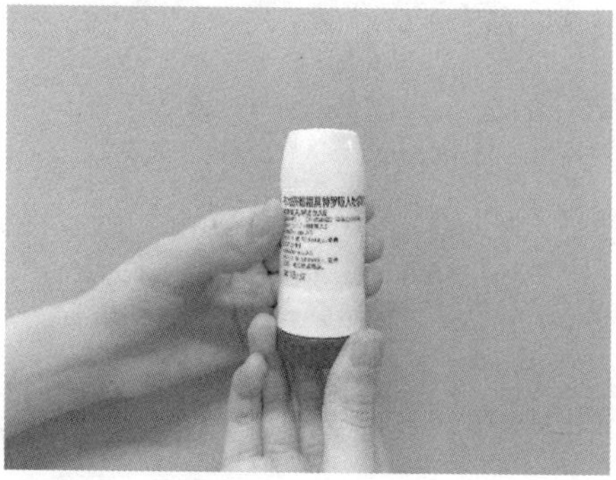

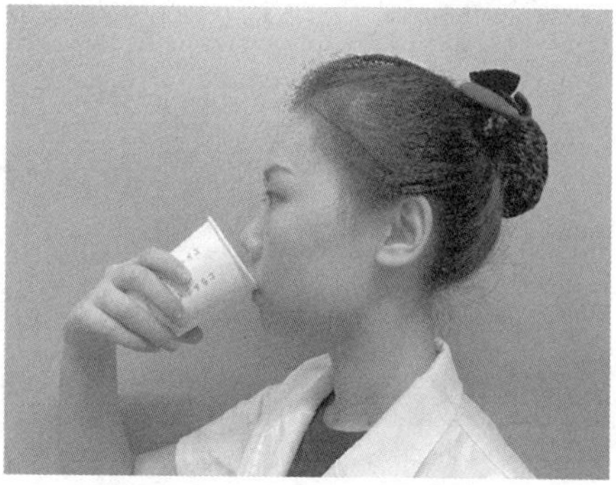

特别提示：

1. 当红色记号0到达剂量指示窗中部时，说明吸入器内已无可吸入药量，该吸入器应被丢弃。

2. 首次使用该药品时，建议在医师、药师或护士等专业人员指导下培训使用！

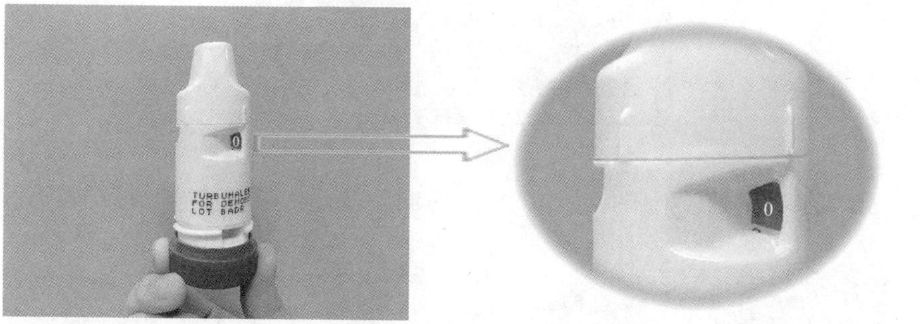

五、噻托溴铵吸入粉雾剂（思力华）指导教程操作示意图

（一）装置介绍

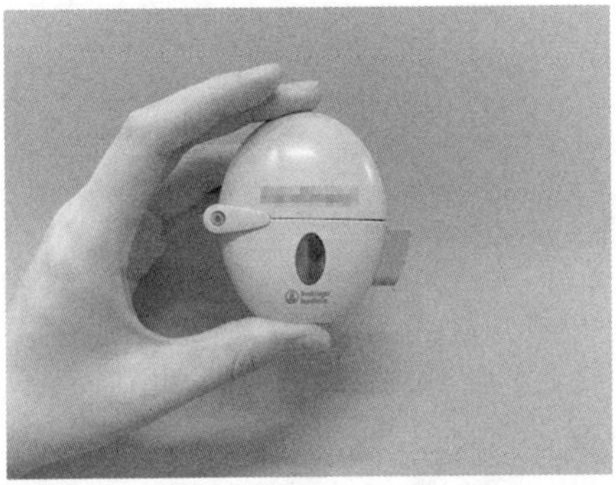

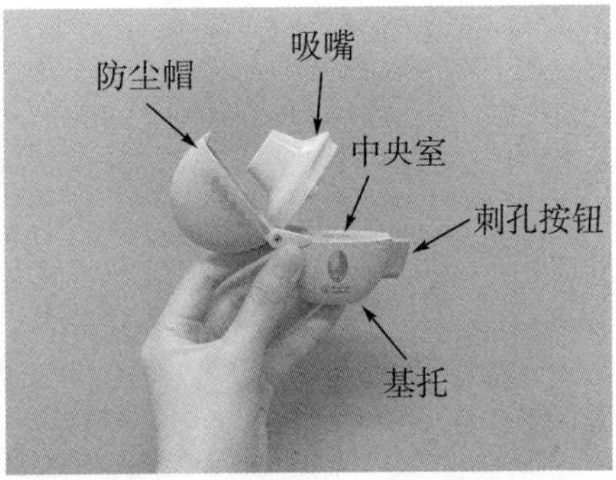

（二）装置使用步骤

第一步：漱口，保持口腔清洁。

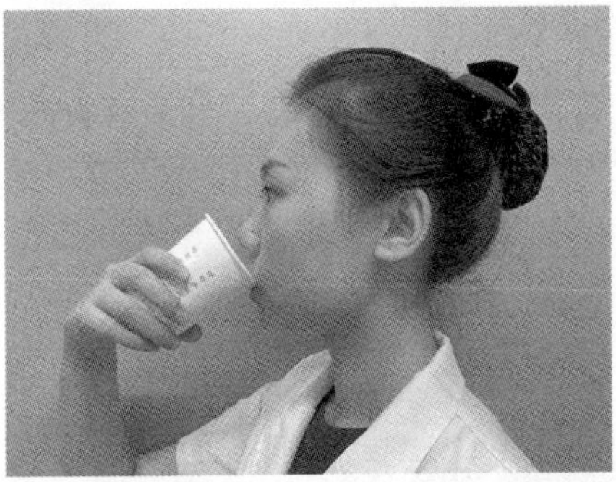

第二步：完全按下刺孔按钮，松开后向上拉开防尘帽，然后打开吸嘴。

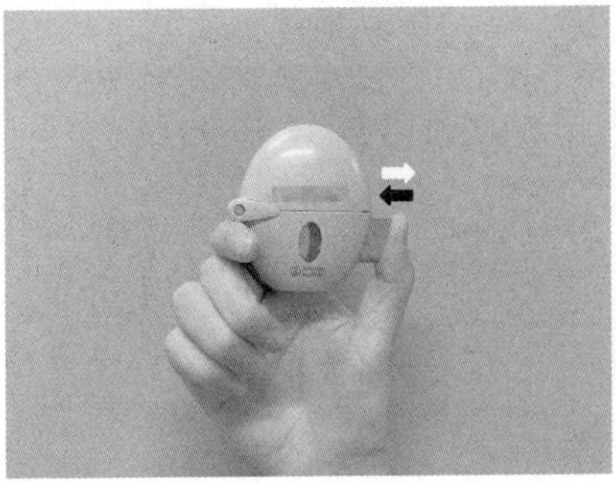

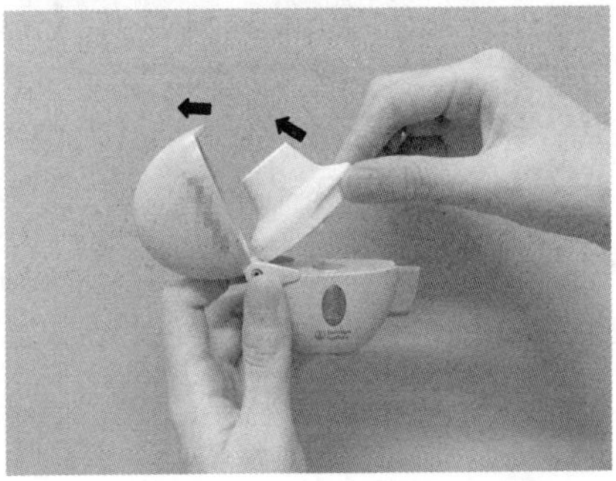

第三步：从泡罩包装中取出一粒胶囊放于中央室内（无论以何种方式放置胶囊均可）。

第四步：用力合上吸嘴直至听到一声咔哒声，保持防尘帽敞开。

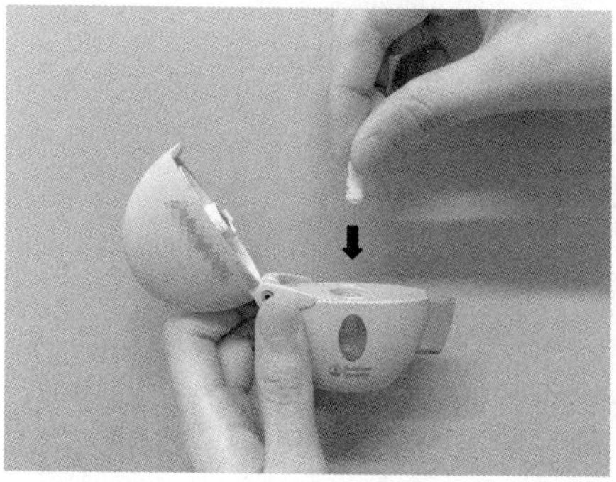

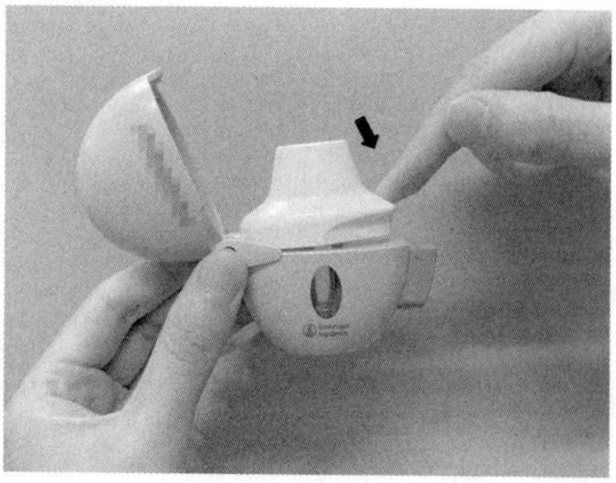

第五步：手持吸入器装置使吸嘴向上，将刺孔按钮完全按下一次，然后松开，在胶囊上刺出小孔。

第六步：握住吸入器装置，使之远离口鼻，尽可能深呼气，呼气时勿对着吸嘴口。

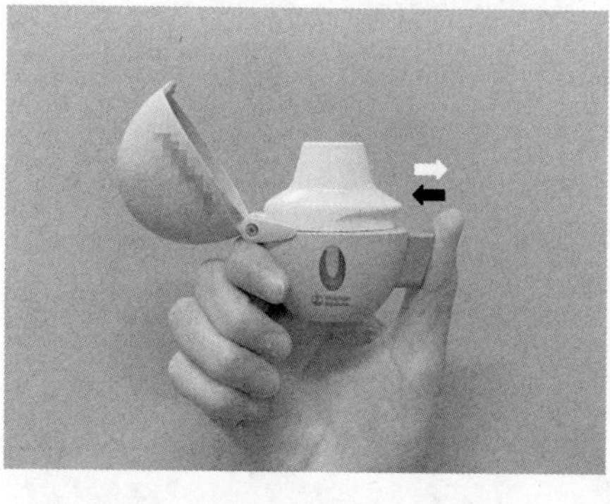

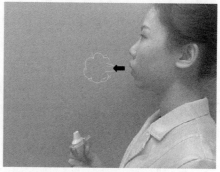

第七步：举起吸入器装置放到嘴上，双唇紧紧包裹住吸嘴，保持头部垂直，用力快速吸气，此时应听到胶囊振动的声音。

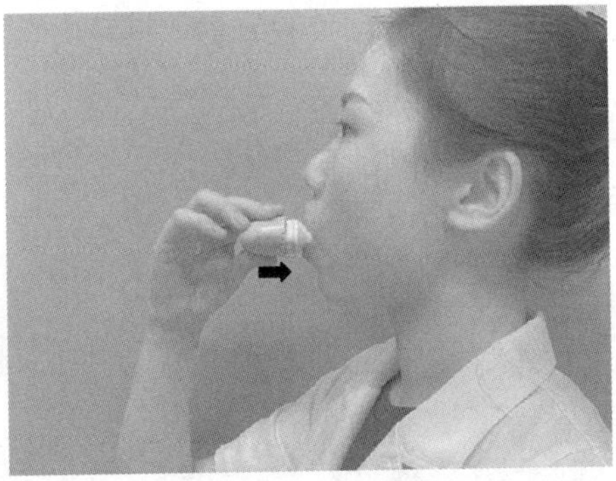

第八步：将吸嘴从口中移出，尽可能长时间屏气。

第九步：再次缓慢呼气并恢复到平稳呼吸状态（重复步骤六至九，胶囊中的药物即可完全吸出）。

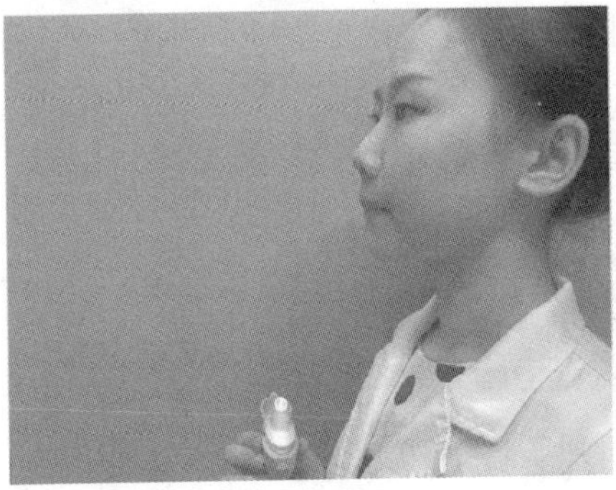

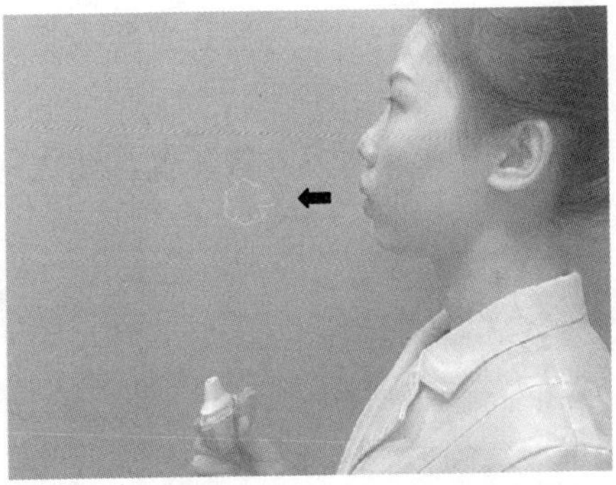

第十步：再次打开吸嘴，倒出使用过的空胶囊并丢弃，关闭吸嘴和防尘帽。

第十一步：使用完毕后用清水漱口（请勿吞咽漱口水），避免药物残留口腔。

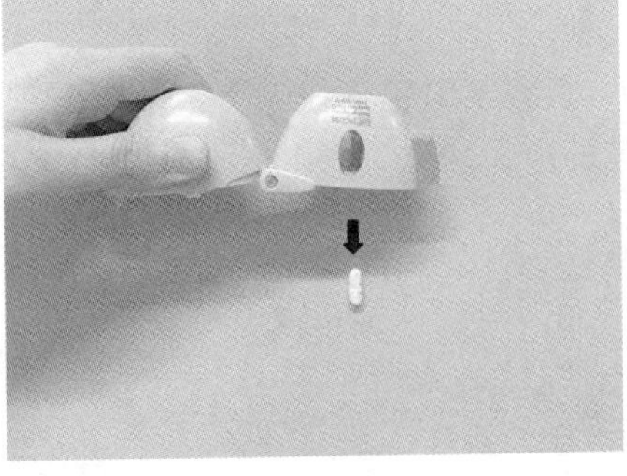

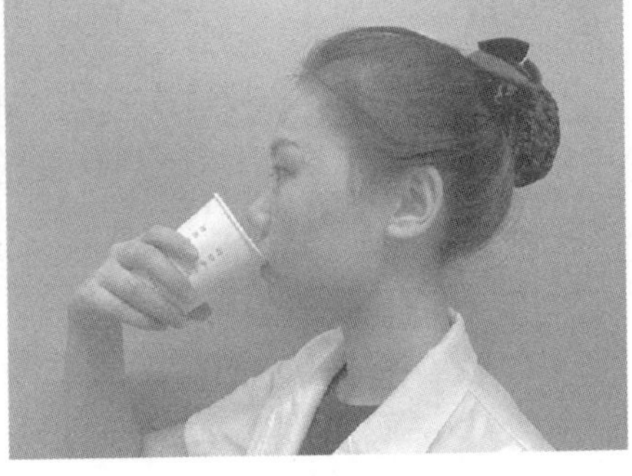

第十二步：每月清洁一次吸入器装置，打开吸入器的防尘帽和吸嘴，然后向上推起刺孔按钮打开基托，用温水全面淋洗吸入器以除去粉末，将吸入器放在纸巾上吸去水分，之后保持防尘帽、吸嘴和基托敞开，置空气中晾干，需24小时。

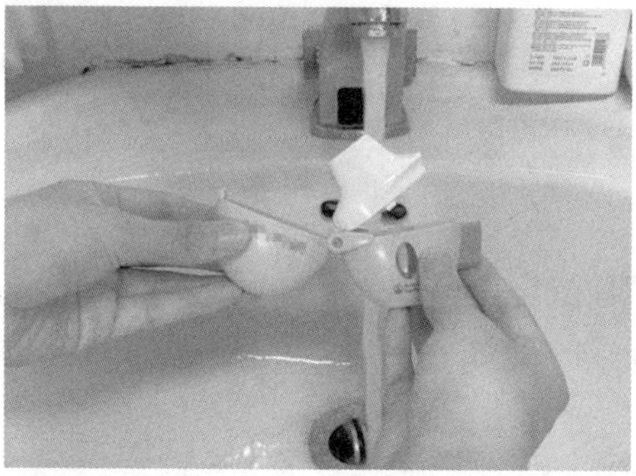

特别提示：首次使用该药品时，建议在医师、药师或护士等专业人员指导下培训使用！

六、噻托溴铵粉雾剂指导教程操作示意图

（一）装置介绍

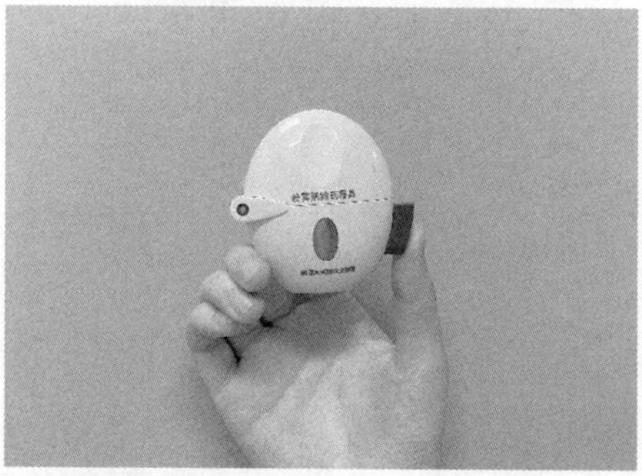

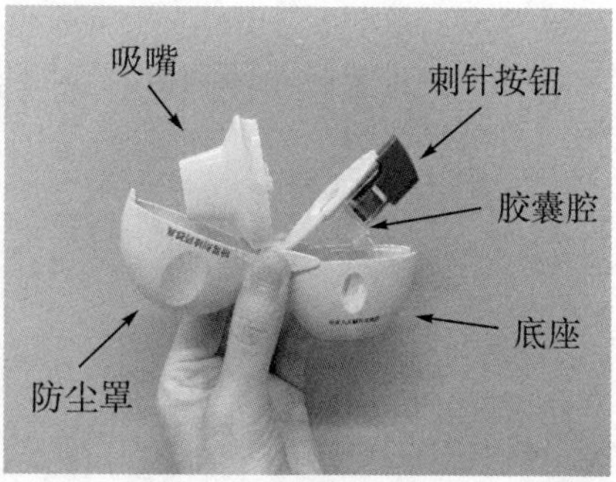

（二）装置使用步骤

第一步：漱口，保持口腔清洁。

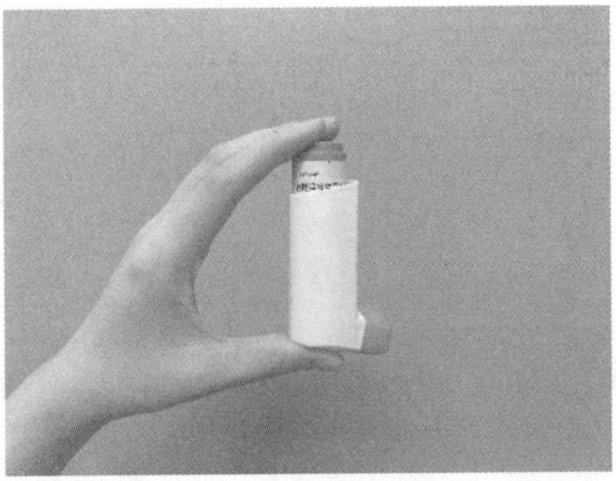

第二步：按下刺针按钮，拉开希好®装置的防尘罩。

第三步：打开装置的吸嘴。

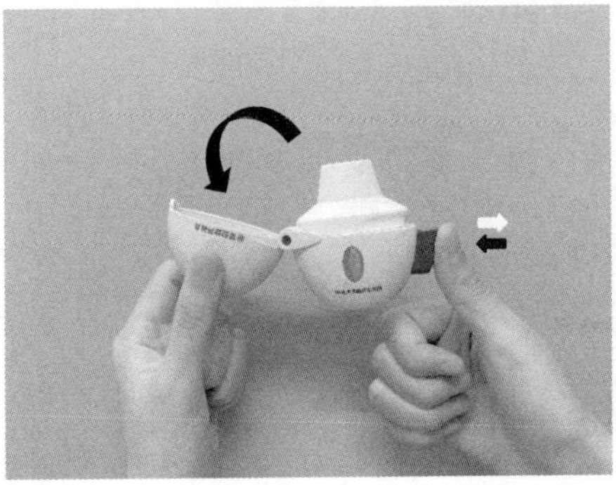

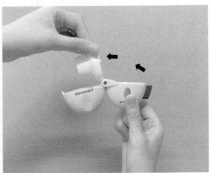

第四步：从包装中取出一粒胶囊，如图示将胶囊置于胶囊腔中。

第五步：将吸嘴关闭严密，保持防尘罩打开。

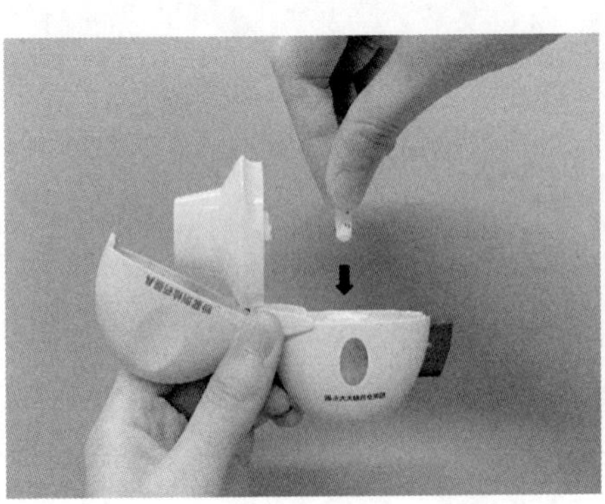

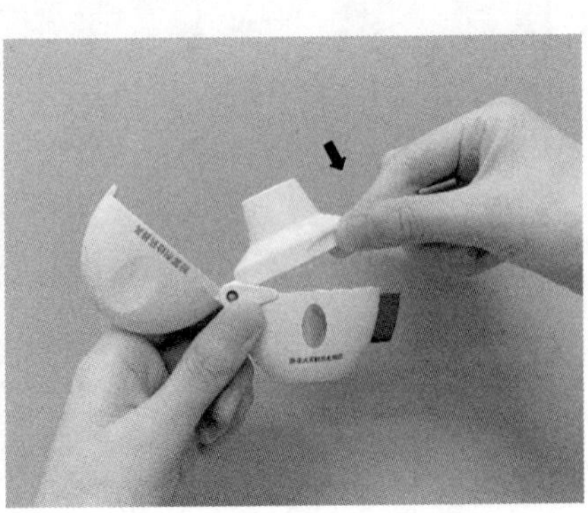

第六步：手持希好®装置使吸嘴向上，完全按下刺针按钮，然后松开，在胶囊上刺出小孔。

第七步：握住吸入器装置，使之远离口鼻，尽可能深呼气，呼气时勿对着吸嘴口。

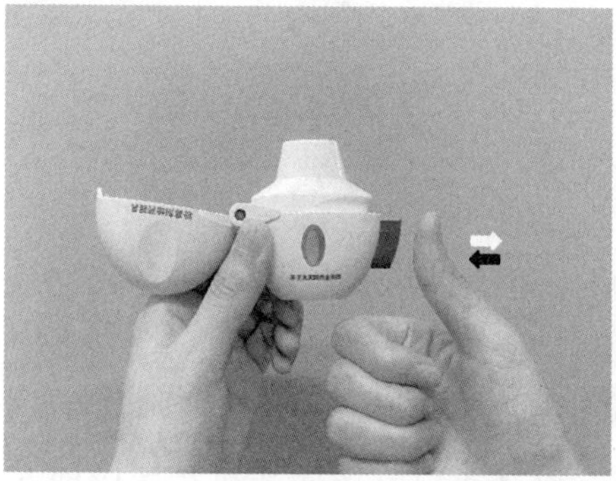

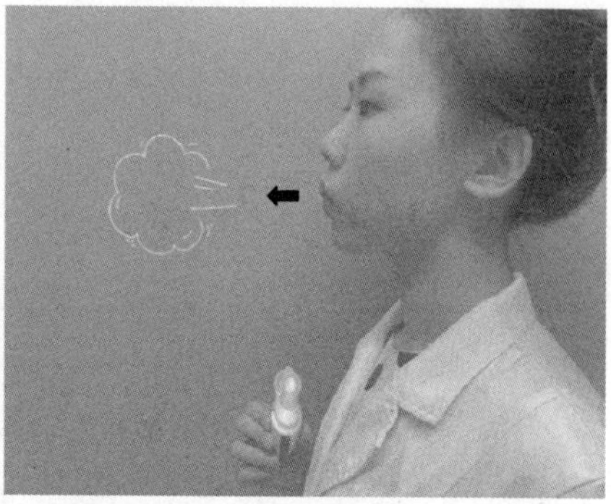

第八步：举起吸入器装置放到嘴上，双唇紧紧包裹住吸嘴，保持头部垂直，用力快速吸气，此时应听到胶囊振动的声音。

第九步：将吸嘴从口中移出，尽可能长时间屏气。

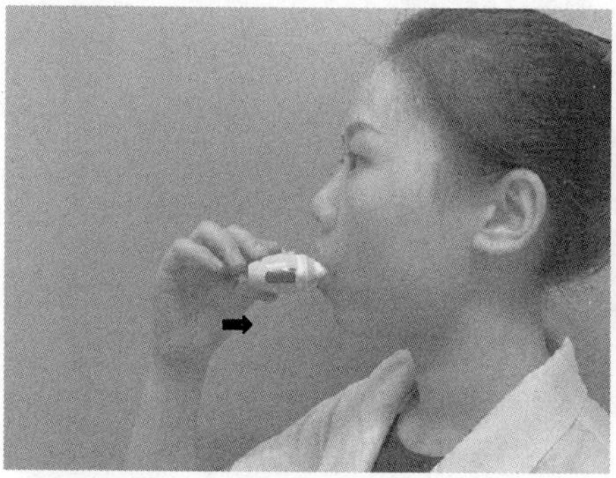

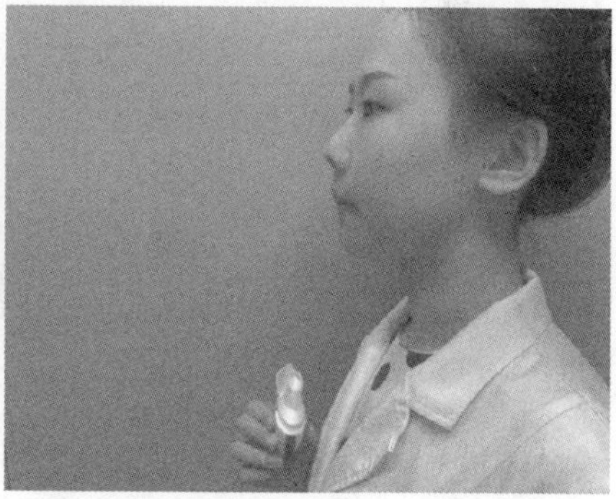

第十步：再次缓慢呼气，并恢复到平稳呼吸状态，重复步骤七至十，胶囊中的药物即可完全吸出。

第十一步：用药结束后，再次将吸嘴打开，倒出空胶囊壳。用微潮的纸巾清洁吸嘴后再关闭吸嘴及防尘罩。

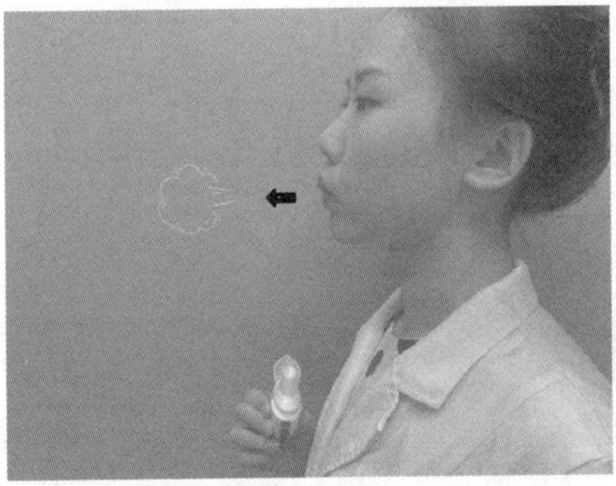

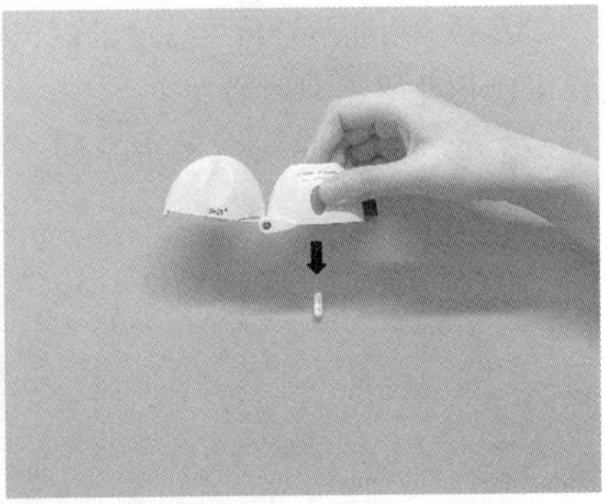

第十二步：使用完毕后用清水漱口（请勿吞咽漱口水），避免药物残留口腔。

第十三步：建议每使用 10 次后清洗本器具，如图打开器具各部位，用温水全面淋洗，将本器具用纸巾吸去水分后晾干，必须保证器具使用前完全干燥。

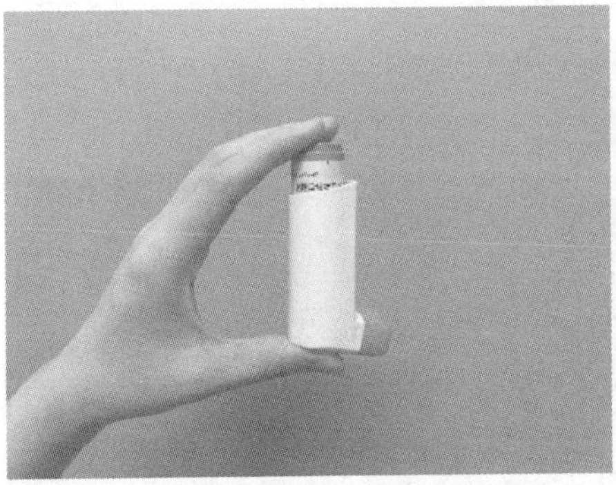

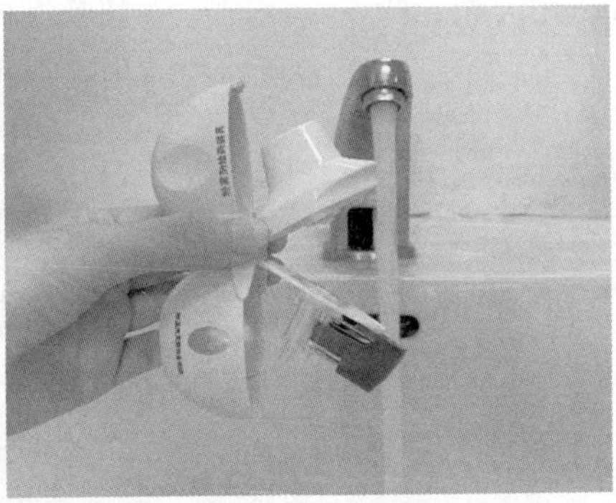

特别提示：首次使用该药品时，建议在医师、药师或护士等专业人员指导下培训使用！

七、乌美溴铵维兰特罗吸入粉雾剂（欧乐欣）指导教程操作示意图

（一）装置介绍

剂量计数器在易纳器使用前，显示应有 30 个剂量。

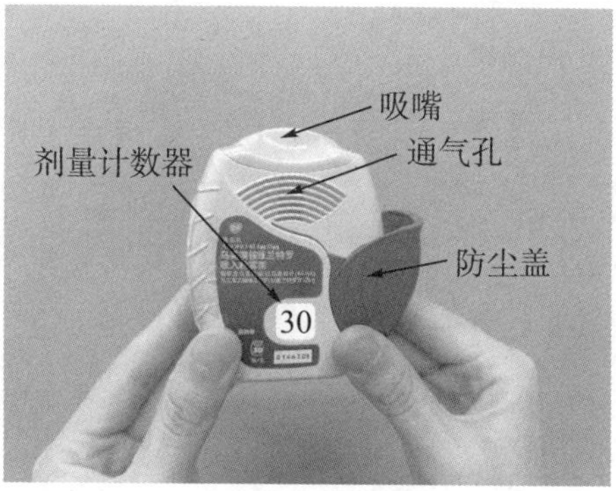

（二）装置使用步骤

第一步：漱口，保持口腔清洁。

第二步：请勿摇晃易纳器，握住装置外壳，向下滑动防尘盖，直至听到咔哒声，此时装置的剂量计数器将减少一个数字，说明一个剂量的药物已经装好。

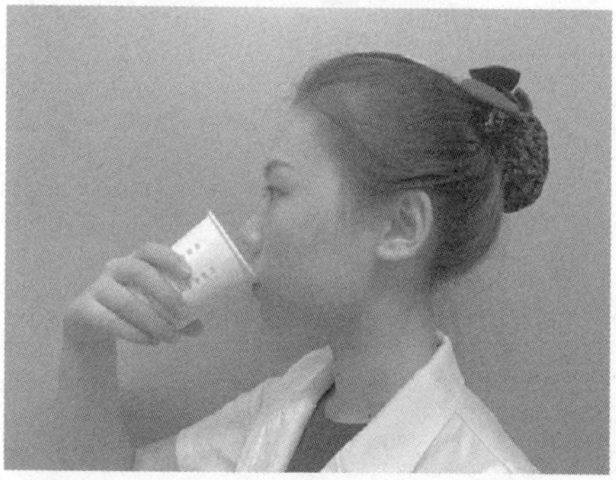

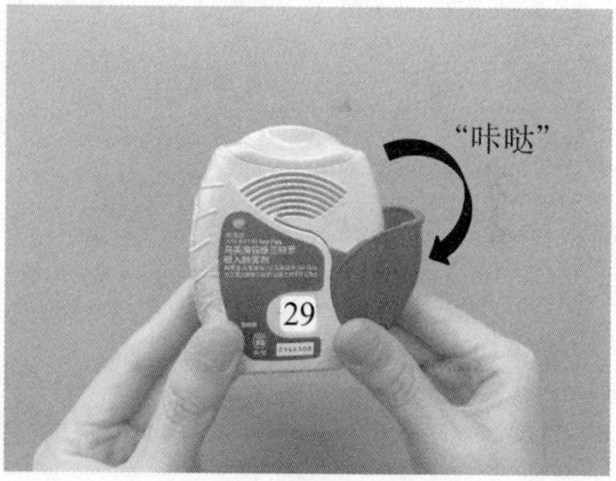

第三步：易纳器应远离口鼻，尽可能深呼气，呼气时勿对着吸嘴口。

第四步：将吸嘴置于上下唇之间，双唇包紧吸嘴，使用过程中请勿用手指堵住通气孔，长且平稳地深吸一大口气体。

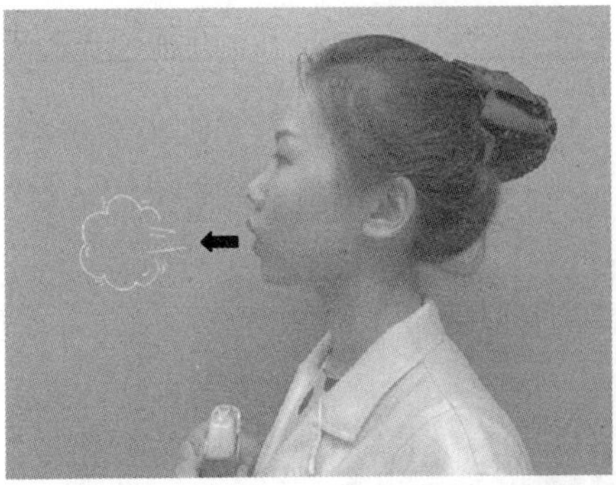

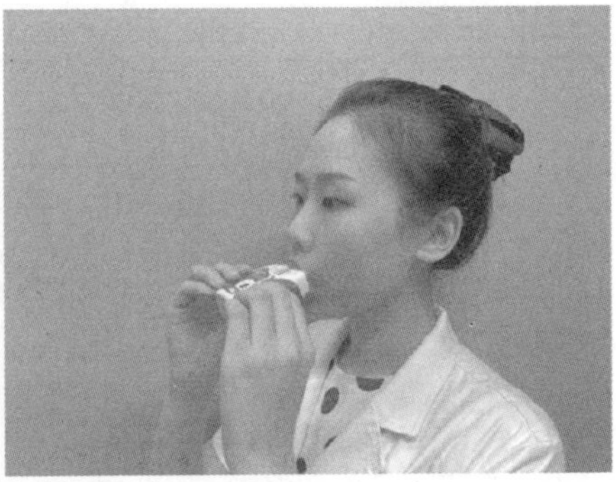

第五步：停止吸气后，将易纳器从口中移出，尽可能长时间屏气。
第六步：缓慢呼气并恢复到平稳呼吸状态。

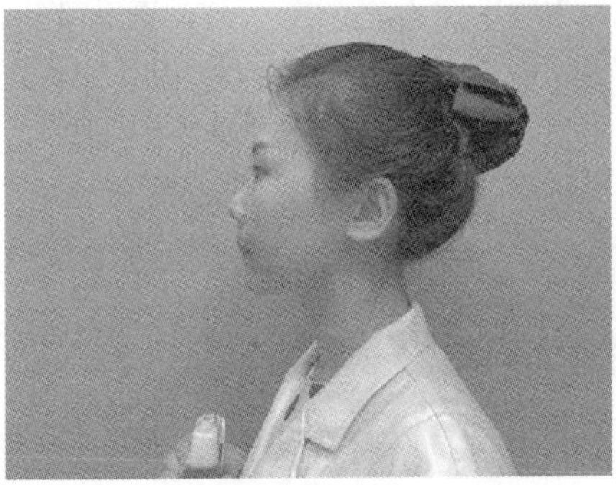

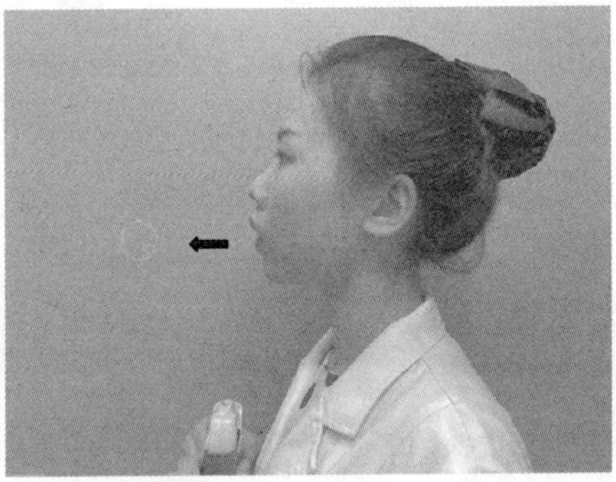

第七步：用干纸巾清洁吸嘴。
第八步：将防尘盖尽量往上滑，直到盖住吸嘴。

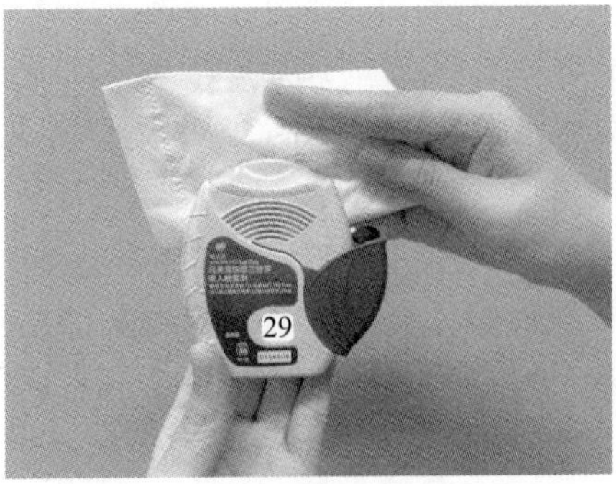

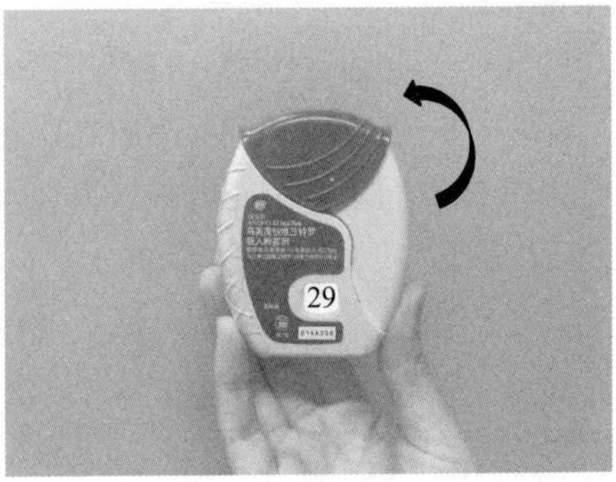

第九步：使用完毕后用清水漱口（请勿吞咽漱口水），避免药物残留口腔。

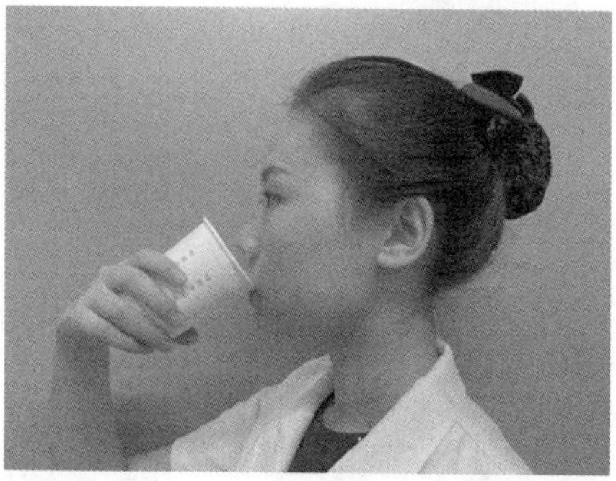

特别提示：

1. 每次打开防尘盖时，剂量计数器将减少1个数字。剩余不到10个剂量时，剂量计数器一半显示为红色。在吸入最后一个剂量后，剂量计数器一半显示为红色且数字为0，此时吸入器为空。若在此之后打开防尘盖，则剂量计数器从一半红色变为完全红色。

2. 请在易纳器标签空白处写下“丢弃”日期，“丢弃”日期是首次打开铝箔盒日期后6周，在该日期之后，不可再使用该吸入器。

3. 首次使用该药品时，建议在医师、药师或护士等专业人员指导下培训使用！

八、沙美特罗替卡松吸入粉雾剂（舒利迭）指导教程操作示意图

（一）装置介绍

一个标准的新准纳器内应含28个或60个剂量药物。

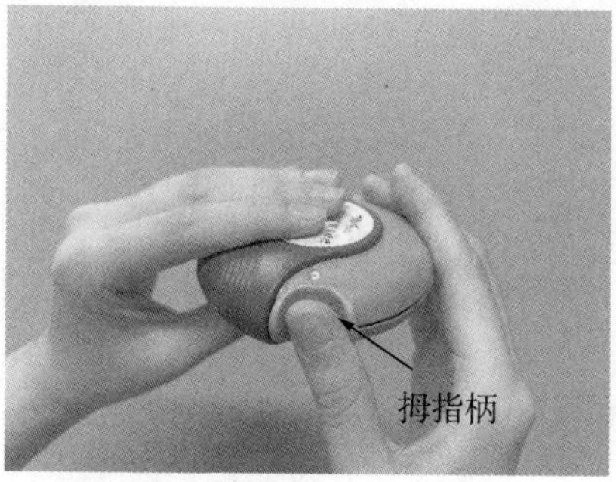

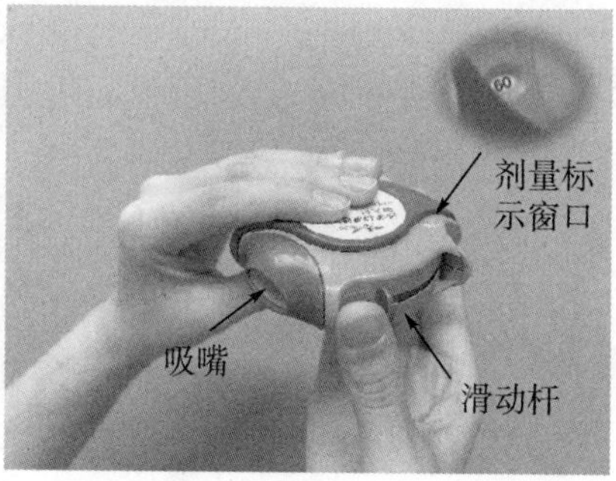

（二）装置使用步骤

第一步：漱口，保持口腔清洁。

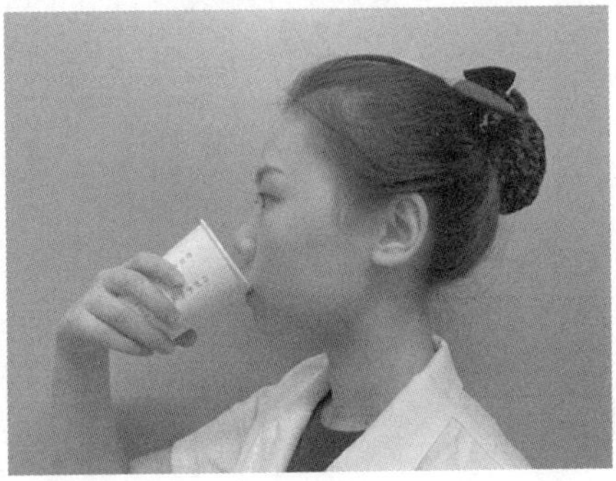

第二步：手持准纳器，坐直或站直，用一手握住外壳，另一手的大拇指向外推动拇指柄直至完全打开鱼嘴形的吸嘴（不用的时候，保持关闭状态）。

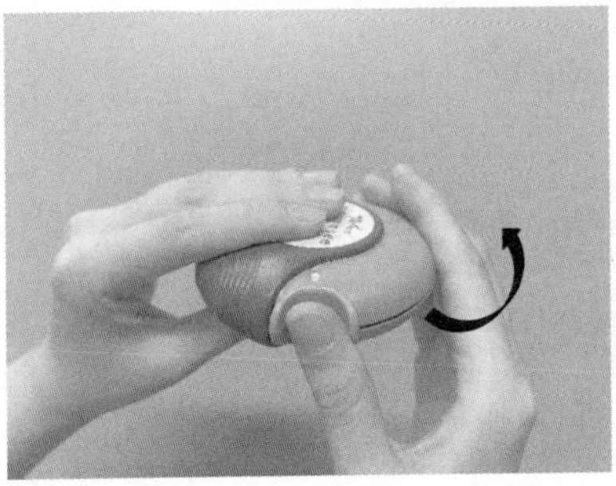

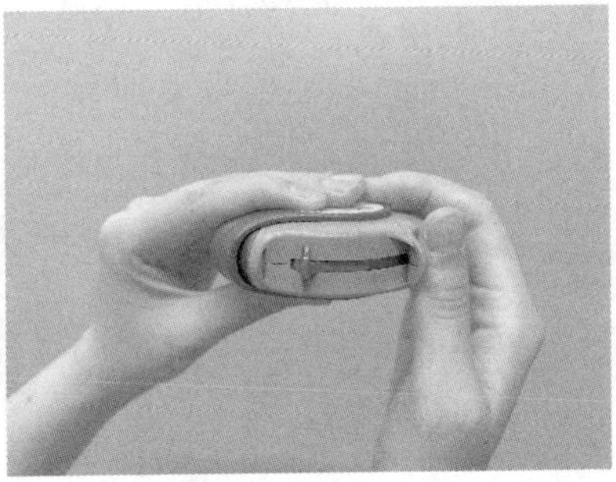

第三步：握住准纳器使得吸嘴对着自己，向外推动滑动杆，直至发出咔哒声，表明准纳器装药完成。请勿随意拨动滑动杆以免造成药物的浪费（只有在准备吸入药物时才可推动滑动杆）。

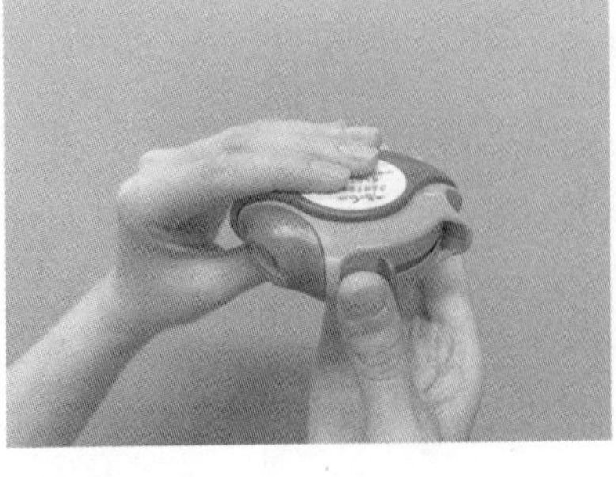

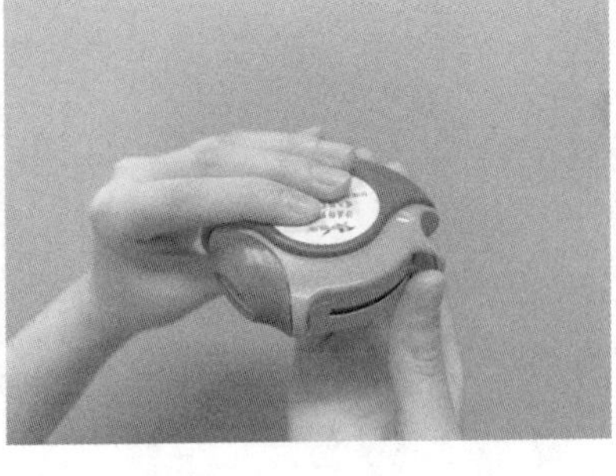

第四步：水平握住准纳器，远离口鼻，在保证平稳呼吸的前提下，尽可能深呼气，呼气时勿对着吸嘴口。

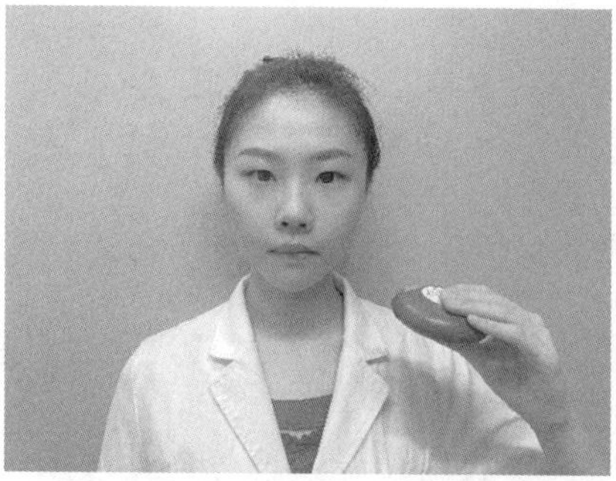
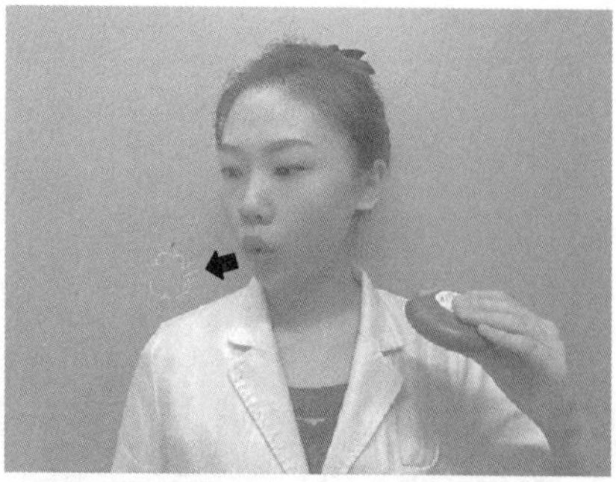

第五步：平拿准纳器，将吸嘴放入口中，深且平稳地吸入药物。

第六步：使用完毕后，将吸嘴从口中移出，尽可能长时间屏气后缓慢呼气并恢复到平稳呼吸状态。

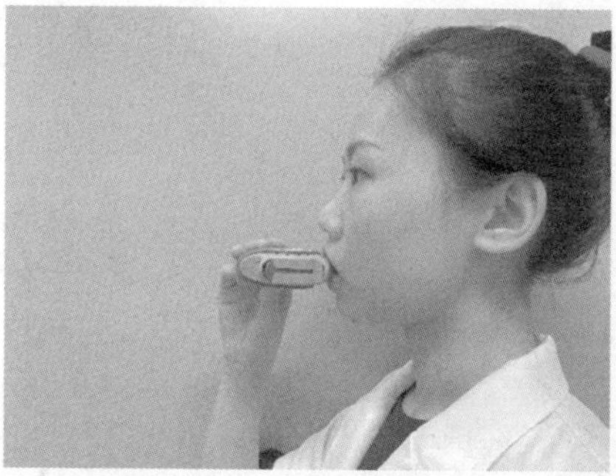
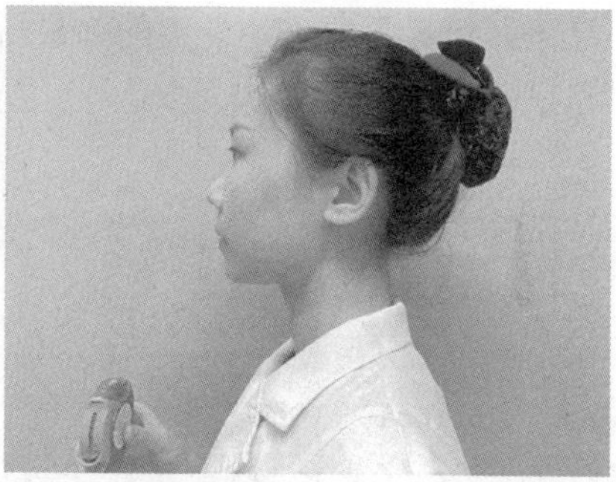

第七步：用干纸巾清洁吸嘴。

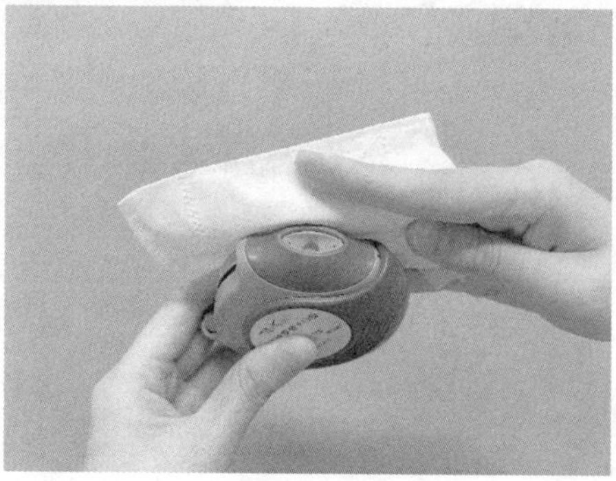

第八步：将拇指放在拇指柄上往回拉，发出咔哒声时表示准纳器已关闭，滑动杆将自动复位。如需吸入 2 个剂量的药物，必须关上准纳器后重复步骤一至五。

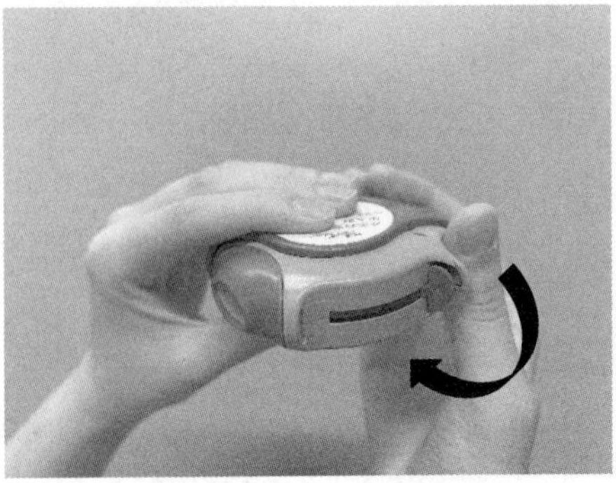
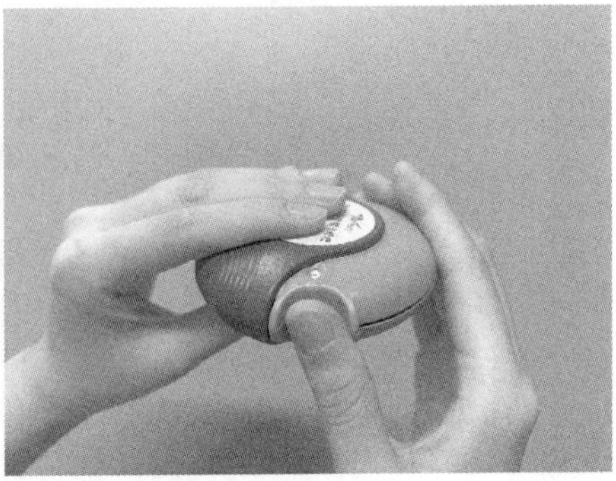

第九步：使用完毕后，进行漱口，建议早晚刷牙前使用，注意在漱口时仰起头，进行深咽喉部的漱口（请勿吞咽漱口水）。

剩余药量提示：准纳器上的剂量指示窗口显示剩余药量，红色表示警告剩余剂量已不多。

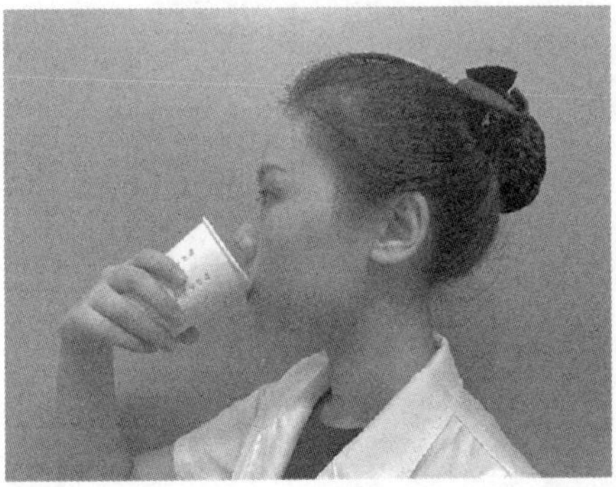
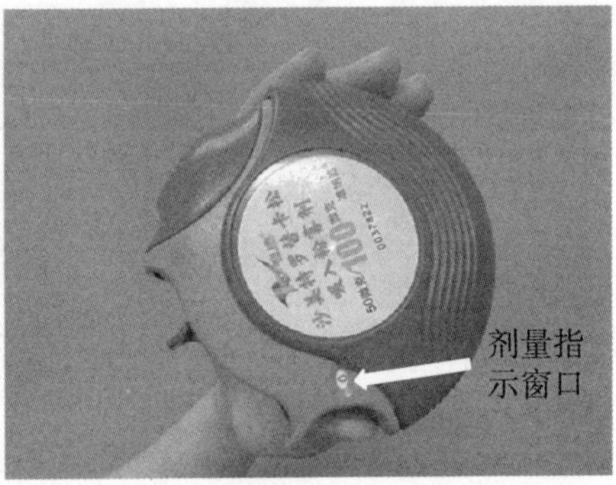

特别提示：首次使用该药品时，建议在医师、药师或护士等专业人员指导下培训使用！

九、氟替美维吸入粉雾剂指导教程操作示意图

（一）装置介绍

剂量计数器：在易纳器使用前，显示应有 30 个剂量。

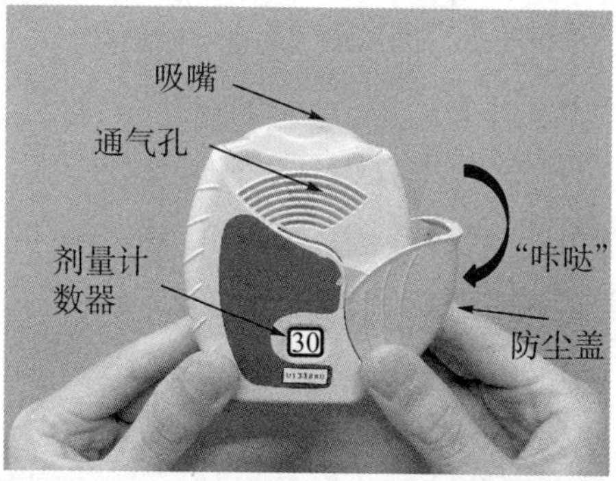

（二）装置使用步骤

第一步：漱口，保持口腔清洁。

第二步：请勿摇晃易纳器，握住装置外壳，向下滑动防尘盖，直至听到咔哒声，此时装置的剂量计数器将减少一个数字，说明一个剂量的药物已经装好。

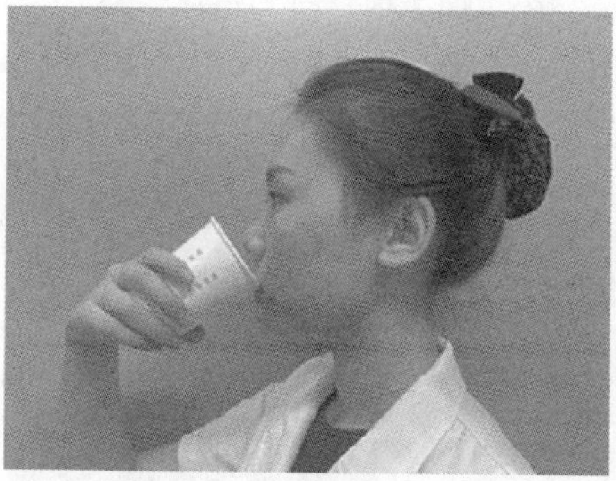

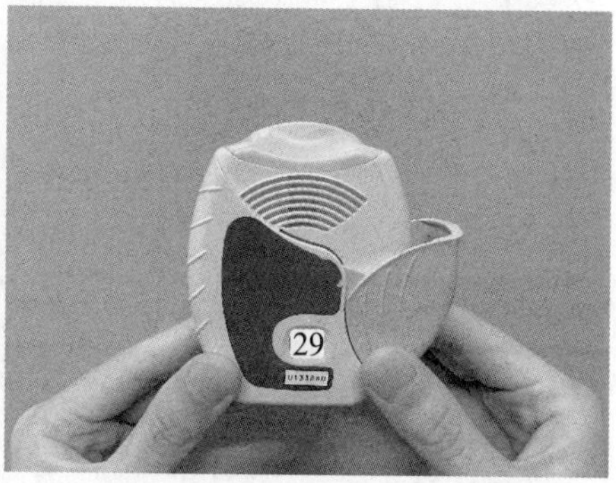

第三步：易纳器应远离口鼻，尽可能深呼气，呼气时勿对着吸嘴口。

第四步：将吸嘴置于上下唇之间，双唇包紧吸嘴，使用过程中请勿用手指堵住通气孔，长且平稳地深吸一大口气体。

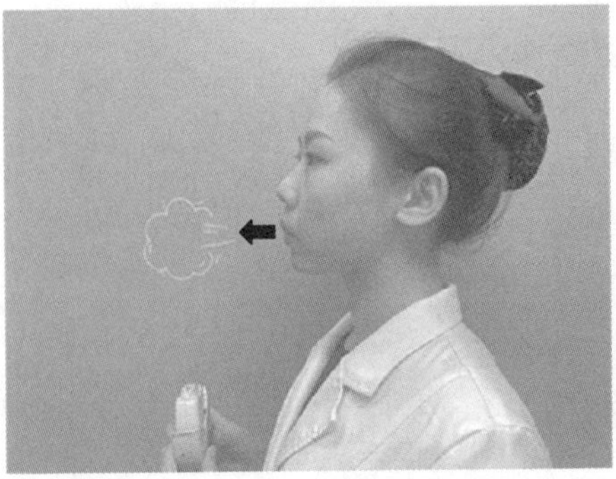

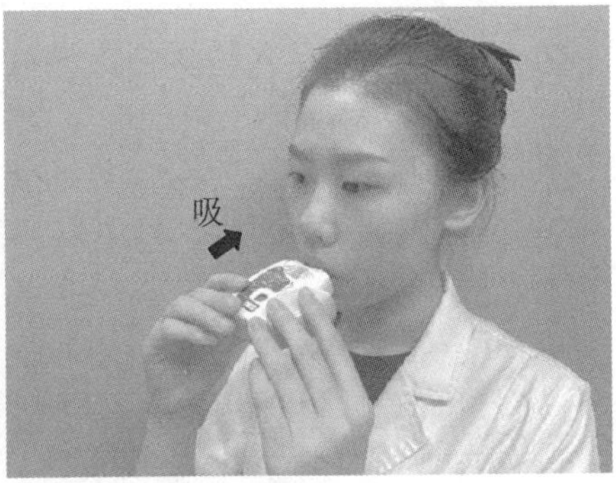

第五步：停止吸气后，将吸嘴从口中移出，尽可能长时间屏气。

第六步：缓慢呼气，并恢复到平稳呼吸状态。

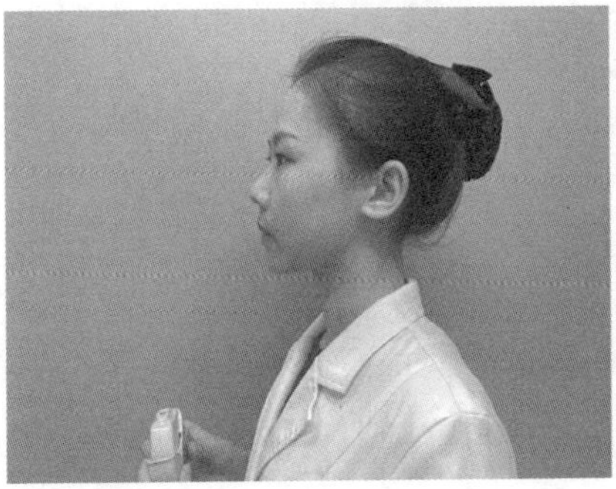

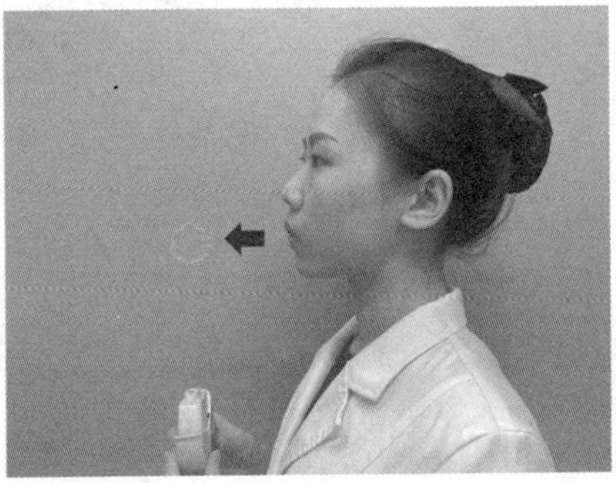

第七步：用干纸巾清洁吸嘴，将防尘盖尽量向上滑，直到盖住吸嘴。

第八步：使用完毕后用清水漱口（请勿吞咽漱口水），避免药物残留口腔。

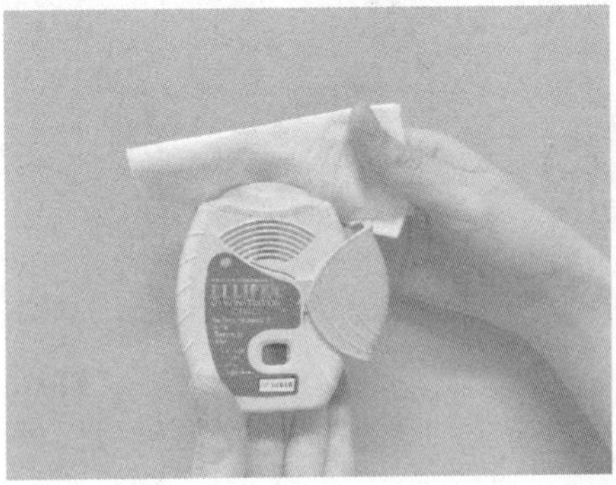

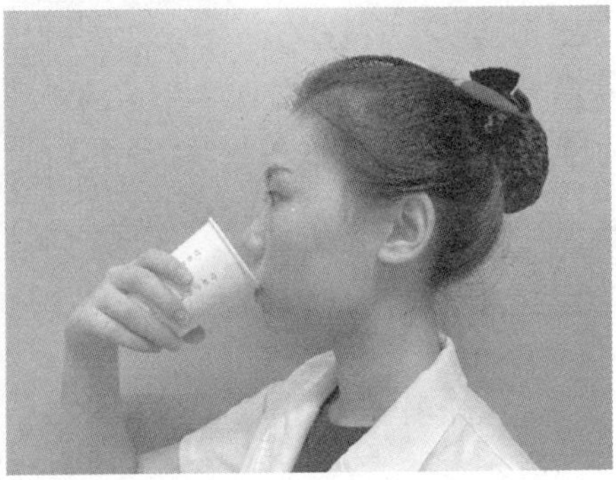

特别提示：首次使用该药品时，建议在医师、药师或护士等专业人员指导下培训使用！

十、噻托溴铵吸入喷雾剂（能倍乐）指导教程操作示意图

（一）装置介绍

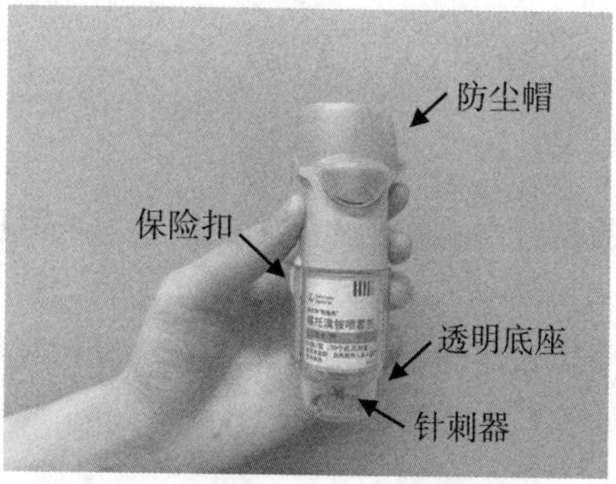

吸入器外部图

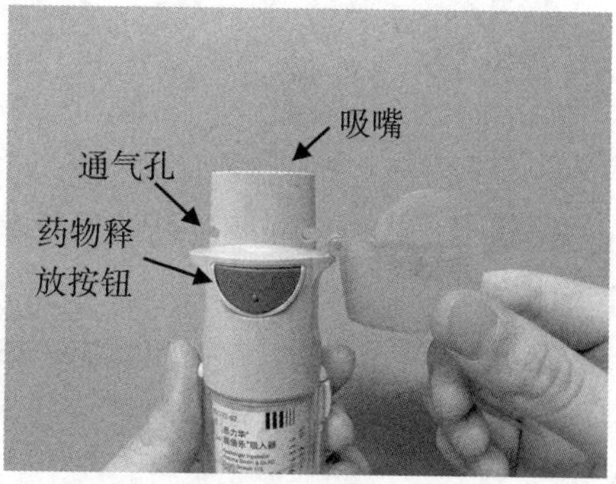

吸入器内部图

（二）初次使用前的准备

第一步：在保持防尘帽关闭的状态下按住保险扣，同时用另一只手用力拔下透明底座。

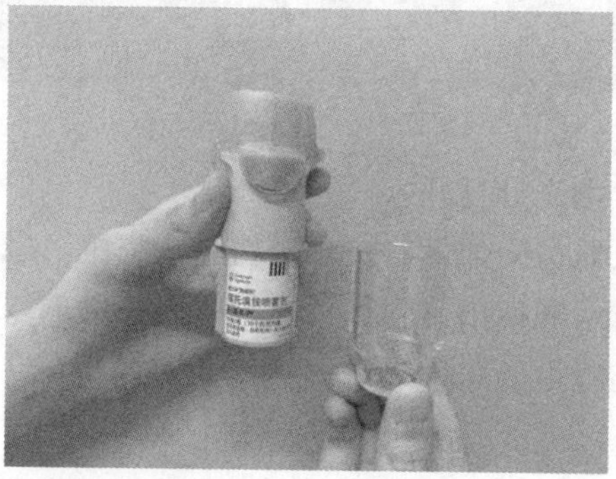

第二步：将药瓶的细小一端插入吸入器。

第三步：将吸入器置于稳固平面上，用力向下按压吸入器，使其良好对

位，药瓶一旦插入吸入器后就不再将其拆下。

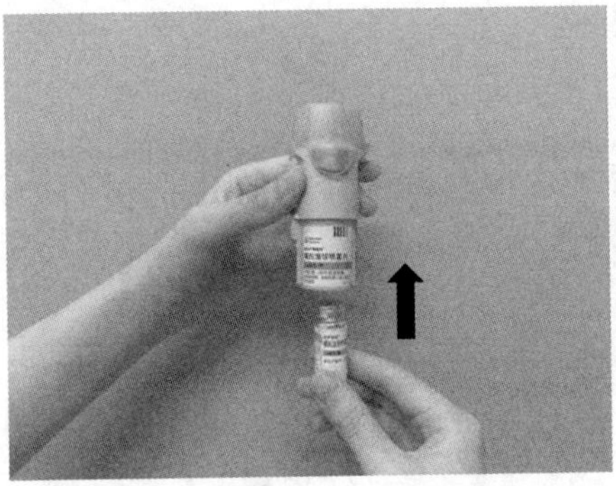

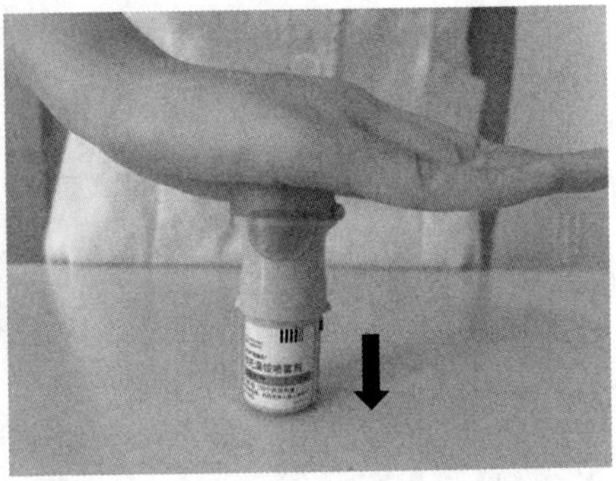

第四步：将透明底座重新装回原来的位置，直到发出咔哒声。请勿再次拆卸透明底座。

第五步：保持防尘帽关闭状态，按照吸入器标签上箭头所示方向旋转底座直到发出咔哒声（即旋转半周）。

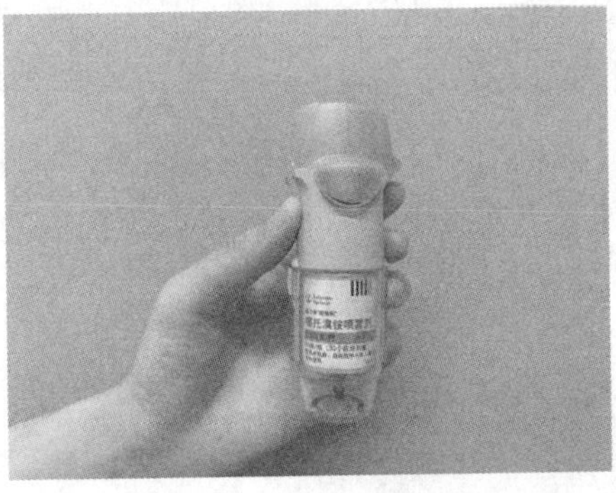

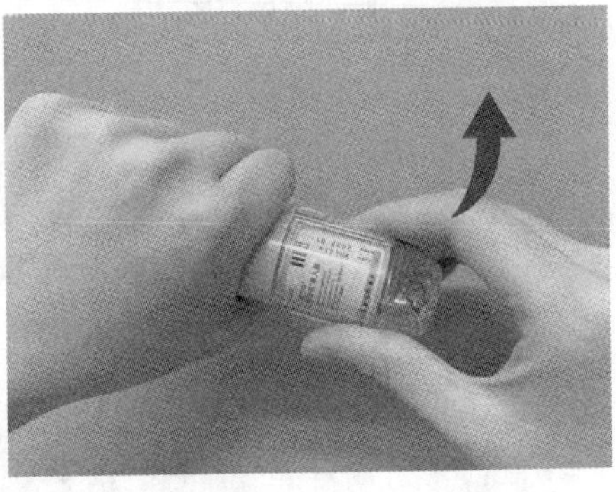

第六步：将防尘帽充分打开。

第七步：将吸入器指向地面，按下药物释放按钮，盖上防尘帽，重复步骤五到七，直到看见有水雾喷出，看见水雾喷出后，再重复三次步骤五到七，这些步骤不会影响本品提供的药用剂量。

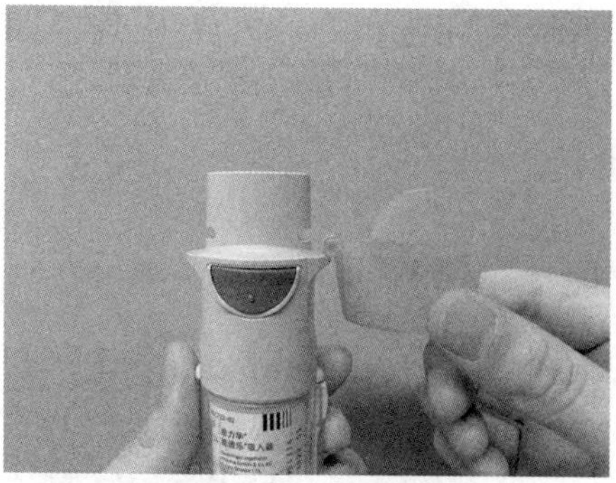

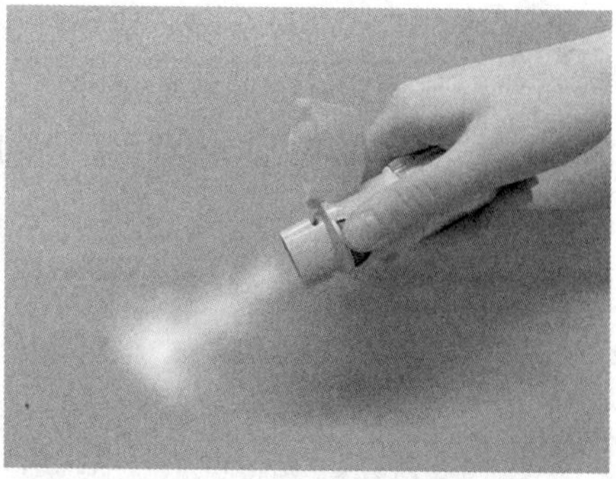

（三）装置使用步骤

第一步：漱口，保持口腔清洁。

第二步：保持防尘帽关闭状态，按照吸入器标签上箭头所示方向旋转透明底座直到发出咔哒声（即旋转半周）。

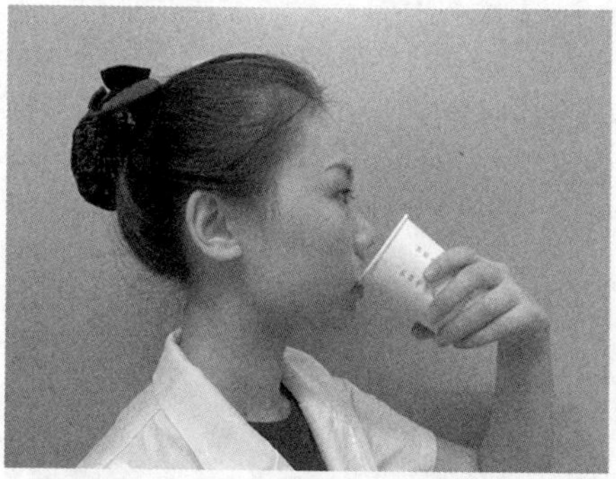

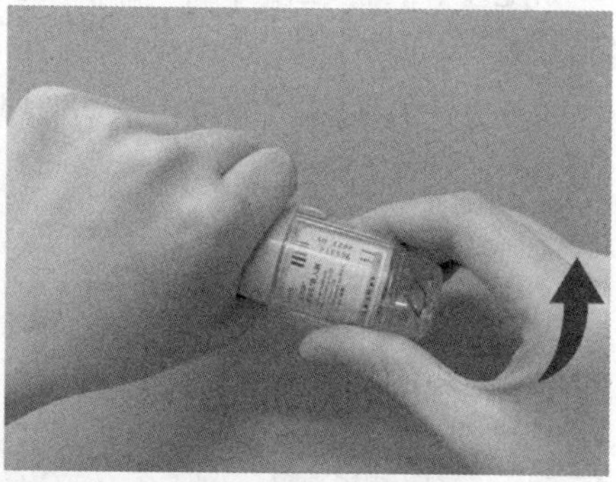

第三步：将防尘帽充分打开。

第四步：尽可能深呼气，呼气时勿对着吸嘴口。

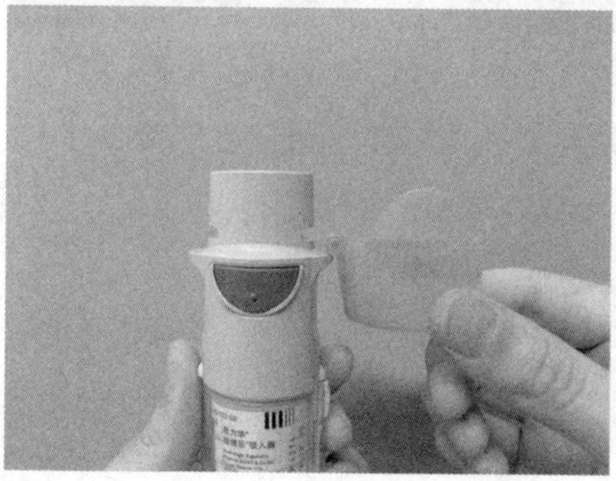

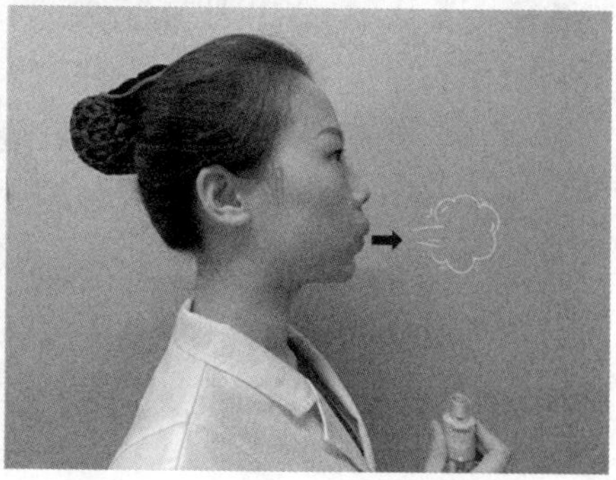

第五步：双唇包紧吸嘴，使用过程中请勿堵住通气孔，缓慢深吸气的同时按下药物释放按钮，使药物能够喷出。

第六步：将吸嘴从口中移出，尽可能长时间屏气。

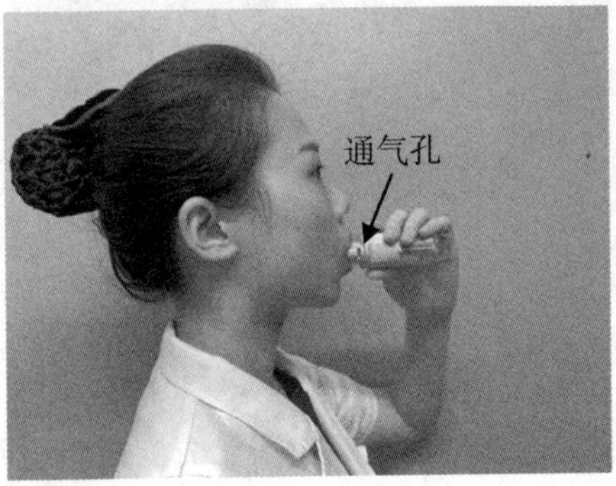

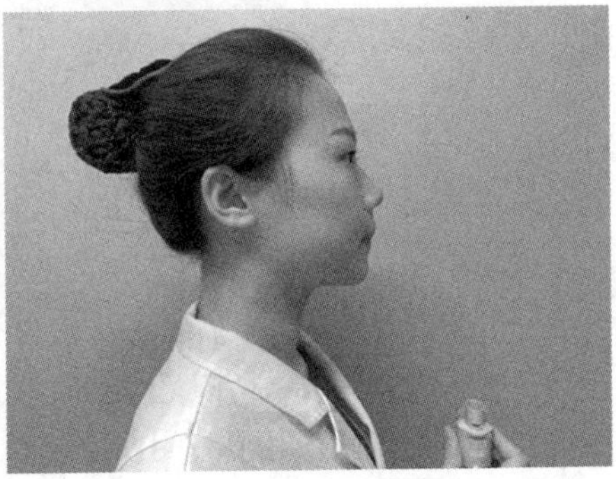

第七步：再次缓慢呼气，并恢复到平稳呼吸状态。重复步骤二到六，一共吸入 2 喷。

第八步：用湿布或湿纸巾清洁吸嘴，包括吸嘴内部的金属部分，再关闭防尘帽。

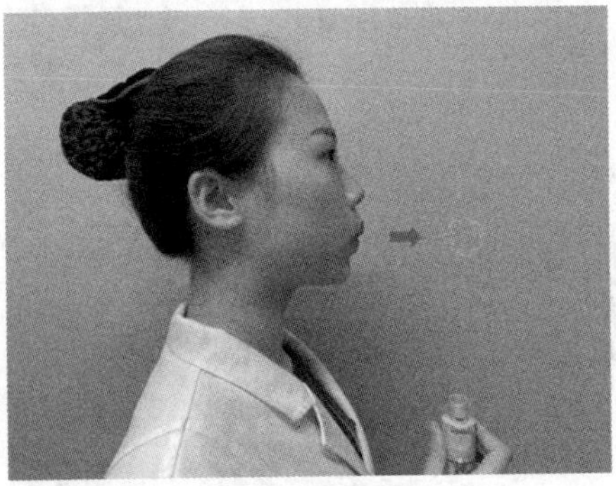

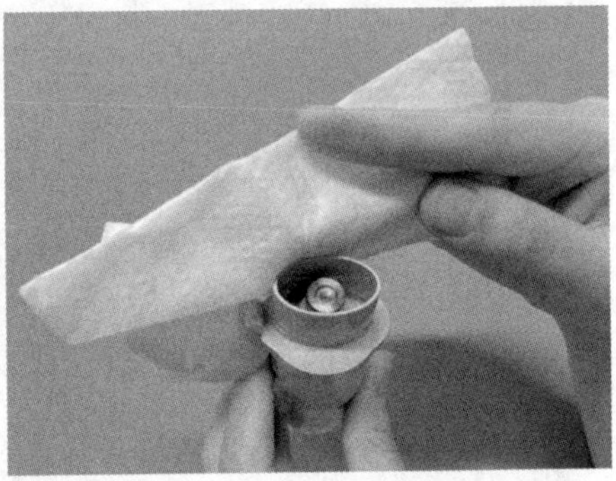

第九步：使用完毕后清水漱口，避免药物残留口腔（请勿吞咽漱口水）。

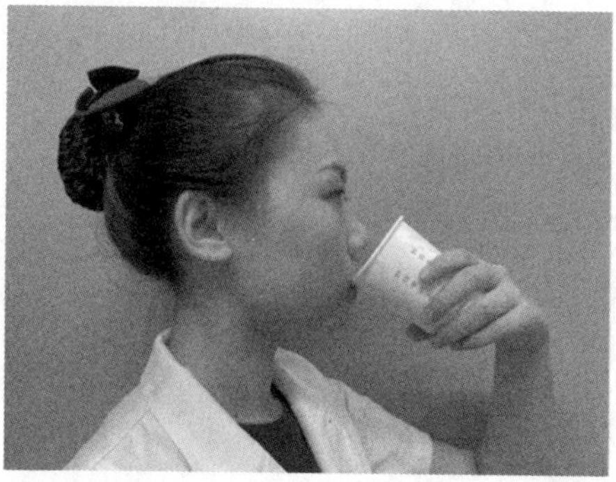

特别提示：首次使用该药品时，建议在医师、药师或护士等专业人员指导下培训使用！

十一、倍氯米松福莫特罗吸入气雾剂指导教程操作示意图

（一）装置介绍

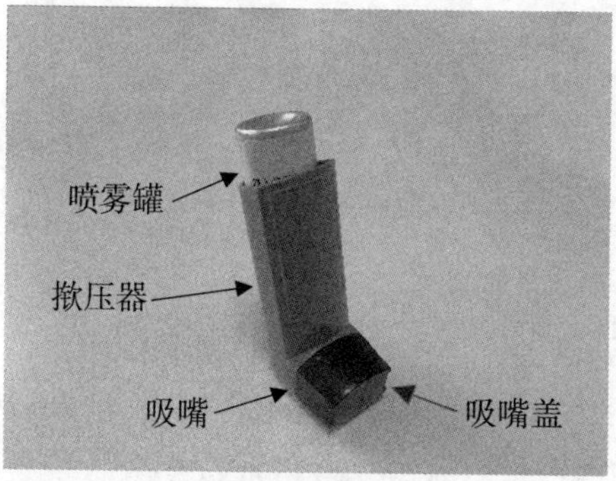

（二）装置使用步骤

第一步：漱口，保持口腔清洁。

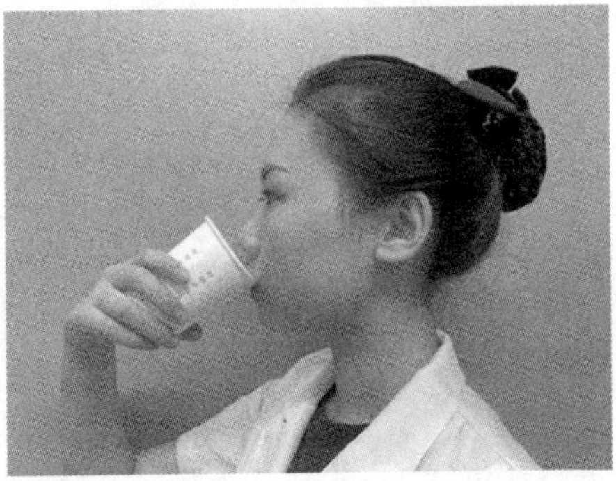

第二步：去掉吸嘴盖并进行检查，吸嘴应干净、无灰尘、无污垢或其他异物，在第一次使用吸入装置前，应向空气中试揿一揿，以保证吸入装置工作良好。

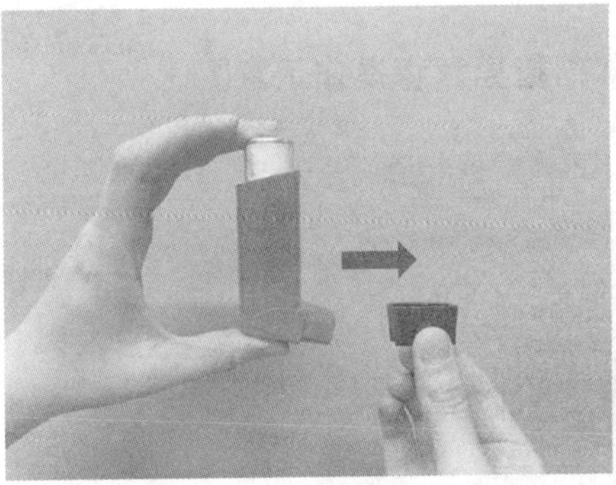
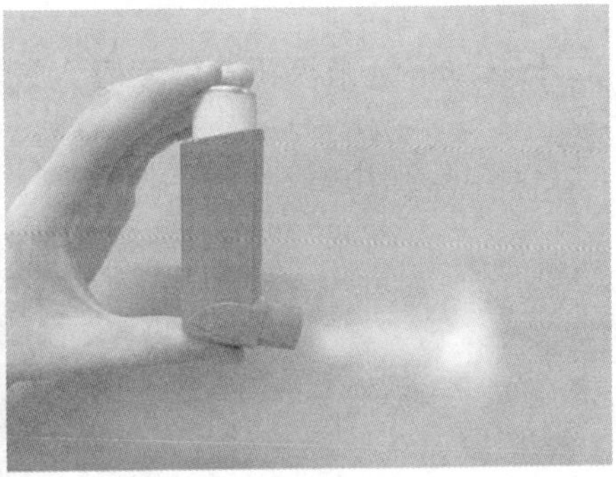

第三步：尽可能深呼气，呼气时勿对着吸嘴口。

第四步：垂直握住喷雾瓶，瓶体向上，将吸嘴放入口中，用双唇包紧吸嘴，同时用嘴缓慢地深吸气，在开始吸气后按压吸入装置顶部揿出一揿。

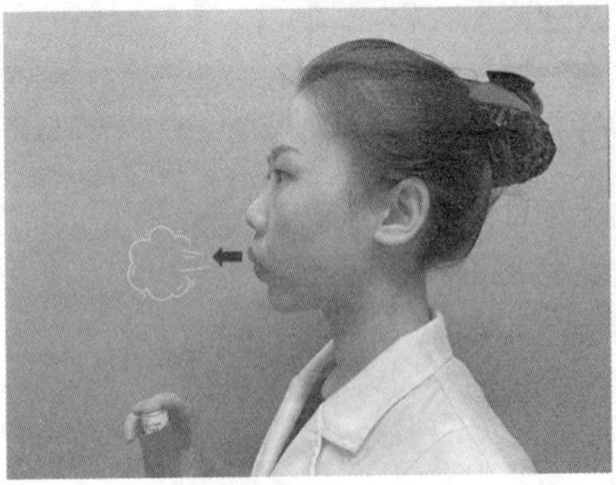
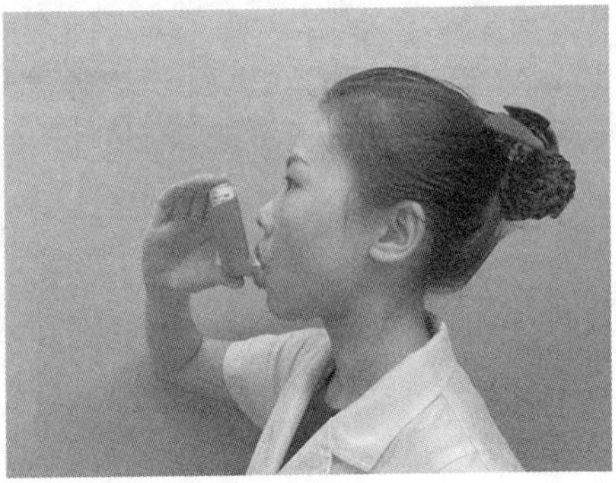

第五步：将吸嘴从口中移出，尽可能长时间屏气。

第六步：再次缓慢呼气，并恢复到平稳呼吸状态，如需第 2 揿，保持吸入装置于垂直位置约半分钟，重复步骤三到五。

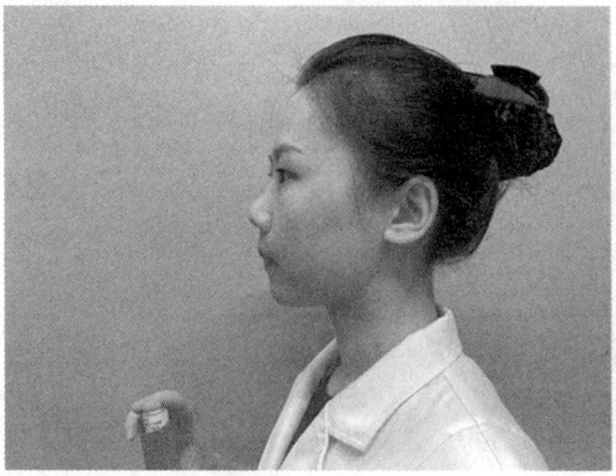
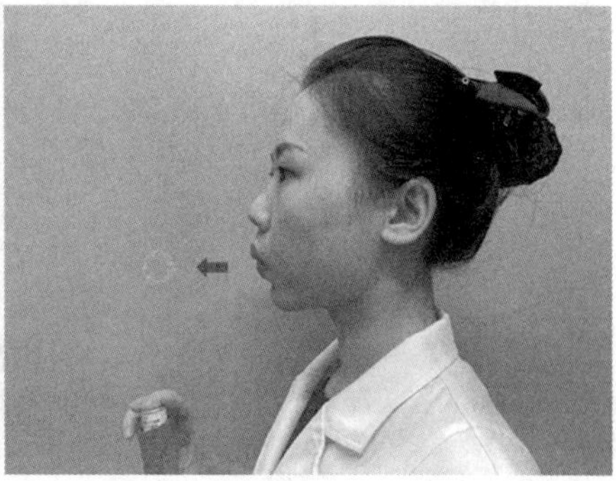

第七步：用干纸巾擦净吸嘴内外侧，不能用水或其他液体清洗吸嘴，再盖上吸嘴盖。

第八步：使用完毕后，进行漱口，建议早晚刷牙前使用，注意在漱口时仰起头，进行深咽喉部的漱口（请勿吞咽漱口水）。

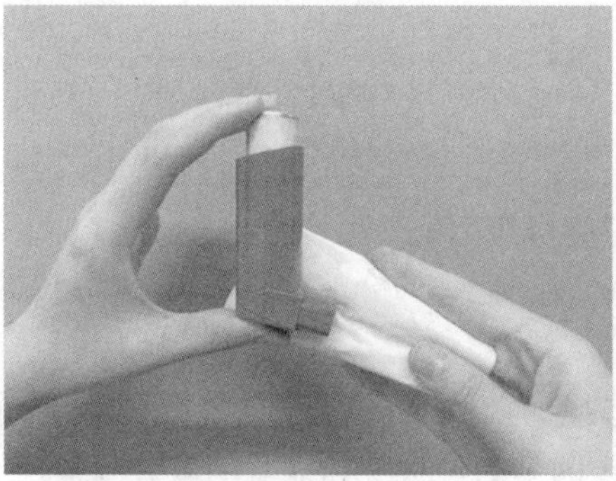
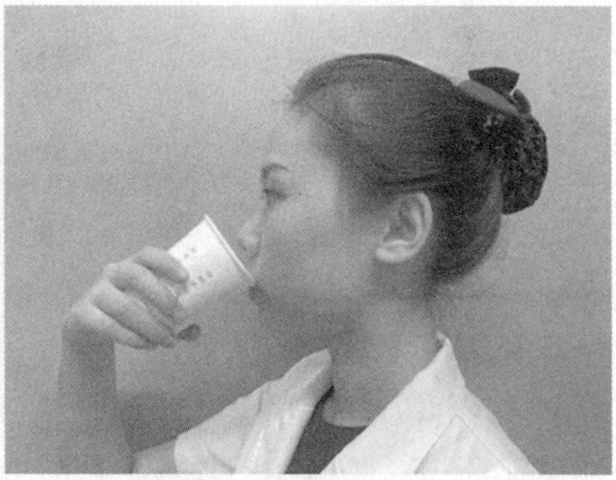

特别提示：首次使用该药品时，建议在医师、药师或护士等专业人员指导下培训使用！

四、处方审核案例实践与分析

1．案例1

（1）问题处方类型。

联合用药不适宜。

（2）处方示例（图4－2）：

×××医院处方笺

门诊号：0000xxxxxx　　科室：呼吸内科医疗单元　　费别：现金

姓名：×××　　性别：男　　年龄：59岁　　开具日期：xxxx年xx月xx日

临床诊断：COPD

R.

布地奈德福莫特罗粉吸入剂　　160μg/4.5μg×60吸×1支

Sig：1吸　b.i.d.　吸入（特殊情况需要）

沙美特罗替卡松吸入粉雾剂　　50μg/500μg×60吸×1支

Sig：1吸　b.i.d.　吸入（特殊情况需要）

医师：×××　　代码：xxxx　　金额：×××

药师（审核）：×××（药师）　药师（核对/发药）：×××（药师）　药师/士（调配）：×××（药士）

发票号：×××

图4－2　案例1医院处方笺

（3）案例分析。

对于COPD患者，其稳定期可以选择的药物主要有长效β_2受体激动剂、抗胆碱能药物、茶碱类药物等。目前市售的多为包含上述成分的复方制剂。

本例中的布地奈德福莫特罗粉吸入剂由布地奈德与福莫特罗组成。布地奈德属于糖皮质激素，可减轻哮喘症状，延缓病情加重。福莫特罗是选择性的β_2受体激动剂，具有舒张支气管平滑肌、缓解支气管痉挛的作用。而沙美特罗替卡松吸入粉雾剂则是由沙美特罗与氟替卡松组成的复方制剂，沙美特罗是选择性长效β_2受体激动剂，可抑制人肺部肥大细胞炎性介质的释放，持久扩张支气管。氟替卡松属于糖皮质激素，作用于多种炎性细胞和炎性介质，具有肺部抗炎作用，能改善哮喘症状和控制症状恶化。因此上述两种药物的药理作用机制完全相同，联合用药不适宜。

（4）处方审核建议。

对于COPD患者，其处于稳定期时，可以选用长效β_2受体激动剂、抗胆碱能药物、茶碱类药物或上述药物组成的复方制剂。但是切不可重复用药，以避免出现严重的药物不良反应。

2. 案例2

（1）问题处方类型。

联合用药不适宜。

（2）处方示例（图4−3）：

×××医院处方笺

门诊号：0000xxxxxx　　科室：呼吸内科医疗单元　　费别：现金

姓名：×××　　性别：男　　年龄：60岁　　开具日期：xxxx年xx月xx日

临床诊断：COPD　高血压　冠心病

R.

阿司匹林肠溶片　　100mg×30片×1盒

Sig：1片　q.d.　口服（慢性病需要）

琥珀酸美托洛尔缓释片　　47.5mg×7片×5盒

Sig：1片　q.d.　口服（慢性病需要）

沙美特罗替卡松吸入粉雾剂　　50μg/500μg×60吸×1支

Sig：1吸　b.i.d.　吸入（特殊情况需要）

医师：×××　　代码：xxxx　　金额：×××

药师（审核）：×××（药师）　药师（核对/发药）：×××（药师）　药师/士（调配）：×××（药士）

发票号：×××

图4−3　案例2医院处方笺

（3）案例分析。

沙美特罗替卡松吸入粉雾剂是由沙美特罗与氟替卡松组成的复方制剂，沙美特罗是选择性长效β_2受体激动剂，可抑制人肺部肥大细胞炎性介质的释放，持久扩张支气管。氟替卡松属于糖皮质激素，作用于多种炎性细胞和炎性介质，具有肺部抗炎作用，能改善哮喘症状和控制症状恶化。

琥珀酸美托洛尔缓释片则是β_2受体抑制剂，其与沙美特罗存在拮抗作用，两者不宜联合使用。

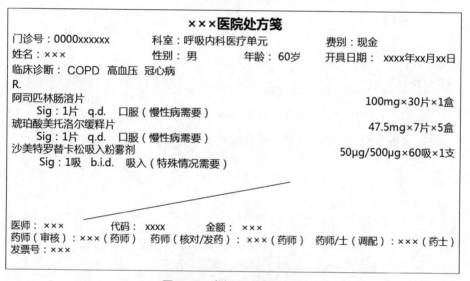

（4）处方审核建议。

对于 COPD 患者，其处于稳定期时，可以选用长效 β_2 受体激动剂、抗胆碱能药物、茶碱类药物或上述药物组成的复方制剂。就本例患者而言，可以将治疗高血压的药物更换为其他种类的降压药，如 CCB、ARB。

3. 案例 3

（1）问题处方类型。

遴选药品不适宜。

（2）处方示例（图 4−4）：

×××医院处方笺

门诊号：0000xxxxxx　　科室：呼吸内科医疗单元　　费别：现金

姓名：×××　　性别：女　　年龄：56岁　　开具日期：xxxx年xx月xx日

临床诊断： COPD

R.

盐酸莫西沙星片　　0.4g×6片×2盒

Sig：0.4g　q.d.　口服（慢性病需要）

沙美特罗替卡松吸入粉雾剂　　50μg/250μg×1盒

Sig：1吸　b.i.d.（早晚）吸入（慢性病需要）

乙酰半胱氨酸片　　0.6g×12片×3盒

Sig：0.6g　b.i.d.（早晚）口服（慢性病需要）

医师：×××　　代码： xxxx　　金额： ×××

药师（审核）：×××（药师）　药师（核对/发药）：×××（药师）　药师/士（调配）：×××（药士）

发票号：×××

图 4−4　案例 3 医院处方笺

（3）案例分析。

COPD 是一种重要的慢性呼吸系统疾病，患病人数多，病死率高，但其是一种可以预防和治疗的疾病，主要以气流受限为特征，不完全可逆，呈进行性加重，主要累及肺部，但也可以引起肺外多器官的损害，经常反复发作，而逐渐产生各种心肺并发症。

COPD 稳定期的药物治疗主要为抗胆碱能药物、β_2 受体激动剂、茶碱类药物等，不推荐使用抗菌药物。COPD 患者使用抗菌药物的指征为具备呼吸困难加重、痰量增多和脓性痰 3 项症状，或 2 项症状而其中 1 项为脓性痰，或需要有创或无创机械通气治疗。

本例中患者处于稳定期，同时也没有上述使用抗菌药物的指征，因此不宜预防性使用抗菌药物。

(4) 处方审核建议。

对于COPD急性加重期患者，根据所需的医疗干预强度，将COPD急性加重期分为轻度、中度和重度。轻度：仅需增加短效支气管扩张剂的用量便可控制；中度：短效支气管扩张剂联合抗菌药物和/或口服糖皮质激素控制；重度：需要住院或急诊就诊。

本例患者无使用抗菌药物的指征，因此建议不使用抗菌药物。

第五章 门诊慢性肾脏病患者慢性病健康管理

第一节　慢性肾脏病的概述及管理模式

一、肾脏的结构和功能

（一）肾脏的结构

正常人有两颗肾脏，左、右各一，形如蚕豆，分为前、后两面，上、下两端，内、外两缘。肾脏为实质性器官，大小因人而异。正常成年男性肾脏的平均体积为 11 cm×6 cm×3 cm，右肾略小于左肾。男性肾脏的体积和重量略大于同龄的女性，其平均重量约为 150 g，而女性约为 135 g（图 5−1）。

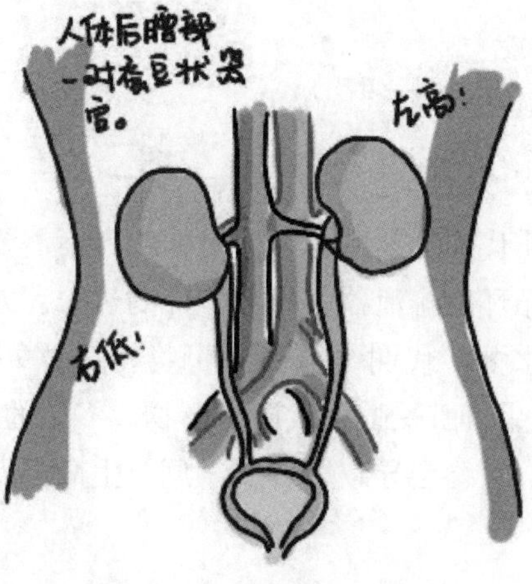

图 5−1　肾脏位置示意图

在肾脏的纵切面可以看到肾实质分为皮质和髓质两部分。皮质位于髓质表层，约占 1/3，新鲜时呈红褐色，由 100 多万个“过滤器”（即肾单位）组成。

所谓肾单位，是由肾小体（又称肾小球）和肾小管组成，是肾的结构和功能的基本单位。肾小球完成肾脏滤过功能，清除体内代谢产物和毒物。肾小管吸收肾小球滤出的有用物质（氨基酸、糖、小分子蛋白质和矿物质等）。髓质位于皮质深部，约占2/3，由十余个肾锥体组成，肾锥体的尖端终止于肾乳头。肾乳头被肾小盏包绕，每个肾有7～8个肾小盏，相邻2～3个肾小盏合成一个肾大盏，肾大盏再汇合成漏斗状的肾盂，下接输尿管（图5—2）。

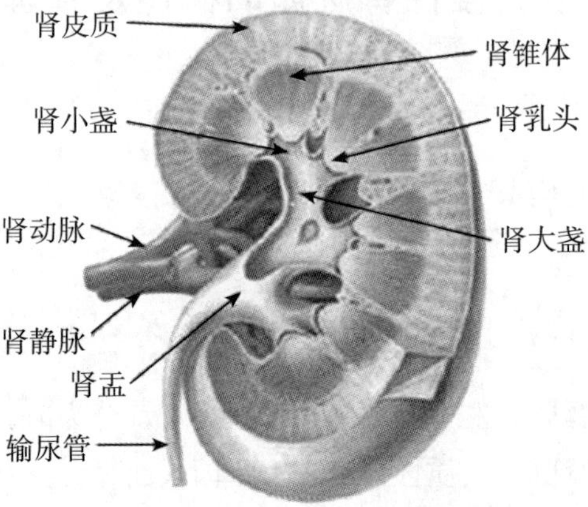

图5—2　肾脏结构示意图

（二）肾脏的功能

1. 排泄功能

排泄是机体将物质代谢的终产物、过剩的或者不需要的物质（如多余的水分、毒物）经过血液循环由排泄器官排出体外的过程。人体的肾脏好比一个筛子，将人体内多余的水分、代谢终产物和毒物排出体外，默默地扮演着体内“清道夫”的角色。如果肾脏受损，代谢终产物、多余的水分和毒物不能排出，潴留体内，不断发展，最终会导致尿毒症，危及生命。

2. 调节功能

肾脏参与调节水、电解质和酸碱平衡，维持人体内环境相对恒定。如果肾脏受损，就不能很好地调节体内的这些平衡，导致尿少、高血压、浮肿、电解质紊乱等症状的出现。

3. 内分泌功能

肾脏能分泌多种激素和生物活性物质，如肾素（升血压）、前列腺素（降血压）、促红细胞生成素（调节骨髓红细胞的生成）等。如果肾脏受损，促红细胞生成素分泌减少，不能促进红细胞的生长和成熟，就会贫血；肾素和前列腺素分泌不均衡，就会引起血压的异常（图 5−3）。

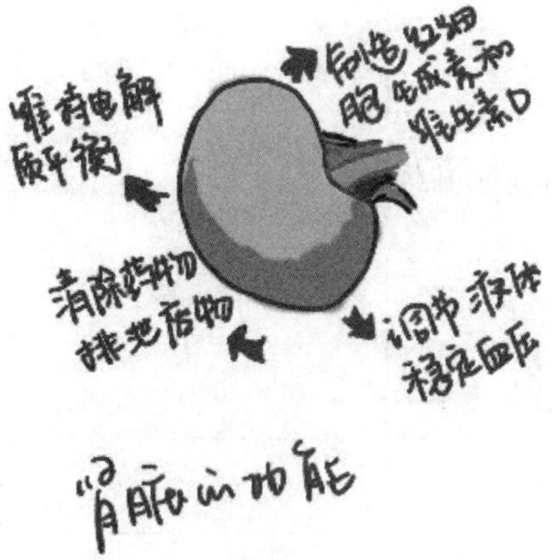

图 5−3 肾脏功能示意图

二、认识慢性肾脏病

（一）定义及分期

1. 定义

美国肾脏病基金会（NKF）组织撰写的 KDOQI 指南将慢性肾脏病（chronic kidney disease，CKD）定义为：当患者的尿液、血液的相关指标出现异常，或肾脏病理学、影像学发现异常，有或无肾小球滤过率（GFR）异常超过三个月；或者肾脏的 GFR<60 mL/（min·1.73 m^2）的时间超过 3 个月［正常成人 GFR 在 125 mL/（min·1.73 m^2）左右］，无肾损害证据。以上 2 条中有 1 条即可诊断 CKD。

2. 慢性肾脏病分期

KDOQI 指南根据患者临床表现、是否存在并发症以及疾病对预后的影响程度，将 CKD 的病程划分为 5 期。其中 GFR 是 CKD 患者病情严重程度分期的重要依据（表 5－1）。

表 5－1　CKD 分期

分期	描述	GFR［mL/（min・1.73 m^2）］	治疗计划
1 期	肾损害，GFR 正常或升高	≥90	延缓 CKD 的进展，减少心血管病危险因素
2 期	肾损害，GFR 轻度下降	60～89	评估 CKD 进展
3 期	肾损害，GFR 中度下降	30～59	评估和治疗并发症
4 期	GFR 严重下降	15～29	准备肾脏替代治疗
5 期	肾功能衰竭	＜15 或透析	进行肾脏替代治疗

（二）流行病学

近年来，世界范围 CKD 的患病率呈上升趋势。美国健康和营养调查（National Health and Nutrition Examination Survey，NHANES）的数据显示：美国 CKD 患病率为 16.8％，澳大利亚 CKD 患病率为 16％，日本 CKD 患病率为 19.1％，韩国 CKD 患病率为 13.7％。我国 CKD 患病率为 10.8％，约 2 亿人患 CKD。CKD 已成为威胁全世界公共健康的慢性病。CKD 在老年人中的患病率明显增高，可高达 50％ 。随着我国社会经济条件的不断改善、人民生活水平的提高，高蛋白、高脂肪、高胆固醇饮食的不断普及，我国 CKD 的构成也在发生变化，2015 年我国 CKD 流行病学调查显示：糖尿病相关 CKD、其他继发性肾脏病比例增高，而原发性肾脏病所占比例相对下降。

（三）病因

CKD 有两大类，即原发性肾脏病和继发性肾脏病。原发性肾脏病包括急、慢性肾小球肾炎，肾病综合征，慢性肾盂肾炎，多囊肾，肾结石，肾癌等；继发性肾脏病包括糖尿病、高血压、系统性红斑狼疮、痛风、其他系统肿瘤、药物损害等引起的肾脏疾病。在发达国家，糖尿病、高血压肾动脉硬化是引起CKD的主要原因；在我国，近年来由于生活水平的提高、生活节奏的加快，糖尿病成为我国CKD的首要病因，这与我国糖尿病发病率不断升高关系密切。但是，原发性肾小球肾炎及高血压仍是CKD的重要病因，不可忽视。儿童患CKD的病因则以先天性肾脏疾病和泌尿系统畸形为常见。

（四）危险因素

1. 高龄

老年人身体各器官功能退化、自身基础疾病较多、免疫力抵抗力较低等。

2. 不良的生活习惯

如长期的高脂、高蛋白、高钠、高磷、高嘌呤饮食，酗酒，熬夜，过度劳累，肥胖，抽烟等。

3. 感染

如呼吸系统、泌尿系统感染、消化系统感染或全身感染等。

4. 药物损害

抗生素中的庆大霉素、氨基糖苷类等，解热镇痛药，造影剂，中药中的雷公藤、木通、牵牛子、苍耳子等对肾脏均有不同程度的毒性作用。

5. 尿路梗阻

结石、肿瘤或腹腔内包块压迫引起的尿路梗阻。

6. 中毒

农药、重金属、鱼胆、蜂毒、蛇毒等引起的中毒。

7. 疾病

CKD家族史（包括遗传性和非遗传性肾脏病）、糖尿病、高血压、高脂血症、高尿酸血症、自身免疫性疾病、泌尿系统或全身肿瘤、心血管病、贫血、出生时低体重等。

8. 其他危险因素

环境污染、经济水平低、医保水平低、教育水平低等。

（五）临床表现

1. 水肿

CKD 患者常见的水肿症状分为肾炎性水肿和肾病性水肿两类。

（1）肾炎性水肿。

首先发生在眼睑、颜面部、头皮等组织疏松处，然后发展至足踝、下肢，严重者呈全身性水肿，伴有或者不伴有高血压，常见于急慢性肾炎患者。发生机制为肾小球炎症使滤过膜受损致 GFR 下降，肾小管重吸收功能正常，导致球-管失衡，引起水钠潴留，血管内部分液体渗出血管，使细胞外液增加而出现水肿。

（2）肾病性水肿。

因为组织间隙的蛋白含量低，肾病性水肿多从下肢开始，发展较迅速，呈凹陷性水肿，体位最低处尤甚，严重者呈全身性水肿，可无高血压表现。发生机制为大量蛋白从尿中丢失导致血浆蛋白降低，血浆胶体渗透压下降，使液体从血管内渗入组织间隙而产生水肿。

2. 尿路刺激征

尿路刺激征包括尿频、尿急、尿痛、夜尿增多等。

（1）尿频。

单位时间内排尿次数增多，而每次尿量不多，每日排尿大于 8 次。

（2）尿急。

有尿意时不能忍受，不能控制，迫不及待地排尿，常伴有尿失禁。

（3）尿痛。

排尿时膀胱区及尿道、会阴及下腹部受刺激，有疼痛或尿道灼热感。

（4）夜尿增多。

夜间尿量超过白天或夜间尿量持续超过 750 mL。夜尿增多常出现在肾脏功能损害后，肾脏丧失了部分功能，白天不能完全排出体内的代谢终产物、多余的水分和毒物，必须夜晚“加班”，造成夜尿增多。

3. 尿液异常

（1）蛋白尿（proteinuria）。

24 h 尿蛋白含量持续超过 150 mg，蛋白质定性试验阳性反应。若每天持续超过 3.5 g/1.73 m^2（体表面积）或每公斤体重 50 mg，则称为大量蛋白尿。

（2）血尿（hematuria）。

分为镜下血尿和肉眼血尿，小便常规检查新鲜离心尿液沉渣，每个高倍视野红细胞超过 3 个，非离心尿液放置 1 h 红细胞计数超过 10 万或 12 h 计数超过 50 万，可诊断为镜下血尿。尿液外观呈洗肉水样、血样或有血凝块，称肉眼血尿。

（3）白细胞尿（leukocyturia）、脓尿（pyuria）和菌尿（bacteruria）。

新鲜离心尿液每个高倍视野白细胞超过 5 个，1 h 新鲜尿液白细胞计数超过40 万或 12 h 计数超过 100 万，称为白细胞尿或脓尿。用中段尿涂片镜检，每个高倍视野均可见细菌，或培养菌落计数超过 10^5/mL，称为菌尿。

（4）管型尿（cylindruria）。

尿中管型可分为细胞管型、颗粒管型、透明管型和蜡样管型等，由蛋白质、细胞或其他碎片在肾小管内形成。正常人尿中偶见透明和颗粒管型，若 12 h 尿沉渣计数管型超过 5000 个，或镜检出现其他类型管型，则称为管型尿。白细胞管型是诊断肾盂肾炎或间质性肾炎的重要依据，红细胞管型提示急性肾小球肾炎，急性肾小管坏死可见大量上皮细胞管型。

（5）血红蛋白尿（hemoglobinuria）。

正常人尿液一般为淡黄色，当尿中游离的血红蛋白增加时，尿液呈茶色、红葡萄酒或酱油色，实验室检查尿隐血阳性。严重的血管内溶血，如溶血性贫血、输血时血型不合、恶性疟疾、大面积烧伤等均会引起血红蛋白尿。

（6）肌红蛋白尿（myoglobinuria）。

肌细胞因各种原因发生破坏，从尿中排出肌红蛋白，称之为肌红蛋白尿。

（7）乳糜尿（chyluria）、脂肪尿（lipidaria）。

泌尿系统及其邻近器官淋巴管破裂后，尿中混有淋巴液而呈现稀牛奶样、乳白色尿液，称为乳糜尿；混有较多血液时称为乳糜血尿。尿中呈现脂肪小滴，加用乙醚等有机溶剂抽提乳糜微粒，尿液变清亮，称为脂肪尿。

4. 高血压

在 CKD 进展过程中，80%～85%患者可能发生高血压，并且患病率随

GFR 下降而升高。高血压是引起 CKD 肾功能快速衰退的危险因素之一。

5. 肾性骨病（renal osteodystrophy，ROD）

ROD 指肾脏功能下降导致钙、磷及维生素 D 代谢障碍，继发性甲状旁腺功能亢进，酸碱平衡紊乱，进而引起骨痛。它是多种进展性骨病的统称。研究表明，ROD 与 CKD 患者骨折和心血管病的发生有关，是导致 CKD 患者致残和死亡的重要原因，因此早期诊断和治疗 ROD 是降低 CKD 患者死亡率和提高 CKD 患者生活质量的重要措施。

6. 肾性贫血

随着 CKD 进展，促红细胞生成素（EPO）减少、尿毒症相关的红细胞生成抑制因子增加、红细胞寿命缩短、食欲减低等导致机体营养缺乏并逐渐出现贫血。肾性贫血属于正细胞正色素性贫血。

7. 肾区疼痛

自我感觉或体检时发现的肾区疼痛。当肾盂、输尿管内张力增高或包膜受牵拉时，机体表现为肾区胀痛或隐痛。体检时有肾区压痛或叩击痛：

1）多为钝痛、胀痛，疼痛一般不剧烈。

2）活动、体位（如弯腰、转身）与腰痛没关系。

3）多为双侧腰痛。

4）肾区一般没有压痛，多有叩击痛。

8. 高尿酸血症、痛风

机体内核蛋白的中间代谢失调，导致体内产生过多的尿酸，或者肾脏排出尿酸的功能下降而引起血中尿酸增高，称为高尿酸血症。此外，沉积在肾脏的尿酸还容易形成尿酸盐结晶甚至结石，从而导致肾脏功能进一步受损，引起痛风性关节炎、结石和肾脏病变等疾病。

（六）辅助检查

1. 尿液检查

(1) 尿常规检查。

收集清晨第一次尿标本送检可提高检查结果的准确性。由于夜间饮水少，尿液浓缩，尿比重较高，晨尿可以反映肾小管浓缩功能状况，也可随时留取任何时间的新鲜尿液。送检时间最好在 10～30 min，夏天不应超过 1 h，冬天不应超过 2 h。时间过长可能引起尿液中的红细胞破坏，导致结果不准确。收集标本的容器应清洁干燥，女性患者应避开月经期，防止阴道分泌物混入，必要时留中段尿送检。

（2）尿细菌学培养检查。

注意须先充分清洁外阴及包皮，用 0.1%的碘伏溶液进行尿道口消毒，用无菌试管接取中段尿送检。一般在停用抗生素 5 d 之后才能进行细菌学培养，否则由于抗生素对细菌的抑制作用，细菌学培养结果阳性率较低。

（3）24 h 尿液检查。

主要测定 24 h 尿蛋白、尿糖、尿酸、尿肌酐、电解质、尿 17－OHCS、尿 17－KS 水平，以及监测尿量。留取 24 h 尿者应在当日早晨第一次排空膀胱后，从早晨第二次小便开始计算，收集至次日清晨第一次小便。用一个容器收集所有尿液，准确记录尿量，混匀后取 50 mL 送检，并将 24 h 总量标注于送检标本盒上。

2. 血液检查

（1）肾小球滤过率（glomerular filtration rate，GFR）。

指单位时间（分钟）内从双肾滤过的血浆毫升数。

（2）血肌酐（serum creatinine，SCR）。

肌酐可从食物中摄取少部分，绝大部分为机体内肌肉代谢产物。当 GFR 下降到正常值的 50%及以下时，SCR 才开始迅速上升。因此当 SCR 明显高于正常值时，常表示肾脏功能已严重损害。

（3）肌酐清除率（creatinine clearance rate，CCR）。

指肾小球在单位时间内清除体内多少毫升血浆内的肌酐。

（4）血尿素氮（blood urea nitrogen，BUN）。

指体内氨基酸终末代谢产物，可自由经肾小球滤过。GFR 下降后，BUN 会明显升高。

（5）血尿酸。

血尿酸是体现肾小球滤过功能的指标，其变化早于 SCR、BUN，有一定的临床意义。

3. 肾小管功能检测

(1) 近端肾小管功能检测。

常测定尿β2微球蛋白(β2－mG)来反映近端肾小管功能。尿β2－mG是有核细胞产生的低分子量蛋白，经肾小球滤过后在近端肾小管被吸收和分解。尿β2－mG增高称为肾小管蛋白尿，提示近端肾小管功能障碍。

(2) 远端肾小管功能检测。

常测定尿量及其比重来判断远端肾小管的功能。

4. 尿渗量测定

前一天晚餐后到次日晨禁食、禁饮，留取晨尿并采空腹静脉血样。若尿渗量/血浆渗量的比值降低，说明尿浓缩功能受损；尿渗量/血浆渗量的比值等于或接近1，说明肾浓缩功能基本丧失。

5. 肾病免疫学检查

(1) 血浆及尿纤维蛋白降解产物(FDP)测定。

若尿FDP增加，说明肾内有凝血、纤维素沉积及溶纤等改变，有助于肾脏疾病分型。

(2) 血清补体成分(血清总补体、C_3等)测定。

对探讨肾小球疾病的发病机制、指导临床诊断及治疗有一定意义。

(3) 抗链球菌溶血素“O”的测定。

对链球菌感染后肾小球肾炎的诊断起重要作用。

6. 肾脏影像学检查

包括X线片、B超、CT、磁共振成像(MRI)、静脉肾盂造影术及逆行肾盂造影术、肾动静脉造影术等。协助了解泌尿系统器官的形态、位置、大小、功能及占位情况。行静脉肾盂造影术检查前1～2 d少渣饮食，前1晚清洁肠道(口服缓泻剂或灌肠)，术晨禁食，造影前12 h禁水，术前应做碘过敏试验。检查后嘱患者多饮水，必要时静脉输液以促进造影剂尽快排出，减少对肾脏的不良反应。

7. 肾穿刺活检术

肾穿刺活检术指在B超引导下，通过穿刺取适量肾脏组织做病理活检，以确定病理类型，对肾脏疾病的诊断、指导治疗及判断预后有重要意义。

三、慢性肾脏病患者的治疗和护理

（一）药物治疗

1. 水肿的治疗

利尿剂可调节体内负钠平衡，减少过多的细胞外液，通过尿液排出体外，从而减轻水肿。临床上可根据患者的血容量选择治疗措施：

1）血容量充盈的轻、中度水肿者可加用噻嗪类（如氢氯噻嗪）和/或保钾利尿剂（如氨苯蝶啶、螺内酯），重度水肿者可选袢利尿剂（如呋塞米）。

2）低血容量的水肿患者，可考虑用白蛋白静脉点滴，同时加用呋塞米治疗。

3）肾病综合征患者因有效循环血容量减少，有加重血液高黏倾向，从而诱发血栓、栓塞并发症，利尿的原则是宜稳不宜快。血液透析脱水是解决肾病综合征患者重度水肿的有效手段之一。

2. 尿蛋白的治疗

推荐口服血管紧张素转化酶抑制剂（普利类药物）、血管紧张素Ⅱ受体拮抗剂（沙坦类药物），如贝那普利、缬沙坦等，以减轻尿蛋白、保护肾功能，必要时可联合其他药物使用。

3. 抗凝和抗血栓治疗

当血液出现高凝状态时（血清白蛋白≤20 g/L）应给予抗凝剂（如低分子肝素），对系膜毛细血管性肾小球肾炎有一定降尿蛋白作用，还可给予抗血小板聚集药（如双嘧达莫、阿司匹林）。一旦出现血栓或栓塞并发症时，应及早用尿激酶或者链激酶溶栓，并配合应用抗凝剂。

4. 高血压的治疗

降压不能过低、过快，应保持平稳降压。优选具有肾脏保护作用、能延缓肾脏功能恶化的降压药物，如卡托普利、氯沙坦。血压控制的理想水平是尿蛋白≥1 g/d 者，血压应控制在 125/75mmHg 以下；尿蛋白<1 g/d 者，其血压

控制可放宽到 130/80 mmHg 以下。

5. 高血脂的治疗

高血脂可加速肾小球硬化，增加心血管病的发生率，药物治疗以他汀类药物为主，如辛伐他汀、普伐他汀等。依折麦布是唯一的胆固醇吸收抑制剂，但价格较昂贵。

6. 肾性骨病的治疗

口服钙片、维生素 D 或二者的复合制剂以改善血磷及血钙水平。在改善血磷及血钙水平的基础上可以应用活性维生素 D（骨化三醇），抑制甲状旁腺激素分泌。当药物仍不能控制时，应考虑手术切除甲状旁腺。

7. 肾性贫血的治疗

根据病情给予口服或静脉补充铁剂、维生素 B12、叶酸等，也可使用 EPO 进行治疗。

8. 免疫抑制剂的使用

（1）糖皮质激素。

可抑制免疫反应，减轻滤过膜损害，如泼尼松、甲泼尼龙。

（2）细胞毒性药物。

用于激素依赖型或激素抵抗型肾病综合征患者，常与激素合用，如环磷酰胺。

（3）环孢素。

用于糖皮质激素抵抗和细胞毒性药物无效的难治性 CKD 患者。

（二）非药物治疗

CKD 患者除药物治疗外，运动疗法、膳食管理也非常重要。运动疗法可以改善患者的肾脏功能以及减少并发症的发生。运动以中、低强度的有氧运动为宜，如太极拳、健身操、步行、慢跑、游泳等。运动强度以全身轻微发汗，身体不感到疲惫，无心慌、心累、气紧为宜，建议在运动中检测脉搏，如超过 120 次/分钟，视为运动过量，应停下来休息。运动不能过量或太强、太累，否则会加重心脏及肾脏的负担。可根据季节变化、身体状况制订个性化的锻炼方案，以循序渐进的方式增加活动量，持之以恒，每天坚持锻炼。运动时注意周围环境，如冬季早晨气温低、雾霾重，锻炼最好在下午 5 点左右。开始运动时间以餐后 2 h 为宜，饥饿时和饱餐后不宜运动，运动时间以 30 min 为宜。运动时最好穿着舒适、吸汗的衣服，选棉质衣料，穿松软鞋子或运动鞋。膳食要控盐、控脂和保证优质蛋白质摄入，食盐摄入量控制在 4 g/d 以下。

（三）肾脏替代治疗

在 CKD 终末期，当患者 GFR 小于 10 mL/min（糖尿病患者 GFR 小于 15 mL/min），出现严重的高钾血症，严重的代谢性酸中毒，水钠潴留，严重的贫血、骨病、嗜睡、昏迷、抽搐等情况时，应当进行肾脏替代治疗。目前肾脏替代治疗主要有血液透析、腹膜透析和肾移植三种方式。

（四）常规护理

1. 皮肤护理

1）全身性水肿者应卧床休息，穿宽松、柔软的棉质衣裤、鞋袜。协助患者做好全身皮肤黏膜的清洁，指导患者注意保护好水肿的皮肤，如清洗时注意水温适当，勿过分用力，避免擦伤、撞伤、跌伤、烫伤，禁止使用热水袋等。下肢水肿明显者，卧床休息时可抬高下肢，以促进静脉血回流。会阴等严重水肿的部位，可用中药芒硝粉袋干敷或硫酸镁溶液敷于局部。若水肿部位皮肤破溃，应用无菌敷料覆盖，必要时可使用稀释过的碘伏溶液局部湿敷，以预防或治疗感染，促进创面愈合。

2）有皮疹、红斑或光敏感者外出时应采取遮阳防晒措施，忌日光浴。

3）保持皮肤清洁干燥，忌用碱性肥皂，避免化妆品或化学物品对局部皮肤的刺激。

2. 休息与活动

CKD 活动期和/或有严重水肿的患者应卧床休息，减少能量消耗，增加肾脏血流量和尿量，保护脏器功能，预防并发症。卧床期间鼓励患者进行适度主动与被动活动，防止血栓形成。CKD 缓解期或病情稳定后，逐步增加活动量，注意劳逸结合，避免过度劳累。水肿消退后，可适当进行力所能及的活动，避免过度劳累。痛风发作急性期应绝对卧床休息，抬高受累关节处肢体，避免患处受压及活动，以减轻疼痛。

3. 用药护理

（1）利尿剂。

观察尿量，防止低钠血症、低钾血症及血容量减少等不良反应的发生，观察治疗效果及有无脱水、低血钾、低血钠等水、电解质和酸碱平衡紊乱。使用大剂量呋塞米时，注意有无恶心、直立性眩晕、口干、心悸等不良反应。详细记录 24 h 液体出入量，指导患者限制液体摄入量，注意监测尿量、体重变化，定期测量腹围，观察水肿消长情况，注意是否出现胸腔积液、腹水等。

（2）降压药。

长期服用降压药者应充分认识降压治疗对保护肾脏功能的作用，勿擅自改变药物剂量或停药，以确保疗效。用药期间严密监测血压，注意防止体位性低血压引起的跌倒等。

（3）抗血小板聚集药。

用药期间严密监测有无出血、凝血时间延长倾向等。

（4）激素或免疫抑制剂。

用药期间严密观察药物可能引起的不良反应，定时监测血压、血糖及肝肾功能的变化和血液药物浓度等，强调按医嘱服药的必要性，不能自行停药或减量。

1）糖皮质激素。饭后服用，以减少对胃黏膜的刺激。长期用药者应注意补充钙剂和维生素 D，预防骨质疏松。注意个人卫生，指导患者做好口腔、皮肤、会阴部的清洁卫生。对大剂量冲击治疗的患者，应实行保护性隔离，防止继发感染的发生。

2）环磷酰胺。常见不良反应有出血性膀胱炎、骨髓抑制、消化道症状、肝功能损害和脱发等。静脉使用这类药物时，应严密观察局部血管的情况，避免药物渗出等并发症的发生。如有药液渗出应更换穿刺血管，并局部 50%硫酸镁溶液湿敷。用药期间应注意观察尿液的颜色，嘱患者适量饮水，可自然冲洗膀胱。对用药引起的脱发应给予患者正确的解释与安抚。

3）环孢素 A、他克莫司。服药期间应定期监测血药浓度、肝肾功能的变化，尽可能减少肝肾毒性、高血压、高尿酸血症、高血钾、多毛及牙龈增生等不良反应的发生。

（5）中药。

如雷公藤制剂，注意其对血液系统、消化系统和生殖系统等的不良反应。儿童、未婚女性和希望生育的夫妇应当慎用此药。

（6）自我检测。

原有的症状（如关节痛、发热、乏力等）重新出现时应及早就诊并进行必要的检查，及早进行治疗，定期门诊随访。

4. 营养护理

（1）饮食护理。

CKD患者推荐低盐、低脂、优质蛋白质饮食，根据患者病情，评估患者饮食结构是否合理、热量是否充足。科学烹饪，食物做到色香味美，满足并尽量保持患者良好的食欲，避免进食辛辣刺激食物。水肿患者注意限制水、钠的摄入，每日饮水量遵循“量出为入”的原则，即每日以前一日尿量加500 mL作为当日饮水量。

（2）营养监测。

定期监测血清白蛋白、血红蛋白等指标，评估机体的营养状况。定期门诊评估饮食结构是否合理、热量是否充足。

5. 心理护理

向患者及其家属介绍CKD相关知识，让其正确认识疾病，积极配合治疗。教会患者自我放松的方法，鼓励患者说出自身感受，劝导家属给予关心、理解及心理支持，鼓励患者树立战胜疾病的信心，教会患者自我放松的方法。

6. 环境管理

居住环境应通风透气、宽敞明亮、干净舒适、温湿度适宜。冬天温度为18～25℃，湿度为30%～80%。夏天温度为23～28℃，湿度为30%～60%。湿度一定要恰当，因为链球菌容易在潮湿的环境中生长，而链球菌最容易累及肾脏，所以室内要温暖干燥，避免受凉受湿。

7. 自我管理

（1）小便监测。

小便是反映肾功能最直接的指标，因此CKD患者需要长期监测小便颜色、性质和量，正常人小便清亮、淡黄色，每天尿量1500 mL左右。如果发现尿量急剧减少、尿中有大量长时间不消退的泡沫、肉眼血尿或其他膀胱刺激征症状，需要及时就诊。

（2）体重及水肿监测。

CKD患者需要定期查看肢体（尤其是双下肢）是否肿胀，每日晨起大小便后穿同样的衣服、使用同一体重仪测量体重。如果发现肢体肿胀明显，体重每日连续增加超过0.5 kg或每月超过5 kg时，需要及时就诊。

（3）血压监测。

推荐每日监测2次血压，晨起和傍晚各一次。测量血压前需安静休息半小时，每次使用同样的血压计在同一部位测量。

（4）定期复查。

密切监测肾功能变化，学会自己检查小便常规、血常规的方法，掌握生化指标的含义，关注尿蛋白、SCR、BUN等的变化，规范记录，为规律复诊与随访提供依据。

（五）常见并发症的处理及护理

1. 心血管病

心血管病是CKD最主要的并发症，相当一部分CKD患者在尚未进入终末期CKD之前可因心血管病伤残或死亡。透析患者患心血管病的概率是同龄人的5～8倍。

（1）心血管病包括以下四大类：

1）冠心病，表现为心肌梗死、心绞痛、心力衰竭和心源性猝死。

2）脑血管疾病，表现为脑中风和短暂性脑缺血。

3）主动脉粥样硬化性疾病。

4）外周动脉疾病，表现为间歇性跛行。

（2）饮食护理：

1）多吃蔬菜水果，每日进食500 g以上新鲜的蔬菜水果。若是糖尿病患者，建议选择低糖水果，根据血糖情况适当限制水果的量。以满足人体对多种维生素、微量元素和膳食纤维的需要。

2）适当限制红肉的量，红肉含较多饱和脂肪酸，饱和脂肪酸摄入过多会对心血管带来危害。

3）主食粗细搭配，建议主食不只吃精制谷物，适当增加玉米、小米、黑米、薏米等的摄入。

4）食用油以菜籽油、橄榄油等为主，每日25～30 mL，少吃猪油、黄油等。

（3）生活方式护理：

1）戒烟，烟草是心血管病的独立危险因素，烟草中的尼古丁等直接威胁冠状动脉功能，吸烟时间越长危害越重。

2）适当进行有氧运动，每天可进行适当的有氧运动，如散步、快走、慢跑、太极拳等，有提高机体免疫功能、健骨强心、预防感染等多重效果。

3）减重，肥胖会引起很多代谢性问题，如高血压、血脂异常、糖尿病，这些都可引发心血管病。

4）心理卫生，保持心情舒畅，须知愤怒、抑郁、应激等心理因素与动脉硬化有直接关系。

5）坚持随访，定期监测血压、血糖、血脂。

2. 感染

感染是CKD加重及复发的主要原因之一，也是CKD常见的并发症之一。

（1）预防感染。

1）告知患者及其家属预防感染的重要性，指导其加强营养、注意休息、保持个人卫生，指导或协助患者保持全身皮肤、口腔黏膜的清洁、干燥，避免搔抓等导致的损伤。

2）避免感染源，尽量减少病房探访人次，限制上呼吸道感染者来访。寒冷季节外出时注意保暖，避免去公共场所等人多聚集的地方。防止外界环境中病原微生物的入侵。

3）保持环境清洁、舒适，定期做好病房的空气消毒，用消毒水拖地板、湿抹桌椅等。室内保持合适温湿度，定时开门窗通风换气。

4）尽量避免肌内注射和皮下注射，积极处理会阴部以及四肢的严重水肿，保证患者皮肤的完整性。

（2）观察感染征象。

注意有无体温升高、皮肤感染、咳嗽、咳痰、肺部湿啰音、尿路刺激征、腹膜刺激征等。出现感染征象后，遵医嘱正确采集患者的血、尿、痰、腹水等标本及时送检。根据药敏试验结果使用有效的抗生素并观察疗效。

3. 血栓

血栓是CKD常见并发症之一。当血液出现高凝状态时应给予抗凝剂，并辅以抗血小板聚集药。一旦出现血栓，及时给予溶栓，并配合应用抗凝剂。

1）观察有无血栓形成的征象，如深、浅静脉有无红、肿、硬、痛等；有无突发呼吸急促或困难，经一般吸氧无效；有无突发意识障碍。定期监测凝血常规。卧床患者可在床上做被动或主动运动，以增加四肢的血液流动，减少血栓的形成。

2）有血栓症状者，遵医嘱进行抗凝治疗。有肢体血栓者，患肢抬高制动，禁止按摩以防血栓脱落。有脑血栓者，遵医嘱使用脱水剂，并观察意识情况。有肺栓塞者，保持呼吸道通畅，给予吸氧。严重肺栓塞者必要时应行气管插管及正压呼吸。

第二节　血液透析的全程管理模式

一、血液透析与血管通路的基础知识

（一）血液透析基础知识

1. 概述

血液透析（hemodialysis，HD）简称血透，指将患者的血液引流至体外循环装置后，通过具有弥散、对流以及吸附功能的人工装置（如透析器、血滤器）模拟肾脏的部分功能，排除血液中的毒物、代谢终产物以及多余水分的过程。血液透析是常用的血液净化方法之一，是肾衰竭患者赖以生存的重要肾脏替代治疗手段之一。目前，血液滤过（hemofiltration，HF）、血液透析滤过（hemodiafiltration，HDF）、血液灌流（hemoperfusion，HP）、免疫吸附（immunoadsorption，IA）、血浆置换（plasma exchange，PE）、连续性血液净化（continuous blood purification，CBP）等血液净化技术都已广泛地应用于临床。

2. 原理

血液透析的基本原理有弥散、对流、吸附及超滤等。

（1）弥散。

溶质依靠浓度梯度从高浓度一侧向低浓度一侧的转运称为弥散。弥散是血液透析进行溶质交换的主要机制，溶质弥散运动的动力来自溶质的分子或微粒自身的不规则运动（布朗运动），并遵循物理学上的 Fick 定律。溶质的弥散量主要取决于溶质浓度梯度、分子量大小、透析膜的有效弥散面积、透析膜阻力以及血液和透析液的流速。

（2）对流。

水分从血液侧向透析液侧或滤液侧移动的同时携带水分中的溶质通过透析膜，即为对流。对流是血液滤过、清除溶质的主要机制。

（3）吸附。

通过正负电荷的相互作用或范德华力和透析膜表面的亲水性基团选择性吸附血液中某些异常升高的蛋白质、毒物及药物，从而达到治疗目的，这一过程称为吸附。

（4）超滤。

液体在压力差作用下从血液侧通过半透膜向透析液侧的移动，称为超滤。血液透析治疗对水分的清除主要依靠超滤作用。

3．组成

（1）血液透析机。

血液透析机是一个基于微电脑技术的复杂的机电一体化设备，一般由血循环控制系统、透析液供给控制系统、超滤控制系统三大系统构成，保证透析治疗有效和安全地进行。新一代血液透析机增加了患者监测系统，包括患者体温、血压、血容量及心电图等监测指标。

（2）透析器。

透析器是血液透析治疗时实现溶质交换和水分清除的场所，其特性与透析效率、即刻并发症及长期并发症等密切相关。透析器主要由透析膜和支撑结构组成。根据透析器的超滤系数又可将透析器分为低通透析器与高通透析器。

（3）透析液。

透析液是一类含有多种离子和非离子物质的溶液，具有一定的渗透压，其成分与人体内环境成分相似，通过血液透析器与患者血液进行溶质弥散、渗透和超滤作用，最终达到治疗目的。目前广泛使用的是碳酸氢盐透析液，成分及浓度见表5－2。

表5－2 碳酸氢盐透析液成分及浓度

成分	浓度
钠（mmol/L）	135～145
钾（mmol/L）	0～4
钙（mmol/L）	1.25～1.75
镁（mmol/L）	0.50～0.75
氯（mmol/L）	100～115

续表5-2

成分	浓度
醋酸根（mmol/L）	2～4
碳酸氢根（mmol/L）	30～40
葡萄糖（mmol/L）	0～5.5
pH 值	7.1～7.3
二氧化碳分压（mmHg）	40～110

（4）水处理系统。

水处理的目的是除去自来水中的杂质及各种离子，将透析用水对人体和设备的损害降到最低程度。透析用水必须定期检测并达到《血液透析和相关治疗用水》（YY0572—2005）的要求。

（5）血管通路。

临时或短期血液透析的患者，可以选用临时性血管通路；维持性血液透析的患者，应选用永久性或半永久性血管通路。

4. 透析处方

（1）透析时间与频率。

诱导透析期为避免透析失衡综合征发生，首次透析时间一般为 2～3 h，以后逐渐延长至 4～5 h。开始透析的第 1 周可适当增加透析频率，并根据患者情况逐步过渡到维持性透析方案，每周总治疗时间不应少于 10 h。

（2）血流速度。

首次透析血流速度不应过快，以 150～200 mL/min 为宜。以后根据患者情况逐渐调整血流速度到 200～300 mL/min。

（3）抗凝剂的使用。

治疗前根据患者凝血状态选择抗凝剂，并结合患者情况个体化调整剂量。血液透析常用抗凝剂有普通肝素、低分子肝素、阿加曲班、枸橼酸等。常用抗凝方式有全身肝素化法、体外肝素化法、小剂量肝素化法和无肝素法。

（4）透析器膜面积的选择。

一般选用膜面积为 1.2～1.5 m^2 的透析器。为减少透析失衡综合征发生，诱导透析时应选择相对小面积的透析器膜。

（5）透析液速度。

一般设定为 500 mL/min。如果诱导透析过程中有严重的透析失衡综合征表现，可适当调低透析液速度；采用高通量透析时，可提高透析液速度至 800 mL/min。

（6）超滤量。

根据患者的容量状态、残余肾功能及心肺功能等情况确定超滤量。每次透析超滤总量原则上不超过干体重的 5%。

5. 适应证

（1）终末期 CKD。

1）对患者的症状、体征、代谢状态、容量状态、营养和药物干预效果进行综合评估，决定是否开始血液透析。肾脏专科医生应充分告知患者及其家属血液透析的必要性及其并发症的风险。患者及其家属按相关规定签署血液透析知情同意书后，才能开始血液透析治疗。

2）血液透析时机，透析时机的选择应根据患者原发病、临床表现、实验室检查结果以及经济条件综合决定。从病因看，以肾间质损害为主的患者，尽管血肌酐达 600～700 μmol/L，如果患者每天尿量正常，无明显的水钠潴留和高血钾等风险，仍可以延迟透析。但严重高血压、糖尿病、高龄患者则宜尽早透析。如果患者一般情况尚好、食欲好、尿量不少、无水钠潴留和心力衰竭表现，肌酐清除率大于 15 mL/min，也可以延迟透析。有时尽管血肌酐和尿素氮水平并不高，但临床表现严重（嗜睡、抽搐、恶心、呕吐、有出血倾向、严重酸中毒、高度浮肿、心力衰竭），则应尽早透析。由于 CKD 患者长期限制蛋白质摄入量，使血尿素氮维持在较低水平，其中部分患者肌肉体积小及活动量少，可使血肌酐较低，故不应单以血尿素氮和血肌酐作为开始透析的严格指标，而应以肌酐清除率为准。

目前多数学者主张开始透析指征为肌酐清除率小于 10 mL/min（糖尿病患者提前至 15 mL/min）。其他参考指标为血尿素氮≥28.6 mmol/L，血肌酐≥707.2 μmol/L，不能缓解的乏力、恶心、呕吐、瘙痒等尿毒症症状或营养不良，难以纠正的高钾血症，难以控制的进展性代谢性酸中毒，难以控制的水钠潴留和高血压合并充血性心力衰竭或急性肺水肿，尿毒症性心包炎，尿毒症性脑病，严重贫血，心包炎，骨病，周围神经病变及嗜睡，昏迷，抽搐，癫痫等。高风险患者（如合并糖尿病的患者）应适当提早开始透析治疗。无论临床症状如何，患者的 GFR<6 mL/（min · 1.73 m^2）时应开始透析治疗。

（2）急性肾功能衰竭。

1）无尿或少尿 48 h 以上，伴有明显的水钠潴留、心力衰竭、急性肺水肿。

2）药物难以控制的高钾血症，血钾浓度≥6.0 mmol/L。

3）严重的代谢性酸中毒，pH≤7.25，CO_2结合力（CO_2CP）≤15 mmol/L。

4）有明显的尿毒症临床表现和并发症。

（3）药物或毒物中毒。

（4）严重水、电解质和酸碱平衡紊乱。

（5）其他。

如严重高热、低体温，以及常规内科治疗无效的严重水肿、心力衰竭、肝功能衰竭等。

6. 禁忌证

血液透析无绝对禁忌证，但下列情况应慎用：

1）药物难以纠正的严重休克或低血压者。

2）精神障碍不能配合血液透析治疗者。

3）严重心肌病变或心律失常不能耐受血液透析治疗者。

4）严重活动性出血或感染者。

5）恶性肿瘤晚期或极度衰竭者。

6）颅内出血或颅内压增高等脑血管意外者。

（二）血管通路基础知识

血管通路又称血液通路，临床上常把血管通路喻为患者维持血液透析的“生命线”，指将血液从体内引出，经过体外循环部分再返回体内的通道，是将血液透析患者体内代谢终产物、多余的水分和毒物排出体外的通道。只有建立一条有效的血管通路，才能顺利进行血液透析治疗。

依据置入时效，用于血液透析的血管通路可分为临时性血管通路、半永久性血管通路和永久性血管通路。目前临床常用的血管通路有临时性中心静脉导管、长期中心静脉导管、动静脉内瘘等。血管通路建立前应充分评估患者全身和血管状况，个体化选择适合患者的血管通路。患者具有血管通路的最终选择权，医务人员的职责是向患者及其家属充分说明各种血管通路的利弊，以及患者适合的血管通路类型。

一个有效和理想的血管通路应具备以下条件：

1）血流量充分、稳定，能保证透析治疗时血泵转动的速度≥200 mL/min，以确保进行有效的血液透析治疗。

2）能反复和长期使用，且使用方便和安全可靠，对患者心脏负担轻。

3）出现感染、血栓等并发症少。

4）对患者的日常生活影响小。

5）使用安全，能迅速建立。

二、血管通路的置管及护理

（一）临时性血管通路的置管及护理

以临时性中心静脉导管为例。

1. 临时性中心静脉导管的材质与尺寸

中心静脉是靠近心脏（循环系统的中心）的静脉，其血流量可达到5 L/min。在这样的血管里留置导管可以提供满足透析的血流量。常用的穿刺部位为颈内静脉、股静脉和锁骨下静脉。目前使用的导管材料主要包括聚氨酯和硅树脂，均为双腔导管，导管外径多在11～14 F（1 F=1/3 mm），长度不等，以满足不同部位的需要。导管应在常温下有一定硬度，便于穿刺，在体温条件下变得柔软，在血管内有良好的顺应性及生物相容性，可以减少导管对血管的机械损伤及刺激。

2. 临时性中心静脉导管置管方法

（1）颈内静脉置管法。

颈内静脉走行途径较直，右侧颈内静脉较粗且与头静脉、上腔静脉几乎成一直线，一般选右侧作为插管首选途径，适用于临时性血液透析、紧急血液透析、血浆置换、血液灌流、连续性肾脏替代治疗及其他血液净化治疗的置管。患者采用平卧位，头转向左侧（右侧颈内静脉置管）。以胸锁乳头肌的锁骨头、胸骨头和锁骨形成的三角顶点为穿刺点，在颈动脉内侧进针，针尖向同侧乳头方向与皮肤成45°进针。

（2）股静脉置管法。

股静脉置管操作简单、安全可靠，除适用于一般患者外，还适用于不能平卧或有心脏和呼吸支持装置的患者以及不能适应或不能配合颈内静脉置管的患者。患者取平卧位，稍屈膝，置管侧大腿外旋外展，如有心力衰竭不能平卧，可采用半卧位。腹股沟韧带下方 2～4 cm、股动脉内侧 0.5～1.0 cm 处为穿刺点，针尖向内向后向心脏方向刺入。

（3）锁骨下静脉置管法。

锁骨下静脉置管技术要求高，易发生气胸、血胸等并发症，一般不提倡锁骨下静脉置管。有胸廓畸形、纵隔移位、肺气肿、慢性支气管炎等的患者不宜用此方法。患者平卧于 30°～40°倾斜台面，肩胛垫高，头向穿刺对侧旋转 45°并后仰，锁骨中内 1/3 交界处的锁骨下方 1 cm 为穿刺点，向胸锁关节进针，针尖不可过度向后向上，以免伤及胸膜。

3. 临时性中心静脉导管置管流程

以颈内静脉置管为例：患者取平卧位，头偏向置管对侧，充分暴露穿刺部位→穿刺医生戴口罩、帽子，严格皮肤消毒，并戴无菌手套→常规铺巾，术野皮肤用 2%利多卡因溶液进行局部麻醉→麻醉后用一次性 5 mL 的注射器及针头进行试探性穿刺，保持注射器内轻度持续负压，可见暗红色静脉血涌入针筒→换用穿刺针接上注射器，以相同的位置、角度和方向保持注射器内轻度持续负压进行穿刺，见回血，判断为静脉血后固定穿刺针，取下注射器→快速放入导引钢丝，退出穿刺针，扩张器沿导引钢丝插入，扩张皮下组织及血管→置入颈内静脉导管，抽出导引钢丝→回抽血液通畅后在静脉及动脉端分别注入肝素生理盐水→夹闭管道→导管缝合固定，无菌敷料覆盖。

4. 临时性中心静脉导管置管术前护理

（1）术前评估。

评估患者一般健康状况，文化程度，学习、工作经历，认知功能，精神、情感状态，独立活动能力及血管功能等。

（2）术前教育。

介绍置管重要性，置管部位、方法、优缺点及注意事项，手术过程及可能出现的情况，患者在手术过程中的配合要求等。

（3）术前准备。

确定置管部位、导管型号，术前检测，皮肤准备，签订手术知情同意书及麻醉知情同意书并完善术前沟通与记录，术前用物准备。

5. 临时性中心静脉导管置管术中护理

1）术中护士帮助患者放松心情，采取正确的体位，指导其手术过程中听从医生指示，如有不适及时示意。

2）检查、打开手术包，清点包内器械、物品是否齐全以及各用物数量。

3）做好术中配合工作，手术过程严格无菌操作，并监测患者病情和生命体征变化。

4）手术结束时，检查切口包扎、导管固定情况，监测并记录生命体征。

6. 临时性中心静脉导管常规护理

1）置管口护理：观察置管口有无渗血、血肿及分泌物，保持无菌敷料清洁、干燥，每次血液透析前更换一次无菌敷料。

2）留置导管护理：导管固定良好，避免过度牵拉导管。置管口处以无菌敷料覆盖，保持清洁、干燥。

3）严格无菌操作，每次血液透析前消毒置管口后，抽出导管内的肝素封管液和可能形成的血凝块，从静脉导管端注入抗凝剂，再连接导管进行血液透析。

4）血液透析结束时，用生理盐水将导管动、静脉端管腔冲洗干净，根据导管标识容量注入肝素封管液。

5）加强患者的自我护理能力，保持自身的清洁卫生。向患者及其家属给予留置导管期间相关知识指导。

7. 临时性中心静脉导管置管并发症的处理及护理

临时性中心静脉导管置管并发症的处理及护理见表 5－3。

表 5－3　临时性中心静脉导管置管并发症的处理及护理

并发症	临床表现	处理及护理
出血、血肿	置管口或穿刺部位渗血，伤口无菌敷料持续有新鲜血液渗出。 穿刺部位皮下血肿	局部压迫止血，加压包扎或冰袋冷敷，指压 20～30 min。 用低分子肝素或无肝素透析。 透析结束后仍出血不止，可经静脉注入适量鱼精蛋白中和肝素的作用。 遵医嘱使用止血药

续表5－3

并发症	临床表现	处理及护理
导管功能障碍	血流不畅、完全无血液引出或单向阻塞。 导管内血栓	排除导管扭曲、受压。 停止血泵，小角度旋转导管或调整导管留置位置及深度，改变患者体位。 采用尿激酶溶栓法。 透析前回抽管腔内肝素封管液，管腔堵塞时不能用力向管腔内推注。 上述处理无效时，拔管重新置管
感染	置管口感染：有脓性分泌物，周围发红、肿胀、疼痛。 血液扩散性感染：全身寒战、发热、血培养阳性。 隧道感染	停止使用导管，另建血管通路做透析。 血培养检查。 遵医嘱使用敏感抗生素。 局部换药1～2次/天。 合并隧道感染时局部换药、抗生素封管和抗生素治疗两周无效者拔管，并将留置导管前端剪下做细菌培养
导管脱落	固定导管的缝线断裂。 在透析过程中导管固定不佳，重力牵拉导致导管脱落	换药、封管及透析时观察缝线是否断裂。 缝合固定导管。 透析中限制患者剧烈活动。 导管脱落时及时按压置管口20～30 min

（二）半永久性血管通路的置管及护理

以长期中心静脉导管为例。

1. 长期中心静脉导管的材质与尺寸

长期中心静脉导管指保留期大于6周的中心静脉导管，最常用的是带涤纶套（cuff）的中心静脉导管，材质包括硅酮橡胶、硅橡胶和聚氯乙烯，这些材料可以保证导管在体外有一定的硬度，在体内比较柔软，既容易插入导管，又不易损伤血管内膜，生物相容性好，可减少血栓的形成。导管柄处设计有一个涤纶套，置入后位于距导管出口2～3 cm处的皮下组织内，经过4～6周，纤维组织长入涤纶套，起到固定导管及防止细菌入侵的作用，有效地降低了导管相关感染的发生率。其长度包括19 cm、23 cm、27 cm等，根据患者身高进行选择。适用于动静脉内瘘尚未成熟、急需血液透析、生命期有限，或不能建立动静脉内瘘的血液透析患者，尤其是患严重动脉血管疾病的患者，以及顽固心力衰竭不能耐受动静脉内瘘和肾移植前过渡期的患者。

2. 长期中心静脉导管置管方法

长期中心静脉导管的置管一般在手术室进行，有条件时可在超声引导下穿刺，或在数字减影血管造影（DSA）引导下进行，可选择颈内静脉、锁骨下静脉、颈外静脉作为入路。

（1）穿刺法。

经皮穿刺法又叫Seldinger技术，以颈内静脉入路为例，穿刺静脉见回血的相关步骤与临时性血管通路置管相同。导引钢丝将导管插入后，根据长期中心静脉导管在体表的投影确定皮下隧道的位置和导管在皮肤出口处，用2%利多卡因溶液做局部麻醉，在导管出口处切一小口并分离皮下隧道，用隧道针将导管引入穿刺部位，通常使用两种不同的扩张器，小扩张器与临时性血管通路置管扩张器相同；大扩张器带有撕脱型外鞘，导管通过撕脱型外鞘通入血管，在送入导管的同时，撕开外鞘并拉出。皮下隧道长10～15 cm，涤纶套距皮肤出口处约2 cm，导管尖端体表定位于2～3肋间水平。回抽血流良好，导管用肝素生理盐水封管，缝合皮肤，固定导管，无菌敷料覆盖。一般于置管后第2日再行血液透析治疗。

（2）切开法。

主要用于穿刺失败或颈外静脉比较明显的患者。切开法也可以在颈内静脉置管，直接暴露血管后，切开静脉送入导管。切开处可以采用荷包缝合，也可以直接结扎颈外静脉端。

3. 长期中心静脉导管通路置管术前护理

（1）术前评估。

评估患者一般健康状况，文化程度，学习、工作经历，认知功能，精神、情感状态、独立活动能力及血管通路功能等。

（2）术前教育。

向患者及其家属详细介绍置管的重要性，置管部位、方法、优缺点及注意事项，手术过程及可能出现的情况，患者在手术过程中的配合要求等。

（3）术前准备。

确定置管部位、导管型号，术前检测，皮肤准备，签订手术知情同意书及麻醉知情同意书并完善术前沟通与记录，术前用物准备。

4. 长期中心静脉导管常规护理

1）置管口护理：观察置管口有无渗血、血肿及分泌物，保持无菌敷料清洁、干燥，每次血液透析前更换一次无菌敷料。

2）留置导管护理：导管固定良好，避免过度牵拉导管。置管口以无菌敷料覆盖，保持清洁、干燥。

3）严格无菌操作，每次血液透析前消毒置管口后，抽出导管内的肝素封管液和可能形成的血凝块，从静脉导管端注入抗凝剂，再连接导管进行血液透析。

4）血液透析结束时，用生理盐水将导管动、静脉端管腔冲洗干净，根据导管标识容量注入肝素封管液。

5）加强患者的自我护理能力，保持自身的清洁卫生。向患者及其家属给予留置导管期间相关知识指导。

6）告知长期中心静脉导管置管患者随访及定期血液净化治疗的重要性。随访内容包括：术后 2 周拆除锁骨上切口缝合线；3～4 周拆除锁骨下和导管两翼缝合线。告知患者前 3 个月每月门诊复诊一次，以后每 6 个月复诊一次，每 6 个月入院行中心静脉导管功能评估一次。

（三）永久性血管通路的成形与护理

以动静脉内瘘为例。动静脉内瘘是通过手术将外周动脉与邻近的静脉在皮下吻合而建立的永久性血管通路，包括自身的动静脉内瘘和移植血管内瘘，可用于透析反复穿刺，是维持性血液透析的患者最常用的血管通路。除急症血液透析外，所有需要行维持性血液透析的患者都适合制作动静脉内瘘（以下简称内瘘）。根据患者病情、血管的具体情况，选择合适的手术时机、手术部位。

1. 内瘘成形术的方法

患者取仰卧位，左上肢外展，常规消毒铺巾，2%利多卡因溶液局部浸润麻醉，根据动静脉解剖关系，在动静脉之间做一 2.5～3.0 cm 纵向切口，游离头静脉2～3 cm，结扎切断分支。游离桡动脉约 2 cm，根据动静脉相对距离，设计内瘘吻合位置，切断头静脉，结扎远心端，静脉夹夹闭近心端，用肝素生理盐水冲洗管腔。用两个动脉夹阻断动脉吻合口两端，在动脉上做一 1～2 mm 切口，使用显微剪刀扩大动脉切口至 6～8 mm，肝素生理盐水冲洗动脉管腔。以 7－0 缝合线分两段行连续缝合，将静脉与动脉端侧吻合。注意保证两条血管接通后无太大张力、无扭曲。缝合完毕后松开血管夹，见静脉充盈、搏动，并能触及明显的血管震颤，彻底止血后缝合各层切口，覆盖无菌敷料。

2. 内瘘成形术术前护理

内瘘是维持性血液透析患者的“生命线”，建立和维护一个成功的内瘘需依靠医患双方的共同努力。

1）术前心理护理：术前向患者介绍建立内瘘成形的目的、意义和手术过程，解除患者焦虑不安、恐惧的心理，使其积极配合手术。

2）肢体及血管的选择：一般选择非惯用上肢，因为上肢皮下浅静脉较下肢多，容易找到靠近动脉的静脉，血液回流阻力小，关节屈曲时不影响血液循环，血流量稳定，不易引起阻塞。术前用止血带阻断上肢前臂静脉回流，观察静脉充盈情况及桡动脉搏动情况。部分血管显露不清者可进行彩色多普勒超声检查，明确血流走向及血管通畅情况。嘱患者每日做握拳和松拳的运动，抓握力器每日 30 min，经过 5～10 d 的锻炼后进行彩色多普勒超声检查，明确相关指标达到手术要求方可进行手术。准备制作内瘘的手臂禁做动静脉穿刺及测量血压，保护好皮肤勿破损，做好清洁卫生，以防术后发生感染。

3）术前皮肤准备，肥皂水彻底清洗内瘘侧肢体皮肤，剪短指甲，更换病员服，术前用物准备。

4）评估制作内瘘的血管状况，如外周血管脉搏、中央静脉插管史、外周动脉穿刺史。进行相应检查，明确需要吻合的静脉走行、内径和通畅情况良好，为手术成功提供条件。

3. 内瘘成形术术中护理

1）术中护士帮助患者放松心情，采取正确的体位，指导其手术过程中听从医生指示，如有不适及时示意。

2）检查、打开手术包，清点包内器械、物品是否齐全。

3）术中做好配合工作，监督手术过程，严格无菌，并监测患者病情和生命体征变化。

4）手术结束时，检查切口包扎情况，监测并记录生命体征。

4. 内瘘成形术术后护理

1）术后将术侧肢体抬高至水平以上30°，促进静脉回流，减轻手臂肿胀。术后72 h密切观察内瘘通畅情况及全身状况。

①观察患者心率、心律、呼吸，询问患者有无胸闷、气紧，如有变化及时向医生汇报并进行处理。

②观察内瘘侧血管是否通畅，能在静脉触摸到震颤、听到血管杂音，则提示内瘘通畅；如触摸不到震颤或听不到杂音，应查明是否局部无菌敷料包扎过紧致内瘘侧血管受压，并及时通知医生处理。

③观察吻合口有无血肿、出血，若发现渗血不止，或内瘘侧肢体疼痛难忍，应及时通知医生处理。

④观察内瘘侧手指末梢血管充盈情况，如手指有无发麻、发冷、疼痛等。

2）保持内瘘侧肢体的温度：如果环境寒冷，对血管刺激较大，可引起血管痉挛，导致肢体血流发生改变，患者可能出现末梢血管充盈不足，影响内瘘的成熟。术后室温保持在20～25℃，休息时内瘘侧肢体盖薄被，避免受压。

3）定期更换无菌敷料：术后不需每日更换无菌敷料，一般在术后5～7 d更换。严格无菌技术操作，无菌敷料不宜包扎过紧，以能触摸到震颤为准。

4）禁止在内瘘侧肢体处进行测血压、静脉注射、输液、输血、抽血等操作，以免造成出血、血肿，或因药物刺激导致静脉炎等，从而导致内瘘闭塞，尤其不要在该侧锁骨下静脉留置中心静脉导管等。

5）指导患者自我护理：

①保持内瘘侧肢体的清洁，并保持无菌敷料干燥，防止无菌敷料浸湿，引起伤口感染。

②防止内瘘侧肢体受压，衣袖要宽松，睡眠时最好卧于健侧，内瘘侧肢体不可负重物及佩戴过紧饰物。

③教会患者自行判断内瘘是否通畅，每日检查内瘘处有无震颤，如触摸到震颤则表示内瘘通畅，反之则应马上通知医生进行处理。

④术后锻炼。术后24 h可做手指运动，术后3 d即可进行早期功能锻炼，每日进行握拳运动，一次15 min，每天3～4次，每次10～15 min。术后5～7 d开始进行内瘘的强化护理，方法是用健侧手紧握内瘘侧肢体近心端，内瘘侧手进行握拳松拳或捏握力球锻炼，或用止血带压住内瘘侧上臂，使静脉适度扩张充盈，同时进行捏握力球锻炼，每日2～3次，每次10～15 min，以促进内瘘的成熟。

6）内瘘使用：内瘘成熟的时间取决于患者自身血管的条件、手术情况及术后患者的配合情况。一般需等静脉呈动脉化（血管壁增厚显露清晰、怒张，凸出于皮肤表面，有动脉震颤或搏动）方可使用。内瘘成熟至少需要 1 个月，一般在内瘘成形术后 2～3 个月开始使用。

7）出院指导：出院时给予患者健康指导，强化其保护内瘘的意识，指导其自我护理方法。嘱患者经常触摸内瘘，如发现内瘘杂音改变，搏动减弱，或局部血管曲张形成结节等，均提示有内瘘狭窄和堵塞的可能，应及时与医生联系。嘱患者定期复查瘘口情况，避免重体力劳动和搬动重物。一般于术后 10 d 左右拆线，糖尿病患者需根据切口愈合情况，适当延长拆线时间。

5．内瘘穿刺的护理

熟练正确的穿刺技术是保护内瘘、延长内瘘使用寿命的必要条件，内瘘穿刺的护理要点见表 5－4。

表 5－4　内瘘穿刺的护理要点

内瘘穿刺	穿刺护理要点
早期内瘘穿刺 （8～10 周）	开始几次穿刺（由有经验的护士操作）时必须摸清血管走向后再行穿刺，穿刺点一般暂时选择肘部或接近肘部的“动脉化”静脉，做向心或离心方向穿刺，作为动脉引血端，另择下肢静脉或其他小静脉作为静脉回路。首次使用时血流量在 150～250 mL/min。在血液透析过程中避免过度活动，以免穿刺针尖损伤血管内膜，引起血栓形成。血液透析结束后止血力度要适当，不可过重，穿刺点上缘及下缘血管亦需略加压迫，手臂略微举高，以减少静脉回流阻力，加快止血
使用中内瘘穿刺	穿刺前评估内瘘侧肢体皮肤有无皮疹、瘀青、感染等，皮肤是否清洁，仔细摸清血管走向。 动脉穿刺点距吻合口的距离至少在 3 cm，做离心或向心方向穿刺。如静脉与动脉在同一血管上穿刺至少相距 8～15 cm。 穿刺部位轮换，切忌定点穿刺。沿着内瘘血管走向由上而下或由下而上交替进行穿刺，每个穿刺点相距 1 cm 左右

续表5-4

内瘘穿刺	穿刺护理要点
穿刺失败的处理	早期内瘘穿刺失败出现血肿应立即拔针压迫止血，同时另建血管通路进行血液透析，血肿部位冷敷以加快止血，待血肿消退后再行穿刺。 对于使用中的内瘘，作为动脉用的血管发生血肿，如确认内瘘针在血管内，并且血肿不大，可在穿刺处略加压保护，同时迅速将血液引入血管通路内减轻血管内压力，继续血液透析。但如血肿明显增大，应立即拔针，加压止血，在该穿刺点以下（远心端）再行穿刺（避开血肿）；如重新穿刺有困难，可将血流满意的静脉改为动脉引血，另择静脉穿刺作为回血端继续血液透析。如静脉发生血肿应立即拔针，局部加压止血，迅速建立静脉回路，同一条血管应在该穿刺点的近心端或改用其他外周静脉穿刺

6. 内瘘穿刺并发症的处理与护理

内瘘穿刺并发症的处理与护理见表5-5。

表5-5　内瘘穿刺并发症的处理与护理

常见并发症	临床表现	处理及护理
出血	早期出血：手术切口渗血，伤口无菌敷料持续有新鲜血液渗出。 晚期出血：穿刺或止血时出血，穿刺点周围皮下血肿	术后切口出血或渗血严重时通知医生打开切口止血。 避免过早使用内瘘，新建内瘘的穿刺最好由有经验的护士进行，避免手术当天血液净化治理。 合理使用肝素。 提高穿刺技术，力争一次穿刺成功。 止血力度适当，以不出血为准，最好指压止血。 避免同一部位反复穿刺，以防发生血管瘤破裂。 告知患者放松止血带时观察有无出血及出现出血的处理方法
感染	局部表现为红、肿、热、痛，有时伴有内瘘闭塞。 全身症状可见寒战、发热，严重者可引起败血症、血栓性静脉炎	停止使用内瘘，改用临时性血管通路。 局部有脓肿时应切开引流，并全身使用抗生素。 发生败血症者应用大量有效抗生素，至血培养阴性后2周

续表5－5

常见并发症	临床表现	处理及护理
血栓形成	内瘘血管处疼痛，震颤及杂音减弱或消失。 抽出血为暗红色、血流量不足	高凝状态的患者可根据医嘱服用抗凝剂。 穿刺或止血时发生血肿，先行按压并冷敷，在血液透析后 24 h 热敷消肿，血肿处涂喜疗妥并按摩。 早期血栓形成，可用尿激酶 25 万～50 万单位溶于 20 mL 生理盐水中，在内瘘近端穿刺桡动脉缓慢注入。若无效，则应通知医生，行内瘘再通或修补术
血流量不足	增大血流量时可见血管明显塌陷。 患者内瘘穿刺部位有触电感，同时有大量泡沫析出。 静脉壶血流不稳定，并伴静脉压报警	有计划地使用内瘘，严格执行正确的穿刺技术，切忌反复定点穿刺。 提高穿刺技术，减少血肿发生。 嘱患者定时锻炼内瘘侧肢体，使血管扩张。 必要时手术扩张
血管瘤	内瘘局部扩张明显，明显隆起或呈瘤状，严重扩张时可增加患者心脏负担和回心血量，影响心脏功能	内瘘吻合口过大时适当加以保护，减少对静脉和心脏的压力。 小的血管瘤一般不需手术，可用弹力绷带或护腕轻轻压迫，防止其继续扩大。 严禁在血管瘤处穿刺。 血管瘤明显增大，影响患者活动或有破裂危险时，可手术处理
充血性心力衰竭	心悸、呼吸困难、心绞痛、心律失常等	用弹力绷带加压包扎内瘘，若无效则采用外科手术缩小吻合口内径

（四）血管通路监测

血管通路监测对于延长血管通路使用时间，减少并发症的发生必不可少。血管通路监测分为监察（monitoring）、监测（surveillance）和诊断性检查（diagnostic testing）。

1）监察指对血管通路进行物理检查（视诊、触诊和听诊），以便及时发现提示血管通路失效的体征。血管通路狭窄的临床表现包括：血管通路同侧肢体水肿；震颤消失；血管杂音转为高调；无法提高流速（动脉端狭窄）。

2）监测指使用专用器具和特殊检查方法定期评估血管通路状态，以便及时发现血管通路异常，监测内容包括血管通路血流量（Qa）、阻力、内压力（PIA）和再循环。另外，尿素清除率（URR）和尿素清除指数（Kt/V）可在血液透析过程中提示血管通路异常。

3）若监察和监测中发现血管通路异常，应行诊断性检查。目前的“金标准”是血管造影。血管通路异常的早期表现包括经常性凝血（>1次/月）、穿刺困难、止血困难（>20 min）以及手臂持续肿胀等。

（五）血管通路并发症

深静脉置管的并发症主要包括感染、导管周围纤维蛋白鞘形成、血栓形成、气胸、空气栓塞、液气胸、动脉损伤、静脉贯通、心律失常、临近组织损伤。

内瘘并发症的原因包括血管通路狭窄或血栓形成引起的血管通路异常，以及血管通路感染、血流动力学异常、血管瘤等非血栓性并发症。

1）早期血栓形成指手术后30 d内血管通路内血栓形成，主要与手术操作相关。常见原因为静脉成角、扭曲，吻合口存在张力，吻合技术不佳，静脉过细（直径<3 mm）等。晚期血栓形成指手术后30 d及以上，内瘘已经成熟并在使用后发生的血栓。

2）引起血管通路狭窄的主要原因为内膜增生，与内皮细胞的机械损伤、血流的剪切应力以及高压力搏动性动脉血流进入静脉系统有关。血管通路狭窄也可由血管通路牵拉成角或吻合口存在张力导致。

3）血流动力学异常包括心力衰竭（内瘘分流量达到心排出量的20%～50%时可能引起）、静脉高压、动脉窃血等。

4）血管通路感染分为早期（≤30 d）和晚期感染（>30 d），需明确报告血培养结果以及感染部位（如吻合口周围、血管通路中段或静脉流出道）。发生真性血管通路感染通常需要外科手术治疗。

5）术后血管瘤的发生并不少见，多见于长期使用功能良好的自体动静脉内瘘后。临床表现为沿通路血管壁迂曲、扩张呈瘤样变，包括真性动脉瘤和假性动脉瘤，多采用手术的方式治疗。

6）其他的并发症有出血、血肿、神经病变、血清肿等。

三、血液透析的护理与管理

（一）血液透析护理

（1）首次透析前应进行乙型和丙型肝炎病毒、梅毒螺旋体和人类免疫缺陷病毒的血清学指标检测，以及肺结核等呼吸道传染病检查，以决定血液透析治疗分区及血液透析机安排。

（2）维持性血液透析每次透析前均应进行症状、体重和体征评估，观察有无出血，评估血管通路功能，并定期进行血生化检查及血液透析充分性评估，以调整血液透析处方。

（3）评估治疗前患者的凝血状态及抗凝剂的选择。血液透析治疗时，需要将患者的血液引出，建立体外循环，如果不使用抗凝剂，治疗 3～4 h 凝血的发生率可达到 5%～10%。为避免因体外循环凝血而发生的血液丢失、预防体外循环凝血诱发的血栓栓塞性疾病及炎症，对于大多数血液透析患者，若判定没有显著增加的出血风险，就应使用不同剂型的抗凝剂，以保证血液透析安全顺利地完成。不同国家、地区的血液透析中心在血液透析中使用的抗凝剂类型有较大差别，目前我国临床上选用较多的抗凝方式有普通肝素（Hep）抗凝、低分子肝素（LMWH）抗凝、无抗凝剂（肝素）透析、阿加曲班抗凝、局部枸橼酸盐抗凝等。应在评估患者凝血状态的基础上，个体化选择恰当的抗凝方式。

1）准确评估患者治疗前凝血状态：

① 评估患者出血风险，如既往是否存在消化道溃疡等有潜在出血风险的疾病、是否长期使用华法林等抗凝剂或抗血小板药物、有无血友病等遗传性出血性疾病、是否处于严重创伤或外科手术后 24 h 内等。

② 评估患者血栓栓塞性疾病风险，如是否患糖尿病；是否患系统性血管炎等伴有血管内皮细胞损伤的基础疾病；既往是否存在动静脉血栓、脑血栓、心肌梗死等血栓栓塞性疾病；是否长期卧床，出现有效循环血容量不足、低血压；是否合并急性感染；是否有严重的创伤、外科手术史；有无先天性抗凝血酶Ⅲ缺乏或合并大量蛋白尿导致抗凝血酶Ⅲ从尿中丢失过多等。

2）相关的凝血指标：

① 外源性凝血系统相关指标，凝血酶原时间（PT）、凝血酶原活动度或国际标准化比值（INR）。

② 内源性凝血系统相关指标，部分凝血活酶时间（APTT）、凝血时间（CT）、活化凝血时间（ACT）。

③ 凝血共同途径状态相关指标，纤维蛋白原（FIB）、凝血酶时间（TT）。

④ 血液高凝状态。

⑤ 血小板活性状态相关指标，全血血小板计数（PLT 计数）、出血时间（BT）。

⑥ 血浆抗凝血酶Ⅲ活性。

3）抗凝方式选择：

① 普通肝素抗凝，对于没有出血风险，没有显著的脂代谢和骨代谢异常，血浆抗凝血酶Ⅲ活性＞50%，血小板计数、APTT、PT、INR、D－双聚体正常或升高的患者推荐使用。

② 低分子肝素抗凝，对于没有活动性出血性疾病，血浆抗凝血酶Ⅲ活性＞50%，血小板计数基本正常，但脂代谢和骨代谢的异常程度较重，或APTT、PT、INR轻度延长，具有潜在出血风险的患者推荐使用。

③ 无抗凝剂（肝素）透析，对于存在明确的活动性出血性疾病、明显的出血倾向，或APTT、PT、INR明显延长的患者推荐使用。

④ 抗血小板药物抗凝，对于以糖尿病相关肾病、高血压性肾损害等疾病为原发疾病，临床上心血管事件发生风险较大，而血小板计数正常或升高、血小板功能正常或亢进的患者，推荐每天给予。

⑤ 阿加曲班或局部枸橼酸盐抗凝，对于合并肝素诱发的血小板减少症，或先天性、后天性抗凝血酶Ⅲ活性在50%以下，不宜选择普通肝素的患者推荐使用。

4）抗凝中的监测：血液透析早、中期目标APTT /ACT值通常为基础值的1.5～1.8倍（200～250 s），血液透析后期目标ATT/ACT值通常为基础值的1.4倍或接近基础值。治疗结束后基本恢复治疗前（基础值）水平。基础值高的患者应当降低目标APTT /ACT值。

5）具体操作：

① 普通肝素抗凝。

a. 配制方法：将肝素配制成12500 U/25 mL生理盐水的浓度。

b. 使用方法：用生理盐水预冲透析管路后，首先注射35～60 U /kg，达到全身肝素化，然后再在血液透析过程中通过血液透析机肝素泵持续给药或间断给药。持续给药量为500～1200 U/h，在透析结束前30～60 min停止给药。间断给药时每30 min给药一次，一般提前1 h停止给药。根据凝血相关指标调整给药速度，维持ACT/APTT值为基础值的1.5～2.5倍。

②低分子肝素抗凝。

a. 速碧林（低分子肝素钙）：平均分子量为3600～5000 Da。体重低于50 kg，起始剂量为0.3 mL（3075 AxaIU）；体重50～70 kg，起始剂量为0.4 mL（4100 AxaIU）；体重高于70 kg，起始剂量为0.6 mL（6150 AxaIU）。有出血危险的患者可以使用推荐起始剂量的一半。

b. 克塞（低分子肝素钠）：平均分子量为3500～5500 Da。推荐剂量为

100 AxaIU/kg。体外循环出现早期凝血表现时，可按 50～100 AxaIU/kg 追加使用一次。

c. 法安明（达肝素钠）：平均分子量为 5000 Da。推荐一次性快速静脉注射 4000～5000 AxaIU。有高出血倾向的患者，起始剂量为静脉快速注射 5～10 AxaIU/kg，此后以 4～5 AxaIU /（kg · h）的速度持续输入。

③阿加曲班抗凝，一般起始剂量 250 μg/kg，追加剂量时以 2 μg/（kg · min）或 2 μg/（kg · min）的速度持续滤器前输注。在治疗结束前 20～30 min 停止给药。

④局部枸橼酸盐抗凝，测量基础 ACT，在动脉端输入 5%枸橼酸盐溶液，在静脉端输入 5%氯化钙（也有使用葡萄糖酸钙）溶液，根据凝血相关指标和动脉血钙水平（每 30 min 测一次）调整 5%枸橼酸盐溶液和 5%氯化钙溶液输入速度，同时使用无钙透析液效果更好。

⑤无肝素透析技术，肝素生理盐水预充血液透析机及管路，闭路循环 20～30 min，再用生理盐水将血液透析机及管路中的肝素生理盐水全部排掉，血液透析过程中每 30～60 min 用 100～200 mL 生理盐水快速冲洗血液透析机及管路一次，观察血液透析机及管路以发现早期凝血。无肝素透析治疗时为避免凝血，血流速度最好大于 300 mL/min。

6）护理措施：

① 准确评估每位患者治疗前的凝血状态，出血性疾病和血栓栓塞性疾病的发生风险，询问女性患者月经情况，有无活动性出血。准确选择抗凝方式，发现凝血或出血及时处理。抗凝前、抗凝中和抗凝后加强监测凝血相关指标，及时遵医嘱对症处理，以减少抗凝并发症发生。

② 透析过程中，体外循环器中的血液应一直处于流动状态，血流速度保持在 200～400 mL/min，一旦出现血流速度不足，应及时处理，防止发生凝血反应。

③ 应用肝素生理盐水循环的血液透析机及管路在上机前用生理盐水将血液透析机及管路中的肝素生理盐水全部排掉，以免肝素进入患者体内。

④ 无肝素透析过程中，每 30～60 min 用 100～200 mL 生理盐水快速冲洗透析机及管路一次，血流速度尽量大于 300 mL/min。

⑤ 密切观察体外循环血液颜色变化、血液透析机运转情况及各项压力指标，有凝血倾向应及时处理。

⑥选择生物相容性好的透析材料，减少凝血因子活化。

（二）血液透析管理

1. 管理目标

加强血液透析患者的管理及监测，是保证透析效果、提高患者生活质量、改善患者预后的重要手段，包括建立系统完整的病历档案，坚持透析间期患者的教育，定期监测、评估各种并发症和合并症情况，并做出相应处理。

2. 建立系统完整的病历档案

应建立血液透析病历档案，记录患者原发病、并发症和合并症情况，并对每次血液透析中出现的不良反应、使用的药物及其他器械等治疗情况、患者的实验室和影像学检查结果进行记录，有利于医生、护士全面了解患者病情，调整治疗方案，最终提高患者生活质量和长期生存率。

3. 透析间期患者教育

1）加强教育，选择良好的生活方式，纠正不良生活习惯。包括戒烟、戒酒、规律生活等。

2）饮食控制：包括控制水和钠盐摄入，使透析间期体重增长不超过5％或每日体重增长不超过1 kg；控制饮食中磷的摄入，少食高磷食物；控制饮食中钾的摄入，以避免发生高钾血症。保证患者每日蛋白质摄入量达到1.0～1.2g/kg，并保证足够的碳水化合物摄入，以免出现营养不良。

3）指导患者记录每日尿量及每日体重情况，保证大便通畅。教育患者有条件时每日测量血压并记录。

4）指导患者维护和监测血管通路：对采用动静脉内瘘者每日应对内瘘进行检查，包括触诊检查有无震颤，也可听诊检查有无杂音；对中心静脉置管患者每日应注意置管部位是否有出血、局部分泌物，管体有无脱出和局部有无不适表现等，一旦发现异常应及时就诊。

第三节　腹膜透析的全程管理模式

一、认识腹膜透析

（一）腹膜透析基础知识

1. 概念

腹膜透析（peritoneal dialysis，PD）简称腹透，指利用人体腹腔表面的腹膜作为透析膜，反复向腹腔灌入透析液，通过弥散和渗透的原理，将机体中代谢废物和潴留过多的水分随废旧透析液排出体外，同时由新鲜透析液补充必要的物质，达到清除体内毒素、脱水、纠正电解质和酸碱平衡紊乱的治疗目的。

腹膜透析由于安全简便、易于操作、费用较低，临床应用意义重大。因此，如何更好、更广泛地开展腹膜透析，为广大患者服务，是目前我国医务工作者的重要任务。

2. 流行病学

20 世纪 60 年代，我国开始开展腹膜透析疗法治疗 CKD 患者，并取得了很好的效果；20 世纪 70 年代开展持续性非卧床腹膜透析（CAPD）治疗，20 世纪 80 年代 CAPD 治疗在我国已初具规模；20 世纪 90 年代后，新型管路连接系统的应用使腹膜炎发生率明显降低，腹膜透析在我国得到了更广泛的使用。

据估计，全球腹膜透析患者有 272000 多名，约占所有透析患者的 11%，但不同国家和地区的腹膜透析应用率差异较大。腹膜透析年增长率为 8%，高于血液透析 6%～7%的增长率。2008 年，全球腹膜透析率排名前五的地区为：我国香港（488.5/百万）、我国台湾（216.0/百万）、新西兰（182.6/百万）、韩国（162.5/百万）、新加坡（158.3/百万）。不同于欧洲、北美等发达地区，我国腹膜透析治疗开始时间偏晚，但我国腹膜透析人数增长较快，2010 年我国香港地区腹膜透析率为 501/百万，而 2014 年则增至 546/百万。越来越多的证据表明，腹膜透析患者临床结局和生活质量与血液透析患者相当，甚至优于血液透析患者。此外，腹膜透析医疗花费较血液透析低。未来还需采取多种措施，以进一步提高腹膜透析利用率，改善提高腹膜透析患者临床结局。

3. 原理

腹膜透析的基本原理是利用腹膜作为透析膜，把灌入腹腔的透析液与血液分开，腹膜有半透膜性质，并且具有面积大、毛细血管丰富等特点，浸泡在透析液中的腹膜毛细血管腔内的血液与透析液进行广泛而充分的物质交换，以达到清除体内代谢废物，纠正水、电解质和酸碱平衡紊乱的目的。在腹膜透析中，溶质进行物质交换的方式主要是弥散和对流，水分的清除主要依靠提高渗透压进行过滤（图 5-4）。

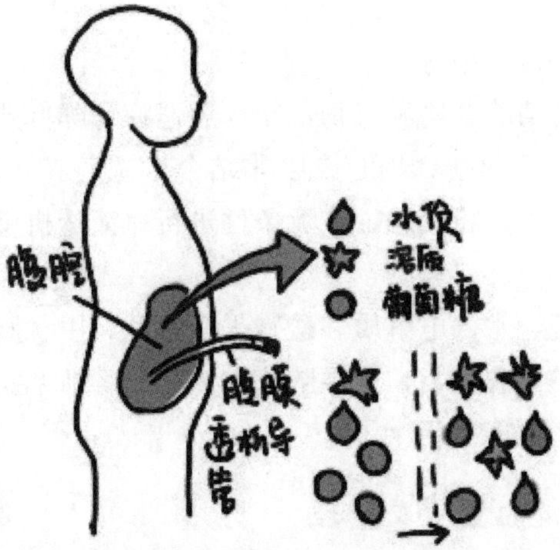

图 5-4　腹膜透析示意图

4. 适应证

腹膜透析适用于急、慢性肾衰竭，高容量负荷，水、电解质和酸碱平衡紊乱，急性药物和毒物中毒等患者，以及可作为肝衰竭的辅助治疗，还可用于经腹腔给药、补充营养等。

（1）急性肾衰竭。

病程在 3 个月以内，血、尿、组织学及影像学检查可见肾脏结构及功能的异常。腹膜透析适用于尚未普及血液透析和持续性肾脏替代治疗（CRRT）的基层医院。若无禁忌证可早期行腹膜透析治疗，清除体内代谢废物，纠正水、电解质和酸碱平衡紊乱，预防并发症发生，并为后续的药物及营养治疗创造条件。需注意的是，急性肾衰竭多伴有高分解代谢和多器官功能障碍，因此对于腹膜透析治疗的模式和剂量要进行恰当的选择和调整，以保证小分子代谢产物及中分子物质充分清除。

（2）慢性肾衰竭。

CCR<10 mL/min、SCR≥707.2 μmol/L，并伴尿毒症症状时，即可开始腹膜透析。腹膜透析不需要建立血管通路，可避免反复血管穿刺给患者带来的疼痛、恐惧，并且对易合并心血管并发症的老年人的心血管功能影响小，容易被老年人和儿童接受。特别对有心脑血管疾病史，如心绞痛、心肌梗死、心肌病、严重心律失常、脑血管意外、反复低血压和顽固性高血压；血管条件不佳或反复动静脉造瘘失败；凝血功能障碍伴明显出血或出血倾向，尤其是颅内出血、胃肠道出血、颅内血管瘤；尚存较好的残余肾功能，偏好居家治疗，或需要白天工作、上学的患者，更为适用。

（3）急性药物和毒物中毒。

腹膜透析能及时清除药物和毒物，减少后遗症，降低死亡率，适用于具有可透析性、分子量小于 500 Da 和/或以非结合形式存在于血液中的药物和毒物，以及适用于有血液透析禁忌证或无条件进行血液透析患者。

（4）其他。

充血性心力衰竭，水、电解质和酸碱平衡紊乱，甲状腺功能亢进，重症急性胰腺炎，广泛化脓性腹膜炎，肝性脑病，高胆红素血症，顽固性心力衰竭，多发性骨髓瘤等患者可能适用。

（二）腹膜透析的置管及护理

1. 腹膜透析导管的选择

（1）腹膜透析导管的基本要求：

1）由无毒的惰性材料制成，可弯曲，质量稳定，能够长期留置于腹腔，有良好的组织相容性，对机体无刺激。

2）导管的置入及拔除均容易操作。

3）不易被大网膜包裹，腹膜透析液引流通畅，不易发生移位、滑脱、漏液、堵塞及诱发感染。

（2）腹膜透析导管的类型和特点：

1）用于急诊腹膜透析治疗的腹膜透析导管为直径 0.3 cm、长 25～30 cm、带 1 个涤纶套的导管。操作者可在床边置入，适用于急诊抢救患者。该导管保留时间不宜过长（通常不超过 5～7 d），以避免发生腹膜炎及导管失功等。

2）用于维持性腹膜透析的腹膜透析导管，其结构包括侧孔、涤纶套和不能透过 X 线的标记线。腹膜透析导管全长 32～42 cm，内径 0.25～0.30 cm，带 2 个涤纶套。2 个涤纶套将导管分为三段，即腹外段（约长 10 cm）、皮下隧道段（约长 7 cm）及腹内段（约长 15 cm）。

（3）目前临床常用的腹膜透析导管有以下几种：

1）Tenckhoff 直管，为目前国内外最广泛应用的维持性腹膜透析导管。

2）Tenckhoff 卷曲管，腹内段末端卷曲，卷曲段长度 18.5 cm。导管末端有多个小孔，便于腹膜透析液流入和流出。

3）鹅颈式腹膜透析导管，2 个涤纶套间弯曲呈“U”形，导管的一端（腹内段）朝盆腔，在无弹性回力的情况下另一端朝向皮肤，出口向下，有利于局部分泌物的引流，并降低腹膜透析导管移位的概率。

2. 腹膜透析置管

（1）置管的注意事项。

腹膜透析置管前应根据患者肥胖程度、腹围、腰带位置、生活习惯及既往手术情况确定切口和隧道出口的位置并做好标记。导管末端应置于膀胱/子宫直肠窝，此处腹腔大网膜相对较少，又可避开阑尾（图 5-5）。

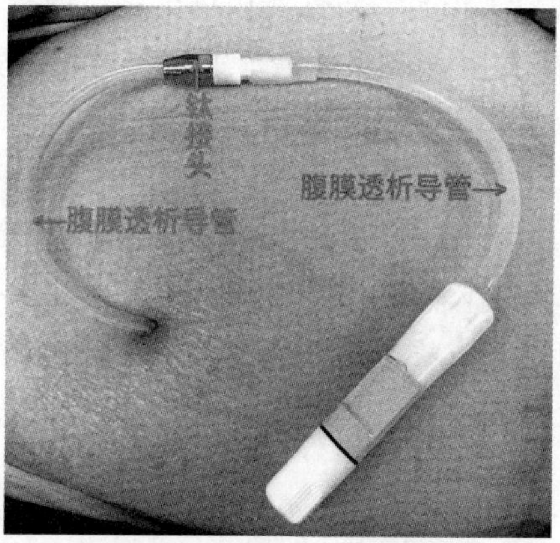

图 5-5　腹膜透析导管

（2）置管体表定位。

1）急诊腹膜透析置管体表定位，采用脐下 2 cm 经正中穿刺点，该处没有大血管及肌肉组织，穿刺出血发生率低。缺点是部分患者导管末端难以抵达膀胱/子宫直肠窝，易出现导管移位。由于未经过肌肉层，容易并发腹疝。

2）维持性腹膜透析置管体表定位，通常选取耻骨联合向上 9～13 cm 处做左侧或右侧旁正中切口。

（3）腹膜透析置管术前准备。

1）术前评估，包括患者一般健康状况，文化程度，社会家庭背景，学习、工作经历，认知功能，精神、情感状态及独立活动能力等，了解患者有无腹膜透析禁忌证。

2）术前教育，介绍 CKD 的相关知识和治疗方法，腹膜透析的原理、方法及优缺点，患者在手术过程中的配合要求等。

3）签署知情同意书，与患者及其家属谈话，交代手术的过程及可能出现的并发症，争取患者的配合和家属的理解，并签署知情同意书。

4）术前饮食，若采用全麻或硬膜外麻醉，术前需禁饮禁食 8 h。局部麻醉则不需要禁饮禁食。

5）肠道准备，置管前嘱患者排尽大、小便，便秘者须做灌肠等通便处理。

6）体表定位，根据体表定位方法，标记皮肤切口及导管出口位置。

7）腹膜透析导管选择，通常根据患者身高、腹腔容积选择不同规格的腹膜透析导管。儿童因腹腔容积较成人小，需选择腹内段比成人短的儿童腹膜透析导管。

8）术前用药，术前 1 小时预防性使用抗生素，推荐第一代或第二代头孢菌素 1～2 g；有高血压者应常规降压治疗；精神过度紧张者可酌情使用镇静药物。

（4）置管方法。

1）解剖法置管，该方法是维持性腹膜透析患者置管的常用方法，确切可靠，并发症少，但要求操作者有一定的外科手术基本功。

2）腹腔镜法置管，该方法指在直视下将腹膜透析导管末端置于膀胱/子宫直肠窝，简便、安全、创伤小、恢复快，但技术要求较高，需由专科医生实施。

3. 腹膜透析置管后早期护理

（1）切口护理。

观察切口处有无渗血、渗液、水肿及分泌物。保持辅料清洁、干燥，5～7 d更换无菌敷料 1 次。术后 10～14 d 拆线，切口愈合差的患者可延长拆线时间。

（2）出口处的护理。

出口处指腹膜透析导管从腹腔经过腹壁钻出皮肤的地方，腹膜透析导管置入不满 6 周、手术切口还处于愈合期，按早期出口处护理方法进行护理。腹膜透析导管置入已满 6 周、切口缝线已经拆除、愈合良好，则按长期出口处护理方法进行护理，另外，临床上还有感染出口处的护理，具体见表 5-6。

表 5-6 出口处护理

出口处性质	护理要点
早期出口处（置管<6 周）	伤口的无菌敷料每周换药一次，有渗液污染随时更换。 用无菌敷料覆盖出口处。 腹膜透析导管妥善固定，避免牵拉损伤。 术后 3 周内不要洗澡，拆线后可以在洗澡袋的保护下淋浴，导管用肛袋保护。 避免腹膜透析液沿导管外漏。 伤口出现渗液、损伤、感染或出血，及时处理
长期出口处（置管≥6 周）	出口处清洁护理每隔 1～2 天一次。 导管固定良好，防止受压、扭曲，导管方向保持向下。 出口处保持干燥。 出口处有渗液时需要无菌敷料覆盖。 出口处痂皮用生理盐水软化清除，切忌强行去除。 避免对出口处采取有害的行为
感染出口处	局部涂片和病原菌培养。 对出口处局部清创。 加强对出口处局部的护理，每天换药 1～2 次。 局部用抗生素软膏。 换药时避免过度牵拉导管，不要强行去除结痂

出口处护理的意义在于预防出口处和隧道感染，进一步减少腹膜炎的发生。进行出口处护理时戴帽子和口罩，操作过程必须严格遵守无菌原则，操作前常规洗手。出口处护理由专科医生、腹膜透析护士或接受过培训的患者或家属完成，一般每周换药 2 次（图 5-6）。注意不要让清洁剂流进隧道，腹膜透析导管妥善固定，避免牵拉损伤。切口愈合、拆线前不要洗澡，之后可以在肛袋保护下淋浴，不能盆浴（图 5-7）。在洗澡之后立即进行出口处护理，保持腹膜透析导管出口处干燥。腹膜透析导管及外接短管应紧密连接，避免脱落。在进行腹膜透析导管及外接短管护理时不可接触剪刀等锐利物品。外接短管使

用 6 个月必须更换，若发现有破损或开关失灵时应立即更换。如果患者在家进行腹膜透析时出现腹膜透析导管或外接短管损伤或渗液，应终止透析，夹闭管路，并立即到腹膜透析中心就诊处理。碘伏帽一次性使用，无需使用消毒剂，不可用碘伏直接消毒外接短管（图 5−8）。

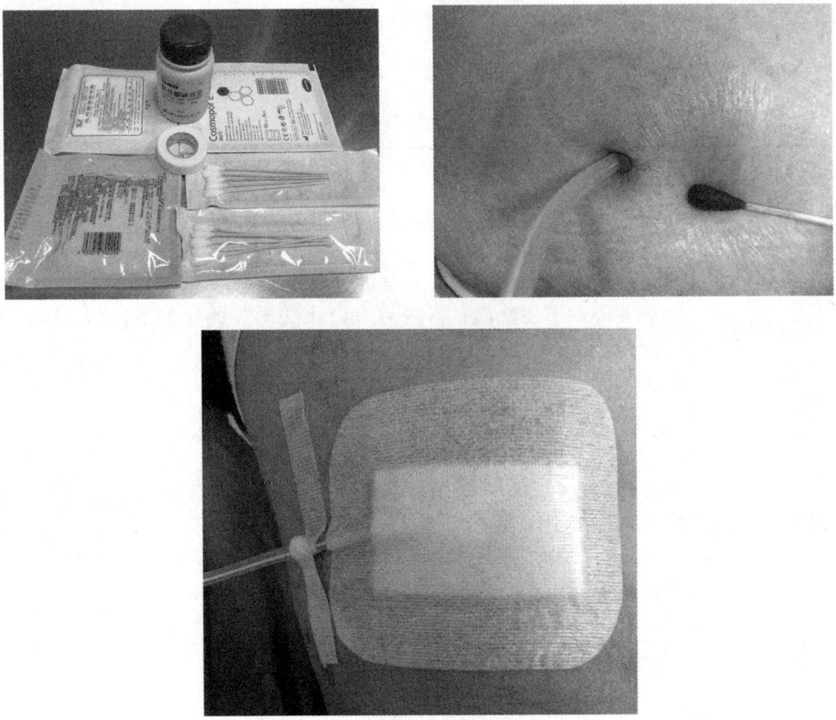

图 5−6　换药护理

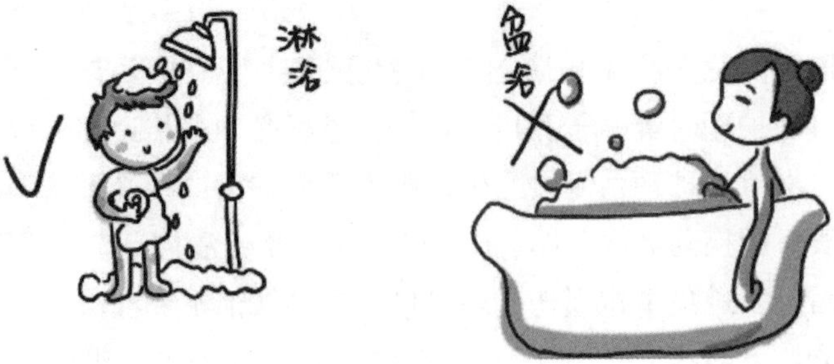

图 5−7　洗浴护理

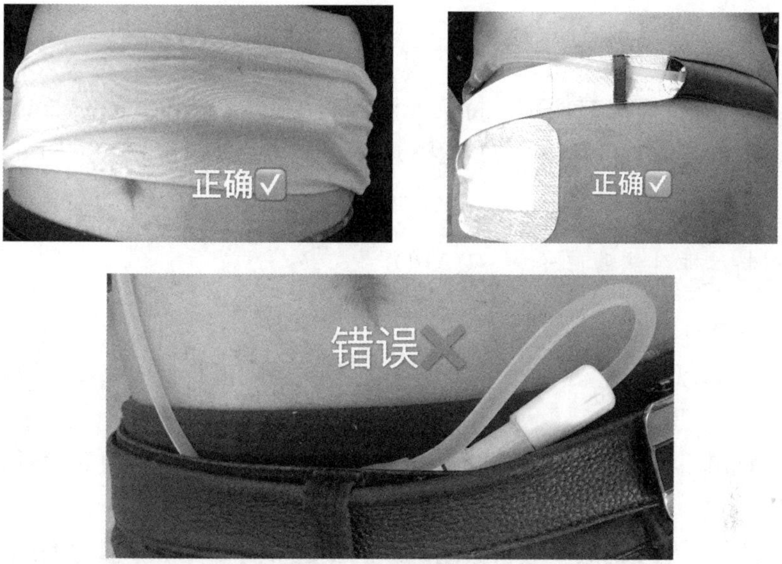

图 5−8　短管固定

（3）饮食护理。

术后卧床期间宜给予易消化、富含膳食纤维的软食，能下床活动后再逐步过渡到正常饮食。进行腹膜透析治疗时，白蛋白、球蛋白、免疫球蛋白都有不同程度的丢失，因此一般每日蛋白质的摄入量应不低于 1.0～1.2 g/kg，最好能达到 1.2～1.5 g/kg，其中一半以上应是优质蛋白质，如鸡蛋、牛奶、鱼肉等都富含丰富的动物蛋白质，同时避免摄入高磷饮食。患者每日水分的摄入量取决于患者的尿量和腹膜透析超滤量，一般每日的摄水量＝前 1 日尿量＋前 1 日腹膜透析超滤量＋500 mL。

（4）腹膜透析的监测。

严密观察患者病情、生命体征、体重、尿量，关心患者的精神状态和主诉。观察腹膜透析液灌入和排出情况，腹膜透析液的颜色、性质和量。正常腹膜透析液应是清亮、淡黄色液体。鼓励患者术后早期下床活动，以减少腹膜透析液引流不畅。腹膜透析导管妥善固定以利于出口处的愈合，减少渗液、功能不良及导管相关感染的发生。

（5）心理护理。

与患者建立良好的合作关系，请治疗较成功的其他患者现身说法，帮助患者逐渐树立对腹膜透析的治疗信心，主动配合，并寻求家属及社会的支持。

（三）腹膜透析治疗模式的选择

常用的透析模式有两种：持续非卧床腹膜透析（continuous ambulatory peritoneal dialysis，CAPD）、自动化腹膜透析（automated peritoneal dialysis，APD）。

1. 持续非卧床腹膜透析（CAPD）

（1）CAPD步骤。

常规CAPD每天交换透析液3～5次，每次使用透析液1.5～2.0 L，每次交换包括以下几个步骤。

1）排出，将已在腹腔内净化血液4～6 h的腹膜透析液通过腹膜透析管排出体外，通常需要10～20 min。

2）灌注，把新的腹膜透析液灌入腹腔。通常需10 min，灌注完成后，患者可以继续日常活动。

3）留置，让腹膜透析液留在腹腔内持续净化血液。在进行下一次腹膜透析液交换前，存留在腹腔内4～6 h。起初患者会因腹腔内液体的存在感到不适，但患者一般可慢慢适应。

（2）腹膜透析换液操作过程（图5－9）。

1）准备，将腹膜透析液加热到接近体温（37℃左右），过冷或过热可能导致腹部不适或腹痛。把少量酒精喷洒在操作桌面上，然后用纸巾或抹布由内往外擦干清洁桌面，备齐换液所需物品：腹膜透析液、口罩、碘伏帽、管路夹子等。

2）洗手，戴口罩，取下手表、戒指、手镯或手链。用肥皂或洗手液按顺序搓洗指尖、指背、指间、手背、手掌和手腕，用流动水冲洗干净，用干净的纸巾擦干，用纸巾关水龙头。

3）换液前撕开外袋，取出并检查腹膜透析液是否在有效期内、浓度是否正确、液体是否清澈、液袋有无渗漏、袋中液体有无漂浮物、接口拉环有无脱落、管路中有无液体、短管是否关闭。

4）连接，分开腹膜透析液双联系统管路，新鲜液袋挂在准备好的挂勾上，废液袋放入低处的废液盆中，用管路夹子分别夹住出液、入液两根管路，一手握住短管浅蓝色手柄部位，另一手握住腹膜透析液袋管路接口拉环圆盘后方，拉开腹膜透析液管路接口拉环，拧开短管碘伏帽，将短管口朝斜下方，与腹膜透析液袋管路接口对准并迅速连接、拧紧，然后用避污薄膜片包裹，保护短管口外露螺纹部分，用管路夹子固定。

5）引流，打开短管，同时松开夹闭出液管的管路夹子，让腹腔里的废液通过出液管流到废液袋里，引流完毕关闭短管，用管路夹子夹闭出液管。

6）冲洗，确认短管处于关闭状态，折断腹膜透析液袋下端管口的可折柄，松开入液管和出液管的管路夹子，慢数 5 s，观察透析液流入废液袋中，排尽管腔内的空气，再用管路夹子夹闭出液管，冲洗结束。注意检查管路有无渗液。

7）灌注，打开短管，开始将新的腹膜透析液灌入腹腔。

8）分离，灌注结束，关闭短管。取下空液袋放置于低处，检查并撕开碘伏帽的外包装，将短管与腹膜透析液袋接口分离，短管口朝斜下方，戴上碘伏帽旋紧。

9）换液后检查腹膜透析液并称量，记录《腹透居家日记》，处理腹膜透析液和用过的物品，将其他物品妥善收好。

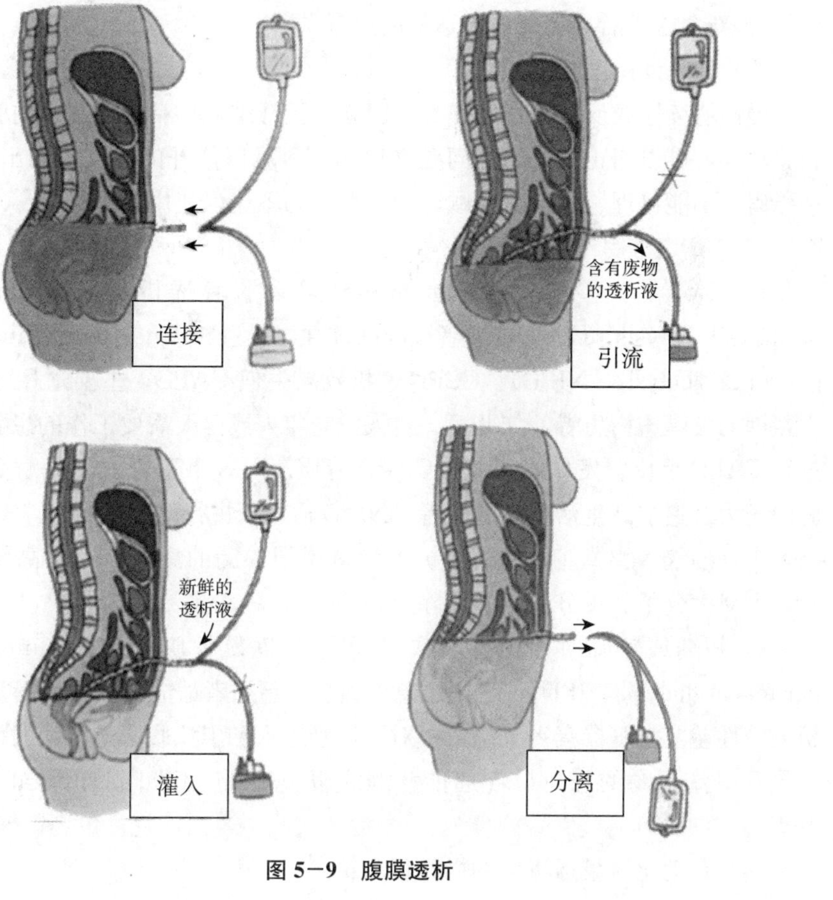

图 5-9 腹膜透析

2. 自动化腹膜透析（APD）

APD是利用腹膜透析机自动换液的一种腹膜透析治疗方式。它可以根据医生的处方，由电脑控制，自动持续地进行多种方式的腹膜透析，监测并记录进出量、保留时间、引流时间及透析液的温度，从而达到满意的治疗效果。

（1）适应证。

白天需要工作或者上学的患者、高转运或者高平均转运型患者（转运型根据患者平衡试验结果确定）、无尿患者、儿童患者和需要帮助的老年患者为优选，其他适应证如下。

1）常规腹膜透析无法获得满意超滤量和溶质清除率的患者。

2）经济条件允许的腹膜透析患者，不能耐受过高的腹腔内压力的患者。

3）急性药物和毒物中毒，尤其是血液透析禁忌证或者无条件行血液透析患者、充血性心力衰竭患者或急性胰腺炎患者等。

4）新置管术后，需要马上透析的患者。

（2）禁忌证。

慢性持续性或反复发作腹膜炎，腹膜广泛纤维化、粘连，腹腔内肿瘤广泛腹膜转移，难以纠正的机械性问题（比如外科难以修补的疝、脐突出等），精神障碍，不能自理、无合适照顾者的患者，均不建议使用。

（3）APD常用模式如下。

1）长期治疗（少数），主要指连续循环腹膜透析（continuous cyclic peritoneal dialysis，CCPD）或者夜间间歇性腹膜透析（nocturnal intermittent peritoneal dialysis，NIPD）。CCPD透析效果类似CAPD，主要适用于需要他人帮助的腹膜透析患者，如儿童、盲人、老年人或白天需要工作的患者，以及进行CAPD后反复发作腹膜炎、CAPD溶质清除效果不好、不能耐受过高腹腔内压力、追求高生活质量的患者。NIPD适用于进行CAPD时腹腔内压力增高，出现疝气、腰背痛、腹膜透析置管口周围渗漏的患者，以及高转运型患者，但对大分子、中分子毒素清除效果差。

2）短期或者临时治疗（多数），可选择间歇性腹膜透析（intermittent peritoneal dialysis，IPD），适用于急诊透析、新患者适应期、水负荷过多、透析充分性差及多脏器衰竭等患者。对于导管进入和引流腹膜透析液时出现疼痛及导管引流不畅的患者，首选推荐潮式腹膜透析（tidal peritoneal dialysis，TPD）。

（4）自动化腹膜透析机的操作程序：

1）插上设备电源插头，打开电源，点击启动，自动化腹膜透析机进入自检程序。

2）自检完毕长按透析处方选项，根据医嘱进行透析处方设置，设置完毕后点击确认。

3）打开腹膜透析液袋外包装，挤压液袋，对光检查，用管路夹子（止血钳）夹闭腹膜透析液袋的废液端管路，操作完成确认无误后置于加热托盘进行预热，用止血钳夹闭废液袋管路。

4）根据显示屏提示将补充液袋（未加热腹膜透析液）悬挂至点滴杆上。放置加热腹膜透析液袋在机器上方灌注液称重托盘上。进入预热页面，点击结束预热。

5）检查并拆开管路包装，夹闭补液端的五个支管及引流端管路废液端口的管夹。检查并拆开废液袋包装，将盖口与管路的引流端管路废液端口连接。

6）放置废液袋于机器下方引流液称重托盘上。根据显示屏提示安装管路，插入管路卡匣，自上而下连接相关管路。

7）根据显示屏提示折断腹膜透析液袋的阻水阀，并确保腹膜透析液入液管通畅。

8）根据提示点击进入预充界面，预充分为手动预充和自动预充。

①手动预充需两步操作：第一步：夹闭废液端管路夹子（红色），长按手动预充选项，观察人体端管路无气泡后，打开废液端管路夹子。第二步：夹闭人体端管路夹子（白色），长按手动预充选项，观察废液端管路无气泡后，完成预充。

②自动预充只需要直接点击自动预充选项，待设备显示自动预充即表示完成。

9）根据提示点击进入连接人体端管路界面：取出患者腹透短管，检查导管固定情况；关闭预充袋管夹并取下预充袋，取下短管碘伏帽，迅速连接腹透短管与人体端管路；使用无菌纱布，将短管连接处包裹保护，胶布固定，旋拧开腹透短管开关。

10）点击治疗选项开始治疗，再次核对。

11）治疗结束。根据提示进入下机操作。检查碘伏帽，撕开碘伏帽的外包装，检查帽内海绵是否浸润碘液。关闭所有管路夹子，关闭短管，分离短管与人体端管路，盖上碘伏帽。

温馨提示：在使用自动化腹膜透析机的过程中，需注意请勿触碰加热板（上位称）和废液板（下位称），以防数据丢失或者不准确。

（5）自动化腹膜透析机出现报警的原因及处理方式。

1）自检不通过：

①动力系统（补液、灌注、引流）硬件损坏，请联系工程师。

②平衡系统（透析液、废液）上、下位称没有清空。

③温控系统自检前长时间断电。

2）引流不畅：

①检查管路有无扭曲、打折。

②管路夹子及短管有无打开。

③管路内是否有空气。

④是否需要变动体位。

⑤机器设置数据是否正确。

⑥卡夹管路是否交叉及高度是否合适。

3）透析液重量不足，没有按照提示放置，需要清空托盘，重新启动，再次放置。

4）超过灌注警戒量，机器可设定安全量 3000 mL，如上次灌注 2500 mL 而只引流出 500 mL，这次灌注量达到 1000 mL 的时候机器就会报警，然后强行跳过窗口，进入留置状态。

5）补液不畅：

①确认腹膜透析液可折柄有无折断。

②尝试用力挤压补液袋。

③确认补液管夹是否打开。

④确认无补充液可以长按跳过补液。

6）腹膜透析液过热：

①腹膜透析液温度超过 41℃，机器会停止当前工作，进入保护性暂停状态，防止高温导致身体不适。

②一般文字提示消失即会自动恢复工作。

7）腹膜透析液灌入不畅：

①用力按压加热腹膜透析液袋。

②确认托盘下方的弹簧线是否打折。

③其他处理同引流不畅。

8）废液袋超重，废液袋的容量为 13.5 L，当引流量达到 12.5 L 时会出现提醒界面。倒废液后，可以继续运作。

9）意外中断：

①意外断电。

②当电源接触不良时，会停止运作，在 2 h 内通电，机器会出现重新开始治疗或者继续上次未完成的治疗。

（四）腹膜透析患者饮食管理

1）治疗时，患者体内的白蛋白、球蛋白、免疫球蛋白都有不同程度的丢失，因此需要从饮食中摄入足够的蛋白质。一般每日蛋白质的摄入量应不低于 1.0～1.2 g/kg，最好能达到 1.2～1.5 g/kg，其中一半以上应是优质蛋白质，如鸡蛋、牛奶、鱼肉等都富含丰富的动物蛋白质。同时可多食富含 B 族维生素和维生素 C 的食物，如鲜枣、苦瓜和大豆等。可多食含丰富膳食纤维的食物，如糙米、燕麦、芹菜等，这样可以预防便秘。便秘在腹膜透析时容易导致腹腔感染。多蛋白质、多维生素、多膳食纤维是饮食三多原则。

2）以低盐清淡饮食为主，建议食盐控制在 3 g/d 左右，不超过6 g/d，盐的主要成分是钠，吃高钠食品的时候，常会口渴、多喝水，这样就加剧了水钠潴留，从而导致体重增加、血压增高、腿和踝关节肿胀和气短。所以平日里应该少吃高钠食品，如咸肉、火腿、香肠、咸饼干、熏鱼、罐装金枪鱼等。酱油、豆瓣含钠量都比较高，低盐酱油所含的钠较一般酱油稍低，但仍需适量食用。避免选择高盐分的配料，在口感不佳时可以选择天然调料调味，如生姜、大蒜、五香粉、花椒、八角、香菜、陈皮、芥末、葱等，可增加菜肴的美味。

3）建议避免摄入过多含磷的食物，国际腹膜透析协会（ISPD）相关指南要求血磷应控制在 0.85～1.45 mmol/L，血磷高会引起皮肤瘙痒、骨痛、骨折及心血管事件。含磷高的食物包括奶制品（酸奶、奶昔、布丁）、黄豆和其他豆类、动物的内脏（如肝和肾）、鲤鱼、鱿鱼和虾米等，应适量食用。

4）建议钾的摄入适当，血钾的控制范围在 3.5～5.5 mol/L，大多数患者会因高血钾而出现心跳无力或心律失常，所以需要少吃高钾的食物。为了防止便秘，建议可以先将绿叶蔬菜浸于大量清水中半小时以上，然后倒掉清水，再放入开水中加热。根茎类蔬菜（如马铃薯等）应先去皮，切成薄片，浸水后再煮。市面出售的代盐及无盐酱油含大量钾，不宜多用。

5）食物里的碳水化合物大多来自米饭、面包、麦片等。腹膜透析时，腹膜透析液里的葡萄糖也会带来大量的热量，这些多余的热量可以使体重增加。如果你的体重已超重，就要尽量避免吃糖、甜食以及含有大量脂肪的食物，如奶油、肥肉、全脂牛奶等。限制甜食及脂肪的摄入可以降低高血糖的发生风险。脂类最好以植物油为主，少食奶油、肥肉、猪油、牛油等。

6）每日水分的摄入量取决于患者的尿量和腹膜透析超滤量，一般每日的摄水量=前1日尿量+前1日腹膜透析超滤量+500 mL。建议使用有刻度的杯子饮水，也可用营养成分丰富的水果替代，口干难受时，试试含小冰块或口香糖等。每天蔬菜、水果、牛奶等也应算在饮水量里，保持出量大于入量是最理想的状态。

7）在合理饮食的基础上要控制体重，一般认为标准体重加减10%的范围就是理想体重。标准体重的计算方法为：

男性标准体重（kg）=身高（cm）－100

女性标准体重（kg）=身高（cm）－105

例如，一位身高是175 cm的女性，其标准体重应该是175－105=70 kg，上下波动10%（加减7 kg），即63～77 kg就是她的理想体重。

（五）生活和运动相关指导

腹膜透析的目的是挽救患者的生命，并保证患者的生活质量。充分的腹膜透析不但能有效改善患者的病情，辅以合理的饮食和运动，还能够显著改善患者的生活自理能力和体力。工作是评估患者生活质量的重要指标之一，患者通过工作可以增强自信心、增加收入以减轻医疗负担、增加人际交往的机会、增强社会归属感、实现自我价值、促进心理健康，以获得更好的生活质量。所以正常腹膜透析的患者完全可以从事力所能及的工作，但是应根据自己的身体情况量力而行，避免过度劳累，避免从事重体力劳动。若当前从事的工作无法保证腹膜透析的规律进行，则需要换工作。

1. 合适的运动方式、运动强度和时间选择

1）运动对腹膜透析患者有许多好处，如改善精力、增加体力和耐力、提高免疫力、改善血压和血脂、改善心血管功能、控制体重等。建议患者选择一些安全而有效的中低强度有氧运动，如散步、爬楼梯、骑车、太极拳、游泳以及安全的力量训练等。或者利用中等强度的家务劳动来起到锻炼的效果，如擦地、擦窗、吸尘等。

2）每个人的运动耐力不同，因此需要腹膜透析患者与医务人员沟通，以确定适合自己的运动强度以及方式。通常建议从低强度和低持续时间的运动开始，循序渐进。患者每次运动应该在进餐结束至少1 h后进行，持续时间30～60 min，每周4～6次。其强度不宜过大，以感到轻微气喘、疲劳和微出汗，且无心慌、气紧为标准。运动贵在坚持，最好坚持每周保持一定量的运动，持

之以恒。

3）腹膜透析患者在运动时应注意选择适宜的天气和环境，穿着宽松、舒适、吸汗的衣物及运动鞋，运动前先热身，并且要注意运动的强度，避免过度用力，以减少发生疝气的风险。应注意泡澡、游泳有极高的出口处感染风险。另外，有发热、心血管病及其他身体不适的患者应避免运动。

2. 旅游

腹膜透析患者在生活能完全自理的情况下，可以外出旅游，这也是改善患者心情的一种方式。

患者需要至少提前一个月确认外出时间，计算腹膜透析治疗需要携带的腹膜透析液和用品数量。若无法携带足够数量的腹膜透析液，请提前确认目的地是否可以购买腹膜透析液，或者联系腹膜透析液公司异地配送。

若患者搭乘飞机旅游，要注意常规的固体药物一般可以随身携带，液体类是有限制的，所以患者要提前将腹膜透析液办理托运。若需携带其他液体、凝胶以及喷雾类药物，须向安检人员明确能否随身携带。

外出旅行请携带个人相关病史资料、需要的药品，如降磷药、降压药、维生素、促红细胞生成素等。合并糖尿病的腹膜透析患者还应当准备外出期间需要使用的口服降糖药或胰岛素、血糖仪及血糖测试试纸等，同时也应当随身携带巧克力和糖果等以应对低血糖的发生。提前了解目的地附近的腹膜透析中心的相关信息。提前1～3个月和医生、护士沟通旅游计划，以便按照要求准备随身携带物品，如消毒棉签、无菌纱布、胶布、肛袋和碘伏帽、蓝夹子等。除了对随身物品的充分准备，还需提前对旅游行程和方式有充分的规划，避免参加强度过大的旅游项目，安排好每日出行计划，保证腹膜透析的连续和有效治疗。同时要注意合理饮食，避免暴饮暴食、食用不卫生的食物，注意及时加减衣物、避免感冒和过度劳累。

二、腹膜透析连续性健康管理

（一）腹膜透析中心

1. 腹膜透析中心的功能和建立条件

腹膜透析中心是医疗单位开展腹膜透析的医疗单元，主要负责提供腹膜透析治疗服务。

1）腹膜透析中心必须有符合资质要求的医生和护士。

2）腹膜透析中心必须具备符合标准的结构布局和功能区域。

3）腹膜透析中心应建立质量管理体系，制订各项规章制度、人员岗位职责、相关诊疗技术规范和操作规程。规章制度至少包括医院感染控制及消毒隔离制度、医院感染监测和报告制度、设备设施及一次性物品的管理制度、患者登记和医疗文书管理制度、医务人员职业安全管理制度等。

4）腹膜透析中心必须具备血常规、血生化、体液细胞计数、微生物检测和培养、X线检查等基本实验室检验与辅助检查条件。

5）开展儿童腹膜透析的腹膜透析中心应具备儿科诊疗目录，并在儿科医生的参与和协助下开展工作。

2. 腹膜透析中心的资格认证标准

1）腹膜透析中心必须经过县级或县级以上卫生行政部门批准，并接受该级卫生行政部门的检查和校验。腹膜透析中心应当对卫生行政部门的检查指导、数据统计和质量评估予以配合，不得拒绝和阻挠，不得提供虚假材料。

2）新建腹膜透析中心应向县级或县级以上卫生行政部门提出申请，由该级卫生行政部门检查验收，确认满足建立标准并经审批之后方可开业。

3）拟建立腹膜透析中心的医疗单位应经省或直辖市级卫生行政部门认可的专家委员会审核合格后方可建立。

3. 腹膜透析中心的结构布局

腹膜透析中心应该合理布局，功能分区明确，符合功能流程合理和洁污区域分开的基本要求，并达到医院感染控制标准。必须具备接诊区、培训区、操作治疗区、储藏区、污物处理区和医务人员办公区。二级（含）以上医疗单位的具备腹膜透析导管置管资质的腹膜透析中心可以设置专用手术室。

（1）医务人员办公区。

医务人员办公区为医务人员处理日常医疗文书、登记和上报各种腹膜透析相关数据，以及讨论医疗问题和业务学习的区域，必须配备电脑和网络设备，并安装腹膜透析管理数据库，能满足向有关腹膜透析网络登记系统上报数据的要求。

（2）接诊区。

接诊区为接待初次诊疗或定期随访腹膜透析患者的区域，医生在接诊区为患者确定或调整腹膜透析处方，开具药品处方和化验单等，并配备血压计、体重秤等基本医疗设施。实行患者实名制管理，建立腹膜透析患者登记及医疗文书管理制度。

（3）培训区。

培训区为患者培训和宣教的区域，必须配备电视机、电脑或录放机等多媒体设备，以及教学挂图、教具等培训设施。

（4）操作治疗区。

操作治疗区是用于腹膜透析患者换液、样本采集以及出口处护理的区域。应配备恒温箱、弹簧秤或婴儿秤（称量腹膜透析液用）、体重秤、输液架（悬挂腹膜透析液）、治疗车、洗手池、紫外线灯、挂钟、有盖式污物桶、血压计、诊疗床，以及供氧装置、中心负压接口或配备可移动负压抽吸装置、抢救车（内含抢救必备物品及药品）和基本抢救设备（如除颤仪、简易呼吸器等）。

（5）手术室。

手术室是为患者实施腹膜透析置管、拔管等技术操作的区域。二级（含）以上的医疗单位方具有开展此项工作的资质。有条件的医院可设腹膜透析中心专用手术室，应达到医院常规手术室要求，并按照常规手术室要求进行管理。

（6）污物处理区。

污物处理区用于处理废弃腹膜透析液，必须配备有盖式污物桶和洗手池。医疗废弃物按照《医疗废物管理条例》及有关规定进行分类和处理。

（7）储藏区。

储藏区是用于存放腹膜透析患者病历资料、腹膜透析液及消耗品等的区域。应符合《医院消毒卫生标准》（GB 15982—2012）中规定的Ⅲ类环境，并保持通风、避光和干燥。

4. 腹膜透析中心的人员资质标准

（1）医生。

根据工作任务分工不同，腹膜透析中心医生分为专职医生、置管医生和负责医生。

1）专职医生。持有医师资格证书和医师执业证书，执业范围为内科专业，受过肾脏病专科培训及腹膜透析专项技术培训。掌握常用腹膜透析处方设定，能独立制订和调整腹膜透析方案。了解腹膜透析处方的设定和调整。掌握腹膜透析常见并发症的诊断和处理。

2）置管医生。系培训合格的肾脏病专科医生或熟悉腹膜透析置管技术的外科医生，可施行腹膜透析导管置入和拔除术。

3）负责医生。符合腹膜透析专职医生的资质要求，具备中级以上专业技术职称，具有丰富的腹膜透析专业知识和工作经验，能指导和培训下级医生完成对腹膜透析患者的随访和透析处方的设定和调整。熟悉腹膜透析各种相关并发症的诊断和处理。

（2）护士。

腹膜透析中心护士由专职护士和负责护士组成。

1）专职护士。持有护士资格证书和护士执业证书，经过系统的腹膜透析理论和临床培训 3 个月以上。了解腹膜透析处方的设定和调整，熟悉腹膜透析常见并发症的护理，能够对患者进行腹膜透析自我护理指导。

2）负责护士。符合腹膜透析专职护士的资质要求，具有护师以上专业技术职称，具备较丰富的腹膜透析护理经验和管理能力，能指导下级护士完成对腹膜透析各种相关并发症的护理。

（3）医疗资源配置。

腹膜透析中心须配备腹膜透析专职医生和专职护士。应根据腹膜透析住院患者的数量酌情增加专职医生与专职护士人数，对于腹膜透析中心门诊随访患者，每 20～30 例要求配备 1 名专职医生和 1 名专职护士，每增加 50 例患者需增加专职护士 1 名。每增加 80 例患者需增加专职医生 1 名。

5. 病历管理

1）为了加强腹膜透析中心的病历管理，保证病历资料客观、真实、完整，便于医疗、科研、教学查阅，应制订腹膜透析患者病历管理相关规定。腹膜透析患者病历内容包括病历首页、术前评估、手术记录、腹膜透析导管出口处情况、腹膜透析处方执行情况、处方调整、腹膜透析随访（电话）记录、腹膜透析家访记录、实验室辅助检查、用药情况及腹膜平衡试验、透析充分性和残余肾功能记录、营养状况评估（SGA）、生活质量评估、腹膜炎记录、培训考核记录及腹膜透析操作考核评价记录等内容。

2）腹膜透析相关医生和护士共同负责病历书写、保存与管理。腹膜透析病历记录应及时、正确、全面、连续，不得泄露患者隐私。严禁任何人涂改、伪造、隐匿、销毁病历。腹膜透析中心应定期检查患者病历记录情况。

3）腹膜透析中心必须对腹膜透析患者病历信息进行网络登记，将患者基本信息和随访情况及时录入腹膜透析网络登记系统。

4）除对患者实施医疗活动的医务人员及医疗服务质量监控人员外，其他任何机构和个人不得擅自查阅患者的病历。因科研、教学需要查阅病历的，需经腹膜透析中心相关责任人同意后查阅，查阅后应当立即归还。

5）腹膜透析患者病历因医疗活动或复印等需要带离病区时，应当由腹膜透析中心专门人员负责携带和保管。

（二）腹膜透析患者随访管理

对腹膜透析患者的院外治疗进行科学、专业、便捷的随访和指导，是提高腹膜透析患者生活质量及长期生存率的重要保障。随访由医生和护士共同完成，随访频率根据患者病情和治疗需要而定。

1. 随访方式

（1）门诊随访。

腹膜透析患者术后出院 3 周内每周来院门诊随访 1 次，以后根据患者病情可 1～3 个月门诊随访 1 次，外地患者可每 3 个月来院门诊随访。门诊随访通过电话预约的方式进行，随访的大部分工作由护士来完成，观察出口处情况，记录患者的透析情况、用药情况和相关实验室检查结果，评估透析患者营养状况，医生根据评估结果调整透析处方及修正治疗方案，使腹膜透析治疗取得最佳治疗效果。

（2）电话随访。

电话随访是腹膜透析中心与患者沟通的必要手段，腹膜透析中心设有24 h咨询电话，当患者出现腹膜透析相关问题时应及时与腹膜透析中心联系，解决问题，避免并发症的发生。护士每 1～2 个月主动电话随访患者 1 次，了解当地复查的化验结果及居家透析情况等。

（3）家庭随访。

对家在市区的患者提供家庭随访，直接观察居家环境、腹膜透析操作间布置、更换腹透液操作、出口处护理及自我管理能力，遇到特殊情况的患者，如老年人、顺应性差或反复发生腹膜炎患者，适当增加家庭随访的次数。

2. 随访内容

1）询问患者一般情况及体格检查：护士检查患者每日记录透析情况，询问临床症状、腹膜透析相关情况（换液操作、管路情况、透析处方执行情况及腹膜透析并发症等）、用药情况；测量血压、心率、体重；填写随访表格。如有专职营养师，专职营养师做营养评估并登记（若无，可由护士负责）。如有条件可对患者进行心理健康及生存质量评估。

2）检查腹膜透析导管出口处：腹膜透析导管出口处检查包括有无分泌物(若有，明确其性质)，有无结痂，有无肉芽组织形成，有无红肿、疼痛，隧道有无压痛。询问平时换药情况，是否使用莫匹罗星等预防感染，并做好检查记录。

3）留取血、尿和腹膜透析液标本：按腹膜平衡试验（PET）和充分性检测的操作流程采集患者血、尿和腹膜透析液标本送检。

4）辅助检查：根据患者随访内容，医生开具检查单，进行相关实验室及辅助检查。

5）更换外接短管：每6个月更换1次外接短管，并做登记。

6）检查结果反馈：护士实时收集检查结果，进行准确记录，并完成PET，进行Kt/V和CCR计算。如有特殊情况及时报告医生进行处理。

7）处方调整及饮食指导：根据随访检查结果，医生做处方调整及开药，专职营养师做饮食指导。

8）护士预约复诊时间。

（三）腹膜透析常见问题与护理

腹膜透析技术不断发展，但腹膜透析相关问题仍经常发生，这些问题也是导致部分患者结束腹膜透析甚至死亡的原因之一，及时发现和处理腹膜透析常见问题并进行相应护理，对于改善腹膜透析患者的生存质量和提高生存率具有重要意义。腹膜透析的常见问题与护理见表5-7。

表5-7 腹膜透析常见问题与护理

常见问题	表现	护理
出口处感染	出口处皮肤发红、结痂或脓肿形成；按压出口处周围及皮下隧道上方有触痛，挤压有脓性分泌物渗出	可用过氧化氢清洗后再用生理盐水冲洗，根据出口处情况及细菌培养结果选用局部抗生素，并局部涂擦
透析液渗漏	液体可渗入腹壁或阴囊造成局部水肿、胀痛，或从皮肤出口处流出，增加感染机会	需注意保护皮肤周围清洁，防止继发感染；采用半卧位小剂量多次交换法透析；渗漏较多不能自止时，立即到医院处理

续表5-7

常见问题	表现	护理
接口污染	无菌接口接触一切非无菌物品的表面	如果在连接短管时不慎将短管接口污染，应立即用碘伏帽盖上，30 min后再操作；如果双联系统接口污染，应重新更换腹膜透析液
短管脱落	短管与钛接头分离脱落	如果短管与钛接头不慎分离脱落，应立即用夹子将近皮肤侧的透析管夹住，绝不能再将其连接上，钛接头开口端用无菌纱布包裹，立刻到医院进行消毒并更换短管
导管渗漏	导管因破裂、损伤而导致液体渗漏	应立即用夹子将近皮肤侧的透析管夹住，不能再松开夹子进行液体交换，破损处用无菌纱布包裹，立刻到医院进行进一步处理
腹膜透析液引流不畅	腹膜透析液在灌注和引流过程中流速缓慢或不流	可能由透析管路受压、扭曲、折叠、移位、纤维蛋白条堵塞等引起，检查透析管路各部位有无扭曲、受压，改变体位。对于近日有便秘者，可通过排便来解决，如果仍无效，应立即到医院进行检查处理
腹膜炎	腹痛、发热、透析液混浊、超滤量明显下降	一旦发现，应立即将患者及换下的混浊腹膜透析液送至医院
皮肤瘙痒	皮肤干燥、脱屑、发痒	保持皮肤的清洁卫生，勤洗澡，勤换内衣；不用刺激性强的肥皂沐浴；减少进食含磷高的食物；保证透析的充分性；纠正电解质紊乱问题；在医生指导下服用磷结合剂

（四）腹膜透析中心质量评估

应定期对腹膜透析中心质量进行评价，评价指标包括：腹膜炎发生率、感染率，住院率、患者生存率、技术生存率、腹膜透析治疗时间。腹膜炎发生率应低于1次/30透析患者月。住院率为每年腹膜透析患者住院人数所占百分比。患者生存率是单位时间内存活的腹膜透析患者占同期腹膜透析患者总人数的百分比，以死亡为终点事件。技术生存率是单位时间内能继续腹膜透析治疗的患者占同期腹膜透析患者总人数的百分比，以转为其他肾脏替代治疗（如血液透析、肾移植）或死亡作为终点事件，1 年技术生存率应≥85％。腹膜透析退出患者的腹膜透析治疗时间计算公式为退出患者透析月总和除以患者人数，以月为单位。如果某中心退出患者的腹膜透析时间长，则表明该中心腹膜透析技术生存率较高。

（五）实施腹膜透析持续质量改进措施

腹膜透析中心的质量提高有利于患者的生存及中心的发展等，需要医务人员的通力合作，医务人员应定期对临床出现的问题进行总结，并分析原因，进一步提出改进方案。

持续质量改进（continuous quality improvement，CQI）是腹膜透析中心提高治疗质量非常实用的质量改进工具。CQI 是一个发现问题，找到改进机会，制订改进行动方案，评估结果的循环过程。腹膜透析中心应定期测定有关质量控制的关键指标（key performance indicators，KPI），如 1 年技术生存率、腹膜炎发生率、贫血纠正达标率、骨钙指标达标率等，从中发现问题，制订并实施 CQI。质量改进不是一朝一夕可以实现的，但可利用 CQI 不断发现问题、解决问题，逐步改善质量。目前国内外多个腹膜透析中心在管理过程中已将 CQI 用于降低腹膜透析相关性腹膜炎的发生率、患者掉队率，增加临床指标达标率、患者生存率和技术生存率等，使腹膜透析中心服务质量不断提高。

第四节　慢性肾脏病药物治疗管理实践

一、慢性肾脏病药物治疗基本原则

（一）慢性肾脏病控制目标（表5—8）

表5—8　CKD控制目标

项目	控制目标
HbA1c	一般患者：≤7%；eGFR＜60 mL/（min·1.73 m^2）患者：≤8%；老年患者：≤8.5%
空腹血糖	2型糖尿病患者：4.4～7.0 mmol/L；1型糖尿病患者：3.9～7.2 mmol/L
血压	无白蛋白尿者：＜140/90 mmHg；有白蛋白尿者：＜130/80 mmHg
LDL—C	一般患者：＜2.6 mmol/L；eGFR＜60 mL/（min·1.73 m^2）患者：＜1.8 mmol/L
TC	一般患者：＜4.5 mmol/L；持续性蛋白尿，或伴有糖尿病患者：＜4.0 mmol/L
TG	0.45～1.69 mmol/L
血红蛋白	男性患者：＞130 g/L；非妊娠期女性患者：＞120 g/L；妊娠期女性患者：＞110g/L
血钙	CKD 1～2期患者：2.25～2.75 mmol/L；CKD 3～4期患者：2.10～2.37 mmol/L；CKD 5期患者：2.10～2.54 mmol/L
血磷	CKD 1～2期患者：1.1～1.3 mmol/L；CKD 3～4期患者：0.87～1.49 mmol/L；CKD 5期患者：1.13～1.78 mmol/L

续表5－8

项目	控制目标
全段甲状旁腺激素	CKD 3 期患者：35～70 pg/mL；CKD 4 期患者：70～110 pg/mL；CKD 5 期患者：150～300 pg/mL

（二）慢性肾脏病药物治疗总原则

1. 肾病综合征

使用利尿剂和免疫抑制剂，并采用降血脂、抗凝、抗感染等措施治疗各种并发症。

2. 肾功能衰竭

以使用调节水、电解质和酸碱平衡的药物为主。

3. 慢性肾小球肾炎

以对症治疗为主，必要时可应用糖皮质激素或免疫抑制剂。

4. 急性肾小球肾炎

水肿严重者应选用利尿剂，高血压者给予降压药，应用抗菌药物控制感染病灶及清除病灶。首次可给予常规剂量，维持剂量根据 CCR 或 GFR 计算。

二、慢性肾脏病治疗常用药物

（一）改善贫血用药

1. 铁剂

对于 CKD 相关贫血，可应用红细胞生成刺激剂（erythropoiesis－stimulating agent，ESA）直接刺激红细胞生成，以达到治疗目的。由于铁缺乏是应用 ESA 后低反应性的首位原因，因此在使用 ESA 之前必须纠正铁缺乏。铁缺乏主要是因为使用 ESA 刺激红细胞生成时对铁的需求量增加，或出血、血液透析导致慢性失血。定期测定相关指标及适量补充铁是保证足量红细胞生成的重要条件。

常用口服铁剂有多糖铁复合物、富马酸亚铁、硫酸亚铁、葡糖酸亚铁等。对口服铁剂治疗反应差，使用足够剂量及疗程的 EPO 治疗后仍表现参数不达标时，则需应用静脉铁剂。目前常用的静脉铁剂有右旋糖酐铁、葡糖酸钠铁蔗糖复合剂、蔗糖铁、纳米氧化铁、羧基麦芽糖铁。此外，2015 年美国食品药品监督管理局（Food and Drug Administration，FDA）批准了焦磷酸枸橼酸铁的使用。

2. ESA

ESA 主要包括重组人红细胞生成素（recombinant human EPO，rhEPO）及阿法达依泊汀。如果 CKD 相关贫血患者对静脉铁剂反应不佳，应开始使用 rhEPO 治疗以提高血红蛋白浓度。规律透析可改善贫血，但不能使血红蛋白浓度恢复到正常水平，因贫血的主要原因是肾脏合成 EPO 减少。不需要血液透析或进行腹膜透析的患者，通常采用皮下注射 rhEPO 进行治疗。血液透析患者由于存在良好的静脉通路而经常采用静脉注射。阿法达贝泊汀在 2001 年被批准用于 CKD 相关贫血治疗，无论患者是否需要透析。该药物促进红细胞生成的机制和 rhEPO 相同，与 rhEPO 相比，其半衰期较长，用药频率显著减少。

3. 罗沙司他

2018 年 12 月，我国率先批准了罗沙司他（Roxadustat）用于治疗正在接受透析患者的 CKD 相关贫血。2019 年 8 月，罗沙司他用于非透析依赖性 CKD 相关贫血治疗的新适应证获批。

（二）钙磷调节用药

1. 钙剂

碳酸钙、醋酸钙等，常用于预防 CKD 患者的高血磷，同时可纠正低钙血症。

2. 含树脂磷结合剂

盐酸司维拉姆（Renagel）、碳酸司维拉姆，盐酸司维拉姆或碳酸司维拉姆在胃肠道结合磷而不被吸收，具有不会显著影响血钙而能降低血磷的优势。同时盐酸司维拉姆还能降低 LDL 和 TC 水平，具有能够降低患者心血管病风险的优势。

3. 含镧磷结合剂

碳酸镧是一种新型不含钙、不含铝的磷结合剂，碳酸镧被吸收后形成三价阳离子，与铝盐有相似的结合力。

4. 维生素 D

营养性维生素 D（NVD）、维生素 D 受体激动剂（骨化三醇、帕立骨化醇、度骨化醇），CKD 患者会发生维生素 D 代谢改变，应定期监测 25－羟维生素 D 的浓度并补充 NVD。当 25－羟维生素 D 水平正常，甲状旁腺激素（parathyroid hormone，PTH）浓度仍然持续升高时，也可口服骨化三醇或度骨化醇。

5. 钙敏感受体调节剂

西那卡塞（Cinacalcet）是第一个被 FDA 认可的治疗终末期肾病（ESRD）患者继发性甲状旁腺功能亢进症（secondary hyperparathyroidism，SHPT）的药物。现已表明，西那卡塞能有效降低并维持血液透析患者的全段甲状旁腺激素（iPTH）目标浓度。

（三）降压药

1. 利尿剂

呋塞米、托拉塞米、氢氯噻嗪、螺内酯、布美他尼等。作用机制：主要通过利钠排尿、降低高血容量负荷发挥降压作用。对糖尿病肾脏病（diabetic kidney disease，DKD）合并水肿的患者，可根据肾功能状态选择合适的利尿剂。当 eGFR<30 mL/（min · 1.73 m^2）时，袢利尿剂通常优于噻嗪类利尿剂，因其在 eGFR 降低的情况下仍可保持利尿作用。目前一些临床研究发现，对于已经使用最大剂量血管紧张素转化酶抑制剂（ACEI）和血管紧张素Ⅱ受体拮抗剂（ARB）的 DKD 及大量蛋白尿患者可适当加用醛固酮阻滞药（螺内酯）或选择性醛固酮阻滞药（依普利酮）来降低尿蛋白水平，这种作用已被一些研究证实，但潜在高钾血症的风险增加，因此在已使用 ACEI 和 ARB 的患

者中，是否加用醛固酮阻滞药尚需进一步评估。

2. 血管紧张素转化酶抑制剂（ACEI）

卡托普利、依那普利、赖诺普利、贝那普利、培哚普利、雷米普利、福辛普利、咪达普利等。作用机制：主要通过抑制血管紧张素转化酶的活性，抑制激肽酶的降解而发挥降压作用。改善全球肾脏病预后组织（Kidney Disease: Improving Global Outcomes，KDIGO）指南推荐 ACEI 和 ARB 为 CKD 患者、有 CKD 风险的患者（如糖尿病患者）以及有蛋白尿患者的一线降压药物。

3. 钙通道阻滞剂（CCB）

硝苯地平、尼群地平、尼莫地平、氨氯地平、拉西地平、乐卡地平、非洛地平、地尔硫草等。作用机制：主要通过阻滞血管平滑肌细胞的钙离子通道内流，发挥扩张血管、降低血压的作用。CCB 已被认为具有预防 CKD 进展的作用，这主要是因为它们有改善肾脏血流动力学、保护细胞、抗增殖等特性（这些特性可预防系膜增生、肾脏瘢痕形成）。与二氢吡啶类 CCB（氨氯地平）相比，非二氢吡啶类 CCB（地尔硫草、维拉帕米）可降低尿蛋白水平。二氢吡啶类 CCB 有增加尿蛋白水平的作用，因此不应单独用于有蛋白尿的患者，但和 ACEI 或 ARB 联用是安全的。ACEI 与非二氢吡啶类 CCB 联合应用较任何一种药物单用更能明显降低糖尿病患者的尿蛋白水平，提示对于这些患者多种药物联合应用是合理的。

4. β受体阻滞剂

普萘洛尔、阿替洛尔、比索洛尔、美托洛尔、阿罗洛尔、索他洛尔等。作用机制：抑制过度激活的交感神经活性、抑制心肌收缩力、减慢心率；抑制肾素分泌；逆转心肌重构。英国糖尿病前瞻性研究证实，β受体阻滞剂对 DKD 的治疗有益，这一研究发现阿替洛尔与卡托普利在降低糖尿病患者蛋白尿发生率方面相似。β受体阻滞剂对 CKD 患者有一些益处，如降低交感神经活性并减少透析患者心源性猝死的发生。使用β受体阻滞剂时，需考虑到药物的透析清除率和/或药物的累积风险。

5. 血管紧张素Ⅱ受体拮抗剂（ARB）

氯沙坦、缬沙坦、坎地沙坦、奥美沙坦、替米沙坦、厄贝沙坦、阿利沙坦等。作用机制：ARB 通过阻断血管紧张素Ⅱ1 型受体，对血管平滑肌和肾上腺等产生药理作用。

（四）调节血脂药

1. 他汀类药物

辛伐他汀、阿托伐他汀、瑞舒伐他汀、氟伐他汀等。作用机制：抑制肝脏内 HMG－CoA 还原酶和胆固醇的合成，降低 TC 和脂蛋白的水平。一项分析结果显示，他汀类药物的使用与尿蛋白水平下降有关，但对 eGFR 保护作用不确定。尽管对延缓 CKD 进展不明确，患者出现血脂异常时仍应进行治疗，因血脂异常会使患者发生动脉粥样硬化。KDIGO 指南不推荐在 CKD 5D 期患者中使用他汀类药物，除非患者在透析前已经开始使用。

2. 贝特类药物

非诺贝特、苯扎贝特、吉非贝齐等。作用机制：抑制 VLDL 和 TG 的生产及增加其分解代谢，降低 LDL、TC 和 TG 水平，增加载脂蛋白 A1 和 A2 生成，升高 HDL 水平。贝特类药物在 CKD 患者中需慎用，此类药物主要经肾脏代谢与清除，可能增加横纹肌溶解风险，但在 TG>1000 mg/dL 的 CKD 患者中可考虑使用贝特类药物。吉非贝齐在轻、中度肾功能损害时慎用，在重度肾功能损害时不推荐使用。

3. 依折麦布

抑制小肠对胆固醇的吸收，减少胆固醇向肝脏转运，增加胆固醇的清除。对于≥50 岁非透析 CKD 患者，KDIGO 指南推荐单用他汀类药物或他汀类药物与依折麦布联合使用。

（五）降糖药

1. 双胍类药物

二甲双胍作为 2 型糖尿病患者控制血糖的首选药物，主要以原形经肾小管排泄。对于 DKD 患者，在没有禁忌证的情况下，也推荐二甲双胍为控制血糖的首选用药。

2. 磺脲类药物

磺脲类药物包括格列美脲、格列齐特、格列吡嗪、格列喹酮等，大部分药物在肾功能损害的患者中可能出现蓄积，增加低血糖的发生风险。《中国糖尿病肾脏疾病防治临床指南》（2019）建议，对于多数磺脲类药物，一般情况下在 CKD G1～2 期无需调整剂量，G3 期减量，G4～5 期禁用那格列奈，在 eGFR 为15～50 mL/（min・1.73 m^2）的 2 型糖尿病患者中，生物利用度和半衰期与健康人相比差别不大，根据相关药物说明书及专家共识，那格列奈在重度肾功能损害的患者中无需减量。

3. α一糖苷酶抑制剂

α一糖苷酶抑制剂包括阿卡波糖、伏格列波糖等。α一糖苷酶抑制剂及其代谢产物的血药浓度随着肾功能的下降会显著增加，因此，阿卡波糖在 eGFR＜25 mL/（min・1.73 m^2)时禁用，伏格列波糖在 eGFR＜30 mL/（min・1.73m^2）时慎用。

4. 噻唑烷二酮类药物

噻唑烷二酮类药物包括罗格列酮、吡格列酮等。根据 2012 年 KDOQI 指南，肾功能下降的患者无需调整罗格列酮、吡格列酮剂量。但需要注意的是，噻唑烷二酮类药物可增加水钠潴留风险，引起血浆容量的增加，纽约心脏学会标准心功能Ⅲ～Ⅳ级的患者不宜使用。

5. 胰高糖素样肽一1 受体激动剂（GLP一1 受体激动剂）

GLP一1 受体激动剂（如艾塞那肽、利拉鲁肽、利司那肽）通过激动 GLP一1 受体增强胰岛素分泌、抑制胰高血糖素分泌而发挥降血糖的作用。艾塞那肽、利司那肽可通过肾小球滤过清除；利拉鲁肽代谢产物可通过尿液或粪便排泄。

6. 二肽基肽酶 4 抑制剂（DPP一4 抑制剂）

DPP一4 抑制剂包括西格列汀、利格列汀、沙格列汀和阿格列汀等，通过减少体内 GLP一1 的分解、增加 GLP一1 水平发挥降血糖作用。除利格列汀主要通过肝肠循环排泄外，其他主要由肾脏排泄。DPP一4 抑制剂在轻度肾功能损害患者中不需调整剂量，中、重度肾功能损害患者除利格列汀外均需要减量使用。

7. 钠—葡萄糖协同转运蛋白 2 抑制剂（SGLT—2 抑制剂）

SGLT－2 抑制剂是一类新型口服降糖药（oral antidiabetic drugs，OADs），有别于其他传统降糖药，SGLT－2 抑制剂可作用于肾小管，通过抑制肾小管对葡萄糖的重吸收，促进尿糖排泄而发挥降糖作用。SGLT－2 抑制剂的降糖作用伴随肾功能下降而下降，达格列净、恩格列净、卡格列净均可用于 eGFR≥45 mL/（min・1.73 m^2）的患者。

8. 胰岛素

没有确凿证据表明胰岛素治疗有降糖之外的肾脏获益，但胰岛素可作为妊娠期 DKD 患者的首选降糖药物。在 DKD 的早期，胰岛素需求量可能会因为胰岛素抵抗的增加而增加；而中晚期 DKD 患者，胰岛素需求量会因肾脏对胰岛素的清除减少而下降，低血糖发生风险也会升高，联合应用胰岛素和胰岛素促分泌剂时应谨慎。对于老年患者应尽量优先选择基础胰岛素，避免低血糖发生。

（六）改善营养用药

复方 α—酮酸。作用机制：提供必需氨基酸并减少氨基氮的摄入，主要用于 CKD 进展期。

（七）改善便秘用药

乳果糖、聚乙二醇 4000、开塞露等。

（八）调节肠道菌群用药

枯草杆菌二联活菌、双歧杆菌三联活菌等，它们可以改善肠道菌群紊乱。

（九）免疫抑制剂

糖皮质激素（醋酸泼尼松、甲泼尼龙、地塞米松）、细胞毒性药物［环磷酰胺（cyclophosphamide，CYC）、硫唑嘌呤（azathioprine，AZA）］、钙调磷酸酶抑制药（CNI，如环孢素、他克莫司）、吗替麦考酚酯（mycophenolate mofetil，MMF）等。狼疮性肾炎（lupus nephritis，LN）治疗的主要方法包括使用糖皮质激素、细胞毒性药物（如 CYC、AZA）、钙调磷酸酶抑制药（如环孢素、他克莫司）和 MMF 来抑制免疫系统。临床医生须注意与这些治疗相关的潜在并发症并细致观察患者对治疗的反应，从而改善预后。与免疫抑制剂相关的毒性取决于治疗的剂量和疗程。造血作用异常，如白细胞减少、血小板减少，是细胞毒性药物的常见副作用。通常情况下，免疫抑制剂增加了患者对大多数感染的易感性和淋巴细胞肿瘤的发病率。此外，烷基化类药物（如CYC）会引起恶心、呕吐、性腺毒性、出血性膀胱炎和秃头症。考虑将来怀孕的年轻女性，比较CYC风险和优势后，必须认真权衡是否使用。抗代谢药物（如AZA）能够导致胰腺炎和肝功能异常。MMF相对副作用小，但也能引起胃肠道功能紊乱。

提示

对于超说明书用药的情况，医务人员应当根据《中华人民共和国医师法》《中华人民共和国侵权责任法》《医疗机构处方审核规范》《处方管理办法》等法律法规及相关专家共识等行业规范，规范医疗行为。

医生应当根据医疗、预防、保健需要，按照诊疗规范、药品说明书中的药品适应证、药理作用、用法、用量、禁忌、不良反应和注意事项等开具处方。药品用法用量应当按照药品说明书规定的常规用法用量使用，特殊情况需要超剂量使用时，应当注明原因并再次签名。

药师应当运用专业知识与实践技能，对医生在诊疗活动中为患者开具的处方进行合法性、规范性和适宜性审核，并做出是否同意调配发药的决定。药师经处方审核后，认为存在用药不适宜时，应当告知医生，请其确认或者重新开具处方。药师发现严重不合理用药或者用药错误时，应当拒绝调剂，及时告知医生，并应当记录，按照有关规定报告。

此外，医务人员应及时向患者或其家属说明超说明书用药的医疗风险，取得其明确同意。同时，严密监控不良反应的发生，在提高临床诊疗效果的同时保护患者的合法权益、减少医疗损害纠纷的发生。

三、慢性肾脏疾病治疗常用药物用药交代与指导要点

（一）改善贫血用药

1. 口服铁剂

（1）多糖铁复合物胶囊用药交代与指导要点如下：

1）血色素沉着症及含铁血黄素沉着症患者禁用。

2）不得长期使用，应在医生确诊为缺铁性贫血后使用，且治疗期间应定期检查血象和血清铁水平。

3）治疗剂量的铁对胎儿和哺乳无不良影响。

4）使用后可能出现黑便或舌头发黑。

5）本品吸收不受胃酸减少、食物成分的影响。

6）室温（25℃或以下）保存。

（2）右旋糖酐铁分散片用药交代与指导要点如下：

1）可直接用水送服，或将其放入适量的温开水中溶解后口服。

2）饭后服用。

3）对铁剂过敏者禁用；铁负荷过高、血友病及含铁血黄素沉着症患者禁用；非缺铁性贫血（如地中海贫血）患者禁用；十二指肠溃疡、溃疡性结肠炎患者禁用；严重肝肾功能障碍者禁用；伴有未经治疗的尿路感染者禁用。

4）不应与浓茶同服。

5）遮光，密封保存。

2. 静脉铁剂

（1）右旋糖酐铁注射液用药交代与指导要点如下：

1）右旋糖酐铁 125 mg 注射 10 min 是一种被认可且安全的使用方法。250 mg应用时间不短于 1 h 也是安全的。

2）可采用静脉滴注或缓慢静脉注射两种方式给药，也可不经稀释肌肉注射，静脉滴注出现低血压的风险较小，应优先采用。

3）非缺铁性贫血（如溶血性贫血）患者禁用；铁超负荷或铁利用障碍（含铁血黄素沉着症）患者禁用；肝硬化失代偿期和肝炎患者禁用；急、慢性感染（因肠胃外给药可加剧细菌或病毒的感染）患者禁用；急性肾功能衰竭患者禁用。

4）运动员慎用。

5）稀释后应立即使用。

6）仅能与生理盐水或 5％葡萄糖溶液混合使用，不能与其他的静脉稀释溶液或治疗用溶液混合使用。

7）10～25℃保存，药物应置于儿童不能触及的地方。

（2）蔗糖铁注射液用药交代与指导要点如下：

1）本品只能与生理盐水混合使用，不能与其他的治疗用溶液混合使用。

2）应以静脉滴注或缓慢静脉注射的方式给药，或直接注射到透析器的静脉端，该药不适合肌肉注射或按照患者需要铁的总量一次全剂量给药。

3）100 mg 铁至少静脉滴注 15 min；200 mg 铁至少滴注 30 min；300 mg 铁至少静脉滴注 1.5 h；400 mg 铁至少静脉滴注 2.5 h；500 mg 铁至少静脉滴注 3.5 h。

4）非缺铁性贫血，铁过量或铁利用障碍，已知对单糖或二糖铁复合物过敏者禁用。

5）遮光，密封，室温（10～30℃）保存。

3. 重组人促红素注射液（CHO 细胞）

用药交代与指导要点如下：

1）可皮下注射或静脉注射，每周分 2～3 次给药，也可每周单次给药。

2）未控制的重度高血压患者禁用；对 CHO 细胞及其他哺乳动物细胞衍生物过敏者禁用；对人血清白蛋白过敏者禁用；合并感染者，宜控制感染后再使用。

3）运动员慎用。

4）2～8℃，避光保存。

（二）钙磷调节用药

1. 钙剂

碳酸钙 D3 片用药交代与指导要点如下：

1）服用过量可能发生高钙血症。

2）高钙血症、高钙尿症、含钙肾结石或有肾结石病史患者禁用。

3）大量饮用含酒精和咖啡因的饮料、大量吸烟、大量进食富含纤维素的食物，均会抑制这类药物的口服吸收。

4）用于降磷时应餐中嚼服，以充分结合食物中的磷，减少磷的吸收。

5）避光，密封，室温干燥保存。

2. 含树脂磷结合剂/含镧磷结合剂

（1）碳酸镧咀嚼片用药交代与指导要点如下：

1）咀嚼后咽下，勿整片吞服。可以碾碎药片以方便咀嚼。

2）应与食物同服或餐后马上服用，每次服用的剂量为每日剂量除以用餐次数。

3）对碳酸镧或本品中任何赋形剂过敏者禁用；低磷血症患者禁用；肠阻塞、肠梗阻和粪便嵌塞的患者禁用。

4）可致头晕或眩晕，可能影响驾驶和操作机械的能力。

5）25℃以下密封保存。

（2）碳酸司维拉姆片用药交代与指导要点如下：

1）随餐服药。

2）对本品任何成分过敏者禁用；低磷血症患者禁用；肠梗阻患者禁用。

3）密封，30℃以下干燥处保存。

3. 维生素D

（1）维生素D2软胶囊用药交代与指导要点如下：

1）高血钙症、维生素D增多症、高磷血症伴肾性佝偻病患者禁用。

2）治疗低钙血症前，应先控制血清磷的浓度，并定期复查血清钙等有关指标。

3）避免同时应用钙、磷和维生素D制剂。

4）遮光，密封保存。

（2）阿法骨化醇软胶囊用药交代与指导要点如下：

1）已知对1α-羟基维生素D3、维生素D及其类似物或衍生物过敏者禁用；有高钙血症的生化指标证据者禁用；有维生素D过量证据者禁用。

2）妊娠期间禁用，因其可导致儿童出生缺陷。

3）密闭，防潮，遮光，不高于25℃保存。

（3）骨化三醇软胶囊用药交代与指导要点如下：

1）患与高血钙有关的疾病时禁用；已知对本品或同类药品及其任何赋形剂过敏者禁用；有维生素D中毒迹象者禁用。

2）骨化三醇的代谢产物是维生素D，故不需其他维生素D制剂与其合用，避免高维生素D血症。

3）遮光，密封，30℃以下保存。

4. 钙敏感受体调节剂

西那卡塞用药交代与指导要点如下：

1）西那卡塞服用过程中应监测血清钙水平，避免发生低钙血症。如发生低钙血症，应酌情使用钙剂或维生素D制剂。

2）初始剂量为成人 25 mg，每日 1 次。

3）药品应随餐服用，或餐后马上服用。

4）药品需整片吞服，不建议切分后服用。

5）密封，不超过 25℃保存。

（三）降压药

1. 利尿剂

用药交代与指导要点如下：

1）妊娠期不宜使用。

2）尽量避免睡前服药。

3）运动员慎用。

2. 血管紧张素转化酶抑制剂（ACEI）

用药交代与指导要点如下：

1）卡托普利、培哚普利宜在餐前 1 h 服用。

2）贝拉普利和雷米普利可在一天中任何时间服药，但需固定在同一时间。

3）直接作用于肾素－血管紧张素－醛固醇系统的药物可能会对处于发育阶段的胎儿造成损害或导致死亡。因此，一旦发现怀孕，应立即停用本品。

3. 钙通道阻滞剂（CCB）

用药交代与指导要点如下：

1）缓释、控释剂型应空腹或餐后服用，不可咀嚼或掰开服用。

2）缓释剂型的胶囊不可咀嚼或溶解于水，吞咽困难者可打开胶囊直接服用内容物。

3）普通片剂建议空腹服用。

4. β受体阻滞剂

用药交代与指导要点如下：

1）对于严重肾功能损害［eGFR<20 mL/（min・1.73 m^2）］和严重肝功能损害者，比索洛尔日剂量≤10mg。

2）普通片剂建议早晨空腹服用。

3）缓释片可掰开，但不能咀嚼或压碎。

5. 血管紧张素Ⅱ受体拮抗剂（ARB）

用药交代与指导要点如下：

1）食物对ARB疗效影响较小，进餐或餐后服用均可，建议每天需固定在同一时间服药。

2）双侧肾动脉狭窄者、重度肾功能损害［eGFR＜30 mL/（min·1.73 m^2）］者、严重肝功能损害或胆汁淤积者、妊娠期妇女等禁用。

3）ACEI或ARB在使用后可能导致肌酐值上升，若肌酐值上升幅度超过30％甚至50％，应停用药物，直到肾缺血状态被纠正后方可继续使用。

（四）改善营养用药

复方α-酮酸片用药交代与指导要点如下：

1）应配合低蛋白饮食。

2）用餐时整片吞服，使其充分吸收并转化为相应的氨基酸。

3）定期监测血清钙水平，并保证摄入足够的热量。

4）高钙血症和氨基酸代谢紊乱的患者禁用；遗传性苯丙酮尿患者使用时，须注意本品含有苯丙氨酸。

5）遮光，25℃以下密封保存。

（五）改善便秘用药

1. 乳果糖口服溶液

用药交代与指导要点如下：

1）急性炎症性肠病（溃疡性结肠炎、克罗恩病），肠梗阻或亚阻塞综合征，消化道穿孔或有消化道穿孔风险，阑尾炎，不明原因的腹痛、急性腹痛及同时使用其他导泻剂的患者禁用；因其含有可吸收的糖，糖尿病、半乳糖血症患者禁用；对乳果糖及其组分过敏者禁用；对乳糖或半乳糖不耐受者、果糖不耐受者、乳糖酶缺乏或葡萄糖/半乳糖吸收不良综合征患者禁用；尿毒症患者禁用。

2）瓶盖打开后，应在3个月内用完。

3）固定剂量长期服用或滥用本品，将导致腹泻和电解质失衡。

4）避光，密封保存。

2. 聚乙二醇4000

用药交代与指导要点如下：

1）一次顿服。

2）疗程不应超过3个月。

3）严重的炎症性肠病（溃疡性结肠炎、克隆氏病）或中毒性巨结肠患者禁用；消化道穿孔或有消化道穿孔风险者禁用；肠梗阻或疑似肠梗阻，或症状性狭窄者禁用；有不明原因腹痛症状的患者禁用；已知对聚乙二醇或赋形剂的某一成分过敏者禁用。

4）需辅以生活习惯和饮食的调整。增加饮水量和富含膳食纤维食物的摄入；建议进行适当的体育锻炼和排便反射训练；治疗开始之前应排除器质性疾病。

5）30℃以下密闭保存。

（六）调节肠道菌群用药

1. 枯草杆菌二联活菌肠溶胶囊

用药交代与指导要点如下：

1）保存于常温干燥避光处。

2）治疗1个月后症状仍无改善时，请停止用药，并咨询医生或药师。

3）对微生态制剂有过敏史者禁用。

4）保存于常温（10～30℃）干燥避光处。

2. 双歧杆菌乳杆菌三联活菌片

用药交代与指导要点如下：

1）婴幼儿可直接嚼服，或碾碎后溶于温热牛奶中冲服。

2）切勿将本品置于高温处。

3）口服时用低于40℃的温水冲服。

4）避免与抗菌药物同服。

5）保存于2～8℃干燥避光处。

（七）免疫抑制剂

1. 糖皮质激素（如醋酸泼尼松片、甲泼尼龙片、地塞米松片等）

用药交代与指导要点如下：

1）糖皮质激素应在早上9点前服用，用药期间应监测血压、血糖，停药时应逐渐减量。

2）儿童应监测生长发育情况。

3）有肾上腺皮质激素类药物过敏史患者禁用；高血压、血栓症、胃与十二指肠溃疡、精神病、电解质代谢异常、心肌梗死、青光眼等患者一般不宜使用，特殊情况下权衡利弊，注意病情恶化的可能。

2. 细胞毒性药物

（1）复方环磷酰胺片用药交代与指导要点如下：

1）孕妇特别是妊娠初期的妇女禁用，因为环磷酰胺有致基因突变或畸胎作用，可造成胎儿死亡或先天性畸形。

2）环磷酰胺可在乳汁中排出，在开始用复方环磷酰胺片治疗前必须终止哺乳。

3）如有明显的白细胞计数（特别是粒细胞计数）或血小板计数减少，应停用。

4）遮光，密封，在30℃以下保存。

（2）硫唑嘌呤片用药交代与指导要点如下：

1）本品须在饭后以足量水吞服。

2）绝不可掰开或弄碎，外包装破裂后不得接受，手持膜衣完整的本品无害，也无须另外采取其他保护措施。

3）可致肝功能损害，故肝功能差者禁用。亦可发生皮疹，偶致肌肉萎缩，用药期间严格检查血象。

4）可致畸胎，孕妇忌用。

5）25℃以下避光保存。

3. 钙调磷酸酶抑制药

（1）环孢素软胶囊用药交代与指导要点如下：

1）每日总用量应分两次服用（早上和晚上）。

2）需严密监视血清肌酐和环孢素浓度，并及时做剂量调整。

3）25℃以下保存。

（2）他克莫司用药交代与指导要点如下：

1）对他克莫司或其他大环内酯类药物过敏者禁用，对本品任何辅料过敏者禁用。

2）建议空腹或餐前 1 h 或餐后 2～3 h 服用胶囊，以促进药物吸收。

3）他克莫司属于治疗窗狭窄的药物，治疗剂量和中毒剂量相当接近，且个体间差异大，因此，应该监测他克莫司的全血谷浓度。

4）遮光，密封，25℃以下干燥处保存。

四、处方审核案例实践与分析

1. 案例 1

（1）问题处方类型。

联合用药不适宜。

（2）处方示例（图 5-10）：

×××医院处方笺

门诊号：xxxxxxxxxx　　科室：肾脏内科医疗单元　　费别：市门特记账

姓名：×××　　性别：女　　年龄：58岁　　开具日期 ：xxxx年xx月xx日

临床诊断：继发性甲状腺功能亢进 肾性骨病 高血压 慢性肾脏病5期相关性贫血 心力衰竭 高脂血症

R.

骨化三醇软胶囊　　0.25μg×10粒×3盒

Sig：0.25μg q.d. 口服（慢性病需要）

辛伐他汀片　　40mg×30片×1盒

Sig：40mg q.d. 口服（慢性病需要）

苯磺酸氨氯地平片　　5mg×28片×1盒

Sig：5mg q.d. 口服（慢性病需要）

单硝酸异山梨酯缓释片　　40mg×24片×2盒

Sig：40mg q.d. 口服（慢性病需要）

医师： ×××　　代码： xxxx　　金额： ×××

药师（审核）：×××（药师）　药师（核对/发药）： ×××（药师）　药师/士（调配）： ×××（药士）

发票号：×××

图 5-10　案例 1 医院处方笺

（3）案例分析。

辛伐他汀与氨氯地平合用会增加辛伐他汀的暴露量。辛伐他汀偶尔能引起肌病，肌病有时会形成横纹肌溶解，肌病/横纹肌溶解的风险与辛伐他汀剂量相关，所以氨氯地平和辛伐他汀联合应用时，横纹肌溶解的风险可能会增加。

（4）处方审核建议。

应告知所有开始接受辛伐他汀治疗或正在增加辛伐他汀剂量的患者发生肌病/横纹肌溶解的风险，两药合用会增加辛伐他汀的暴露量，可能会增加不良反应的发生风险。

基于大量的病例和回顾性研究，美国FDA于2011年6月发出关于辛伐他汀肌毒性的黑框警告，其中提及辛伐他汀与氨氯地平合用时，辛伐他汀日剂量不得超过20 mg。应增强对大剂量的辛伐他汀和氨氯地平联用导致严重不良反应的认识，这些不良反应可以通过降低辛伐他汀的剂量来减轻。非同时合用可能是解决患者需要多种药物合用（特别是合用药物可能存在不良相互作用时）的一种安全有效的办法。临床合用氨氯地平和辛伐他汀时，联合处方应间隔4 h以上给药，且辛伐他汀的日剂量应不得超过20 mg，同时应密切监测辛伐他汀的肌肉毒性和肝脏毒性。

2. 案例2

（1）问题处方类型。

联合用药不适宜。

（2）处方示例（图5−11）：

×××医院处方笺

门诊号：0000xxxxxx　　科室：肾脏内科医疗单元　　费别：现金

姓名：×××　　性别：男　　年龄：50岁　　开具日期：xxxx年xx月xx日

临床诊断：高血压 高尿酸血症 膜性肾病2期 狼疮性肾炎

R.

别嘌醇缓释胶囊　　0.25g x 10粒 x3盒

Sig：0.25g q.d. 口服（慢性病需要）

硫唑嘌呤片　　100mg x 36片 x 1盒

Sig：100mg q.d. 口服（慢性病需要）

氯沙坦钾片　　100mg x28片 x 2盒

Sig：100mg q.d. 口服（慢性病需要）

医师：×××　　代码：xxxx　　金额：×××

药师（审核）：×××（药师）　药师（核对/发药）：×××（药师）　药师/士（调配）：×××（药士）

发票号：×××

图5−11　案例2医院处方笺

(3) 案例分析。

别嘌醇缓释胶囊说明书中描述本品与硫唑嘌呤或巯嘌呤同用时，后者的用量一般要减少1/4～1/3。

硫唑嘌呤为临床常用免疫抑制剂，通过谷胱甘肽转移酶转化为6−巯基嘌呤（6−MP）而起效。6−MP在体内有3种代谢途径：

①在次黄嘌呤磷酸核糖转移酶（HGPRT）的作用下转化为6−巯基次黄嘌呤单磷酸盐（6−TIMP），6−TIMP在肌苷单磷酸脱氢酶（IMPDH）和鸟嘌呤单磷酸合成酶（GMPS）的作用下转化成6−硫基鸟嘌呤单磷酸（6−TGMP），6−TGMP在核苷二磷酸激酶（NDPK）作用下转化为6−硫基鸟嘌呤三磷酸（6−TGTP）及2−脱氧−6−硫基鸟嘌呤三磷酸（2−deoxy−6−TGTP）。

②在黄嘌呤氧化酶（XO）作用下转化为非活性产物6−硫尿酸（6−TU）。

③在巯基嘌呤甲基转移酶（TPMT）作用下转化为非活性产物6−甲巯基嘌呤（6−MeMP）。

本例患者联用别嘌醇与硫唑嘌呤，别嘌醇抑制XO和/或TPMT，降低硫唑嘌呤的代谢，导致硫唑嘌呤血液毒性增加。临床研究和病例报告显示，联合应用别嘌醇与硫唑嘌呤会导致骨髓抑制，引起全血细胞减少。合用时，应降低硫唑嘌呤的用量，密切监测血液学相关参数。

(4) 处方审核建议。

建议将别嘌醇更换为苯溴马隆。苯溴马隆属苯骈呋喃衍生物，为促尿酸排泄药，作用机制主要是通过抑制肾小管对尿酸的重吸收，从而降低血中尿酸浓度，与硫唑嘌呤无相互作用。

3. 案例3

(1) 问题处方类型。

用法、用量不适宜。

(2) 处方示例（图5−12）：

×××医院处方笺

门诊号：0000xxxxxx　　科室：肾脏内科医疗单元　　费别：现金

姓名：×××　　性别：女　　年龄：61岁　　开具日期：xxxx年xx月xx日

临床诊断：白细胞减少 化疗后骨髓抑制 慢性肾脏病3期 肾性贫血

R.

地榆升白片　　0.1g×40片×3盒

Sig：0.3g　t.i.d.　口服（慢性病需要）

罗沙司他胶囊　　50mg×3粒×5盒

Sig：100mg　t.i.d.　口服（慢性病需要）

医师：×××　　代码：xxxx　　金额：×××

药师（审核）：×××（药师）药师（核对/发药）：×××（药师）药师/士（调配）：×××（药士）

发票号：×××

图 5－12　案例 3 医院处方笺

（3）案例分析。

口服药物罗沙司他（roxadustat，代号 FG－4592）胶囊是全球首个开发的治疗肾性贫血的小分子低氧诱导因子脯氨酰羟化酶抑制剂（HIF－PHI）。低氧诱导因子不仅能使红细胞生成素表达增加，还能使红细胞生成素受体以及促进铁吸收和循环的蛋白表达增加。罗沙司他通过模拟脯氨酰羟化酶（PH）的底物之一——酮戊二酸来抑制 PH，影响 PH 在维持 HIF 生成和降解速率平衡方面的作用，从而达到纠正贫血的目的。罗沙司他根据体重选择起始剂量，透析患者为每次 100 mg（45～60 kg）或 120 mg（≥60 kg），口服给药，每周 3 次。

（4）处方审核建议。

贫血的症状和结局会因年龄、性别和疾病的总体负担不同而表现不同，医生应结合患者的具体临床情况进行评估。在起始治疗阶段，建议每 2 周监测 1 次血红蛋白（Hb）水平，直至其达到稳定，随后每4 周监测 1 次 Hb。应根据 Hb 水平对罗沙司他的剂量进行调整，以使 Hb 水平达到并维持在 100～120 g/L，并最大限度地降低对输血的需求。建议根据患者当前的 Hb 水平及过去 4 周内 Hb 的变化，每 4 周进行一次剂量调整。

根据资料显示，罗沙司他治疗维持性血液透析患者难治性肾性贫血的疗效比重组人促红细胞生成素（rhEPO）更好，且不良事件发生率较低，口服便利，能有效安全地纠正贫血，增加机体对铁的吸收及利用，减少外源性补铁需求。但其用药过量可导致药物作用增强，出现 Hb 水平上升过快或心率加快、心动过速。用药过量时应采取对症治疗和支持治疗，如 Hb 水平过高，应暂停罗沙司他治疗。

建议医生将该患者处方按药品说明书进行修改：口服给药，每周 3 次。

4. 案例 4

（1）问题处方类型。

用法、用量不适宜。

（2）处方示例（图 5－13）：

×××医院处方笺

门诊号：xxxxxxxxxx　　科室：肾脏内科医疗单元　　费别：现金

姓名：×××　　性别：男　　年龄：37岁　　开具日期：　xxxx年xx月xx日

临床诊断：异体肾移植状态 肾性高血压

R.

硝苯地平控释片　　30mg×7片×5盒

Sig：30mg　q.d.　口服（慢性病需要）

麦考酚钠肠溶片　　180mg×50片×4盒

Sig：540mg　b.i.d.　口服（慢性病需要）

缬沙坦胶囊　　80mg×30粒×1瓶

Sig：80mg　q.d.　口服（慢性病需要）

他克莫司缓释胶囊　　0.5mg×50粒×2盒

Sig：0.5mg　t.i.d.　口服（慢性病需要）

医师：×××　　代码：xxxx　　金额：×××

药师（审核）：×××（药师）　药师（核对/发药）：×××　（药师）　药师/士（调配）：×××（药士）

发票号：×××

图 5－13　案例 4 医院处方笺

（3）案例分析。

他克莫司缓释胶囊用法为 1 日 1 次，清晨服用，应空腹或至少在饭前 1 h 或饭后 2～3 h 服药。稳定的患者，可由他克莫司胶囊（1 日 2 次）转换为他克莫司缓释胶囊给药（1 日 1 次）。

目前临床常用的他克莫司胶囊 1 日需服用 2 次，而他克莫司缓释胶囊 1 日仅需服用 1 次，符合美国 FDA 和欧洲药品管理局（EMA）的生物等效性标准。既往有多项研究显示，他克莫司缓释胶囊在疗效、安全性、依从性等方面优于他克莫司胶囊。

（4）处方审核建议。

1）从普通剂型换为缓释剂型是可以的，缓释剂型指通过降低药物释放速率，降低药物的吸收速率，从而达到更佳的治疗效果的制剂，但药物释放速率受到外界环境（如 pH 等）因素影响。中国药典规定，缓释剂型系指口服药物在规定释放介质中，按要求缓慢地非恒速释放，与其他相应的普通剂型相比，每 24 h 用药次数应从 3～4 次减少至 1～2 次。转换药物后，应监测他克莫司的血药谷浓度，如有需要应进行剂量调整，以确保相似的全身血药水平。

2）肾移植受者将他克莫司普通剂型转换为缓释剂型后，血药初始浓度 C_0 会有所下降，但对移植预后无不良影响。根据他克莫司缓释剂型说明书，当总剂量 1∶1 转换时，全身暴露量（$AUC_{0\sim24}$）将比普通制剂减少 10%左右，而两种制剂的血药谷浓度（C_{24}）与全身暴露量（$AUC_{0\sim24}$）的关系是相似的。

3）需要注意，不慎、无意或不在监督的情况下，他克莫司普通剂型或缓释剂型之间转换治疗是不安全的。这将导致移植物排斥或增加不良反应发生风险，包括他克莫司 $AUC_{0\sim24}$ 差异而导致的过低或过度免疫抑制。患者应当保持他克莫司单一剂型及相应的日剂量方案进行治疗。如需改变剂型或治疗方案，应当在专业医生密切监督下进行。在剂型转换后，均要对治疗药物实施浓度监测和剂量调整，以确保他克莫司 $AUC_{0\sim24}$ 前后一致，并注意缓释剂型的给药频次。

建议医生将该患者处方按药品说明书进行修改：他克莫司缓释胶囊用法为一日一次，或更换为他克莫司胶囊。

5．案例 5

（1）问题处方类型。

联合用药不适宜。

（2）处方示例（图 5－14）：

×××医院处方笺

门诊号：0000xxxxxx　　科室：肾脏内科医疗单元　　费别：现金

姓名：×××　　性别：男　　年龄：51岁　　开具日期：xxxx年xx月xx日

临床诊断：肾移植状态

R.

吗替麦考酚酯胶囊　　250mg×40粒×3盒

Sig：500mg　b.i.d.　口服（慢性病需要）

环孢素软胶囊　　25mg×50粒×3盒

Sig：50mg　b.i.d.　口服（慢性病需要）

他克莫司胶囊　　0.5mg×50粒×3盒

Sig：1.0mg　b.i.d.　口服（慢性病需要）

医师：×××　　代码：xxxx　　金额：×××

药师（审核）：×××（药师）药师（核对/发药）：×××（药师）药师/士（调配）：×××（药士）

发票号：×××

图 5－14　案例 5 医院处方笺

（3）案例分析。

他克莫司通过 CYP 系统代谢，其也是 P 糖蛋白（P－glycoprotein，P－gp）的底物。P－gp 存在于细胞膜上，可影响药物在小肠的吸收及其在体内的分布、代谢和排泄，这些可能是他克莫司与其他药物发生药动学相互作用的分子基础。他克莫司血药浓度常与性别、年龄、体重、CYP 活性及其相关基因变化、肝肾功能和联合用药等因素有关。他克莫司在成人肾移植患者中的治疗浓度范围为 5～20 ng/mL，治疗窗较窄，浓度低时易出现移植排斥反应，浓度高时又会引起毒性反应，尤其是肾毒性。因此，使用他克莫司时需要定期监测血药浓度，兰索拉唑和环孢素能潜在抑制由 CYP3A4 介导的他克莫司代谢，使其血药浓度升高。

钙调磷酸酶抑制剂（calcineurin inhibitors，CNI）主要包括两种药物，即环孢素和他克莫司，CNI 对于肾脏移植术后急性期的排斥反应和近期治疗有着良好的效果，还可以与其他抗排斥药物联用，是术后免疫抑制的基础用药。然而，CNI 缺点在于严重的肾毒性，极大地影响了患者的远期存活率。

当他克莫司与环孢素合用时可使环孢素的半衰期延长，并可能发生协同/累加的肾毒性作用。因此不建议他克莫司与环孢素合用，对之前接受环孢素治疗的患者给予他克莫司治疗时应注意。

（4）处方审核建议。

1）当与能潜在改变 CYP3A4 活性的药物合用时，推荐监测他克莫司的血药浓度，调整他克莫司的剂量以维持相似的他克莫司暴露量。

2）建议将他克莫司胶囊转换为西罗莫司。西罗莫司对于钙调磷酸酶没有抑制作用，这样也就避免了 CNI 所具有的肾毒性。西罗莫司通过抑制雷帕霉素靶蛋白而抑制淋巴细胞的增殖，降低免疫应答，且西罗莫司置换免疫抑制治疗方案对于患者的肝肾功能影响小。

6. 案例 6

（1）问题处方类型。

联合用药不适宜。

（2）处方示例（图 5-15）：

×××医院处方笺

门诊号：xxxxxxxxxx　　科室：肾脏内科医疗单元　　费别：现金

姓名：×××　性别：男　年龄：52岁　开具日期：xxxx年xx月xx日

临床诊断：局灶节段性肾小球硬化症 慢性肾炎 糖尿病 高血压 高血脂 骨质疏松

R.

骨化三醇软胶囊　　0.25μg×10粒×3盒

Sig：0.25ug　b.i.d.　口服（慢性病需要）

环孢素软胶囊　　25mg×50粒×3盒

Sig：50mg　b.i.d.　口服（慢性病需要）

碳酸钙D3片　　复方×30片×1瓶

Sig：1片　q.d.　口服（慢性病需要）

阿托伐他汀钙片　　10mg×28片×2盒

Sig：40mg　q.d.　口服（慢性病需要）

医师：×××　代码：xxxx　金额：×××

药师（审核）：×××（药师）药师（核对/发药）：×××（药师）药师/士（调配）：×××（药士）

发票号：×××

图 5-15　案例 6 医院处方笺

（3）案例分析。

1）在应用他汀类药物治疗期间，与下列药物合用可增加发生肌病的风险，如纤维酸衍生物、调脂剂量的烟酸、环孢素或 CYP3A4 强效抑制剂。

2）阿托伐他汀是肝脏转运蛋白的底物，其代谢产物是有机阴离子转运多肽 1B1（organic anion transporting polypeptide 1B1，OATP1B1）载体的底物。OATP1B1 抑制剂（如环孢素）能增加阿托伐他汀的血药浓度。与阿托伐他汀单独用药比较，阿托伐他汀 10 mg 与环孢素 5.2 mg/（kg·d）联合应用使阿托伐他汀的药时曲线下面积（AUC）显著增加。阿托伐他汀与环孢素应避免联合应用。

（4）处方审核建议。

环孢素能够显著提高他汀类药物的血药浓度，易致肝功能损伤、肌病及横纹肌溶解的发生风险增加，而横纹肌溶解可导致急性肾功能衰竭甚至死亡。药师应告知患者用药风险，让患者定期监测肝功能和肾功能及是否出现肌肉疼痛。

7. 案例 7

（1）问题处方类型。

遴选药品不适宜。

（2）处方示例（图 5-16）：

×××医院处方笺

门诊号： 0000xxxxxx　　科室： 肾脏内科医疗单元　　费别： 市门特

姓名： ×××　　性别： 男　　年龄：33岁　　开具日期： xxxx年xx月xx日

临床诊断：CKD3期 高血压病 高钾血症 肾性贫血 肾动脉双侧狭窄

R.

硝苯地平控释片　　30mg×7片×8盒

Sig：30mg　b.i.d.　口服（慢性病需要）

酒石酸美托洛尔片　　25mg×20片×3盒

Sig：25mg　b.i.d.　口服（慢性病需要）

氯沙坦钾片　　100mg×14片×3盒

Sig：100mg　q.d.　口服（慢性病需要）

医师： ×××　　代码： xxxx　　金额：×××

药师（审核）：×××（药师） 药师（核对/发药）：×××（药师） 药师/士（调配）：×××（药士）

发票号：×××

图 5-16　案例 7 医院处方笺

（3）案例分析。

氯沙坦属于 ARB，其通过作用于 AngⅡ受体而阻断肾素-血管紧张素-醛固酮系统，从而起到降压的作用。同时，氯沙坦还通过拮抗 AngⅡ与 AT1 受体结合引起的各种有害作用，增加了 AngⅡ和 AT2 受体结合所产生的有益效应，同时也使 AngⅡ转化为 Ang1～7，发挥心血管保护作用。因此，其除具有降压作用外，还具有保护心血管和肾脏及改善糖代谢的作用。

因为ARB扩张肾小球出球小动脉的作用强于扩张肾小球入球小动脉，所以可以使肾小球滤过压下降、肾功能减退，GFR、血肌酐和血清钾水平升高。因此高血钾或肾动脉双侧狭窄患者禁用ARB。

（4）处方审核建议。

依据《2017美国成人高血压预防、检测、评估和管理指南》，肾移植术后高血压患者首选CCB。该患者存在肾动脉双侧狭窄，在单用CCB血压控制不佳的情况下，可以考虑将ARB更换为呋塞米等袢利尿剂或将CCB的剂量增加。

8. 案例8

（1）问题处方类型。

联合用药不适宜。

（2）处方示例（图5－17）：

×××医院处方笺

门诊号：xxxxxxxxxx　　科室：肾脏内科医疗单元　　费别：现金

姓名：×××　　性别：男　年龄：65岁　　开具日期：xxxx年xx月xx日

临床诊断：CKD3期　高尿酸血症

R.

非布司他片　　40mg×16片×2盒

Sig：20mg　q.d.　口服（慢性病需要）

醋酸泼尼松片　　5mg×20片×2袋

Sig：10mg　q.d.　口服（慢性病需要）

尿毒清颗粒（无糖型）　　5g×18袋×5盒

Sig：5g　t.i.d.　口服（慢性病需要）

别嘌醇缓释胶囊　　0.25g×10粒x3盒

Sig：0.25g　q.d.　口服（慢性病需要）

医师：×××　　代码：xxxx　　金额：×××

药师（审核）：×××（药师）　药师（核对/发药）：×××（药师）　药师/士（调配）：×××（药士）

发票号：×××

图5－17　案例8医院处方笺

（3）案例分析。

1）尿酸是人体内嘌呤核苷酸的分解代谢产物，约80％嘌呤核苷酸由人体细胞代谢产生，约20％从食物中获得。嘌呤核苷酸经肝脏氧化代谢变成尿酸，后者由肾脏和肠道排出。正常情况下，人体肾脏能够排出尿酸而维持尿酸在血液中的正常浓度，而高尿酸血症则常由嘌呤核苷酸代谢紊乱和/或尿酸排泄减少导致。痛风是因血尿酸过高而沉积在关节、组织中造成多种损害的一组疾病，异质性较强，严重者可并发心脑血管疾病、肾功能衰竭，最终可能危及生命。

2）对于急性痛风性关节炎患者，选用降尿酸药物时应遵循的原则主要有：所有降尿酸药物应从小剂量起始，每 4 周左右检测 1 次血尿酸，并酌情缓慢递增剂量直到血尿酸达标。当单药足量、足疗程治疗后血尿酸仍未达标时，患者可考虑联合用两种不同作用机制的降尿酸药物。

3）处方中的别嘌醇和非布司他均为特异性黄嘌呤氧化酶抑制剂，起到抑制尿酸合成的作用，属于药理作用相同的药物，因此两药不应同时使用。

（4）处方审核建议。

1）对处于痛风急性发作期的患者，首先应考虑使用秋水仙碱或非甾体抗炎药（nonsteroidal antiinflammatory drugs，NSAIDs）进行急性期的治疗，待急性症状被控制住后，可以考虑使用降尿酸药物。其中抑制尿酸合成的药物主要有别嘌醇和非布司他，而促进尿酸排泄的药物主要为苯溴马隆。上述药物首先可以考虑单药进行治疗，当单药足量、足疗程治疗，血尿酸仍未达标时，患者可考虑联合用两种不同作用机制的降尿酸药物。

2）考虑到本例中患者还存在肾功能不全、慢性肾衰竭的问题，而别嘌醇的代谢受到肾功能的影响，当 eGFR>50 mL/（min • 1.73 m^2）时，别嘌醇的剂量应为常规剂量的 75%；eGFR 为 10～50 mL/（min • 1.73 m^2）时，剂量应为常规剂量的 50%；当 eGFR<10 mL/（min • 1.73 m^2）时透析患者禁用。因此，抑制尿酸合成的药物选用非布司他较为适宜。选用非布司他后应注意监测患者的病情和心血管事件发生的风险。

9. 案例 9

（1）问题处方类型。

遴选药品不适宜。

（2）处方示例（图 5−18）：

×××医院处方笺

门诊号：xxxxxxxxxx　　科室：肾脏内科医疗单元　　费别：现金

姓名：×××　　性别：男　　年龄：55岁　　开具日期：xxxx年xx月xx日

临床诊断：糖尿病肾病(DKD)　高血压　高脂血症　严重的肾功能衰竭　CKD3b期

R.

盐酸二甲双胍缓释片　　500mg×30片×3盒

Sig：2000mg　q.d.　口服（慢性病需要）

醋酸泼尼松片　　5mg×20片×2袋

Sig：10mg　q.d.　口服（慢性病需要）

尿毒清颗粒（无糖型）　　5g×18袋×5盒

Sig：5g　t.i.d.　口服（慢性病需要）

医师：×××　　代码：xxxx　　金额：×××

药师（审核）：×××（药师）　药师（核对/发药）：×××（药师）　药师/士（调配）：×××（药士）

发票号：×××

图 5－18　案例 9 医院处方笺

（3）案例分析。

1）二甲双胍目前是全球应用广泛的口服降糖药之一。其通过减少肝脏葡萄糖的输出和改善外周胰岛素抵抗来起到降低血糖的作用。二甲双胍具有良好的单药/联合治疗的疗效和安全性证据、卫生经济学效益证据、明确的预防心血管并发症等临床证据。

2）二甲双胍主要以原形经肾小管从尿中排出，清除迅速，12～24 h 可清除约 90%。二甲双胍肾脏清除率约为肌酐清除率的 3.5 倍。因此，二甲双胍本身对肾脏没有损害。但是在肾功能不全的患者中，二甲双胍的肾脏清除率下降，清除半衰期延长，导致血药浓度上升，乳酸性酸中毒风险增加，所以肾功能不全的患者在使用二甲双胍时需根据肾功能情况调整使用剂量或停用。目前研究证实，在没有其他可能增加乳酸性酸中毒风险的情况时，二甲双胍可用于中度肾功能损害的患者［CCR 为 45～59 mL/min 或 eGFR 为 45～59 mL/（min・1.73 m^2)］，并需要调整剂量：通常起始剂量为 500 mg 或 850 mg，每日 1 次。最大剂量为每日 1000 mg，分两次服用。但是对于 eGFR<45 mL/(min・1.73 m^2）的患者则应禁用。

3）该患者已处于 CKD3b 期，其 eGFR<45 mL/（min・1.73 m^2），因此为避免其使用二甲双胍后乳酸在体内无法代谢而造成乳酸性酸中毒，不推荐其使用二甲双胍进行血糖控制。

（4）处方审核建议。

目前研究证实，DPP－4 抑制剂有降糖之外的肾脏保护作用，而 GLP－1 受体激动剂亦可能延缓 DKD 进展。因此，对于该患者而言，其可以将二甲双胍更换为利格列汀或利拉鲁肽。

第六章 门诊糖尿病患者慢性病健康管理

第一节　糖尿病概述

一、定义

糖尿病是一组由多病因引起的以慢性高血糖为特征的代谢性疾病，是由胰岛素分泌和/或作用缺陷引起的。长期碳水化合物、脂肪、蛋白质代谢紊乱可以引起多系统损坏，导致眼、肾、神经、心脏、血管等组织器官慢性进行性病变，出现功能减退及衰竭。病情严重或应激时可以发生急性严重代谢紊乱，如糖尿病酮症酸中毒、高渗高血糖综合征。

二、危险因素

常见的危险因素有以下几个方面：

（一）遗传因素

遗传学研究发现糖尿病受遗传影响。家系研究显示，糖尿病的母系遗传性高于父系遗传，母亲有糖尿病的人群，其子女患病率为56%；父亲有糖尿病的人群，其子女患病率为49%。目前认为，糖尿病单由遗传因素或环境因素引起者仅占少数，约95%是由遗传、环境多种危险因素共同参与和/或相互作用引起的。国内外学者普遍认为糖尿病存在家族聚集性。国外研究表明，2型糖尿病患者一级亲属的糖尿病患病率比无糖尿病家族史者高3~10倍。国内大量的流行病学资料显示，有糖尿病家族史者糖尿病的患病率要显著高于无糖尿病家族史者。

（二）肥胖

肥胖是2型糖尿病重要的危险因素之一。许多研究发现，无论男女，不同年龄组中，超重者2型糖尿病患病率显著高于非超重者，前者是后者的3～5倍。我国11个省市的调查发现，糖尿病和糖耐量减低患病率随着体重的增加而上升，超重者患糖尿病的相对危险度（*RR*）为正常人的2.36倍，而肥胖者的*RR*达3.43倍。国内的研究结果显示，肥胖［体重指数（BMI）超标］是2型糖尿病的独立危险因素。其他一些研究还发现，比起BMI，腰臀比（WHR）对2型糖尿病的预测可能更有价值，尤其是在亚洲人中。另外，肥胖的时程也影响糖尿病的患病率。

（三）体力活动

许多研究发现，体力活动不足会增加糖尿病患病的风险，活动最少的人与最爱活动的人相比，糖尿病的患病率相差2～6倍。有研究表明，体力活动可增强胰岛素活性标志物的效应，从而改善糖代谢和脂代谢。

（四）膳食因素

高能量饮食是明确的2型糖尿病的重要危险因素，2型糖尿病的患病率与膳食中脂肪所提供的能量占比呈正相关，与膳食中碳水化合物所提供的能量占比呈负相关。

（五）早期营养

有人提出，生命早期营养不良可以导致代谢障碍，增加患糖耐量减低和糖尿病的危险。低体重新生儿较高体重新生儿在成长期更容易患糖尿病，母亲营养不良或胎盘功能不良也会阻碍胎儿胰岛β细胞的发育。

（六）社会经济状况

糖尿病与社会经济状况紧密相关。发达国家的糖尿病患病率高于发展中国家。即使在不发达国家，富人的糖尿病患病率也明显高于穷人。我国1994年的调查也发现，糖尿病的患病率随收入的增加而增加，而且经济收入越高、文化程度越低者，患糖尿病的风险越大。

（七）吸烟与饮酒

国内有关糖尿病的研究显示，单纯分析吸烟、饮酒与糖尿病的关系时，并不能看到它们与糖尿病之间的明显关系，但排除了年龄构成差异的影响后，可以确定戒烟者糖尿病的患病率比吸烟者及不吸烟者高。当采用吸烟与饮酒指数来分析吸烟、饮酒与糖尿病患病率的关系时，可以看到吸烟与饮酒指数与糖尿病的患病率有明显的线性关系，大量吸烟是糖尿病发生的危险因素，随着吸烟年限与吸烟量的增加，糖尿病的患病率逐渐上升。

（八）高血压

许多研究发现，高血压患者发展为糖尿病的风险比正常血压者高，然而这可能与二者有共同的危险因素有关。流行病学研究显示，糖尿病患者中 1/3 以上合并高血压并发肾脏损害。美国糖尿病学会（ADA）报告，高血压是 2 型糖尿病的危险因素。

除了以上因素，年龄增长也是 2 型糖尿病已知的危险因素之一，其他相关的因素还有胆固醇及甘油三酯等。

三、筛查与诊断

糖尿病是一种常见的慢性病，其患病过程是一个循序渐进的过程，如果能够识别糖尿病患病之前的危险状态，并尽早进行包括生活行为在内的干预，便可以降低这部分人群患病的可能性。关于 2 型糖尿病（T2DM）的风险评估，国内外已经有很多研究，很多风险评估方法都具有较强的可靠性。根据流行病学的研究工作，与 T2DM 发病相关的危险因素已经比较明朗，见表 6－1。糖尿病的诊断标准见表 6－2。T2DM 筛查和诊断流程见图 6－1。

表 6－1　T2DM 的危险因素

序号	危险因素
1	年龄≥40 岁
2	有糖调节受损史

续表6－1

序号	危险因素
3	静坐生活方式
4	T2DM的一级亲属
5	有糖尿病前期病史（糖耐量减低、空腹血糖受损或HbA1c 6.0%～6.4%）*
6	有一过性类固醇糖尿病病史
7	有妊娠糖尿病史
8	有巨大胎儿（出生体重≥4 kg）分娩史
9	有与糖尿病相关的末端器官损伤：微血管病变（视网膜病变、神经病变、肾脏病变）；大血管病变（冠状动脉、脑血管、周围血管）
10	有血管损伤的危险因素：血脂异常（HDL－C＜0.91 mmol/L、TG≥2.22 mmol/L）或正在接受调脂治疗；高血压（收缩压≥140 mmHg和/或舒张压≥90 mmHg）或正在接受降压治疗*；超重（BMI≥24 kg/m^2）或肥胖（BMI≥25 kg/m^2）*；腹型肥胖（男性腰围≥90 cm，女性腰围≥85 cm）*
11	存在相关疾病：多囊卵巢综合征（PCOS）*，黑棘皮症，精神疾病（躁郁症、抑郁症、精神分裂症），HIV感染，阻塞性睡眠呼吸暂停（OSA）
12	使用可导致糖尿病的药物：糖皮质激素，抗精神疾病药物，高活性抗逆转录病毒治疗（HAART）药物，抗免疫排斥药物
13	其他

注：*指与代谢综合征相关。

表6－2　糖尿病的诊断标准

诊断标准	备注
典型糖尿病症状（烦渴多饮、多尿、多食、不明原因的体重下降）加上随机血糖（RPG）≥11.1 mmol/L	随机：一天的任何时间，无须关注与上一餐的间隔

续表6－2

诊断标准	备注
和/或空腹血浆葡萄糖（FPG）≥7.0 mmol/L	空腹：至少 8 h 以内无热量摄入
和/或葡萄糖负荷（75 g）后 2 h（OGTT 2hPG）≥11.1 mmol/L 或 RPG≥11.1 mmol/L	无典型症状者需要改日复查

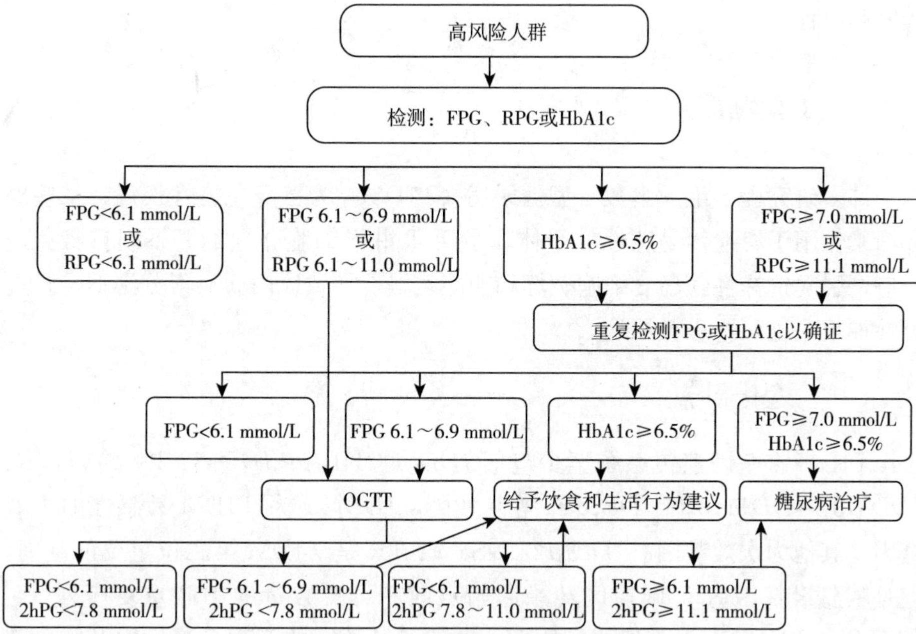

图 6－1　T2DM 筛查和诊断流程

第二节　糖尿病的发病机制

糖尿病的发病机制尚未完全阐明。目前认为，糖尿病不是单一疾病，而是复合病因引起的综合征。胰岛素由胰岛 β 细胞合成和分泌，经血循环到达体内各组织器官的靶细胞，与特异受体结合并引发细胞内物质代谢效应，整个过程中任何一个环节发生异常均可导致糖尿病。不同类型糖尿病的病因不尽相同，即使在同一类型中也存在着异质性。总体来说，遗传因素及环境因素共同参与其发病过程。

一、1 型糖尿病

许多研究提示绝大多数 1 型糖尿病（T1DM）为自身免疫性疾病，某些外界因素作用于有遗传易感性的个体，激活 T 淋巴细胞介导的一系列自身免疫反应，引起选择性胰岛 β 细胞破坏和功能衰竭，导致体内胰岛素分泌不足且进行性加重，进而罹患糖尿病。

（一）遗传因素

T1DM 多基因遗传系统至少包括 *IDDM*1/HLA、*IDDM*2/INS5′VNTR、*IDDM*3～*IDDM*13 和 *IDDM*15 等。其中，*IDDM*1 为 T1DM 易感性的主效基因，其他为次效基因。*IDDM*2/INS5′VNTR 是 T1DM 第二位重要的基因，它是胰岛素基因旁 5′调控区转录起始点前一可变数量的串联重复序列（5′VNTR）。T1DM 存在着遗传异质性，遗传背景不同的亚型，其病因及临床表现不尽相同。

（二）环境因素

1. 病毒感染

据报道，与 T1DM 有关的病毒包括风疹病毒、腮腺炎病毒、柯萨奇病毒、脑心肌炎病毒和巨细胞病毒等。病毒感染可直接损伤胰岛 β 细胞，使细胞发生细微变化，数量逐渐减少。病毒感染还可损伤胰岛 β 细胞，暴露其抗原成分、启动自身免疫反应，这是病毒感染导致胰岛 β 细胞损伤的主要机制。

2. 化学毒性物质和饮食因素

链脲佐菌素和四氧嘧啶诱导的糖尿病动物模型，以及灭鼠剂吡甲硝苯脲造成的人类糖尿病，属于非自身免疫性胰岛β细胞破坏（急性损伤）或自身免疫性胰岛β细胞破坏（小剂量、慢性损伤）。

母乳喂养期短或缺乏母乳喂养的儿童T1DM患病率增高，研究认为血清中存在的与牛乳制品有关的抗体可能参与β细胞破坏过程。

3. 自身免疫

许多研究提示绝大多数T1DM为自身免疫性疾病：

1）遗传易感性与HLA区域密切相关，而HLA区域与免疫调节功能、自身免疫性疾病的发生有密切关系。

2）常伴发其他自身免疫性疾病，如桥本甲状腺炎、艾迪生病等。

3）早期病理改变为胰岛炎，表现为淋巴细胞浸润。

4）许多新诊断患者存在多种胰岛细胞抗体。

5）免疫抑制治疗可预防小剂量链脲佐菌素所致的动物糖尿病。

6）同卵双生子中有糖尿病的一方从无糖尿病的一方接受胰腺移植后，迅速发生胰岛炎和胰岛β细胞破坏。在遗传的基础上，病毒感染或其他环境因素启动了自身免疫过程，造成胰岛β细胞破坏和T1DM的发生。

4. 体液免疫

已发现约90%新诊断的T1DM患者血清中存在胰岛细胞抗体，比较重要的有胰岛细胞胞浆抗体（ICA）、胰岛素自身抗体（IAA）、谷氨酸脱羧酶（GAD）抗体和胰岛抗原－2（IA－2）抗体等。胰岛细胞自身抗体检测可预测T1DM的发病风险及确定高危人群，并可协助糖尿病分型及指导治疗。GAD抗体和IA－2抗体还可能通过分子模拟机制，导致胰岛β细胞损伤。

5. 细胞免疫

在T1DM的发病机制中，细胞免疫十分重要。T1DM是T淋巴细胞介导的自身免疫性疾病，免疫失调体现在免疫细胞比例失调及其所分泌的细胞因子与其他介质相互作用紊乱，其间关系错综复杂，分为以下几个阶段。

（1）免疫系统的激活。

指T淋巴细胞与胰岛β细胞的相互识别、接触及免疫细胞激活。当免疫耐受遭到破坏时，胰岛β细胞自身成分可能被当成抗原物质，或在环境因素作用下，病毒感染、化学毒性物质或饮食因素直接或间接使胰岛β细胞自身抗原得以表达，或因细胞损伤而被释放出来。自身抗原被巨噬细胞摄取、加工，所形成的多肽片段与巨噬细胞内HLAⅡ类分子的肽结合区结合成复合物，转运至巨噬细胞膜表面，被提呈给辅助性T淋巴细胞（Th细胞）。巨噬细胞和Th在此过程中被激活，释放干扰素（IFN）－γ、白介素（IL）－1β和多种细胞因子，募集更多的炎症细胞，产生免疫放大效应。

（2）免疫细胞释放多种细胞因子。

Th细胞按照所分泌的细胞因子不同分为Th1细胞和Th2细胞两个亚类。Th1细胞主要分泌IL－2、IL－1、TNF－α、TNF－β、INF－γ等；Th2细胞主要分泌IL－4、IL－5和IL－10等。不同细胞因子在胰岛自身免疫炎症反应及B淋巴细胞杀伤中发挥不同作用。T1DM患者Th1细胞及其细胞因子比例增高，Th2细胞及其细胞因子比例降低，免疫调节紊乱与T1DM发病有密切关系。

（3）胰岛β细胞损伤。

Th细胞通过释放多种细胞因子（如IL－1β、TNF－α、INF－γ等）或其他介质单独或协同、直接或间接造成B淋巴细胞损伤，促进胰岛自身免疫炎症反应形成。T1DM患者的胰岛β细胞破坏由坏死或凋亡导致，其中凋亡更为重要。

综上，T1DM的发生发展阶段如下：

1）个体具有遗传易感性，在其生命的早期阶段并无任何异常。

2）某些触发事件（如病毒感染）引起少量胰岛β细胞破坏并启动自身免疫炎症反应。

3）出现免疫异常，可检测出各种胰岛细胞抗体。

4）胰岛β细胞数目开始减少，但仍能维持糖耐量正常。

5）胰岛β细胞持续损伤达到一定程度（通常只残存10％胰岛β细胞），胰岛素分泌不足，糖耐量减低或出现临床糖尿病，需用胰岛素治疗。

6）胰岛β细胞几乎完全消失，需依赖胰岛素维持生命。

二、2型糖尿病

目前对T2DM的发病机制仍然认识不足，涉及遗传因素与环境因素、胰岛素抵抗和胰岛β细胞功能缺陷、葡萄糖毒性和脂毒性、自然史等。

（一）遗传因素与环境因素

T2DM 是由多个遗传及环境因素共同作用引起的复杂疾病，其特点为：

1. 遗传因素

1）参与 T2DM 发病的基因很多，分别影响糖代谢的不同中间环节，而对血糖值无直接影响。

2）每个基因参与 T2DM 发病的程度不等，大多数为次效基因，可能有个别为主效基因。

3）每个基因只是赋予个体某种程度的易感性，并不足以致病，也不一定是致病所必需的。

4）多基因异常的总效应形成遗传易感性。

2. 环境因素

环境因素包括人口老龄化、营养过剩、体力活动不足、应激、化学毒性物质等。遗传因素和环境因素共同作用下引起的肥胖，特别是中心性肥胖，与胰岛素抵抗和 T2DM 的发生有密切关系。

（二）胰岛素抵抗和胰岛 β 细胞功能缺陷

在存在胰岛素抵抗的情况下，如果胰岛 β 细胞能代偿性增加胰岛素分泌，则可维持血糖正常。当胰岛 β 细胞功能有缺陷、对胰岛素抵抗无法代偿时，就会发生 T2DM。胰岛素抵抗和胰岛素分泌缺陷是 T2DM 发病机制的两个要素，不同患者中胰岛素抵抗和胰岛素分泌缺陷所具有的重要性不同，同一患者在疾病的不同时期两者的重要性也可能发生变化。

1. 胰岛素抵抗

指胰岛素作用的靶器官（主要是肝脏、肌肉和脂肪组织）对胰岛素作用的敏感性降低。胰岛素降低血糖的主要机制包括抑制肝脏葡萄糖产生、刺激内脏组织（肝和胃肠道）对葡萄糖的摄取以及促进外周组织（骨骼肌、脂肪）对葡萄糖的利用，涉及胰岛素受体及其调节过程、受体信息传递发挥效应的过程等。遗传因素可能引起上述过程中有关环节多种基因的多态性或突变，胰岛素抵抗可能是多种基因细微变化叠加的后果。摄食过多、体力活动过少导致肥胖（尤其是中心性肥胖），可引起一系列代谢变化和细胞因子的表达异常，如游离脂肪酸（FFA）、TNF－α、瘦素、抵抗素等增加，脂联素降低以及慢性内质网应激等，进一步抑制胰岛素信号转导途径，加重胰岛素抵抗。

2. 胰岛β细胞功能缺陷

T2DM的胰岛β细胞功能缺陷主要表现如下：

（1）胰岛素分泌量的缺陷。

随着空腹血糖浓度增高，最初空腹及葡萄糖刺激后胰岛素分泌代偿性增多（但相对于血糖浓度而言胰岛素分泌仍是不足的）。但当空腹血糖浓度进一步增高时，胰岛素分泌会逐渐减弱。

（2）胰岛素分泌模式异常。

静脉葡萄糖耐量试验（IVGTT）中第一时相胰岛素分泌减弱或消失。口服葡萄糖耐量试验（OGTT）中早期胰岛素分泌延迟、减弱或消失，胰岛素脉冲式分泌减弱，胰岛素原和胰岛素的比例增加等。

影响胰岛β细胞分泌胰岛素的生物学过程主要包括胰岛β细胞胰岛素合成及分泌过程、损伤过程以及再生、修复过程。遗传因素、各种原因引起的胰岛β细胞数量减少、胰岛淀粉样沉积物等均可导致胰岛β细胞功能缺陷。低体重儿、胎儿期或出生早期营养不良可影响胰岛β细胞发育。

（三）葡萄糖毒性和脂毒性

在T2DM发生发展过程中出现的高血糖和脂代谢紊乱可进一步降低胰岛素敏感性和损伤胰岛β细胞功能，分别称为葡萄糖毒性和脂毒性，是T2DM发病机制中重要的获得性因素。

另外，脂毒性还可能是T2DM发病机制中的原发性因素。血循环中游离脂肪酸浓度过高以及非脂肪细胞（主要是肌细胞、肝细胞、胰岛β细胞）内脂质含量过多，可通过多种有关途径导致胰岛素抵抗的发生，以及引起胰岛β细胞脂性凋亡和功能缺陷。

（四）自然史

T2DM早期存在胰岛素抵抗而胰岛β细胞可代偿性增加胰岛素分泌时，血糖可维持正常。当胰岛β细胞功能有缺陷、对胰岛素抵抗无法代偿时，才会进展为糖尿病前期和糖尿病。T2DM的糖尿病前期和糖尿病早期不需胰岛素治疗的阶段较长，但随着病情进展，相当一部分患者需用胰岛素控制血糖以维持生命。

第三节　糖尿病的慢性病管理

一、糖尿病患者的教育和管理

糖尿病患者发生微血管病变和大血管病变的风险显著高于非糖尿病患者，减少糖尿病患者发生大血管和微血管病变的风险不仅依赖高血糖的控制，还依赖其他心血管病危险因素的控制和不良生活方式的改善。糖尿病的控制除药物治疗外，还需要对血糖及其他心血管病危险因素进行监测，以了解控制是否达标，并根据控制目标调整治疗方案。此外，患者良好的行为和自我管理能力也是糖尿病控制成功的关键，因此，糖尿病的控制不是传统意义上的治疗，而是系统的管理。

糖尿病治疗的近期目标是通过控制高血糖和相关代谢紊乱来消除糖尿病症状和防止出现急性代谢并发症，糖尿病治疗的远期目标是通过良好的高血糖控制达到预防慢性并发症、提高患者生活质量和延长寿命的目的。为了达到这一目的，应建立较完善的糖尿病教育和管理体系。

（一）教育的目标和形式

每位糖尿病患者一旦确诊即应接受糖尿病教育，教育的目标是使患者充分认识糖尿病并获得对糖尿病的自我管理能力。糖尿病教育形式可以是大课堂式、小组式或个体化形式，内容包括饮食、运动、血糖监测和自我管理能力的指导，小组式或个体化形式的针对性更强。这样的教育应该是长期和随时随地进行的，特别是当血糖控制较差、需调整治疗方案或因出现并发症需进行胰岛素治疗时，具体的教育是必不可少的。教育应尽可能标准化和结构化，为患者提供优质和连续的教育。任何为患者提供的教育项目最好应获得认证，并定期进行教育项目的评估和审计。

（二）管理的落实

每个糖尿病患者的管理单位应有一名受过专门培训的糖尿病教育护士，设专职糖尿病教育者的岗位，以保证教育的质量。最好的糖尿病管理模式是团队式管理，糖尿病管理团队的主要成员应包括普通医生或专科医生、糖尿病教育护士、营养师、运动康复师、患者及其家属。必要时还可增加眼科、心血管科、肾病科、血管外科、产科、皮肤病和心理学科医生。逐步建立随访和评估系统，以确保所有患者都能进行咨询并得到及时正确的指导。这种系统也可以为基层医务人员提供糖尿病管理的支持和服务。

（三）教育的内容

1）糖尿病的自然进程。

2）糖尿病的临床表现。

3）糖尿病的危害及如何防治急、慢性并发症。

4）个体化的治疗目标。

5）个体化的生活方式干预措施和饮食计划。

6）规律运动的重要性和运动处方。

7）饮食建议，口服药、胰岛素治疗及规范的胰岛素注射技术。

8）自我血糖监测（SMBG）和尿糖监测（当血糖监测无法实施时），血糖测定结果的意义和应采取的干预措施。

9）SMBG、尿糖监测的具体技巧。

10）口腔护理、足部护理、皮肤护理的具体技巧。

11）特殊情况应对措施（如疾病、低血糖、应激和手术）。

12）糖尿病妇女受孕必须做到有计划，并全程监护。

13）糖尿病患者的社会心理适应。

二、相关指标检测

（一）HbA1c

HbA1c 是评价长期血糖控制的重要指标，也是指导临床调整治疗方案的重要依据。标准检测方法下的 HbA1c 正常值为 4%～6%，在治疗之初，建议每 3 个月检测 1 次，一旦达到治疗目标可每 6 个月检测 1 次。

（二）SMBG

SMBG 指糖尿病患者在家中开展的血糖检测手段，用于了解血糖的控制水平和波动情况。这也是指导临床调整治疗方案，减少低血糖风险的重要手段。采用便携式血糖仪进行毛细血管血糖检测是最常用的方法，因条件所限不能检测血糖时，尿糖的检测也是有帮助的。

1. SMBG的指导和质量控制

开始SMBG前，应由医务人员对糖尿病患者进行检测方法的指导，包括如何检测血糖、何时检测、检测频率和如何记录检测结果。医务人员每年应检查1～2次患者的SMBG技术和校准便携式血糖仪，尤其是SMBG结果与HbA1c或临床情况不符时。需要强调的是，SMBG应该是糖尿病教育内容的一部分，医务人员应教育患者SMBG的目的、意义和方法，并指导患者正确解读血糖检测的结果。SMBG适用于所有糖尿病患者，对于某些特殊患者，更要注意加强血糖检测，如妊娠期接受胰岛素治疗的患者，血糖控制标准更严，为了使血糖达标、减少低血糖的发生，应该增加检测频率。而对于那些没有使用胰岛素治疗的患者，可采用定期结构化的血糖检测，检测次数可相对较少。

2. SMBG时间点

（1）餐前血糖检测。

适用于注射基础、餐时或预混胰岛素的患者。当血糖水平很高时，应首先关注空腹血糖水平。当降糖治疗有低血糖风险时也应检测餐前血糖。

（2）餐后血糖检测。

适用于注射餐时胰岛素的患者，以及采用生活方式干预手段（饮食和运动手段）控制血糖者。对于空腹血糖和餐前血糖已获得良好控制，但HbA1c仍不能达标者，可通过检测餐后血糖来指导餐后高血糖的治疗。

（3）睡前血糖检测。

适用于注射胰岛素的患者，特别是晚餐前注射胰岛素的患者。

（4）夜间血糖检测。

用于了解有无夜间低血糖，特别是在出现不可解释的空腹高血糖时，应检测夜间血糖。

（5）出现低血糖症状或怀疑低血糖时应及时检测血糖。

（6）剧烈运动前后宜检测血糖。

3. SMBG方案

SMBG方案取决于病情、治疗的目标。

1）因血糖控制非常差或病情危重而住院治疗者，应每天检测4～7次血糖，或根据治疗需要检测血糖，直到血糖得到控制。

2）采用生活方式干预手段控制糖尿病的患者，可根据需要有目的地通过血糖检测了解饮食和运动对血糖的影响。

3）使用口服降糖药者可每周检测 2～4 次空腹或餐后血糖，或在就诊前 1 周内连续监测 3 d，每天监测 7 次血糖（早餐前后、午餐前后、晚餐前后和睡前）。

4）使用胰岛素治疗者可根据胰岛素治疗方案进行相应的血糖检测。

（三）尿糖

虽然 SMBG 是理想的血糖检测手段，但受条件所限无法检测血糖时，也可以采用尿糖测定来进行自我监测。尿糖的控制目标是任何时间尿糖均为阴性，但是尿糖检测对发现低血糖没有帮助。特殊情况下，如肾糖阈增高（如老年人）或降低（如妊娠期）时，尿糖检测对治疗的指导作用不大。

三、医学营养治疗

医学营养治疗（MNT）指临床条件下对糖尿病及糖尿病前期患者的营养问题采用干预措施，包括对患者进行个体化营养评估、营养诊断，执行营养干预计划，并在一定时期内实施监测，是糖尿病及其并发症的预防、治疗、自我管理以及教育的重要组成部分。MNT 通过调整营养素结构，有利于血糖控制，有助于维持理想体重，并预防营养不良的发生。

（一）MNT 的原则

糖尿病及糖尿病前期患者需要接受个体化 MNT，由熟悉糖尿病治疗的营养师或综合管理团队指导完成。在评估患者营养状况的情况下，设定合理的质量目标，控制总能量摄入，合理、均衡分配各种营养素，达到患者的代谢控制目标，并尽可能满足患者饮食喜好。针对超重或肥胖者推荐适度减重，并进行体育锻炼和行为改变，有助于维持减重效果。

（二）MNT 的目标

1）维持合理体重：超重或肥胖患者减重的目标是 3～6 个月减轻体重的 5％～10％。消瘦者应通过合理的营养计划恢复并长期维持理想体重。

2）提供均衡营养的膳食。

3）达到并维持理想的血糖水平，降低 HbA1C 水平。

4）减少心血管病的危险因素，如血脂异常和高血压。

5）减轻胰岛素抵抗，降低胰岛 β 细胞负荷。

（三）MNT 是糖尿病预防和控制的基础

MNT 是糖尿病预防和控制必不可少的措施。1971 年，ADA 率先提出医学营养治疗（MNT）的概念，并首次提出基于循证的糖尿病营养供给量标准。2013 年，ADA 开始强调在循证基础上制订个体化 MNT 方案。2010 年，我国制订了《中国糖尿病医学营养治疗指南（2010 版）》，提出了规范的 MNT 方案。

（四）MNT 的循证基础

1）任何类型糖尿病及糖尿病前期患者均需依据治疗目标接受个体化 MNT。

2）MNT 可预防糖尿病，改善生活质量和临床结局，节约医疗费用。

3）对于 2 型糖尿病高危人群，强调改善生活方式，包括适度减轻体重（7%左右）和规律、适度的体力活动（每周>150 min），合理控制饮食，能够降低糖尿病的发生风险。

4）制订 MNT 方案时，应考虑患者具体需求及是否具有执行方案的能力。

5）MNT 能够改善肥胖糖尿病患者的血糖、血脂、血压、体重等指标。

6）针对住院糖尿病患者，MNT 能够减少感染及并发症的发生，减少住院时间及胰岛素用量。

（五）营养相关因素

1. 能量

1）糖尿病前期及糖尿病患者应接受个体化能量平衡计划，目标是既达到或维持理想体重，又满足不同情况下的能量需求。

2）建议所有糖尿病或有糖尿病患病风险的超重或肥胖患者都应减重。

3）在超重或肥胖的胰岛素抵抗患者中，适当减轻体重可改善胰岛素抵抗。

4）就减重效果而言，限制能量摄入较单纯调节营养素比例更关键。但不推荐 2 型糖尿病患者长期接受极低能量（3344 kJ/d）的 MNT。

2. 碳水化合物

1）推荐每日碳水化合物供能比为 45%～60%，如碳水化合物的来源为低 GI 食物，其供能比可达 60%。

2）低碳水化合物饮食有利于血糖控制，但对于血脂，其仅改善高密度脂蛋白胆固醇（HDL－C）水平。

3）糖尿病成人患者膳食纤维摄入量可高于健康成年人，推荐为 25～30 g/d。

4）蔗糖引起的血糖升幅并不比相同能量的淀粉高，但摄入量太高时可能升高血糖及甘油三酯水平，因此不推荐常规摄入。不推荐在糖尿病患者常规饮食中添加大量果糖作为甜味剂，过量果糖不利于血脂代谢。

5）不推荐糖尿病患者饮酒，如饮酒则需计入全日总能量。具体摄入量可参考：女性每天不超过 1 个酒精单位，男性每天不超过 2 个酒精单位。建议每周饮酒不超过 2 次。

3. 脂肪

1）脂肪总摄入量对心血管事件发生率的影响并不明确，脂肪供能比以 25%～35%为宜，对超重或肥胖患者，脂肪供能比应控制在 30%以内。

2）增加植物脂肪摄入的比例。

3）限制饱和脂肪酸与反式脂肪酸的摄入量，饱和脂肪酸供能比以不超过 10%为宜。

4）单不饱和脂肪酸是较好的脂肪来源，可取代部分饱和脂肪酸供能，供能比宜大于 12%。

5）多不饱和脂肪酸供能比不宜超过 10%。

6）膳食中宜增加富含 ω－3 多不饱和脂肪酸的植物油。推荐每周吃鱼 2～4 次（尤其是 ω－3 多不饱和脂肪酸含量丰富的鱼）。

7）每天摄入 3.5 g 的 ω－3 多不饱和脂肪酸可显著降低甘油三酯水平。ω－3 多不饱和脂肪酸与 ω－6 多不饱和脂肪酸比例宜为 1∶4～1∶10。

8）每日胆固醇摄入量不宜超过 300 mg。

4. 蛋白质

1）针对肾功能正常的糖尿病患者，推荐蛋白质的适宜供能比为 15%～20%。

2）植物来源的蛋白质，尤其是大豆蛋白，相比动物蛋白更有助于降低血脂水平。

3）高蛋白质膳食在短期内（3个月内）有助于减轻体重。

4）不建议超重或肥胖人群长期进食高蛋白质食物。

5）乳清蛋白有助于促进胰岛素分泌，改善糖代谢，并在短期内减轻体重。

5. 维生素及微量元素

1）目前尚无明确证据表明，无维生素缺乏的糖尿病患者大量补充维生素会产生代谢益处，因此不推荐此类患者常规大剂量补充维生素。

2）维生素D缺乏与糖尿病发生有关，但无证据表明糖耐量减低的患者补充维生素D能预防糖尿病发生。

3）不建议常规大量补充抗氧化维生素，如维生素E、维生素C和胡萝卜素，且需考虑其长期安全性。

4）烟酸不能减少糖尿病的发生，但对已确诊糖尿病的患者，补充烟酸具有调节血脂、降低血磷等作用。

5）补充B族维生素可改善糖尿病神经病变。

6）补充适宜的α-硫辛酸可改善神经传导速度及周围神经症状。

7）联合补充维生素C和维生素E及镁、锌可能有助于糖尿病患者的血糖控制，并改善肾小球功能、降低血压。但联合补充维生素C、维生素E并不能降低1型糖尿病孕妇发生先兆子痫的风险。

6. 无机盐及微量元素

1）基于现有证据，适量补充微量营养素可提高2型糖尿病患者的免疫功能，减少一般感染的发生。

2）限制糖尿病患者食盐摄入量可明显降低血压，其效果接近于单用降压药物的控制效果。

3）糖尿病患者缺乏钙及维生素D可能对血糖控制产生负面影响，联合补充可有助于改善血糖控制。

4）在心血管病的初级预防研究中，对于不缺硒的人额外补充硒，可能会增加2型糖尿病的患病风险。

5）对于常规补充铬是否有益于糖尿病患者目前尚有争议，在有铬缺乏的糖尿病或肥胖症患者，补充铬可能有益。

6）铁摄入过量可能引发糖尿病及其并发症，但从孕16周到分娩补充铁剂并不增加糖尿病的风险。

7）未得到控制的糖尿病容易发生微量元素缺乏，在某些人群中，如幼儿、老年人、孕妇、严格的素食者和严格限制饮食的肥胖者、糖尿病手术者可能需要补充部分微量元素。

8）膳食摄入足够的锌可在一定程度上降低空腹血糖水平。

9）膳食摄入足够的镁有助于预防胰岛素抵抗及 2 型糖尿病。

7. 甜味剂

糖尿病患者适量摄入糖醇或非营养性甜味剂是安全的，但并无肯定的代谢益处。

（六）膳食结构

1）建议糖尿病患者遵循平衡膳食原则，膳食总能量摄入应符合体重管理目标。

2）在保证宏量营养素的供能比适当的前提下，可结合患者的代谢目标和个人喜好制订个体化的膳食结构。

3）低碳水化合物、限制能量的低脂饮食或地中海饮食在短期（2 年）内可有效减轻体重。若采取低碳水化合物饮食，应定期监测血脂、肾功能和蛋白质摄入量。

4）限制能量的地中海饮食能降低糖尿病患者心血管病的患病风险。

5）地中海饮食有助于降低糖尿病的患病风险。

（七）营养教育

1）营养教育有助于改善糖耐量，降低糖尿病患病风险，并有助于减少糖尿病慢性并发症的发生。

2）营养教育目标：控制体重，建议所有超重或肥胖的糖尿病患者或有糖尿病患病风险的个体减重。对于超重或肥胖的糖尿病患者，需限制总能量摄入，宏量营养素组合应个体化。体力活动和行为干预是体重控制方案的重要组成部分，同时有助于保持已减轻的体重。

3）营养教育实施应包括个体化营养咨询、营养处方、运动处方、适度的咨询/随访频率等。

（八）血糖生成指数（GI）

1）进行富碳水化合食物选择指导时，参考 GI 和血糖负荷（GL）可能更有助于血糖控制。

2）低 GI/GL 饮食有助于降低 2 型糖尿病前期人群的血糖和 HbA1c。

3）低 GI 饮食有助于妊娠糖尿病患者的血糖和体重控制。

4）评价某种食物升血糖能力时，应同时考虑其 GI 及 GL。

5）评价饮食对餐后血糖的影响应采用混合膳食 GI。

（九）食物交换份

1）食物交换份简单、易接受、易操作，有利于糖尿病患者的血糖控制。

2）应用基于 GL 概念的食物交换份较传统的食物交换份更容易控制血糖。

（十）不同人群的 MNT 管理

1. 儿童青少年糖尿病

1）迄今为止，没有预防儿童期 1 型糖尿病发病的有效方法。

2）1 型糖尿病患者可通过 MNT 获益。

3）1 型糖尿病患者在初诊时即应采用 MNT，定期（至少每年）随访。医务人员应为 1 型糖尿病患者及其家属提供与其年龄相符的培训与指导。家庭参与是优化糖尿病管理的重要环节。

4）教育患者根据碳水化合物摄入量和运动情况调整餐前胰岛素剂量。

5）儿童期 1 型糖尿病面临更严重的低血糖及其并发症发生风险。

2. 妊娠期糖尿病（GDM）

1）采用营养及运动治疗、血糖监测，以及根据血糖水平进行胰岛素治疗等综合措施，对 GDM 实施管理。

2）能量摄入应适度，以保证适宜的体重增加。妊娠期不宜出现体重下降。对于有 GDM 的超重或肥胖妇女，合理控制体重增长速度。

3）加强代谢监测，避免脂肪动员造成的饥饿性酮症或酮症酸中毒、脂代谢异常或其他妊娠期代谢并发症。

4）GDM 是未来发生 2 型糖尿病的重要危险因素，建议分娩后注意改善生活方式，进行必要的体力活动和营养治疗。

5）少量多餐、选择低 GI 食物或应用糖尿病适用配方的营养代餐，有助于血糖控制及优化围产结局，并降低低血糖及能量摄入不足的发生风险。

6）孕前和妊娠早期在平衡膳食的基础上每日额外补充 400 μg 叶酸，以降低糖尿病母亲子代中神经管缺陷和先天性畸形的发生风险。

7）妊娠期及哺乳期均应维持良好的微量营养素摄入，必要时补充铁剂、钙剂或适合妊娠期的微量营养素复合制剂。

3. 老年糖尿病

1）老年糖尿病患者不必过度限制能量摄入减轻体重，以避免体重丢失；超重和肥胖者可保持体重稳定，推荐总能量摄入约为每日 30 kcal/kg。

2）不建议长期在养老院居住者严格限制饮食，应为其提供规律性食谱，定量定时供给碳水化合物。

3）老年糖尿病患者的供能应以碳水化合物为主，占总能量的45%～60%。

4）老年糖尿病患者无须过度严格禁食含蔗糖食物。

5）老年糖尿病患者宜多选择能量密度高且富含膳食纤维、低 GI 的食物，以改善糖代谢和降低心血管病的患病风险。

6）建议老年糖尿病患者蛋白质摄入量为 1.0～1.3 g/（kg·d），以优质蛋白质为主，可改善胰岛素分泌、避免年龄相关的肌肉减少等。

7）每天补充复合无机盐和维生素可能有益，特别是长期食物或营养素摄入不足的老年糖尿病患者。

8）老年糖尿病患者增加锻炼是有益的，每周进行 3 次以上有氧运动，每次 60 min，以达到最大心率的 60%～75%为标准，但应进行心脏功能评价及运动风险评估。

9）定期给予老年糖尿病患者糖尿病教育和饮食指导可明显降低 HbA1c 水平。

4. 糖尿病前期

1）生活方式干预可安全有效地降低高血糖及心血管病患病风险，适用于所有糖尿病前期人群。

2）糖尿病前期患者体重应减轻 5%～10%并长期维持。

3）推荐低脂、低饱和脂肪酸和反式脂肪酸、富含膳食纤维的饮食方案。

4）建议控制血压、限盐、限酒。

5）低能量饮食的同时添加左旋肉碱可改善糖代谢异常患者的胰岛素敏感

性，地中海饮食有助于预防 2 型糖尿病发生。

四、糖尿病的运动治疗

糖尿病患者运动治疗介入已是国际糖尿病防治的共识，作为糖尿病防治的重要基石之一，国内外大量研究均表明，规律的运动不仅可以改善糖尿病患者的血糖控制、增加胰岛素敏感性，还有利于减轻体重、控制血脂和血压、降低大血管和微血管并发症的发生风险。遗憾的是，中国糖尿病患者整体运动效果不佳。为此，中华医学会糖尿病学分会（CDS）根据国内糖尿病运动治疗现状，发布了《中国糖尿病运动治疗指南》。其有助于临床工作者掌握运动治疗的适应证、禁忌证，科学制订运动处方，强调科学性、有效性和个体化治疗，提高糖尿病治疗效果。对糖尿病高危人群一级预防效果显著。流行病学研究结果显示：规律运动 8 周以上，可将 2 型糖尿病患者 HbA1c 降低 0.66%；规律运动 12～14 年的糖尿病患者病死率显著降低。

糖尿病患者运动时应遵循以下原则：

1）运动治疗应在医生指导下进行。运动前要进行必要的评估，特别是心肺功能和运动功能的医学评估（如运动负荷试验等）。

2）空腹血糖>16.7 mmol/L、反复低血糖或血糖波动较大、有糖尿病酮症酸中毒等急性代谢并发症、合并急性感染、增殖性视网膜病、严重肾病、严重心血管病（不稳定性心绞痛、严重心律失常、一过性脑缺血发作）等情况下禁忌运动，病情控制稳定后方可逐步恢复运动。

3）成年糖尿病患者每周至少进行 150 min（如每周运动 5 d，每次 30 min）中等强度（50%～70%最大心率，运动时有点用力，心跳和呼吸加快但不急促）的有氧运动。研究发现，即使一次只进行短时的体育运动（如10 min），累计 30 min/d 也是有益的。

4）中等强度的体育运动包括快走、太极拳、骑车、乒乓球、羽毛球和高尔夫球。强度较大的体育运动为舞蹈、有氧健身操、慢跑、游泳、骑车、上坡等。

5）如无禁忌证，每周最好进行 2 次抗阻运动，锻炼肌肉力量和耐力。训练时阻力为轻度或中度。联合进行抗阻运动和有氧运动可获得更大程度的代谢改善。

6）运动项目与患者的年龄、病情及身体承受能力相适应，并定期评估，适时调整运动计划。

7）记录运动日记，有助于提升运动依从性。

8）养成健康的生活习惯，培养良好的生活方式，如增加身体日常活动、减少静坐时间，将有益的体育运动融入日常生活。

9）运动前后要检测血糖，参加运动量大或激烈的运动时，应建议患者临时调整饮食及药物治疗方案，以免发生低血糖。

五、口服降糖药物治疗管理

2 型糖尿病是一种进展性的疾病，在 2 型糖尿病的自然病程中，胰岛 β 细胞功能随着病程的延长而逐渐减弱，胰岛素抵抗程度变化不大。因此，随着 2 型糖尿病病程的进展，对外源性的血糖控制手段的依赖逐渐增大。糖尿病的药物治疗多基于纠正导致人类血糖升高的两个主要病理生理改变——胰岛素抵抗和胰岛素分泌受损。临床上常需要口服降糖药物治疗或口服降糖药物和注射降糖药物（胰岛素、GLP－1 受体激动剂）联合治疗。根据作用机制的不同，口服降糖药物可分为以促进胰岛素分泌为主的药物（磺脲类、格列奈类、DPP－4 抑制剂）和通过其他机制降低血糖的药物（双胍类、TZDs、α－糖苷酶抑制剂）。磺脲类和格列奈类直接刺激胰岛 β 细胞分泌胰岛素。DPP－4 抑制剂通过减少体内 GLP－1 的分解而增加 GLP－1 浓度，进而促进胰岛 β 细胞分泌胰岛素。双胍类的主要药理作用是减少肝脏葡萄糖的输出。TZDs 的主要药理作用为改善胰岛素抵抗。α－糖苷酶抑制剂的主要药理作用为延缓碳水化合物在肠道内的消化吸收。

糖尿病的 MNT 和运动治疗是控制 2 型糖尿病患者高血糖的基本措施。在 MNT 和运动治疗不能使血糖控制达标时，应及时采用包括口服降糖药物治疗在内的手段。

六、胰岛素治疗管理

胰岛素治疗是控制高血糖的重要手段。1 型糖尿病患者需依赖胰岛素维持生命，也必须使用胰岛素控制高血糖并降低糖尿病并发症的发生风险。2 型糖尿病患者虽不需要胰岛素来维持生命，但当口服降糖药物效果不佳或存在口服降糖药物使用禁忌时，仍需使用胰岛素，以控制高血糖并减少糖尿病并发症的发生风险。在某些时候，尤其是病程较长时，胰岛素治疗可能是最主要的甚至是必需的血糖控制措施。

医务人员和患者必须认识到，与口服降糖药物相比，胰岛素治疗涉及更多环节，如药物选择、治疗方案、注射装置、注射技术、SMBG以及根据血糖结果采取行动等。与口服降糖药物相比，胰岛素治疗需要医务人员与患者更多的合作，并且需要患者掌握更多的自我管理技能。开始胰岛素治疗后应继续指导患者坚持饮食控制和运动，并加强对患者的教育和指导，鼓励患者进行SMBG并根据血糖结果适当调节胰岛素剂量，以控制高血糖并预防低血糖的发生。开始胰岛素治疗前患者均应接受有针对性的教育，来掌握胰岛素治疗相关的自我管理技能，了解低血糖发生的危险因素、症状以及自救措施。

七、糖尿病患者的护理

在日常护理中，需要注意以下几个方面：

1）发现“三多一少”症状时，应及时到医院就医，明确诊断。已确定为糖尿病时，要配合医生进行治疗，以免延误病情。老年人症状常不明显，应定期检查尿糖、血糖（半年或一年检查1次）。

2）调整生活规律。糖尿病属慢性病，生活规律非常重要，在身体允许的情况下，按时起居，有利于糖代谢。每周按时测量体重，作为计算饮食和观察疗效的依据。

3）坚持适当规律的活动。适当规律的活动是治疗糖尿病的一种重要手段，可采取多种活动方式。老年肥胖患者早晨起床后可轻度活动。注射胰岛素的老年人应避开胰岛素分泌的高峰时间进行活动，以免发生低血糖。

4）保护皮肤。首先要注意个人卫生，一般情况下每周要洗澡，换衣裤1～2次。保持皮肤清洁，尤其要保持外阴部清洁。每天清洗外阴部，防止发生泌尿系统感染。

5）要特别注意保护双脚。避免穿紧袜子和硬底鞋，以免发生足部溃疡，进而发展成坏疽。

八、糖尿病的并发症管理

（一）皮肤感染

糖尿病皮肤感染可分为细菌性感染和真菌性感染两大类。细菌性感染常见糖尿病疖肿、糖尿病痈、糖尿病皮肤蜂窝织炎等。真菌性感染常见糖尿病皮肤黏膜白色念珠菌感染、手足癣、甲癣等。

（二）尿路感染

糖尿病尿路感染发病率较高，尤其是女性糖尿病患者更为常见，可发生于尿路任何部位，以膀胱炎最为常见。临床表现可分为急性感染和慢性感染。急性感染表现为高热、发冷、腰痛、尿频、尿急、尿痛、血尿、肋脊角压痛、全身乏力、水肿、菌尿、脓尿等。慢性感染指急性感染者病程超过 6 个月，经常有反复发作史，平时仅有腰痛、低热、全身乏力、贫血、高血压或肾功能不全等表现，有时可无尿路刺激症状，尿中有细菌或少量白细胞。可进行尿液细菌学检查，若每毫升细菌数超过 10 万个，则表明存在尿路感染。

糖尿病合并尿路感染时必须采用糖尿病和尿路感染同时治疗的方法。治疗前进行细菌学检查和药敏试验，以选取有效的抗生素，且用药量必须达到足够的抗菌浓度。可选用羧基苄青霉素 10～20 g/d，静脉滴注；或头孢菌素 0.5～1.0 克/次，每日 3 次口服；或诺氟沙星 0.1 克/次，每日 3 次口服。在治疗的同时，应考虑有否尿路梗阻存在，必要时可进行静脉肾盂造影以排除。若有尿路梗阻，应针对尿路梗阻进行治疗，否则感染难以控制。

预防尿路感染，重点是个人卫生和无菌操作，坚持淋浴，防止细菌进入尿路。在尿路内的任何操作，如导尿、插管等都必须在无菌条件下进行。对糖尿病患者定期进行中段尿培养有利于早期发现尿路感染而及时采取治疗措施。

（三）呼吸系统感染

糖尿病患者免疫功能低下，易伴发呼吸系统感染，包括特异性感染（肺结核）和非特异性感染（细菌性感染、病毒性感染、真菌性感染、支原体感染、衣原体感染等）。有关统计显示，糖尿病并发肺结核的感染率为 1.7%，比非糖尿病患者高 3～4 倍，而且极易溶解、播散和形成空洞。糖尿病越严重，肺结核发病率越高，治疗上甚为棘手。结核病是一种慢性传染病，在人体抵抗力低下时，因感染结核杆菌而发病。患糖尿病时因呼吸道纤毛上皮受损，机体清除异物的能力减弱，对结核杆菌的易感性增强。同时，由于糖尿病致糖代谢障碍，中性粒细胞的吞噬能力减弱，所以，细菌虽经吞噬，但不能被彻底消灭，造成细菌反复感染。

糖尿病并发肺结核的临床表现为既有糖尿病症状，又有肺结核症状。在肺结核未得到治疗时，糖尿病症状逐渐加重，“三多一少”症状明显，疲乏无力日趋严重，难以缓解。肺结核症状可有周身乏力、疲倦、食欲缺乏、体重减轻、午后低热、盗汗等全身症状，以及咳嗽、咳黏液痰、胸痛，有时可有咯血表现。如果出现高热、大汗淋漓、痰液增多而呈脓性或大量咯血，则表示病情加重。体格检查常于肩胛间区闻及湿性啰音。

糖尿病并发肺结核的诊断主要根据糖尿病史、症状和肺结核的临床表现以及实验室检查等，特别是结核杆菌的发现可作为依据，其诊断并不困难。常用的实验室检查有血常规、血沉、痰液培养、结核抗体测定以及 X 线检查、CT 断层摄影等。

（四）血脂异常

糖尿病患者由于胰岛素不足或增高，可引起各种类型的血脂异常。血脂异常与糖尿病发病有关。糖尿病患者常见的血脂异常为 TG 和 VLDL 的升高以及 HDL 的下降。

1. TG 升高

TG 升高代表富含 TG 的脂蛋白，如强致病性的中间密度脂蛋白（IDL）及残余颗粒的增多。建议把高 TG 作为冠心病发病风险增加的一种标志，除了 IDL 等直接致病，TG 升高还可以通过促进 sLDL 生成、引起 HDL－C 下降、影响凝血因子等诸多方面导致冠心病的发生。

2. VLDL 升高

糖尿病患者血液中 TG、VLDL 升高，并且有脂蛋白组成成分及含量的变化，这种变化与参与代谢的酶以及受体有关，可导致蛋白质代谢失调。

3. HDL 下降

HDL 具有抗动脉粥样硬化的作用，它从细胞内将胆固醇转移出来（脱泡沫化作用），以及防止细胞过多摄取胆固醇（抗泡沫化作用），从而防止动脉粥样硬化的形成。

血脂异常在青少年 1 型糖尿病的动脉粥样硬化早期进展中有重要的作用。未经治疗的 1 型糖尿病患者常见 TG 升高。胰岛素能够抑制脂肪酶的活性，1 型糖尿病患者由于缺乏胰岛素而脂肪酶活性增加，产生了大量游离脂肪酸（FFA），与高血糖共同为肝脏合成 VLDL 提供充分的原料。胰岛素缺乏导致脂蛋白脂肪酶（LPL）活性减弱，使 TG 在周围组织的清除减少，从而产生高 TG 血症。此外，未经治疗的 1 型糖尿病患者可有 LDL－C 升高、HDL－C 下降，伴有脂蛋白结构成分的异常。血脂异常将随着血糖的良好控制而得到改善，甚至恢复正常。

2型糖尿病通常是遗传因素与环境因素相互作用的结果，往往在疾病的亚临床期就已存在血脂异常，可出现TG、VLDL升高，HDL－C浓度下降，sLDL升高。2型糖尿病患者的脂蛋白表型与家族混合型高脂血症极其相似，血脂异常不能单独通过血糖控制得到纠正。

2型糖尿病血脂异常的发病机制与胰岛素抵抗密切相关。实际上，胰岛素不仅影响着血糖水平，它还是人体内两大类物质——脂肪和蛋白质代谢的主要调控因素。胰岛素能够抑制脂肪细胞内激素敏感性脂肪酶，又可激活LPL的活性。胰岛素抵抗肌肉组织对糖的利用障碍，但由于激素敏感性脂肪酶活性增强，使脂肪组织释放大量的脂肪酸，这种游离的非脂化脂肪酸在2型糖尿病患者中不能转化为酮体，而是作为一种原料使VLDL、TG、胆固醇在肝脏合成增加。同时，胰岛素抵抗能导致LPL活性降低、LDL受体功能减退，这些都使得富含TG的脂蛋白清除时间延长，在胆固醇酯转运蛋白（CETP）暴露时间延长，加速了HDL、LDL、胆固醇与VLDL和乳糜微粒（CM）间的TG交换，使HDL－TG增加，为肝脏甘油三酯脂酶（HTGL）的合成提供底物。同时此酶的活性在2型糖尿病患者中亦增加，所以HDL中的胆固醇减少。TG升高、HDL－C下降及高血糖导致sLDL升高。由于sLDL易于氧化，其与动脉壁亲和力增加，同时代谢性质发生改变，使较大颗粒LDL更具有致动脉粥样硬化的作用。

2型糖尿病患者的高血糖状态与脂蛋白的分布和代谢异常密切相关。血糖升高使脂蛋白、载脂蛋白及一些酶的氨基酸残基糖化，ApoB糖基化引起LDL的化学修饰，修饰后的LDL易于氧化，且与其受体结合减少，而转为经“清道夫”途径代谢，被巨噬细胞吞噬沉积在动脉壁上，促进动脉粥样硬化的发生、发展。

2型糖尿病患者由于存在高血糖、高胰岛素和胰岛素抵抗，导致自由基生成增加以及抗氧化防御系统功能减弱，产生氧化应激。氧化应激又可进一步损伤胰岛，增强胰岛素抵抗，升高血糖，并导致脂质的过氧化。氧化应激能从多方面影响脂质的代谢，加速糖尿病大血管并发症的发生。

2型糖尿病患者的血脂异常常与年龄、肥胖、饮酒、应用雌激素、肾脏疾病有关。2型糖尿病患者经膳食治疗、控制体重、应用胰岛素或口服降糖药物等，可部分纠正血脂异常。但若经上述治疗，血脂仍未达标，尤其当患者有严重的代谢异常或存在发展至心血管事件的危险因素时，应及早进行调脂治疗。

ADA针对血脂异常的建议为：降低LDL－C首选他汀类药物，其次选择胆酸螯合物或贝特类药物。升高HDL－C首选贝特类药物，也可以选择胆酸螯合物。降低TG选择贝特类药物。治疗混合性血脂异常（高LDL－C和高TG）首选大剂量他汀类药物，其次选择他汀类加贝特类药物。可见他汀类和贝特类药物是临床较为常见的调脂药物。

（五）心血管病

糖尿病是心血管病的独立危险因素。与非糖尿病患者相比，糖尿病患者发生心血管病的风险增加2～4倍。空腹血糖和餐后血糖升高，即使未达到糖尿病诊断标准，也与心血管病发生风险增加相关。糖尿病患者经常伴有血脂异常、高血压等心血管病的重要危险因素。临床证据显示，严格的血糖控制对减少2型糖尿病患者发生心血管病及其导致的死亡风险作用有限，特别是那些病程较长、年龄偏大和已经发生过心血管病，或伴有多个心血管病危险因素的患者。但是，对多重危险因素的综合控制可显著改善糖尿病患者心血管病的发生和死亡风险。因此，对糖尿病并发心血管病的预防，需要全面评估和控制心血管病危险因素（高血糖、高血压和血脂异常），并进行适当的抗血小板治疗。

当前，我国2型糖尿病患者中，心血管病危险因素的发生率高但控制率较低，在门诊就诊的2型糖尿病患者中，血糖、血压和血脂控制综合达标率仅为5.6%左右，阿司匹林的应用率也偏低。临床上应更积极地筛查和治疗心血管病危险因素，并提高阿司匹林的治疗率。

糖尿病确诊后，每年至少应评估一次心血管病危险因素，评估的内容包括心血管病现病史及既往史、年龄、吸烟、血脂异常、高血压和家族史、肥胖（特别是腹型肥胖）、肾脏损害（尿白蛋白排泄率增高等）、心房颤动（可导致脑卒中）。静息时的心电图对2型糖尿病并发心血管病的筛查价值有限，对心血管病发生风险较高的患者，可进行进一步检查来评估心血管病发生风险。

（六）糖尿病肾病

糖尿病患者中有20%～40%发生糖尿病肾病，是糖尿病患者肾功能衰竭的主要原因。早期糖尿病肾病的特征是尿中白蛋白排泄轻度增加（微量白蛋白尿），逐步进展至大量白蛋白尿和血肌酐水平上升，最终发生肾功能衰竭，需要透析或肾移植。肾功能的逐渐减退和心血管病的发生风险增高显著相关。因此，微量白蛋白尿与严重的肾脏病变均应视为心血管病和肾功能衰竭的危险因素。在糖尿病肾病的早期通过严格控制血糖和血压，可防止或延缓糖尿病肾病的发展。

2 型糖尿病患者在确诊糖尿病后每年均应做肾脏疾病的筛查。基本的检查是尿常规，检测有无尿蛋白。这种方式有助于发现明显的蛋白尿以及其他一些非糖尿病性肾病，但是会遗漏微量白蛋白尿。所有成年糖尿病患者中，不管尿白蛋白排泄程度如何，至少应每年检测血肌酐。血肌酐可用来估算肾小球滤过率（eGFR）和评价肾脏疾病的分期情况。

检测尿微量白蛋白最简单的方法是测定晨尿或随机尿中的尿微量白蛋白与尿肌酐比值（ACR），如结果异常，则应在 3 个月内重复检测以明确诊断。如 3 次 ACR 中有 2 次升高，又能排除感染等其他因素时，可诊断为微量白蛋白尿。24 h 内运动、感染、心力衰竭、显著高血糖及显著高血压均可使尿微量白蛋白排泄升高。糖尿病肾病患者应用口服药物治疗时，应注意其对肾脏的安全性。绝大多数降糖、调脂和降压药物对早期糖尿病患者是安全的。

糖尿病肾病的防治分为三个阶段。第一阶段为糖尿病肾病的预防，对重点人群进行糖尿病筛查，以发现糖耐量减低或空腹血糖受损的患者，采取改变生活方式、控制血糖等措施，预防糖尿病及糖尿病肾病的发生。第二阶段为糖尿病肾病早期治疗，对于出现微量白蛋白尿的糖尿病患者，予以糖尿病肾病治疗，减少或延缓大量蛋白尿的发生。第三阶段为预防或延缓肾功能不全的发生或进展，治疗并发症，对于肾功能不全者考虑肾脏替代治疗。糖尿病肾病的治疗以控制血糖、血压为主，还包括改变生活方式、纠正脂质代谢紊乱、治疗肾功能不全的并发症、透析等。

（七）糖尿病视网膜病变

糖尿病视网膜病变是糖尿病高度特异性的微血管并发症，在 20～74 岁新发失明病例中，糖尿病视网膜病变是最为常见的病因。糖尿病视网膜病变的主要危险因素包括糖尿病、高血糖、高血压和血脂异常，其他相关危险因素还有妊娠和糖尿病肾病等。2 型糖尿病患者也是其他眼部疾病早发的高危人群，这些眼部疾病包括白内障、青光眼、视网膜血管阻塞及缺血性视神经病变等。

非增殖性糖尿病视网膜病变和黄斑水肿的患者可能无明显临床症状，因此，从预防性治疗的角度来说，糖尿病患者在确诊后应尽快进行眼底检查和其他方面的眼科检查。

（八）糖尿病神经病变

糖尿病神经病变是糖尿病常见的慢性并发症之一，病变可累及中枢神经及周围神经，后者常见。由于缺乏统一的诊断标准和检测方法，其患病率有较大差异，为10%～96%。糖尿病病程在10年以上者，常有明显的糖尿病神经病变，其发生风险与糖尿病的病程、血糖控制情况等相关。糖尿病中枢神经病变是指大脑、小脑、脑干及脊髓的神经元及其神经纤维的损伤。糖尿病周围神经病变是指在排除其他原因的情况下，糖尿病患者出现周围神经功能障碍相关的症状和/或体征，如糖尿病远端对称性多发性神经病变即为具有代表性的糖尿病周围神经病变。无症状的糖尿病神经病变，依靠体征筛查或神经电生理检查方可诊断。

糖尿病神经病变的临床表现是多种多样的，常见的是慢性远端型、对称性、多发性神经病变（DPN）和自主神经病变（DAN）。糖尿病神经病变的早期诊断和合理治疗很重要，原因有：

1）糖尿病患者可能出现非糖尿病性神经病变。

2）对于有症状的糖尿病神经病变患者可有很多治疗选择。

3）多达50%的DPN患者是无症状的，足部对损伤无感觉。超过80%的患者因足部溃疡和损伤而截肢。因此医生应提高对高危人群的识别，提供健康教育和合理的足部护理，能够降低坏疽发生率和随后的截肢率。

4）DAN可能累及全身各个系统。

5）DAN特别是心血管自主神经病变（CAN）的发生，可增加死亡率。

因此应直接针对发病机制进行治疗，同时有效的对症治疗也可以缓解DPN和DAN的临床症状。

（九）糖尿病下肢血管病变

糖尿病下肢血管病变主要是指糖尿病下肢动脉病变，其虽然不是糖尿病的特异性并发症，但糖尿病患者发生下肢动脉病变的风险较非糖尿病患者明显增加，而且发病年龄更早、病情更严重、病变更广泛、预后更差。

糖尿病下肢动脉病变是外周动脉疾病（PAD）的一个组成部分，表现为下肢动脉的狭窄或闭塞。与非糖尿病患者相比，糖尿病患者更常累及股深动脉及胫前动脉等中小动脉。其主要病变是动脉粥样硬化，因此糖尿病下肢动脉病变通常指下肢动脉粥样硬化病变（LEAD）。LEAD的患病率随年龄的增长而增加，与非糖尿病患者相比，糖尿病患者发生LEAD的风险明显增加。因调查方法和调查对象的不同，LEAD的患病率报告不一。由于LEAD与动脉血栓性疾病在病理机制上有共性，如内皮功能的损害、氧化应激等，因此临床上这几种病变常同时存在，故LEAD对动脉血栓性疾病有提示价值。LEAD对机体的危害除了导致下肢缺血性溃疡和截肢，更重要的是这些患者的心血管病发生风险明显增加，病死率更高。LEAD 患者的主要死亡原因是心血管病，在确诊 1 年后心血管病发生率达 21.1%，与有心血管病史者再次发生的风险相当。下肢多支血管受累者较单支血管受累者预后更差。

对于 50 岁以上的糖尿病患者，应该常规进行 LEAD 筛查。伴有 LEAD 发病危险因素（如合并心脑血管病变、血脂异常、高血压、吸烟或糖尿病病程 5 年以上等）的糖尿病患者应该每年至少筛查 1 次。对于有足溃疡、坏疽的糖尿病患者，不论其年龄，应该进行全面的动脉病变检查及评估。

（十）糖尿病足

糖尿病足是糖尿病严重的和治疗费用较高的慢性并发症之一，重者可导致截肢。糖尿病患者下肢截肢的相对风险是非糖尿病患者的 40 倍左右。糖尿病足中以足溃疡多见，大约 85%的截肢是由足溃疡引发的，15% 左右的糖尿病患者会在其一生中发生足溃疡。我国 17 家三甲医院调查显示，2007—2008 年住院的慢性溃疡患者中，糖尿病患者占到 33%，而 2006 年调查时仅为 4.9%。

糖尿病足的基本发病因素是神经病变、周围动脉病变和感染，这些因素共同作用可导致下肢、足部组织的溃疡和坏疽。

1）神经病变有多种表现，但与糖尿病足发生有关的最重要的神经病变是感觉减退或缺失的末梢神经病变。由于感觉缺乏，使得糖尿病患者失去了足的自我保护意识，容易受到损伤。糖尿病自主神经病变所造成的皮肤干燥、皲裂和局部的动静脉短路可以促进或加重糖尿病足的发生、发展。

2）周围动脉病变是造成糖尿病足的另外一个重要因素。有严重周围动脉病变的糖尿病患者可出现间歇性跛行的典型症状。但大多数合并严重周围动脉病变的患者可无此症状而发生足溃疡，或在缺乏感觉的足受到损伤以后，缺血性病变加重了足病变。对于有严重的周围动脉病变的患者，在采取措施改善周围供血之前，足溃疡难以好转。

3）糖尿病足患者容易合并感染。感染又是加重足溃疡甚至是导致患者截肢的因素。糖尿病足合并的感染，大多是革兰氏阳性菌和阴性菌感染，或是合并有厌氧菌的混合感染。

在所有的糖尿病慢性并发症中，糖尿病足是相对容易识别、预防比较有效的并发症。尽早识别糖尿病足的危险因素并采取积极对策，至少可使一半以上的糖尿病足引起的截肢得到避免。

（十一）代谢综合征

代谢综合征是一组以肥胖、高血糖（糖尿病或糖调节受损）、血脂异常（高 TG 血症和/或低 HDL－C 血症）以及高血压等聚集发病为特征，严重影响机体健康的临床症候群，是一组在代谢上相互关联的危险因素的组合，这些因素直接促进了动脉粥样硬化的发生，也增加了 2 型糖尿病的发生风险。目前研究显示，与非代谢综合征者相比，代谢综合征患者 2 型糖尿病的发生风险显著增加。

（十二）妊娠

临床上将糖尿病诊断之后妊娠称为糖尿病合并妊娠。在妊娠期间首次发生或发现的糖耐量减低或糖尿病称为妊娠期糖尿病或妊娠期间的糖尿病，妊娠期糖尿病患者中可能包含了一部分妊娠前已有糖耐量减低或糖尿病，在孕期首次被诊断的患者。妊娠期糖尿病的主要危害是围产期母婴临床结局不良和死亡率增加，包括母亲发展为 2 型糖尿病、胎儿在宫内发育异常、新生儿畸形、巨大儿（增加母婴在分娩时发生并发症与创伤的风险）和新生儿低血糖发生的风险增加等。一般来讲，糖尿病合并妊娠时患者血糖水平波动较大，血糖较难控制，大多数患者需要使用胰岛素控制血糖。妊娠糖尿病患者的血糖波动相对较小，血糖容易控制，多数患者可通过严格的饮食计划和运动使血糖得到满意控制，仅部分患者需要使用胰岛素控制血糖。

（十三）阻塞性睡眠呼吸暂停低通气综合征

阻塞性睡眠呼吸暂停低通气综合征（OSAHS）是指在睡眠中上气道阻塞引起呼吸暂停，其特征表现为口鼻腔气流停止而胸腹呼吸尚存，是一种累及多系统并造成多器官损害的睡眠呼吸疾病，是 2 型糖尿病常见的并发症之一。在排除肥胖等因素后，OSAHS 与胰岛素抵抗、糖耐量减低和 2 型糖尿病的发生密切相关。

OSAHS 与糖尿病常在同一个体存在，属于共患疾病，糖尿病患者 OSAHS 的患病率显著高于一般人群。国内研究显示，住院 2 型糖尿病患者 OSAHS 的患病率在 60%以上。OSAHS 患者中糖尿病患病率亦明显高于正常人，肥胖的 2 型糖尿病患者 OSAHS 的患病率高达 86%。

OSAHS 可导致体内多种与糖代谢有关的激素水平发生变化，增加交感神经系统活性，增加患者胰岛素抵抗及糖尿病的发生风险。在校正多种危险因素后发现，糖尿病患者 OSAHS 严重程度与患者的平均血糖、HbA1c 水平及血糖波动幅度呈正相关。

（十四）口腔疾病

糖尿病与口腔疾病存在密切关系。糖尿病患者的唾液量减少、流率减慢，唾液内葡萄糖浓度升高，唾液 pH 下降，使口腔内环境改变，口腔的自洁力下降，易引起各种病原微生物的滋生和增殖，导致口腔发生多种疾病，如舌炎、口腔黏膜炎、龋病等。另外，糖尿病患者血糖升高，血小板黏附、聚集增强，抗凝血因子减少，红细胞脆性增加，造成牙龈等口腔组织缺血缺氧，血管内皮损伤，容易受到病原微生物及其产物（如内毒素）的侵袭。同时糖尿病患者伤口愈合障碍，导致口腔病变迁延难愈。急性局部感染若不及时治疗可能危及生命。另外，牙周炎等口腔慢性炎症对糖尿病患者的代谢控制有负面影响，于是便产生了口腔糖尿病学的新概念。

九、2 型糖尿病防治中的三级预防管理

（一）2 型糖尿病的三级预防概念

一级预防的目标是预防 2 型糖尿病的发生；二级预防的目标是在已诊断的 2 型糖尿病患者中预防糖尿病并发症的发生；三级预防的目标是延缓已发生的糖尿病并发症的进展、降低致残率和病死率，并改善患者的生存质量。

（二）2 型糖尿病防治中一级预防的策略

1. 2 型糖尿病的危险因素和干预策略

2 型糖尿病的发生风险主要取决于危险因素的数量和危险度。近年来的多项 Meta 分析提示，他汀类药物与糖尿病发生风险轻度增加相关，但其在预防心血管病方面的获益远大于这种危害。由于公共卫生资源的限制，预防 2 型糖尿病应采取分级管理和高危人群优先的干预策略。

2. 2 型糖尿病高危人群的筛查

2 型糖尿病的一级预防应按照高危人群和普通人群进行分级管理。在我国，主要依靠机会性筛查（如在健康体检中或在进行其他疾病的诊疗时）早期

发现糖尿病，可针对高危人群进行糖尿病筛查。

3. 糖尿病筛查的年龄和频率

对于糖尿病高危成年人群，不论年龄大小，宜及早进行糖尿病筛查，对于除年龄外无其他糖尿病危险因素的人群，宜在年龄≥40 岁时开始筛查。对于糖尿病高危儿童和青少年人群，宜从 10 岁开始筛查，青春期提前的个体则推荐从青春期开始筛查。首次筛查结果正常者，宜每 3 年重复筛查 1 次。

4. 强化生活方式干预

多项随机对照研究显示，糖耐量减低人群接受适当的生活方式干预可延迟或预防 2 型糖尿病的发生。我国大庆市的一项研究显示，推荐患者增加蔬菜摄入量、减少酒精和单糖的摄入量，鼓励超重或肥胖患者（BMI>25 kg/m^2）减轻体重，增加日常活动量，每天进行至少 20 min 的中等强度活动，干预 6 年，可使之后 14 年的 2 型糖尿病发生风险下降 43%。芬兰糖尿病预防研究（DPS）的生活方式干预内容为推荐个体化饮食和运动指导，每天至少进行 30 min 有氧运动和阻力锻炼，目标是体重减少 5%，脂肪供能比<总热量的 30%，该研究平均随访 7 年，发现可使 2 型糖尿病发生风险下降 43%。美国预防糖尿病计划（DPP）研究的生活方式干预内容为推荐脂肪供能比<25%后，如果体重减轻未达到标准，则进行热量限制。结果显示，生活方式干预后 50%的患者体重减轻了 7%，74%的患者可坚持每周至少 150 min 中等强度的运动，生活方式干预 3 年可使糖耐量减低进展为 2 型糖尿病的风险下降 58%。随访累计达 10 年后，生活方式干预患者体重虽然有所回升，但其预防 2 型糖尿病的益处仍然存在。此外，在其他国家的糖耐量减低患者中开展的研究也同样证实了生活方式干预预防 2 型糖尿病发生的有效性。糖尿病前期患者应通过饮食控制和运动以降低糖尿病的发生风险，并定期随访，给予社会心理支持，以确保患者能够长期保持良好的生活方式，定期检查血糖，同时密切关注其他糖尿病危险因素（如吸烟、高血压、血脂异常等），并给予适当的干预措施。

（三）2 型糖尿病防治中二级预防的策略

1. 强化血糖控制

美国糖尿病控制与并发症试验（DCCT）、英国前瞻性糖尿病研究（UKPDS）、日本 Kumomoto 研究等的结果提示，在糖尿病早期患者中强化血糖控制可以显著降低糖尿病微血管病变的发生风险。UKPDS还提示，在肥胖或超重人群中，二甲双胍的使用与心肌梗死和死亡的发生风险下降显著相关。对DCCT和UKPDS研究人群的长期随访结果显示，早期强化血糖控制和长期随访中糖尿病微血管病变、心肌梗死及死亡的发生风险下降相关。上述研究结果支持在糖尿病早期患者中进行血糖的强化控制。

2. 血压控制、血脂控制和阿司匹林的使用

UKPDS提示，在新诊断的糖尿病患者中，采用强化的血压控制不但可以显著降低糖尿病大血管病变的发生风险，还可显著降低微血管病变的发生风险。高血压优化治疗试验（HOT）以及其他抗高血压治疗临床试验也提示，强化的血压控制可以降低无明显血管并发症的糖尿病患者发生心血管病变的风险。

英国心脏保护研究－糖尿病亚组分析（HPS－DM）、阿托伐他汀糖尿病协作研究（CARDS）等大型临床研究提示，采用他汀类药物降低LDL－C的策略，可以降低无明显血管并发症的糖尿病患者发生心血管病的风险。但控制糖尿病患者心血管风险行动计划（ACCORD）研究提示，他汀类药物治疗的基础上，联合应用其他调脂药物未能见到额外的心血管获益。

在糖尿病患者中采用阿司匹林进行心血管病一级预防的临床试验结果不尽相同，故阿司匹林在糖尿病患者心血管病一级预防中是否具有保护作用目前仍有争论。尽管如此，对多个临床试验进行的系统性综述仍显示，在具有心血管病危险因素的2型糖尿病患者中，阿司匹林对心血管具有一定的保护作用。在没有明显糖尿病血管并发症但具有心血管病危险因素的2型糖尿病患者中，采取降糖、降压、调脂（主要是降低LDL－C）和联合阿司匹林治疗等措施，可预防糖尿病微血管病变的发生。

（四）2型糖尿病防治中三级预防的策略

1. 强化血糖控制

DCCT、UKPDS、Kumomoto、糖尿病与血管疾病行动研究（ADVANCE）、美国退伍军人糖尿病试验（VADT）等的结果提示，强化血糖控制可以降低已经发生的糖尿病微血管病变进一步发展的风险。但在已经有严重的糖尿病微血管病变的患者中，采用强化血糖控制的措施是否能降低失明、肾功能衰竭和截肢的发生风险，目前尚缺乏相关的临床研究证据。

ADVANCE、ACCORD、VADT 等临床试验结果均提示，在糖尿病病程较长、年龄较大并具有多个心血管病危险因素或已经发生过心血管病患者中，采用强化血糖控制的措施并不能降低心血管病和死亡的发生风险。相反，ACCORD 还显示，在上述人群中，强化血糖控制与全因死亡的风险增加相关。在年龄较大、糖尿病病程较长和已经发生过心血管病的患者中，要充分平衡强化血糖控制的利弊，在血糖控制目标的选择上采用个体化的策略，并制订以患者为中心的糖尿病管理模式。

2. 血压控制、血脂控制和阿司匹林的使用

已有充分的临床研究证据表明，在已经发生过心血管病的糖尿病患者中，无论是采用单独的降压、调脂或阿司匹林治疗，还是上述手段的联合治疗，均能够降低糖尿病患者再次发生心血管病和死亡的风险。在糖尿病肾病的患者中，采用降压措施，特别是使用 ACEI 或 ARB，可以显著降低糖尿病肾病进展的风险。建议对于年龄较大、糖尿病病程较长和已经发生过心血管病的患者，应在个体化血糖控制的基础上，采取降压、调脂（主要是降低 LDL－C）和应用阿司匹林的措施，以降低心血管病反复发生和死亡的风险。

十、加强糖尿病患者的健康教育

糖尿病患者身体条件较差，经常感觉身体疲劳，有氧能力下降。慢性高血糖还可能使肌肉骨骼结构糖化，导致肌腱硬化，运动能力受限，以致糖尿病患者更不愿意运动。

但运动有助于血糖控制，相比而言，走路简单易行。ADA 建议，机体条件适宜的糖尿病成年人每周应至少进行 150 min 中强度有氧运动，每周不少于三天，并避免连续两天没有活动，或每周至少 75 min 高强度或间歇训练。此外，还要进行 2～3 次的力量锻炼、灵活性和平衡锻炼，以改善关节活动度，预防跌倒。

高强度运动可能会导致患者不能坚持。有大量证据表明，人们更容易坚持低强度活动。因此，不鼓励所有的糖尿病患者参加高强度的运动，倡导经常走路，四季不变，天天坚持。

步行可有效减重和维持体重，改善血糖控制，应作为多数糖尿病患者的首选活动方式，并坚持足够的步行。步行时，应达到心率储备（最大心率减去静息心率的百分比）的 40％～60％，对应的是自我感知运动强度 11～13 级，即感

觉有点累。经过一段时间的运动后，如果患者可以耐受，可尝试更高强度的运动，或高强度运动和休息（或恢复性运动）交替，即高强度间歇训练（HIIT）。

针对步行相关指南有 12 条循证依据：

1）步行可改善 2 型糖尿病患者的血糖控制，是一种有氧运动，应对大多数糖尿病患者开具步行处方。

2）步行可以改善 2 型糖尿病患者的多种健康相关问题。

3）步行可提高糖尿病患者的身体功能状态。

4）步行对预防糖尿病患者的慢性并发症有益。

5）糖尿病患者最好在监督下进行步行训练。

6）结合多种激励措施，糖尿病患者也可进行没有监督的步行。

7）糖尿病患者可以采取间歇训练，尤其是较年轻和健康的患者。

8）持杖步行可能有一定优势。

9）应注意步行地点和地面坡度。与硬地面上步行相比，在沙地或雪地上步行，或在水中步行，会导致能量消耗增加。同样，上坡或下坡比在平地上步行增加了能量消耗。速度或坡度的变化也会影响步行。

10）因步行有可能影响降糖药物使用，要注意餐前或餐后步行对餐后血糖的影响，但这一点尚缺乏证据。

11）糖尿病患者不要久坐，不时站起来短暂行走，可改善血糖控制。

12）必须评估步行风险和功能状态。接受适当降糖治疗的无症状患者通常不需要进行负荷试验。6 min 步行试验可用于评估和监测步行能力。

十一、糖尿病管理的意义

糖尿病是一种慢性终身性疾病，长期血糖控制不良会引起多种并发症，严重者残疾或过早死亡。全面有效控制糖尿病，常规治疗结合健康教育发挥着越来越重要的作用。需要进行动态、连续且有针对性的治疗和健康教育。因此，应建立个人健康档案，确保治疗与健康教育的连续性。

慢病门诊使用个人健康档案，令患者治疗和护理教育有序，帮助糖尿病患者提升自我疾病管理水平，同时开展一系列糖尿病健康教育工作，强化健康人群对糖尿病的预防意识，早期诊断、早期治疗，避免或减少糖尿病相关并发症的发生。

第四节　糖尿病药物治疗管理实践

一、糖尿病药物治疗基本原则

1. 治疗目标

1）纠正代谢紊乱，消除糖尿病症状，维持良好的营养状况及正常的生活与工作能力，保障儿童的正常生长发育。

2）防止发生糖尿病急性并发症。

3）预防和延缓糖尿病慢性并发症的发生与发展。

因此，糖尿病的治疗必须遵循早期治疗、长期治疗、综合治疗和个体化治疗的原则。糖尿病综合治疗主要包括五个方面，即教育、饮食治疗、运动、药物治疗和血糖监测。

2. 治疗安排

（1）糖尿病教育的目的。

1）患者明白自己糖尿病的类型。

2）掌握饮食治疗方法。

3）能进行自我管理，包括监测血糖、初步调节药物剂量。

4）能识别和处理低血糖。

5）在有病情变化时能及时就诊，并按要求定期随诊。

（2）医学营养治疗。

医学营养治疗是临床条件下对糖尿病的营养问题采取的特殊营养干预措施。医学营养治疗通过调整营养素结构，有利于血糖控制，有助于维持理想体重并预防营养不良发生。应在评估患者营养状况的情况下，设定合理总热量的摄入值，合理、均衡分配各种营养素，达到患者的代谢控制目标，并尽可能满足个体饮食喜好。医学营养治疗是糖尿病治疗的基础，应严格和长期执行。

1）制定每日总热量。先按性别、年龄和身高计算理想体重，理想体重（kg）＝身高（cm）－105。再根据工作强度，计算每日总热量。成人卧床休息每日每千克理想体重给予热量 105～126 kJ，轻体力劳动 126～146 kJ，中度体力劳动146～167 kJ，重体力劳动167 kJ以上。青少年、孕妇、哺乳期妇女、营养不良、消瘦及伴有消耗性疾病者应酌情增加，肥胖者酌情减少，使体重逐渐控制在理想体重的范围。

2）营养素的分配。

①脂肪：每日膳食中脂肪供能比不超过30%。饱和脂肪酸供能比不超过7%，尽量减少摄入反式脂肪酸。单不饱和脂肪酸是较好的脂肪来源，在总脂肪摄入中的供能比宜为10%～20%。多不饱和脂肪酸供能比不超过10%，适当增加富含$n-3$脂肪酸的摄入。食物中胆固醇摄入量<300 mg/d。

②碳水化合物：每日膳食中碳水化合物供能比宜为50%～60%，对碳水化合物的计量、评估或体验是血糖控制的关键环节。低GI食物有利于血糖控制。糖尿病患者适量摄入糖醇和非营养性甜味剂是安全的，但应注意过多蔗糖分解后生成的果糖或者添加过量果糖易致甘油三酯合成增多，使体脂积聚。每日定时进餐，尽量保持碳水化合物均匀分配。

③蛋白质：肾功能正常的糖尿病患者，推荐每日膳食中蛋白质供能比为10%～15%，保证优质蛋白质摄入超过50%。有显性蛋白尿的患者蛋白质摄入量宜限制在每日0.8 g/kg。若肾小球滤过率（GFR）下降，应实施低蛋白质饮食，推荐蛋白质摄入量每日0.6 g/kg，为防止发生蛋白质营养不良，可补充复方α-酮酸制剂；单纯摄入蛋白质不易引起血糖升高，但可能增强胰岛素分泌反应。

（3）运动疗法。

运动疗法在2型糖尿病患者的综合管理中占重要地位。规律运动可增加胰岛素敏感性，有助于血糖控制，减少心血管病危险因素，减轻体重，提升幸福感，而且对糖尿病高危人群一级预防效果显著。应进行有规律的运动，每次30～60 min，每天1次或每周5次。运动前应仔细检查有无糖尿病并发症，在医务人员的指导下制订运动方案。

糖尿病患者运动的适应证是：2型糖尿病空腹血糖在16.7 mmol/L以下者，尤其是肥胖者；1型糖尿病病情稳定者宜于餐后运动，时间不宜过长。

有下列情况时，不宜进行剧烈运动：

1）1型糖尿病病情未稳定或伴有严重慢性并发症。

2）合并严重糖尿病肾病。

3）伴严重高血压或缺血性心脏病。

4）伴有增殖性视网膜病变。

5）糖尿病足。

6）脑动脉硬化、严重骨质疏松或机体平衡功能障碍者。

（4）口服降糖药治疗。

2 型糖尿病是一种进展性的疾病，随着病程的进展，血糖有逐渐升高的趋势，控制高血糖的治疗强度也应随之加强，常需要多种治疗手段的联合治疗。生活方式干预是 2 型糖尿病的基础治疗措施，应该贯穿于糖尿病治疗的始终。如果单纯生活方式不能使血糖达标，应开始药物治疗。口服降糖药物根据作用效果的不同，可以分为以促进胰岛素分泌为主要作用的药物（磺脲类药物、格列奈类药物、DPP－4 抑制剂）和通过其他机制降低血糖的药物（双胍类药物、噻唑烷二酮类、α－糖苷酶抑制剂、SGLT－2 抑制剂）。

二、糖尿病治疗常用药物

目前，临床应用的药物有胰岛素、双胍类药物、磺脲类药物、α－糖苷酶抑制剂、格列奈类药物、噻唑烷二酮类药物、肠促胰素类药物、钠－葡萄糖协同转运蛋白 2（SGLT－2）抑制剂。

（一）胰岛素

1. 适应证

所有 1 型糖尿病和妊娠期糖尿病患者应接受胰岛素治疗，其中 1 型糖尿病患者需要终身胰岛素治疗。2 型糖尿病患者发生下列情况时需用胰岛素治疗：

1）高血糖高渗综合征、糖尿病酮症酸中毒或反复出现酮症、乳酸性酸中毒。

2）血糖控制不良的增殖性视网膜病变。

3）神经病变导致严重腹泻与吸收不良综合征。

4）合并严重感染、创伤、手术、急性心肌梗死及脑血管意外等应激状态。

5）肝、肾功能不全和重症糖尿病肾病。

6）妊娠期及哺乳期。

7）口服降糖药治疗效果不佳。

8）显著消瘦的或某些新诊断的严重 2 型糖尿病。

9）同时患有需用糖皮质激素治疗的疾病。

2. 胰岛素制剂

(1) 按作用起效时间和持续时间分类。

胰岛素制剂分为短效、中效、长效3类。根据控制血糖需要，可进一步分为不同比例的短、中效预混胰岛素制剂。近年来，又研制出短效和长效人胰岛素类似物制剂。赖脯胰岛素将人胰岛素B链28位脯氨酸与29位赖氨酸对换，门冬胰岛素将胰岛素B链28位脯氨酸换成天冬氨酸。重新组成的短效胰岛素类似物不像人胰岛素那样容易形成六聚体结晶，注射后吸收快，1 h达峰值，其代谢亦快，6 h降至基础水平。长效人胰岛素类似物甘精胰岛素，将人胰岛素A链21位门冬酰胺换成甘氨酸、B链30位增加2个精氨酸，从而改变了胰岛素的等电点，使其在中性环境中沉淀、酸性环境中溶解，从而延缓吸收。地特胰岛素是在B链29位增加14－烷酰基后形成的胰岛素类似物，可与血浆白蛋白结合而免受降解，故半衰期显著延长。

短效胰岛素有普通胰岛素（来自猪或牛)、单峰中性胰岛素（来自猪或牛）和生物合成的人胰岛素。中效胰岛素有中性精蛋白锌胰岛素（来自猪或牛)、单峰中效胰岛素（来自猪）和中性低精蛋白锌人胰岛素。长效胰岛素有精蛋白锌胰岛素（来自猪)、特慢胰岛素锌悬液（来自猪或牛）和单峰长效胰岛素(来自猪)。几种制剂的具体情况见表6－3。

(2) 按分子结构和制剂组分分类。

按分子结构分为猪、牛、人胰岛素和胰岛素类似物。按纯度分为普通、单峰和单组分胰岛素。从猪和牛胰腺提取的胰岛素经凝胶过滤处理，可得到3个峰，a峰和b峰共占5%，含有胰高血糖素、胰多肽、胰岛素多聚体、胰岛素原及其裂解产物，是胰岛素制剂致敏和抗原性的主要来源。c峰占95%，主要是胰岛素和与胰岛素分子量近似的微量杂质。

表6－3 胰岛素制剂举例

胰岛素制剂	起效时间	峰值时间	作用持续时间
短效胰岛素（RI）	15～60 min	2～4 h	5～8 h
速效胰岛素类似物 (门冬胰岛素)	10～15 min	1～2 h	4～6 h

续表6－3

胰岛素制剂	起效时间	峰值时间	作用持续时间
速效胰岛素类似物 （赖脯胰岛素）	10～15 min	1.0～1.5 h	4～5 h
速效胰岛素类似物 （谷赖胰岛素）	10～15 min	1～2 h	4～6 h
中效胰岛素（NPH）	2.5～3.0 h	5～7 h	13～16 h
长效胰岛素（PZI）	3～4 h	8～10 h	长达 20 h
长效胰岛素类似物 （甘精胰岛素）	2～3 h	无峰	长达 30 h
长效胰岛素类似物 （地特胰岛素）	3～4 h	3～11 h	长达 24 h
预混胰岛素 （HI 30R，HI 70/30）	0.5 h	2～12 h	14～24 h
预混胰岛素 （50R）	0.5 h	2～3 h	10～24 h
预混胰岛素类似物 （预混门冬胰岛素 30）	0.17～0.33 h	1～4 h	14～24 h
预混胰岛素类似物 （预混赖脯胰岛素 25）	0.25 h	0.50～1.17 h	16～24 h
预混胰岛素类似物 （预混赖脯胰岛素 50，预混门冬胰岛素 50）	0.25 h	0.5～1.17 h	16～24 h

（二）双胍类药物

1. 药理作用

双胍类药物通过肝细胞膜 G 蛋白恢复胰岛素对腺苷环化酶的抑制，减少肝糖异生及肝糖输出，促进无氧糖酵解，增加骨骼肌、脂肪等组织摄取和利用葡萄糖。此外，还具有增加纤溶、抑制 PAI－1、改善血脂谱等作用。双胍类药物不降低正常血糖，单独应用时不会引起低血糖。许多国家和国际组织制订的糖尿病指南中均推荐二甲双胍作为 2 型糖尿病患者控制高血糖的一线用药和药物联合中的基本用药。

2. 适应证、禁忌证与用法

1）适应证：2 型糖尿病；与其他口服降糖药联合应用；胰岛素治疗时（包括 1 型糖尿病）加用双胍类药物有助于稳定血糖，减少胰岛素用量。

2）禁忌证：乳酸性酸中毒、严重缺氧、心力衰竭、严重肝肾疾病和哺乳期。使用碘造影剂前后应暂停双胍类药物。

3）常用的药物有二甲双胍，每日剂量 500～2500 mg，分 2～3 次口服；苯乙双胍易诱发乳酸性酸中毒，我国现已少用，许多国家已禁用。

3. 不良反应

常见的不良反应是胃肠道症状，表现为口干、口苦、金属味、厌食、恶心、呕吐、腹泻等，进餐中服药或从小剂量开始可逐步耐受。偶有过敏反应，表现为皮肤红斑、荨麻疹等。双胍类药物最严重的不良反应是诱发乳酸性酸中毒，但使用二甲双胍者很少见。

（三）磺脲类药物

1. 药理机制

磺脲类药物主要通过刺激胰岛 β 细胞分泌胰岛素而降低血糖。磺脲类药物与胰岛 β 细胞表面的特异受体（SUR）结合，抑制细胞膜 ATP 敏感性 K 通道（ATP－K^+），使之关闭，随着细胞内 K^+ 浓度升高，依次发生胞膜去极化、膜电压依赖性 Ca^{2+} 通道开放、胞外 Ca^{2+} 进入细胞、胰岛 β 细胞 Ca^{2+} 浓度增高并刺激胰岛素分泌。磺脲类药物还可抑制磷酸二酯酶（cAMP 降解酶）活性，升高细胞内 cAMP 水平，使胰岛 β 细胞内游离钙进一步升高。因此，磺脲类药物的降糖作用有赖于尚存在功能的胰岛 β 细胞的数量。

2. 适应证

1）饮食治疗和体育锻炼不能使血糖获得良好控制的 2 型糖尿病患者。

2）肥胖 2 型糖尿病患者应用双胍类等药物治疗后血糖控制仍不满意或因胃肠道反应不能耐受双胍类等药物者。

3）磺脲类药物继发性失效后可与胰岛素联合治疗，不必停用磺脲类药物。

3. 禁忌证

1）1 型糖尿病。

2）2 型糖尿病合并严重感染、酮症酸中毒、高血糖高渗综合征等，围术期应暂停使用磺脲类药物，改为胰岛素治疗。

3）合并严重慢性并发症或伴肝、肾功能不全时。

4）妊娠期和哺乳期糖尿病。

5）原发性和继发性磺脲类药物失效。

4. 不良反应

第一代磺脲类药物以甲苯磺丁脲和氯磺丙脲为代表，目前国内已基本不用。第二代主要有格列本脲、格列齐特、格列吡嗪、格列喹酮和格列美脲。近年的趋势是选用第二代磺脲类药物，减少口服次数可提高患者的依从性。从小剂量开始，必要时根据血糖水平，每周增加一次剂量，直到取得良好效果。不同个体所需的剂量不同，使用时不应超过最大剂量。各种磺脲类药物间不能联合应用。

磺脲类药物的主要不良反应是低血糖，一般与剂量过大、饮食配合不妥、使用长效制剂或同时应用增强磺脲类药物降糖作用的药物有关。有时也可有体重增加。此外，可出现恶心、呕吐、消化不良、皮肤瘙痒、皮疹和光敏性皮炎等，如症状轻微，多可耐受；如症状逐渐加重，发生严重肝损害、粒细胞缺乏、再生障碍性贫血、溶血性贫血、血小板减少性紫癜等明显毒副作用时，应立即停药，并给予相应处理。

5. 注意事项

避免与其他药物的相互作用，一些药物（如水杨酸制剂、磺胺类药物、保泰松、氯霉素、胍乙啶、利血平、β 肾上腺素能拮抗剂、单胺氧化酶抑制剂等）可抑制糖异生或磺脲类药物与血浆蛋白的结合，或抑制磺脲类药物的肝代谢与肾排泄，增强磺脲类药物的降糖作用；另一些药物（如噻嗪类利尿药、呋塞米、依他尼酸、糖皮质激素、雌激素、钙通道拮抗剂、苯妥英钠、苯巴比妥等）因具有抑制胰岛素释放、拮抗胰岛素作用，促进磺脲类药物肝降解，可减弱磺脲类药物的降糖作用。

（四）α－糖苷酶抑制剂

1. 药理作用

在小肠黏膜刷状缘，α－糖苷酶抑制剂竞争性抑制葡萄糖淀粉酶、蔗糖酶、麦芽糖酶和异麦芽糖酶的作用，抑制糖类分解，延缓葡萄糖和果糖吸收，可降低餐后血糖，但对乳糖酶无抑制作用，不影响乳糖的消化吸收。

2. 适应证与用法

可用于 2 型糖尿病，单独应用主要降低餐后血糖水平，与其他口服降糖药物联合应用可提高疗效。对于 1 型糖尿病或胰岛素治疗的 2 型糖尿病患者，加用本药可改善血糖控制、减少胰岛素用量。

阿卡波糖，起始剂量 25～50 mg，1 日 3 次，每日最大剂量为 300 mg；伏格列波糖，起始剂量 0.2 mg，1 日 3 次，每日最大剂量为 0.9 mg；米格列醇，用法和用量同阿卡波糖，进餐时嚼服效果好。

3. 禁忌证

1）对此药过敏或肠道炎症、溃疡、消化不良、疝等。

2）血肌酐＞180 μmol/L（2.0 mg/dL）。

3）肝硬化。

4）妊娠与哺乳期妇女（尚无应用经验）。

5）合并感染、严重创伤或酮症酸中毒等。

4. 不良反应

主要的不良反应是腹胀、排气增加、腹痛、腹泻等，从小剂量开始，逐步加量可增加耐受性。使用数周后，在小肠中、下段 α－糖苷酶被诱导，糖类在整段肠内逐渐吸收，上述不良反应可减轻或消失。此类药物口服后很少被吸收，主要在肠道降解或原形随粪便排出。

（五）格列奈类药物

1. 瑞格列奈

为苯甲酸衍生物，与胰岛β细胞的细胞膜上 36 kDa 特异蛋白结合，关闭钾通道而促进胰岛素分泌。口服后作用快，1 h 达到峰值后迅速下降，半衰期 1 h，4～6 h 清除，主要由胆汁经肠道排泄，8%由尿排出。代谢产物无降糖活性，很少发生低血糖。起始剂量 0.5 mg，每日 3 次，最大日剂量<16 mg，饭前 0～30 min 服用。

2. 那格列奈

为苯丙氨酸衍生物，对胰岛β细胞 SUR 有较高的组织选择性。吸收快，1 h达到峰值，半衰期 1.5 h。起始剂量 60～120 mg，每日 3 次，最大剂量 540 mg/d，餐前 0～30 min 服用。

3. 米格列奈

半衰期 1.2 h。起始剂量 10 mg，每日 3 次，最大剂量 60 mg/d，餐前 0～30 min 服用。

（六）噻唑烷二酮类药物

1. 药理作用

亦称胰岛素增敏剂，可增强胰岛素在外周组织的敏感性，减轻胰岛素抵抗，疗效持久。药物进入靶细胞后与核受体结合，激活 PPAR－γ 核转录因子，可调控多种影响糖、脂代谢的基因转录，使胰岛素作用放大。

2. 适应证、禁忌证与用法

主要用于 2 型糖尿病，尤其适合伴有明显胰岛素抵抗者。可单独或与其他口服降糖药物、胰岛素联合应用。

不用于 1 型糖尿病、酮症酸中毒、严重和Ⅲ级以上心力衰竭、ALT>正常上限 2.5 倍者。

本类药物有两种：吡格列酮的起始剂量 15～30 mg/d，最大剂量 45 mg/d；罗格列酮的起始剂量 4 mg/d，最大剂量 8 mg/d，一次或分次口服。

3. 不良反应

常见的不良反应有水肿、体重增加、头痛、头晕、乏力、恶心和腹泻、贫血、心力衰竭和四肢远端骨折。本药可使绝经前无排卵型妇女恢复排卵，如不注意避孕则有妊娠可能。该作用对多囊卵巢综合征有效，但尚未列入国家的治疗指南。

（七）肠促胰素类药物

人体进食后，远端小肠和结肠分泌胰高糖素样肽－1（GLP－1），GLP－1可抑制食欲、减缓胃排空，促进胰岛素分泌，且具有葡萄糖浓度依赖性，可抑制胰高血糖素分泌。目前有两大类药物：GLP－1受体激动剂（GLP－1RA）和二肽基肽酶4抑制剂（DPP－4抑制剂）。通过外源性补充GLP－1RA能模拟天然GLP－1激活GLP－1受体而发挥作用，且不容易被DPP－4快速降解，延长了半衰期，增加了活性GLP－1在体内的浓度。DPP－4抑制剂通过阻止DPP－4酶降解体内GLP－1，使得GLP－1在生理浓度范围内有一定程度的升高。这类药物在调节血糖的同时，低血糖的风险很低，可单用或与其他口服降糖药物联用。

我国上市的GLP－1RA有两种：一种是短效GLP－1RA艾塞那肽，是两栖动物美洲毒蜥唾液中多肽exendin－4的人工合成多肽，其与人GLP－1的同源性为53％；另一种是长效人GLP－1类似物利拉鲁肽，通过对人GLP－1分子结构进行局部修饰加工而成，与GLP－1的同源性为97％。

另外，根据降糖作用时间长短，可以把GPL－1RA分为短效和长效制剂，短效制剂延缓胃排空的作用较强，餐后血糖降低明显；长效制剂延缓胃排空的作用较弱，但通过刺激胰岛素分泌和抑制胰高血糖素分泌，对空腹血糖降低作用明显。短效制剂有艾塞那肽，每天注射2次；利司那肽，每天1次。长效制剂有利拉鲁肽，每天1次；艾塞那肽，每周1次；阿必鲁肽，每周1次。

DPP－4抑制剂药物有西格列汀、沙格列汀、维格列汀、利格列汀和阿格列汀。

（八）钠－葡萄糖协同转运蛋白2（SGLT－2）抑制剂

1. 药理作用

SGLT－2抑制剂表达于肾近端小管，介导近90％滤过葡萄糖负荷的重吸收。SGLT－2 抑制剂促进肾脏对葡萄糖的排泄，因此可轻度降低 2 型糖尿病患者的血糖水平。SGLT－2 抑制剂降低血糖和 HbA1C 的能力受滤过的葡萄糖负荷和这类药物引起的渗透性利尿能力的限制。

2. 适应证、禁忌证与用法

SGLT－2 抑制剂主要用于 2 型糖尿病成人患者。

对于基线时肾病较严重的患者，SGLT－2 抑制剂改善血糖的作用较弱，治疗高血糖时，不推荐下述患者启用下列相应 SGLT－2 抑制剂：eGFR＜30 mL/（min·1.73 m^2）者不推荐启用卡格列净；eGFR＜45 mL/（min·1.73 m^2）者不推荐启用达格列净、恩格列净；eGFR＜60 mL/（min·1.73 m^2）者不推荐启用艾托格列净。

初始治疗后，应基于耐受情况、不良反应及血糖水平（家庭血糖监测水平和/或 HbA1C 水平）决定是否增加剂量（通常在 4～12 周后）。

卡格列净：卡格列净在每日第一餐前口服给药。起始剂量为一次 100 mg、一日 1 次，可增加至 300 mg/d 以达到降糖目标。对于中度肾损害［eGFR 为 45～59 mL/（min·1.73 m^2）］患者，剂量不应超过 100 mg/d。重度肝损害患者不可使用卡格列净。对于轻、中度肝损害患者，无须调整剂量。

达格列净：达格列净（一次 10 mg、一日 1 次）可在一天中的任何时间口服给药，可空腹或随餐服用。不推荐将该药用于有活动性膀胱癌的患者。对严重肝功能降低的患者，推荐起始剂量为 5 mg。目前该药在有重度肝损害的糖尿病患者中的使用经验尚不足。

恩格列净：恩格列净在早晨口服，一日 1 次，可空腹、也可随餐服用。起始剂量为 10 mg/d，可增加至一次 25 mg、一日 1 次以达到降糖目标。若服用恩格列净的患者 eGFR 持续下降至 45 mL/（min·1.73 m^2）及以下，则应停药。恩格列净可用于有肝损害的患者。

艾托格列净：艾托格列净在早晨口服，一日 1 次，可空腹，也可随餐使用。起始剂量为 5 mg、一日 1 次，可增加至最大剂量 15 mg、一日 1 次以达到降糖目标。若使用艾托格列净的患者 eGFR 持续下降至 60 mL/（min·1.73 m^2）及以下，则应停药。

提示

对于超说明书用药的情况，医务人员应当根据《中华人民共和国医师法》《中华人民共和国侵权责任法》《医疗机构处方审核规范》《处方管理办法》等法律法规及相关专家共识等行业规范，规范医疗行为。

医生应当根据医疗、预防、保健需要，按照诊疗规范、药品说明书中的药品适应证、药理作用、用法、用量、禁忌、不良反应和注意事项等开具处方。药品用法用量应当按照药品说明书规定的常规用法用量使用，特殊情况需要超剂量使用时，应当注明原因并再次签名。

药师应当运用专业知识与实践技能，对医生在诊疗活动中为患者开具的处方进行合法性、规范性和适宜性审核，并做出是否同意调配发药的决定。药师经处方审核后，认为存在用药不适宜时，应当告知医生，请其确认或者重新开具处方。药师发现严重不合理用药或者用药错误时，应当拒绝调剂，及时告知医生，并应当记录，按照有关规定报告。

此外，医务人员应及时向患者或其家属说明超说明书用药的医疗风险，取得其明确同意。同时，严密监控不良反应的发生，在提高临床诊疗效果的同时保护患者的合法权益、减少医疗损害纠纷的发生。

三、糖尿病治疗常用药物用药交代与指导要点

1. 恩格列净片

用药交代与指导要点如下：

1）早晨口服，每日一次，空腹或进食后给药。

2）对本品任何成分过敏者禁用。

3）严重的肾功能衰竭、终末期肾脏病或透析患者禁用。

4）密封，25℃以下保存。

2. 盐酸二甲双胍缓释片

用药交代与指导要点如下：

1）必须整片吞服，不得碾碎或咀嚼后服用。

2）严重的肾功能衰竭［eGFR<45 mL（min・1.73 m^2）］者禁用。

3）存在可能影响肾功能的急性病情，如脱水、严重感染、休克时禁用。

4）存在造成组织缺氧的疾病（尤其是急性疾病或慢性疾病的恶化），如失代偿性心力衰竭、呼吸衰竭、近期发作的心肌梗死和休克时禁用。

5）严重感染和外伤，外科大手术，临床有低血压和缺氧症状者禁用。

6）对本品任何成分过敏者禁用。

7）任何急性代谢性酸中毒，如乳酸酸中毒、糖尿病酮症酸中毒者禁用。

8）糖尿病昏迷前驱期禁用。

9）肝功能不全、急性酒精中毒、酗酒者禁用。

10）维生素 B_{12}、叶酸缺乏未纠正者禁用。

11）密封保存。

3. 瑞格列奈片

用药交代与指导要点如下：

1）通常在餐前 15 min 内服用本药，服药时间也可掌握在餐前 0～30 min。患者误餐（或加餐）时应针对此餐相应地减少（或增加）1 次服用。

2）本品禁用于对本品任何成分过敏的患者。

3）本品禁用于 1 型糖尿病患者、C－肽阴性糖尿病患者。

4）本品禁用于伴随或不伴随昏迷的糖尿病酮症酸中毒患者。

5）本品禁用于重度肝功能异常的患者。

6）本品禁用于伴随使用吉非贝齐的患者。

7）应告知患者在驾驶时注意避免低血糖的发生。

4. 甘精胰岛素注射液

用药交代与指导要点如下：

1）每天在同一时间皮下注射给药。

2）对本品任何成分过敏者禁用。

3）注意低血糖的发生，加强血糖监测。

4）运动员慎用。

5）2～8℃储藏。

6）避光保存在外包装内，勿冰冻。

7）注射装置切勿接触冰冻层或冰冻盒。

8）一旦启用，其储藏温度不能高于 30℃。

9）正在使用的注射装置请勿储藏在冰箱内。

10）已开封的注射装置有效期为 4 周。

5. 磷酸西格列汀片

用药交代与指导要点如下：

1）本品可与或不与食物同服。

2）本品不得用于1型糖尿病患者或治疗糖尿病酮症酸中毒。

3）对本品任何成分过敏者禁用。

4）30℃以下保存。

6. 苯甲酸阿格列汀片

用药交代与指导要点如下：

1）可与食物同时或分开服用。

2）禁用于对阿格列汀有严重过敏反应史的患者，包括发生过敏反应、血管性水肿或严重皮肤不良反应的患者。

3）本品不可用于1型糖尿病或糖尿病酮症酸中毒的患者。

4）密封，25℃以下保存。

7. 沙格列汀片

用药交代与指导要点如下：

1）服药时间不受进餐影响。

2）不得切开或掰开服用。

3）对本品有严重超敏反应史的患者禁用。

4）一般情况不能用于1型糖尿病或糖尿病酮症酸中毒的患者。

5）30℃以下保存。

8. 米格列醇片

用药交代与指导要点如下：

1）每次于正餐开始时服用。

2）禁用于糖尿病酮症酸中毒患者；炎症性肠病，结肠溃疡，不完全性肠梗阻，有肠梗阻倾向的患者；慢性肠道疾病伴有明显胃肠功能紊乱，或伴有可能进一步加重肠胀气情况的患者；对本品任何成分过敏者。

3）肾损害：尚未进行针对伴有严重肾功能低下的糖尿病患者（血肌酐＞2.0 mg/dL）的长期临床试验。因此，对于这些患者不推荐使用本品。

4）密封，25℃以下保存。

9. 罗格列酮钠片

用药交代与指导要点如下：

1）服药与进食无关。

2）对本品任何成分过敏者禁用。

3）有心力衰竭病史或有心力衰竭危险因素的患者禁用。

4）骨质疏松症或发生过非外伤性骨折的患者禁用。

5）严重血脂异常的患者禁用。

6）密封保存。

10. 格列喹酮片

用药交代与指导要点如下：

1）餐前半小时服用。

2）1 型糖尿病（即胰岛素依赖型糖尿病）患者禁用。

3）糖尿病昏迷或昏迷前期患者禁用。

4）糖尿病合并酸中毒或酮症患者禁用。

5）对磺胺类药物过敏者禁用。

6）妊娠、哺乳期及晚期尿毒症患者禁用。

7）遮光，密封保存。

11. 赖脯胰岛素注射液

用药交代与指导要点如下：

1）本品可在餐前即时注射。必要时，也可在饭后立即注射。

2）对本品任何成分过敏者禁用。

3）低血糖患者禁用。

4）运动员慎用。

5）本品开始使用前，应保存于 2～8℃。

6）不得冷冻。

7）不能放置于过热或阳光直射的地方。

8）本品开始使用后，保存环境不超过 30℃，保存期 28 d。

9）一旦开始使用，不可再存放于冰箱中保存。

12. 利格列汀片

用药交代与指导要点如下：

1）餐时或非餐时均可服用。如果遗漏给药，建议患者在下次服药时不要服用双倍剂量。

2）禁用于对利格列汀有过敏反应，如速发型过敏反应、血管性水肿、剥脱性皮炎、荨麻疹或支气管高敏反应的患者。

3）密闭，不超过 25℃保存。

附：常见胰岛素指导教程

一、门冬胰岛素 30 注射液（特充）指导教程操作示意图

（一）装置介绍

胰岛素笔由笔帽、笔身、刻度表、剂量调节栓和注射按钮组成。

常用的胰岛素注射笔用针头由外针帽、内针帽、针头和保护片组成。

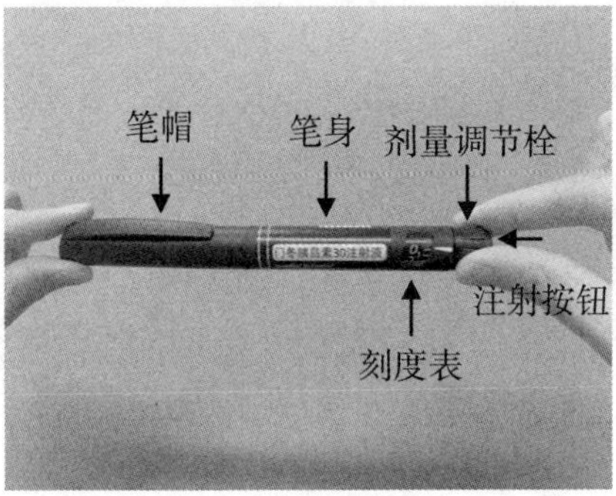

胰岛素笔

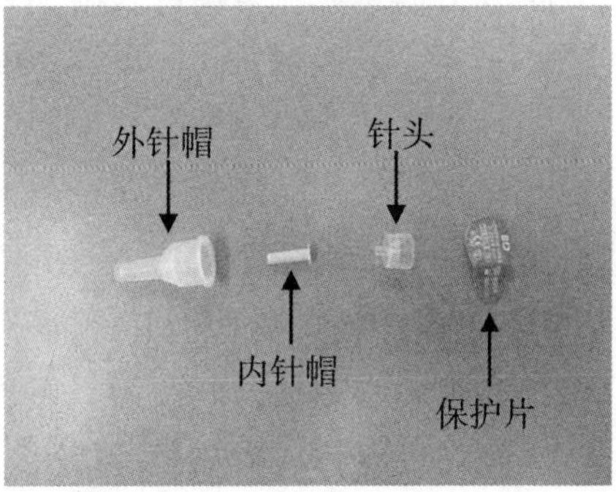

胰岛素注射笔用针头

（二）准备工作

第一步：检查注射笔上的胰岛素类型是否为所需类型。

第二步：拔下笔帽，检查胰岛素笔芯外观是否正常，有无笔芯裂缝或破损。

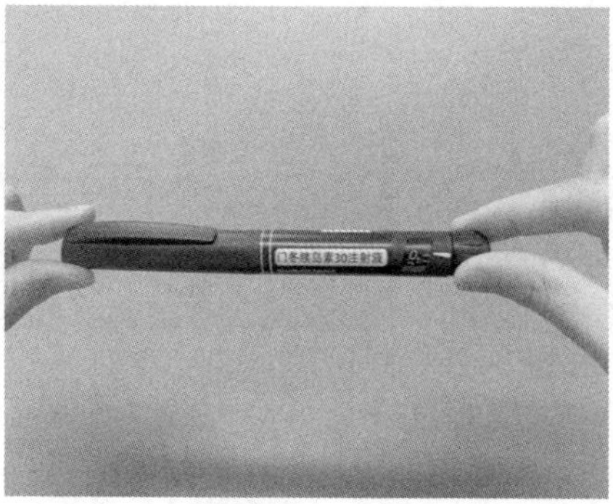

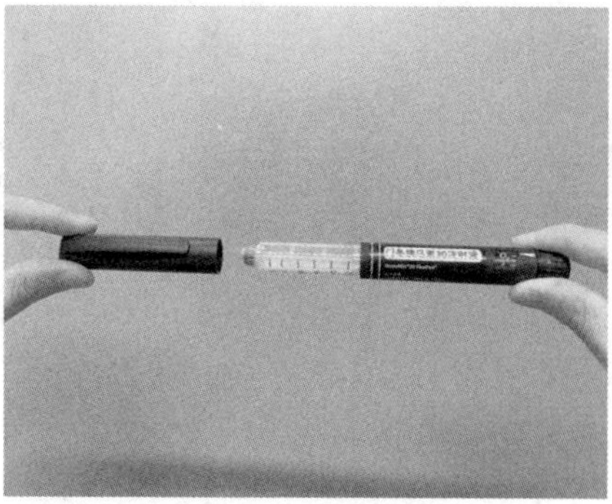

（三）胰岛素的混匀（如胰岛素为无色澄清液体可跳过此步）

第一步：如果胰岛素为白色云雾状，应在每次注射前混匀，将注射笔水平放在手掌中，来回滚动 10 次。

第二步：将注射笔上下晃动 10 次，当胰岛素变为均匀的白色云雾状液体时，表示瓶内药液充分混匀。

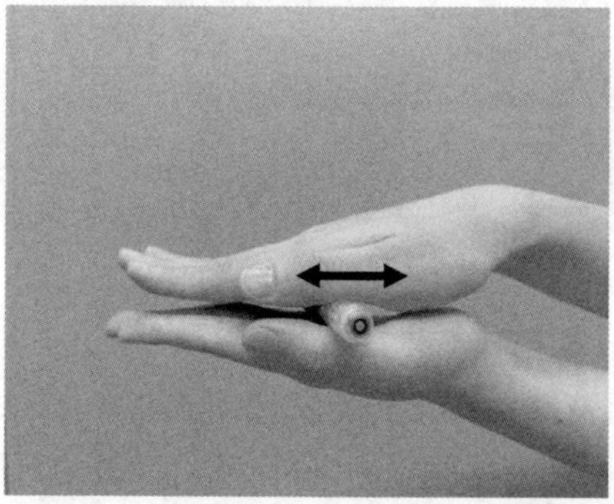

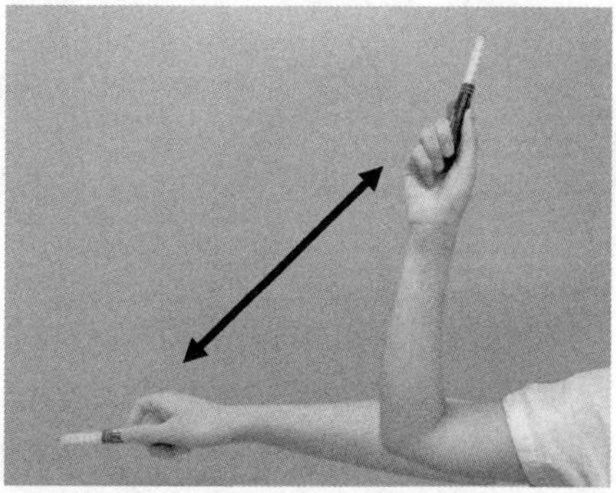

（四）安装针头

第一步：取一个新针头，撕去针头上的保护片。

第二步：将针头紧紧地拧在注射笔上。

第三步：取下针头的外针帽和内针帽，取下内针帽时切忌使针头折弯。

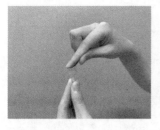

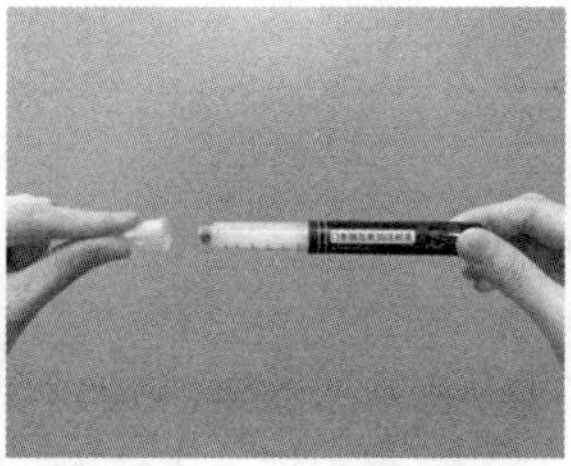
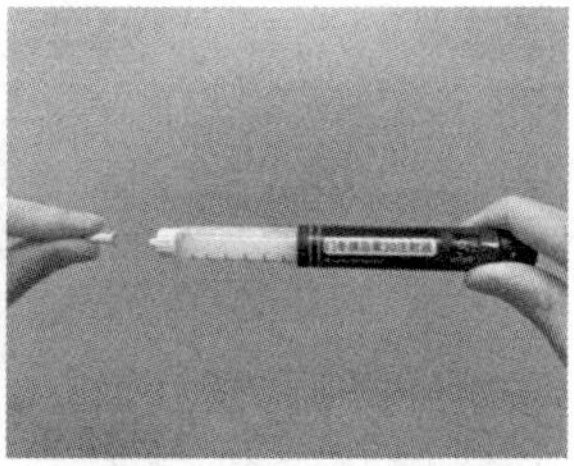

（五）安全测试

第一步：每次注射前，务必排除空气。转动剂量调节栓，调节至 2 单位的剂量，确保刻度表显示 2。

第二步：握住注射笔并使针尖向上，用手轻弹笔芯架数下，将气泡聚集到笔芯上端。

第三步：完全按下注射按钮，可以听到或感到咔哒声。

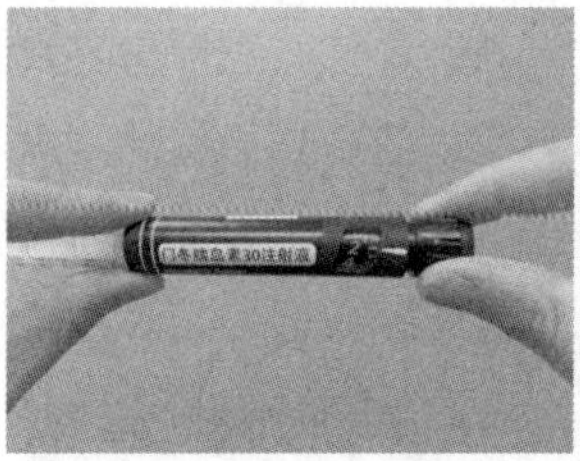

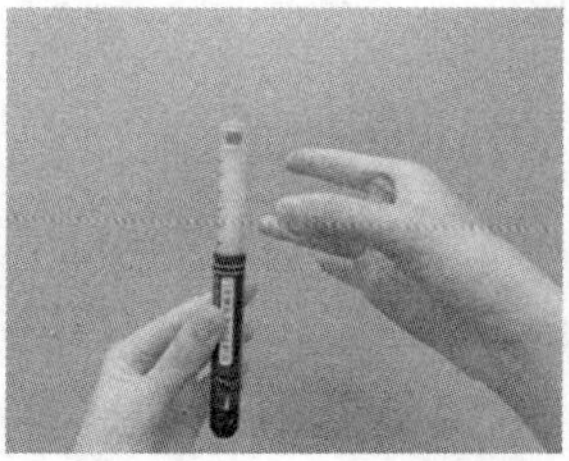
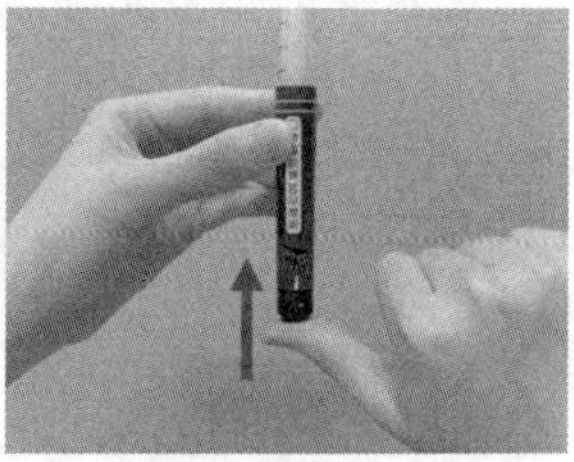

第四步：刻度表显示应恢复到 0。

第五步：针尖出现胰岛素液滴。如无液滴流出，重复“安全测试”步骤，最多 6 次；如仍无液滴流出，请更换针头，并再次重复“安全测试”步骤；如仍未出现液滴，请丢弃该注射笔，使用新的注射笔。

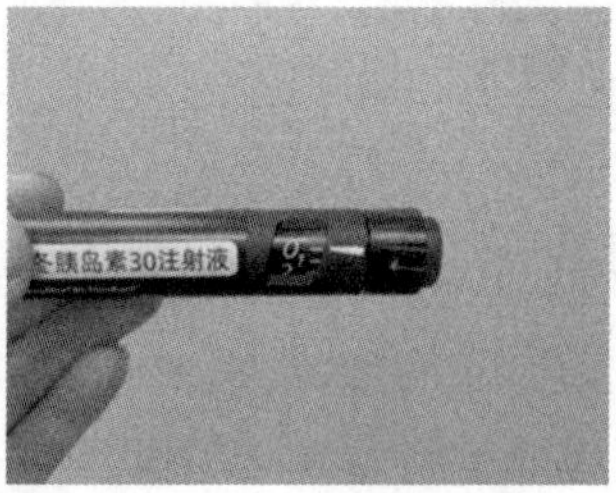

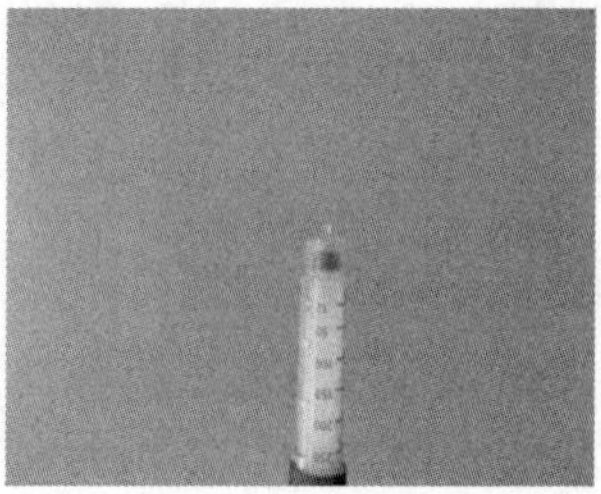

（六）注射

第一步：核对医嘱并调节刻度表至所需剂量。

第二步：注射时，按照医生推荐的注射方法进行；针头刺入人体后，应完全按下注射按钮，直到感觉或听到咔哒声；注射后不要立即拔出针头，应在皮下保留至少 6 秒，确保胰岛素完全注入体内。

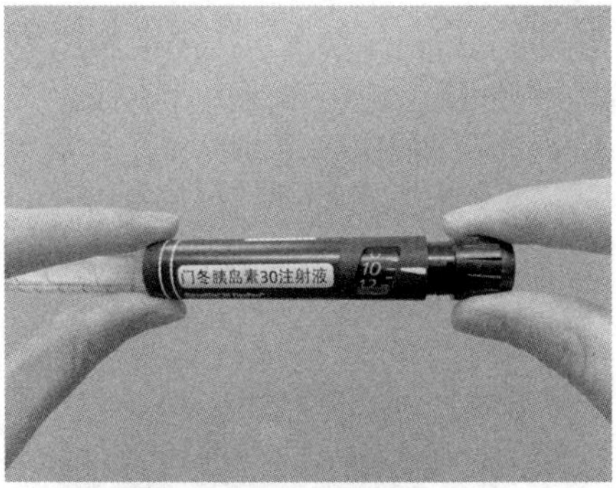

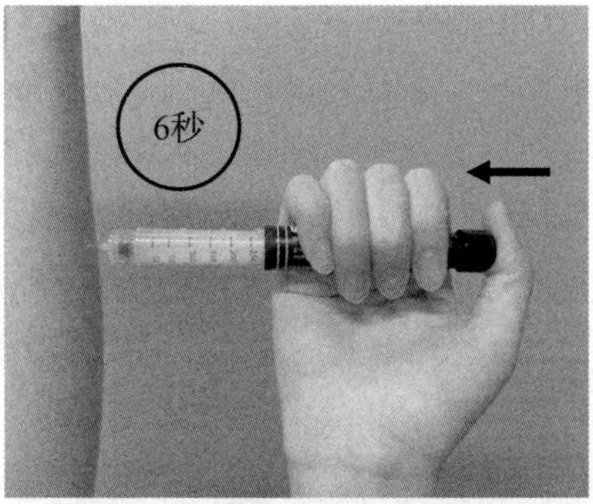

温馨提示：每次应在不同的部位（如下图中 1、2、3、4 区域）轮换注射！

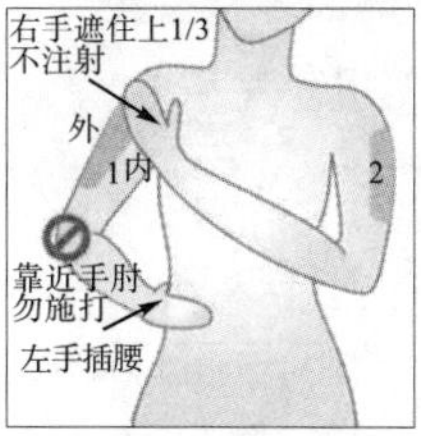

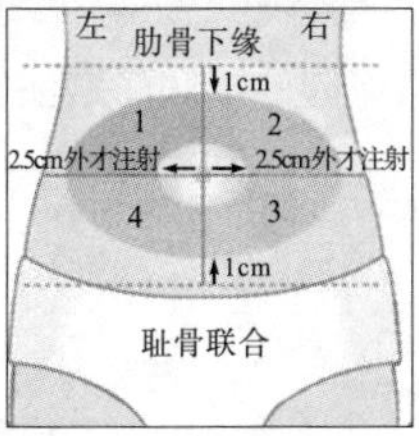

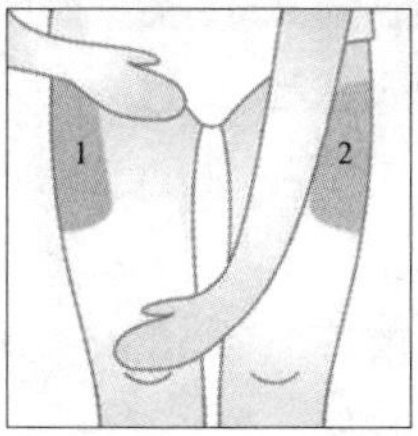

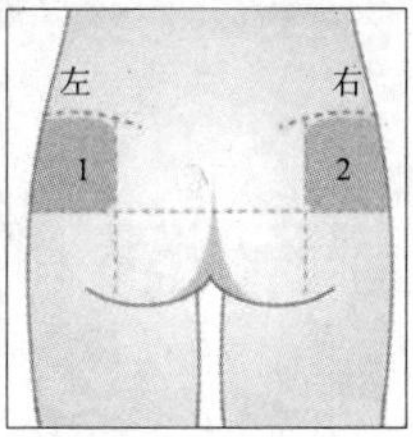

（七）取下及丢弃针头

第一步：注射完成后盖上针头的外针帽。

第二步：旋下针头，妥善丢弃。

第三步：盖上笔帽，收好注射笔。

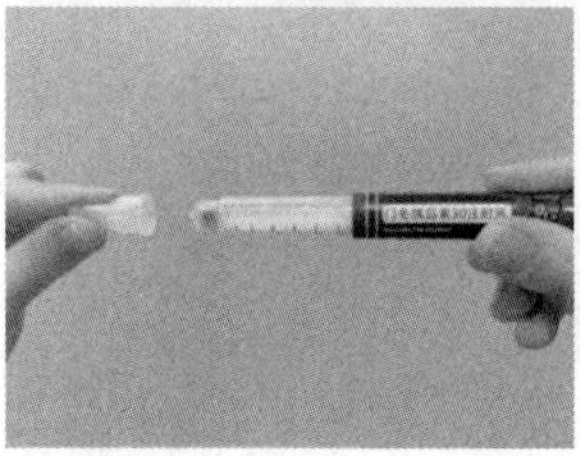

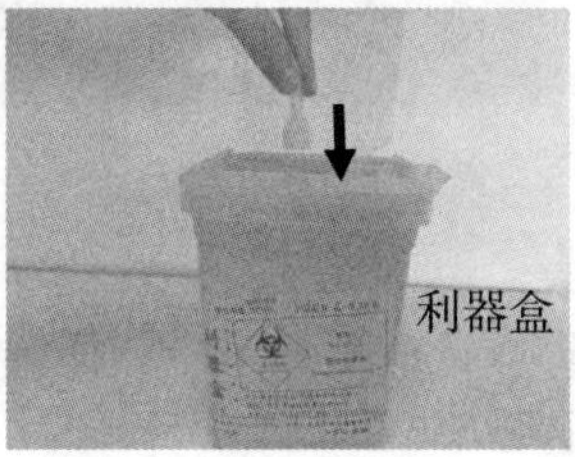

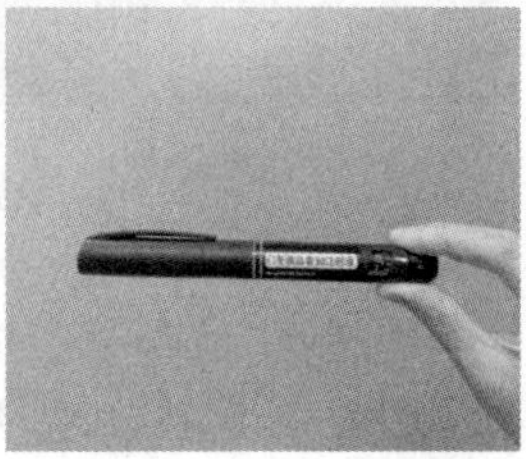

特别提示：首次使用该药品时，建议在医师、药师或护士等专业人员指导下培训使用！

二、门冬胰岛素30注射液（笔芯）指导教程操作示意图

（一）装置介绍

胰岛素笔由笔帽、笔身、刻度表、剂量调节栓、注射按钮、笔芯架组成。常用的胰岛素注射笔用针头由外针帽、内针帽、针头和保护片组成。

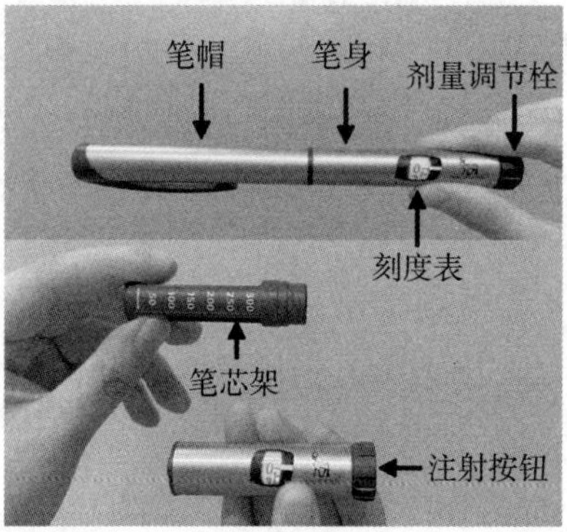

胰岛素笔

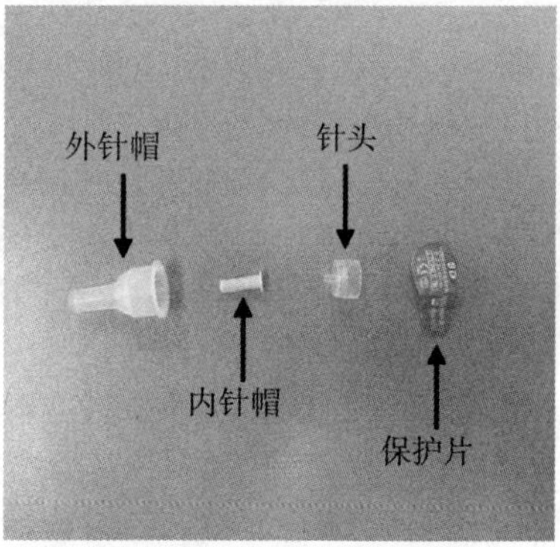

胰岛素注射笔用针头

（二）准备工作

第一步：拔下笔帽。

第二步：拧开笔芯架。

第三步：推回活塞杆。

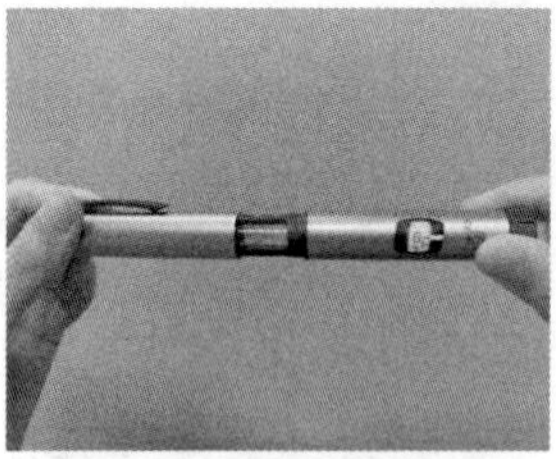

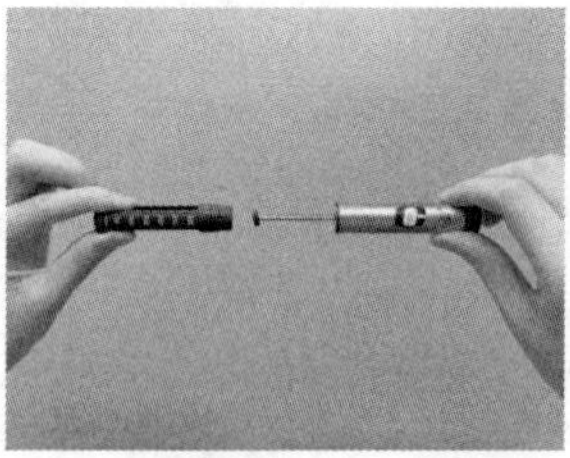

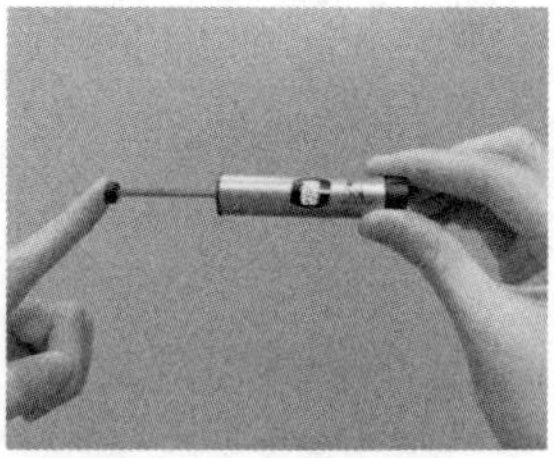

（三）安装笔芯

第一步：检查笔芯里的胰岛素类型是否为所需类型。

第二步：将笔芯装入笔芯架。

第三步：卡紧笔芯与笔芯架。

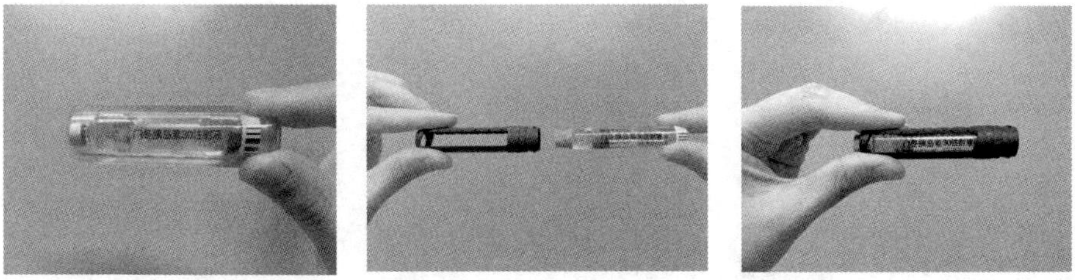

第四步：将装有笔芯的笔芯架与注射笔保持在一条直线上。

第五步：拧紧笔芯架与注射笔。

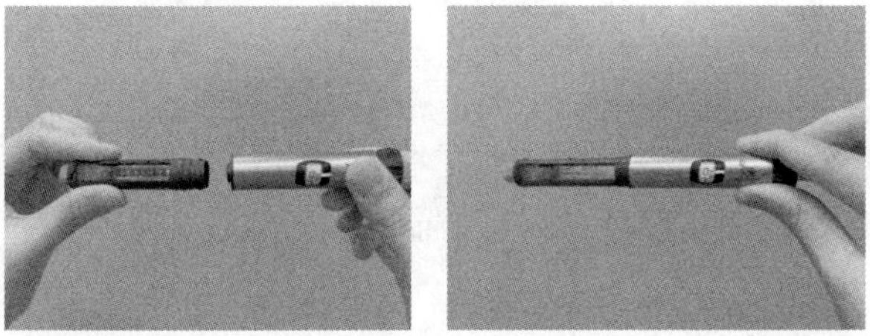

（四）胰岛素的混匀（如胰岛素为无色澄清液体可跳过此步）

第一步：如果胰岛素为白色云雾状，应在每次注射前混匀，将注射笔水平放在手掌中，来回滚动 10 次。

第二步：将注射笔上下晃动 10 次，当胰岛素变为均匀的白色云雾状液体时，表示瓶内药液充分混匀。

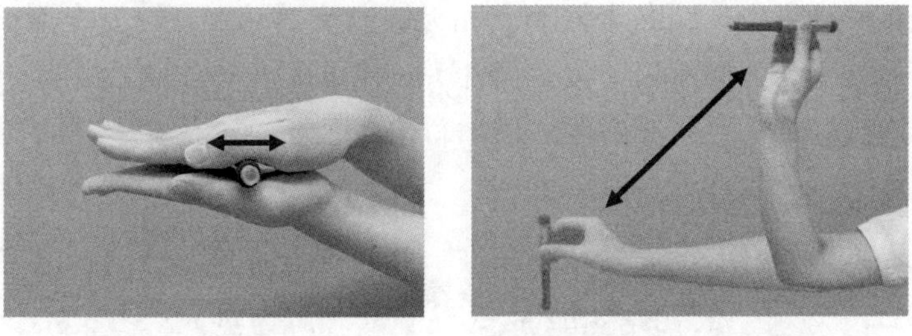

（五）安装针头

第一步：取一个新针头，撕去针头上的保护片。

第二步：将针头紧紧地拧在注射笔上。

第三步：取下针头的外针帽和内针帽，取下内针帽时切忌使针头折弯。

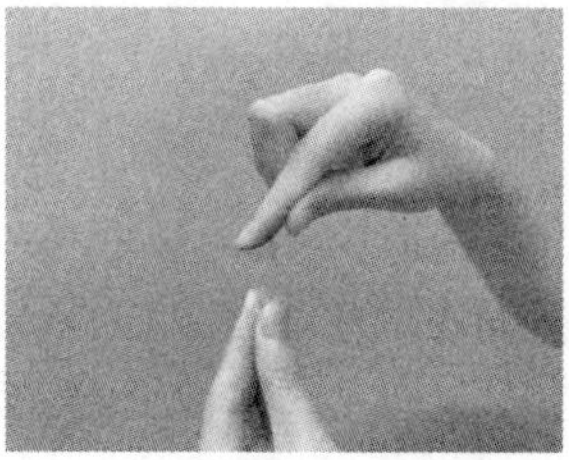
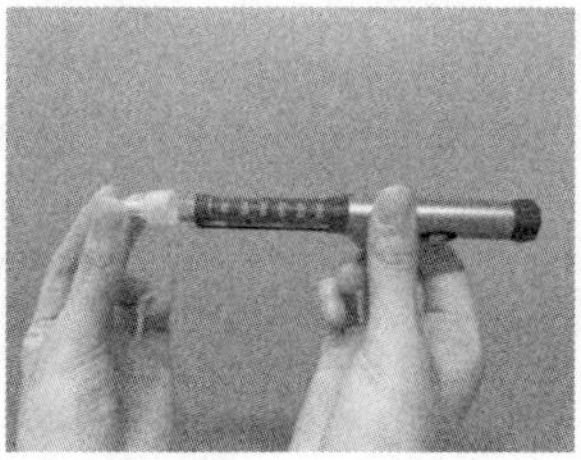
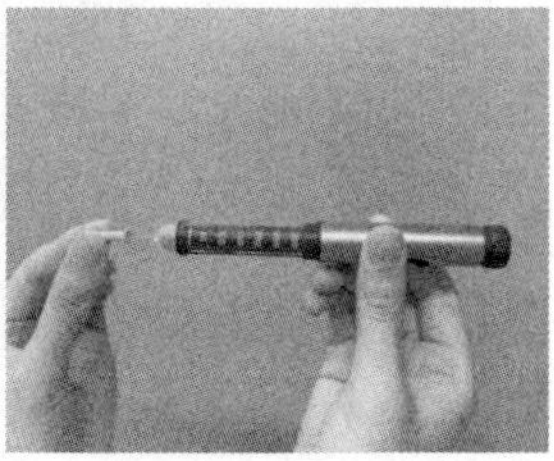

（六）安全测试

第一步：每次注射前务必排除空气。转动剂量调节栓，调节至 2 单位的剂量，确保刻度表显示 2。

第二步：握住注射笔并使针尖向上，用手轻弹笔芯架数下，将气泡聚集到笔芯上端。

第三步：完全按下注射按钮，可以听到或感到咔哒声。

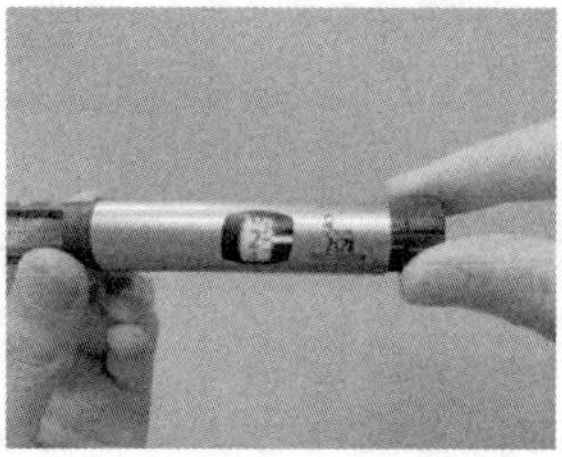
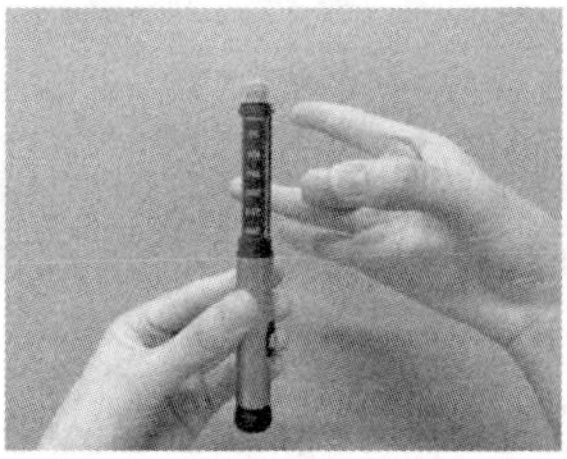
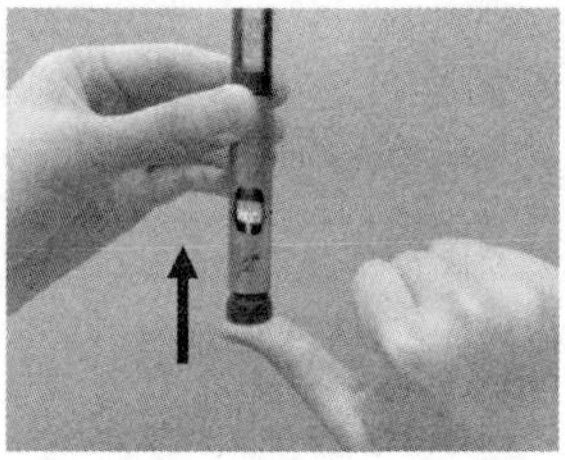

第四步：刻度表显示应恢复到 0。

第五步：针尖出现胰岛素液滴。如无液滴流出，重复“安全测试”步骤，最多 6 次；如仍无液滴流出，请更换针头，并再次重复“安全测试”步骤；如仍未出现液滴，请丢弃该注射笔，使用新的注射笔。

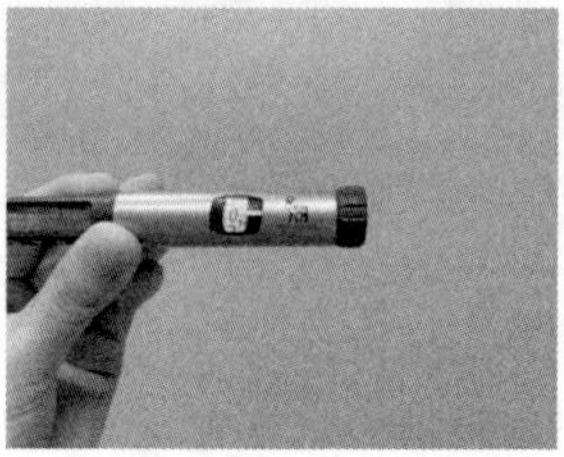
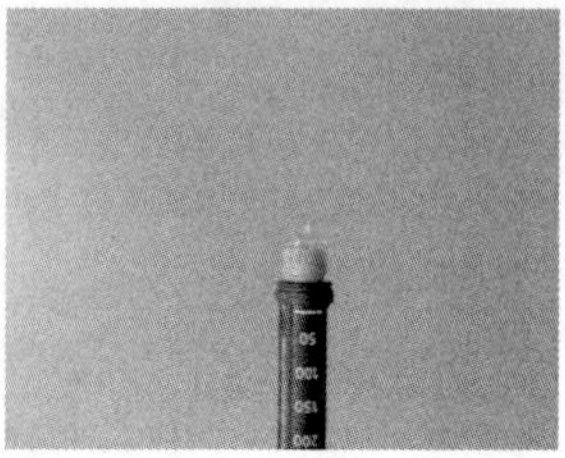

（七）注射

第一步：核对医嘱并调节刻度表至所需剂量。

第二步：注射时，按照医生推荐的注射方法进行；针头刺入人体后，应完全按下注射按钮，直到感到或听到咔哒声；注射后不要立即拔出针头，应在皮下保留至少 6 秒，确保胰岛素完全注入体内。

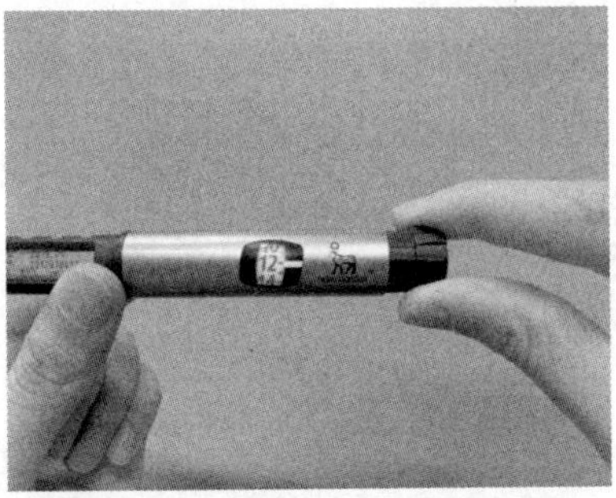

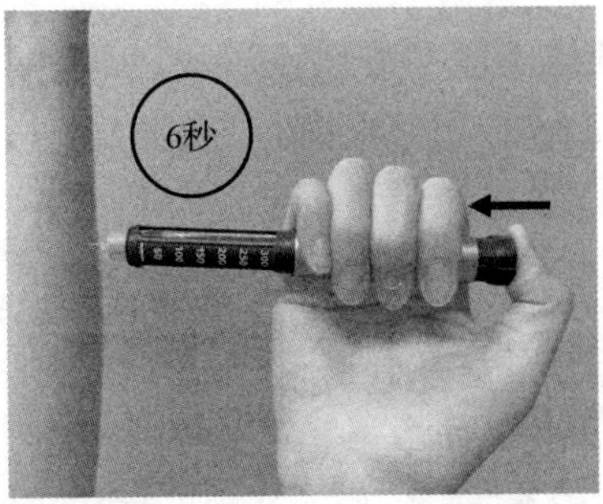

温馨提示：每次应在不同的部位（如下图中 1、2、3、4 区域）轮换注射！

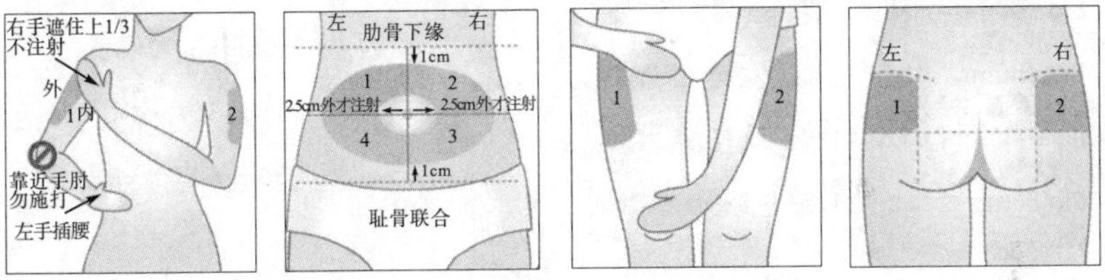

（八）取下及丢弃针头

第一步：注射完成后盖上针头的外针帽。

第二步：旋下针头，妥善丢弃。

第三步：盖上笔帽，收好注射笔。

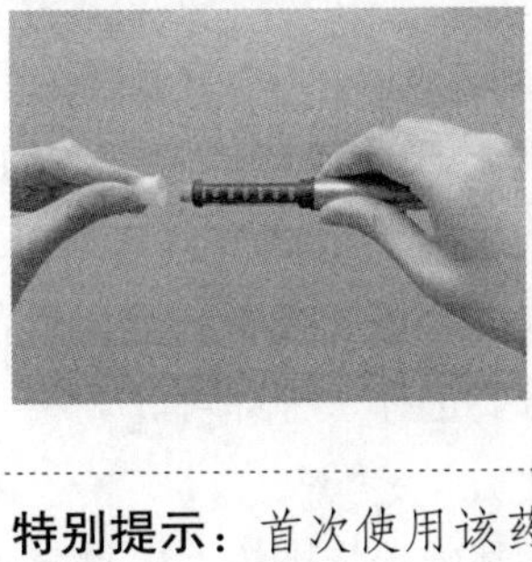

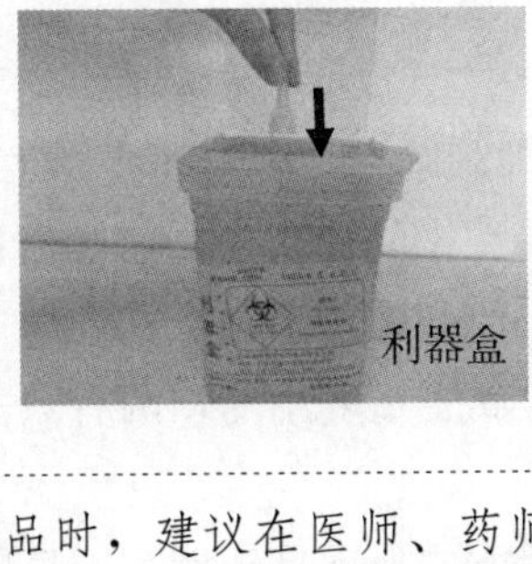

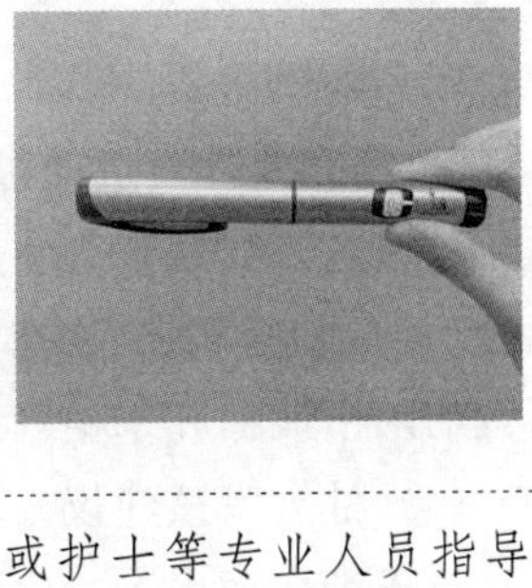

特别提示：首次使用该药品时，建议在医师、药师或护士等专业人员指导下培训使用！

四、处方审核案例实践与分析

1. 案例1

（1）问题处方类型。

遴选药品不适宜。

（2）处方示例（图6－2）：

×××医院处方笺

门诊号：0000xxxxxx　　科室：内分泌代谢科医疗单元　　费别：现金

姓名：×××　　性别：男　　年龄：47岁　　开具日期：xxxx年xx月xx日

临床诊断：糖尿病　血脂异常

R.

磷酸西格列汀片　　100mg×7片×5盒

Sig:100mg　q.d.　口服　（慢性病需要）

阿卡波糖胶囊　　50mg×30粒×3盒

Sig:100mg　t.i.d.　口服　（慢性病需要）

盐酸二甲双胍缓释片　　0.5g×30片×4盒

Sig:1000mg　b.i.d.　口服　（慢性病需要）

米格列醇片　　50mg×30片×3盒

Sig:50mg　t.i.d.　口服　（慢性病需要）

医师：×××　　代码：×××　　金额：×××

药师（审核）：×××（药师）　　药师（核对/发药）：×××（药师）　　药师/士（调配）：×××（药士）

发票号：×××

图6－2　案例1医院处方笺

（3）案例分析。

α－糖苷酶抑制剂通过抑制碳水化合物在小肠上部的吸收而降低餐后血糖。适用于以碳水化合物为主要食物成分和餐后血糖升高的患者。国内上市的α－糖苷酶抑制剂有阿卡波糖、伏格列波糖和米格列醇。因此该处方中医生为患者开具的阿卡波糖和米格列醇属于重复用药，两者只需要选择一种即可。

（4）处方审核建议。

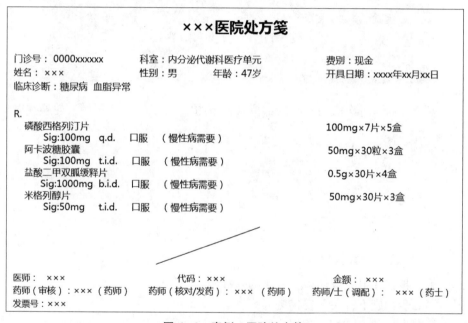

对于糖尿病患者，生活方式干预是2型糖尿病的基础治疗措施，应贯穿于糖尿病治疗的始终。单纯生活方式不能使血糖达标时，应开始药物治疗。药物治疗应根据综合评估患者的具体情况，包括年龄、病程、血糖（HbA1c、空腹血糖、餐后血糖）、体重、低血糖风险、肝肾功能、并发症、伴发疾病、经济能力、接受意愿等，制订个体化的血糖目标值，达标的前提是安全。许多国家和国际组织制订的糖尿病诊治指南中均推荐二甲双胍作为 2 型糖尿病患者控制高血糖的一线用药和药物联合中的基本用药。若无禁忌证，二甲双胍应一直保留在糖尿病的治疗方案中。当一种口服药治疗后血糖仍不达标时，采用两种甚至三种不同作用机制的药物联合治疗。如血糖仍不达标，则应将治疗方案调整为多次胰岛素治疗。

2. 案例 2

（1）问题处方类型。

遴选药品不适宜。

（2）处方示例（图 6—3）：

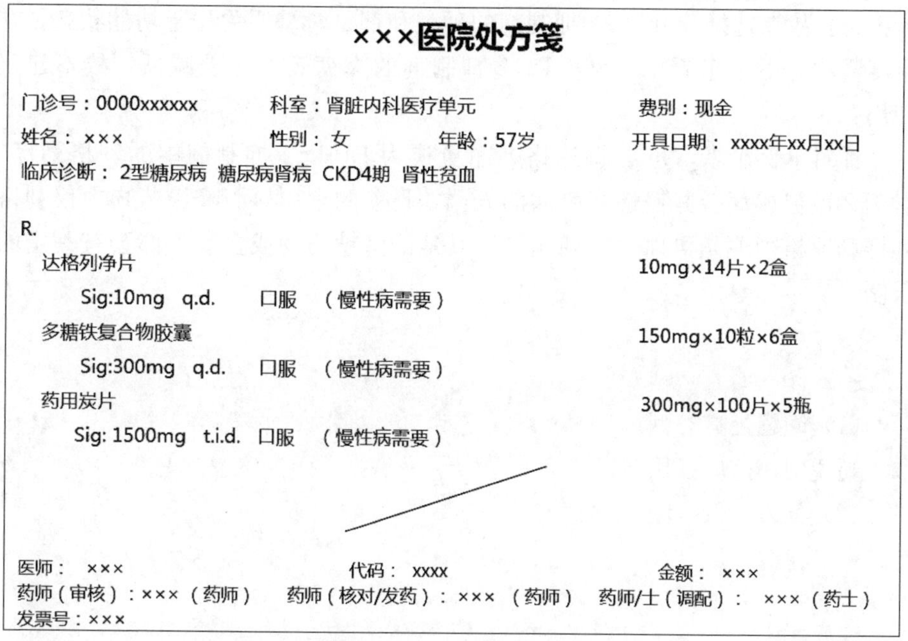
×××医院处方笺

门诊号：0000xxxxxx　科室：肾脏内科医疗单元　费别：现金

姓名：×××　性别：女　年龄：57岁　开具日期：xxxx年xx月xx日

临床诊断：2型糖尿病 糖尿病肾病 CKD4期 肾性贫血

R.

达格列净片　10mg×14片×2盒

Sig:10mg q.d. 口服 （慢性病需要）

多糖铁复合物胶囊　150mg×10粒×6盒

Sig:300mg q.d. 口服 （慢性病需要）

药用炭片　300mg×100片×5瓶

Sig: 1500mg t.i.d. 口服 （慢性病需要）

医师：×××　代码：xxxx　金额：×××

药师（审核）：×××（药师）　药师（核对/发药）：×××（药师）　药师/士（调配）：×××（药士）

发票号：×××

图 6—3　案例 2 医院处方笺

（3）案例分析。

达格列净属于钠－葡萄糖协同转运蛋白2（SGLT－2）抑制剂，是一类新型降糖药物，其药理作用为通过抑制肾脏肾小管中负责从尿液中重吸收葡萄糖的SGLT－2降低肾糖阈，促进葡萄糖排泄，从而达到降低血液循环中葡萄糖水平的作用。因SGLT－2抑制剂在治疗过程中主要依赖患者的肾脏功能，因此对于存在中度至重度肾功能损害、收缩压过低、有容量衰竭等情况的糖尿病肾病患者应谨慎用药。另外，糖尿病肾病患者在应用SGLT－2抑制剂治疗时，尿液中的葡萄糖浓度将大幅升高，进而增加了患者尿路感染的发生风险。达格列净的药品说明书禁忌项也明确指出，重度肾损害［eGFR＜30 mL（min・1.73 m^2）］、终末期肾病或需要透析的患者禁用。慢性肾脏病（CKD）4期属于重度肾损害，因此为该患者遴选达格列净用于治疗糖尿病是不适宜的。

（4）处方审核建议。

虽然目前有研究证实SGLT－2抑制剂能够为2型糖尿病合并动脉粥样硬化性疾患者带来心血管方面的获益，但是这类患者常常合并有不同程度的肾功能损害，故在选择SGLT－2抑制剂的种类和剂量时需要关注肾功能状态，在重度肾功能不全患者中，SGLT－2抑制剂的降糖效果显著减低，故不建议使用。

针对本例患者，可以将达格列净更换为DPP－4抑制剂中的利格列汀。对于2型糖尿病合并慢性肾脏病的人群，目前的常用口服降糖药物中仅利格列汀和罗格列酮是可以全程使用的。其他的降糖药物或多或少都会有一定的限制。

3. 案例3

（1）问题处方类型。

超说明书适应证用药。

（2）处方示例（图6－4）：

×××医院处方笺

门诊号：0000xxxxxx　　科室：内分泌代谢科医疗单元　　费别：现金

姓名：×××　　性别：女　　年龄：27岁　　开具日期：xxxx年xx月xx日

临床诊断：多囊卵巢综合征

R.

盐酸二甲双胍缓释片　　0.5g×30片×2盒

Sig: 1000mg q.d.　口服　（特殊情况需要）

医师：×××　　代码：xxxx　　金额：×××

药师（审核）：×××（药师）　　药师（核对/发药）：×××（药师）　　药师/士（调配）：×××（药士）

发票号：×××

图 6-4　案例 3 医院处方笺

（3）案例分析。

盐酸二甲双胍缓释片药品说明书中适应证为：

①本品首选用于单纯饮食及体育活动不能有效控制的 2 型糖尿病，特别是肥胖的 2 型糖尿病。

②对于 1 型或 2 型糖尿病，本品与胰岛素合用，可增加胰岛素的降血糖作用，减少胰岛素用量，防止低血糖发生。

③本品也可与磺脲类口服降血糖药物合用，具协同作用。而该处方中的临床诊断为多囊卵巢综合征，属于超药品说明书适应证使用。

（4）处方审核建议。

多囊卵巢综合征是一组以月经异常、不孕、高雄激素血征、卵巢多囊样表现等为特征的生殖内分泌代谢性疾病，其还可伴有肥胖、胰岛素抵抗、血脂异常等代谢异常，是 2 型糖尿病、心脑血管疾病和子宫内膜癌发病的高危因素。多囊卵巢综合征患者中肥胖的患病率为 30%～60%，以腹型肥胖为主。目前研究也证实肥胖和胰岛素抵抗被认为可以破坏窦卵泡的发育，干扰下丘脑-垂体-卵巢轴，导致慢性不排卵。二甲双胍主要通过改善肝脏及外周组织的胰岛素抵抗，抑制肝脏糖异生和糖原分解，增加外周组织对葡萄糖的利用，改善高胰岛素血症。

因此对于育龄期女性，当合并糖耐量受损且处于非孕期时，不论肥胖或非肥胖，多囊卵巢综合征诊断成立后即可开始二甲双胍治疗。目前各国关于多囊卵巢综合征的治疗中均推荐二甲双胍作为首选药物。当二甲双胍不耐受时，可以选用吡格列酮或阿卡波糖。

虽然目前我国二甲双胍的药品说明书中尚无多囊卵巢综合征的适应证，但是从目前临床数据以及证据质量分级标准来看，二甲双胍用于多囊卵巢综合征患者是适宜的，属于证据质量高的超说明书用药。

4. 案例 4

（1）问题处方类型。

联合用药不适宜。

（2）处方示例（图 6－5）：

×××医院处方笺

门诊号：0000xxxxxx　　科室：内分泌代谢科医疗单元　　费别：现金

姓名：×××　　性别：女　　年龄：65岁　　开具日期：xxxx年xx月xx日

临床诊断：2型糖尿病　肥胖症

R.

瑞格列奈片　　1mg×30片×3盒

Sig:1mg　t.i.d.　口服　（慢性病需要）

格列美脲片　　1mg×15片×4盒

Sig:2mg　q.d.　口服　（慢性病需要）

阿卡波糖片　　50mg×30片×3盒

Sig: 50mg　t.i.d.　口服　（慢性病需要）

医师：×××　　代码：xxxx　　金额：×××

药师（审核）：×××（药师）　药师（核对/发药）：×××（药师）　药师/士（调配）：×××（药士）

发票号：×××

图 6－5　案例 4 医院处方笺

（3）案例分析。

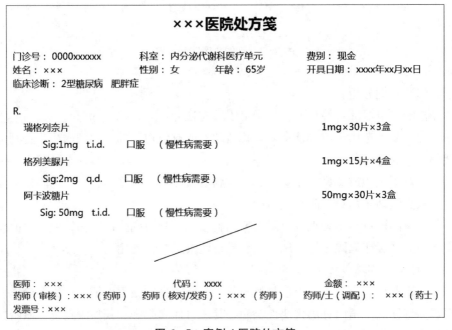

瑞格列奈为短效胰岛素促泌剂，其通过促进胰腺释放胰岛素来降低血糖水平，属于非磺脲类促胰岛素分泌剂。格列美脲也是短效胰岛素促泌剂，主要通过刺激胰岛 β 细胞释放胰岛素发挥作用，属于磺脲类促胰岛素分泌剂。处方中的患者为老年患者，对于胰岛素的敏感性较年轻人敏感，而瑞格列奈与格列美脲两药均属于胰岛素促泌剂，联合用药会导致患者餐后产生低血糖的风险升高。同时，胰岛素促泌剂也并不作为老年糖尿病患者的首选药物，因为老年患者的胰岛β细胞数量下降，若再联用两种胰岛素促泌剂，可能会加重老年患者的胰岛β细胞负担。因此该张处方存在联合用药不适宜的问题。

（4）处方审核建议。

《中国2型糖尿病防治指南（2017年版）》指出，格列奈类药物与磺脲类药物联合应用需慎重。而在《中国2型糖尿病防治指南（2020年版）》中明确指出，格列奈类药物可单独使用或与其他降糖药物联合应用（磺脲类药物除外）。由于格列奈类和磺脲类胰岛素促泌剂常见的不良反应均为低血糖反应，因此上述两种药物联用属于联合用药不适宜。老年糖尿病患者应该在安全前提下进行有效的降糖治疗。健康教育、合理饮食、安全有效的运动应该贯穿老年糖尿病治疗的全过程。根据患者的降糖目标、血糖情况、重要脏器功能和经济承受能力等因素制订合理、便利、可行的降糖方案。可以优先考虑不易出现低血糖的口服降糖药物，如二甲双胍、α－糖苷酶抑制剂、DPP－4抑制剂等。

5. 案例5

（1）问题处方类型。

超说明书适应证用药。

（2）处方示例（图6－6）：

×××医院处方笺

门诊号：0000xxxxxx　　科室：内分泌代谢科医疗单元　　费别：现金

姓名：×××　　性别：女　　年龄：27岁　　开具日期：　xxxx年xx月xx日

临床诊断：肥胖症

R.

利拉鲁肽注射液　　3ml:18mg×1支

Sig:1.2mg q.d.　皮下注射（特殊情况需要）

医师：×××　　代码：xxxx　　金额：×××

药师（审核）：×××（药师）　　药师（核对/发药）：×××（药师）　　药师/士（调配）：　×××（药士）

发票号：×××

图6－6　案例5医院处方笺

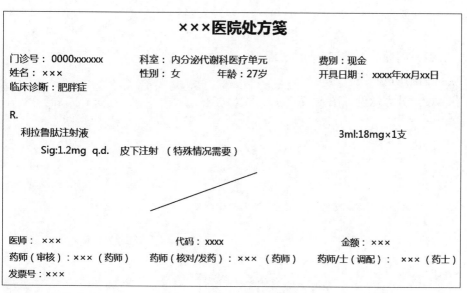

（3）案例分析。

利拉鲁肽注射液说明书中适应证为适用于成人 2 型糖尿病患者控制血糖；适用于单用二甲双胍或磺脲类药物最大可耐受剂量治疗后血糖仍控制不佳的患者，与二甲双胍或磺脲类药物联合应用；适用于降低伴有心血管病的 2 型糖尿病成人患者的主要心血管不良事件（心血管死亡、非致死性心肌梗死或非致死性脑卒中）发生风险。该处方中的诊断为肥胖，属于超说明书适应证用药。

（4）处方审核建议。

利拉鲁肽属于胰高糖素样肽−1（GLP−1）受体激动剂，GLP−1 主要由回肠和结肠中的 L 细胞分泌，以葡萄糖浓度依赖性的方式促进胰岛素分泌，参与机体血糖稳态调节。当血糖升高时，利拉鲁肽可以增加细胞内环磷酸腺苷（cAMP），从而促进胰岛素的释放，降低血糖；而在血糖降低时，利拉鲁肽能减少胰岛素分泌，且不影响胰高血糖素的分泌。利拉鲁肽是一种内源性长效肠促胰岛素，是通过对人 GLP−1 分子结构局部修饰加工而成的，因此与人氨基酸序列同源性较高。目前研究均证实，对于糖尿病合并超重或肥胖患者，GLP−1 受体激动剂可减轻体重和改善中心性肥胖，并且其在 2014 年已被 FDA 批准用于治疗肥胖症。相关研究表明，利拉鲁肽用于治疗 BMI>27 kg/m^2 合并至少一项肥胖并发症，或者 BMI>30 kg/m^2 的单纯性肥胖患者具有较好的疗效。基于此，虽然目前我国暂未批准利拉鲁肽用于肥胖症的治疗，但是基于证据等级评价，利拉鲁肽用于肥胖症的治疗属于合理的超说明书使用。

6. 案例 6

（1）问题处方类型。

用法用量不适宜。

（2）处方示例（图 6−7）：

×××医院处方笺

门诊号：0000xxxxxx　　科室：内分泌代谢科医疗单元　　费别：现金
姓名：×××　　性别：女　　年龄：60岁　　开具日期：xxxx年xx月xx日
临床诊断：糖尿病 冠心病

R.
盐酸二甲双胍缓释片　　0.5g×30片×1盒
Sig: 0.5g　t.i.d.　口服　（慢性病需要）
瑞舒伐他汀钙片　　10mg×14片×2盒
Sig:10mg　q.d.　口服　（慢性病需要）
阿司匹林肠溶片　　100mg×30片×1盒
Sig: 100mg　q.d.　口服　（慢性病需要）

医师：×××　　代码：xxxx　　金额：×××
药师（审核）：×××（药师）　药师（核对/发药）×××（药师）　药师/士（调配）×××（药士）
发票号：×××

图 6-7　案例 6 医院处方笺

（3）案例分析。

二甲双胍应用于临床已有几十年的历史，是目前全球应用广泛的口服降糖药之一。二甲双胍具有良好的单药/联合治疗的疗效和安全性证据、卫生经济学效益证据和明确的预防心血管并发症的临床证据。因此，该药已经成为全球防控糖尿病的核心药物。不同剂型的二甲双胍主要区别在于给药后溶出释放行为不同：普通片剂在胃内崩解释放；肠溶片和胶囊在肠道崩解释放；缓释片和缓释胶囊在胃肠道内缓慢地溶出、释放。相对于普通片剂而言，缓释制剂 1 日 1 次可能具有更好的胃肠道耐受性，可提高患者的用药依从性。研究显示，接受盐酸二甲双胍片（普通片）治疗的患者可以安全地以相同剂量转换为盐酸二甲双胍缓释片 1 日 1 次的治疗，最高至 2000 mg，1 日 1 次等剂量二甲双胍缓释片与普通片 1 日 2 次或 3 次相比，两者降低 HbA1c 的能力相当。故本处方中盐酸二甲双胍缓释片用法为 1 日 3 次是不合理的。

（4）处方审核建议。

可以调整给药频次为 1 日 1 次，或者更改为二甲双胍的普通剂型。

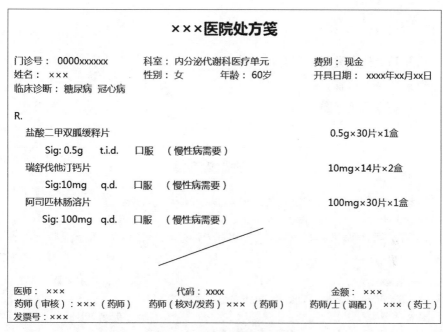

7. 案例 7

（1）问题处方类型。

遴选药品不适宜。

（2）处方示例（图 6－8）：

×××医院处方笺

门诊号：0000xxxxxx　　科室：内分泌代谢科医疗单元　　费别：现金

姓名：×××　　性别：女　　年龄：59岁　　开具日期：xxxx年xx月xx日

临床诊断：2型糖尿病 肥胖症 心功能不全 充血性心力衰竭

R.

罗格列酮钠片　　4mg×15片×1盒

Sig: 4mg　q.d.　口服　（慢性病需要）

盐酸二甲双胍缓释片　　0.5g×30片×1盒

Sig: 1000mg　b.i.d.　口服　（慢性病需要）

医师：×××　　代码：xxxx　　金额：×××

药师（审核）：×××（药师）　药师（核对/发药）：×××（药师）　药师/士（调配）：×××（药士）

发票号：×××

图 6－8　案例 7 医院处方笺

（3）案例分析。

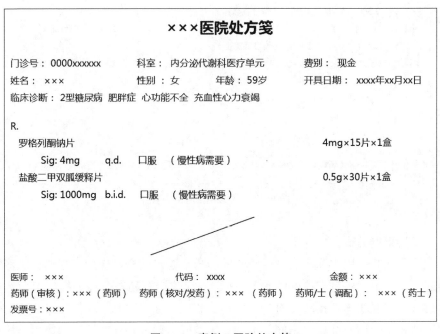

罗格列酮属于噻唑烷二酮类化合物（TZDs），其通过增加靶细胞对胰岛素作用的敏感性而降低血糖。但在临床应用中发现，单用或与其他抗糖尿病药物合用可引起液体潴留，有加重充血性心力衰竭的风险，因此不推荐有心力衰竭症状的患者使用本品，美国纽约心脏病协会（NYHA）分级为Ⅲ级和Ⅳ级的患者禁用本品。我国相关部门也曾发出过警告：出现急性冠状动脉事件的患者不推荐使用罗格列酮，在罗格列酮加用胰岛素的临床试验中，罗格列酮增加了充血性心力衰竭的发生风险，因此不建议罗格列酮与胰岛素合用。而该处方中的患者除糖尿病外，既往曾发生过充血性心力衰竭，目前也存在心功能不全的现象，因此为该患者选择罗格列酮作为降糖药物是不合理的。同时更不应在罗格列酮的基础上加用胰岛素，这样有可能会增加患者心力衰竭的发生风险。

（4）处方审核建议。

对于合并慢性肾脏病或心力衰竭的2型糖尿病患者，不论其HbA1c是否达标，只要没有禁忌证都可考虑在二甲双胍的基础上加用SGLT－2抑制剂。合并慢性肾脏病的2型糖尿病患者，如不能使用SGLT－2抑制剂，可考虑选用GLP－1受体激动剂。因此对于本例患者，可将罗格列酮更换为恩格列净或利拉鲁肽。

8. 案例8

（1）问题处方类型。

联合用药不适宜。

（2）处方示例（图6－9）：

×××医院处方笺

门诊号： 0000xxxxxx　　科室： 内分泌代谢科医疗单元　　费别： 现金

姓名：××× 　　性别：男　　年龄： 57岁　　开具日期： xxxx年xx月xx日

临床诊断： 2型糖尿病

R.

盐酸二甲双胍缓释片　　0.5g×30片×4盒

Sig: 1000mg b.i.d. 口服 （慢性病需要）

瑞格列奈片　　1mg×30片×3盒

Sig: 1mg t.i.d. 口服 （慢性病需要）

医师：×××　　代码： xxxx　　金额： ×××

药师（审核）：×××（药师） 药师（核对/发药）： ×××（药师） 药师/士（调配）： ×××（药士）

发票号：×××

图6－9

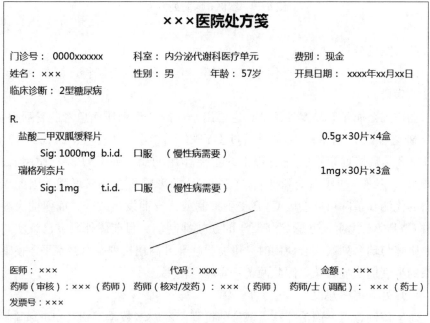

×××医院处方笺

门诊号：0000xxxxxx　　科室：皮肤性病科医疗单元　　费别：现金

姓名：×××　　性别：男　　年龄：57岁　　开具日期：xxxx年xx月xx日

临床诊断：2型糖尿病　花斑糠疹

R.

盐酸伊曲康唑胶囊　　0.1g×14粒×2盒

Sig: 0.1g　b.i.d.　口服　（慢性病需要）

医师：×××　　代码：xxxx　　金额：×××

药师（审核）：×××（药师）　药师（核对/发药）：×××（药师）　药师/士（调配）：×××（药士）

发票号：×××

图 6-9　案例 8 医院处方笺

（3）案例分析。

该患者当日就诊于两个不同科室，第一个科室是内分泌科，第二个科室是皮肤性病科。

瑞格列奈属于胰岛素促泌剂，主要用于控制 2 型糖尿病患者的餐后血糖。体外研究证实，瑞格列奈主要通过 CYP2C8 代谢，也通过 CYP3A4 代谢。CYP2C8 是瑞格列奈在代谢过程中起主要作用的酶，而 CYP3A4 作用有限。但如果 CYP2C8 的作用受到抑制，CYP3A4 的影响将会相对增强。因此瑞格列奈的代谢和清除可能会因 CYP 受到抑制或诱导而发生改变，而伊曲康唑既通过 CYP3A4 代谢，也是 CYP3A4 的强效抑制剂。目前体外研究已证实，当伊曲康唑与瑞格列奈联合使用时，伊曲康唑会升高瑞格列奈血浆水平，使瑞格列奈的半衰期明显延长，因此两药不宜联合使用。

（4）处方审核建议。

对于该例患者，因治疗花斑糠疹的抗真菌药物多数是 CYP3A4 的抑制剂，对于其他药物的代谢会产生一定的影响，故可以考虑将瑞格列奈更换为 α-糖苷酶抑制剂或 DPP-4 抑制剂。

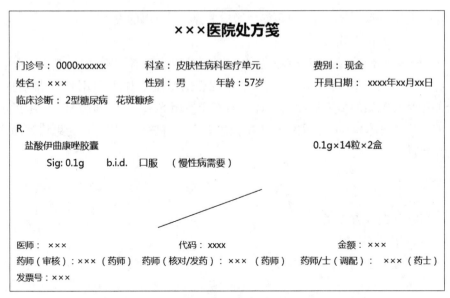

9. 案例 9

（1）问题处方类型。

遴选药品不适宜。

（2）处方示例（图 6－10）：

×××医院处方笺

门诊号： 0000xxxxxx　　科室：内分泌代谢科医疗单元　　费别： 现金

姓名：×××　　性别：女　　年龄：66岁　　开具日期： xxxx年xx月xx日

临床诊断： 2型糖尿病 糖尿病酮症酸中毒

R.

盐酸二甲双胍缓释片　　0.5g×30片×4盒

Sig: 1000mg b.i.d. 口服 （慢性病需要）

格列吡嗪控释片　　5mg×30片×1盒

Sig: 5mg q.d. 口服 （慢性病需要）

医师： ×××　　代码： xxxx　　金额： ×××

药师（审核）：×××（药师） 药师（核对/发药）：×××（药师） 药师/士（调配）： ×××（药士）

发票号：×××

图 6－10　案例 9 医院处方笺

（3）案例分析。

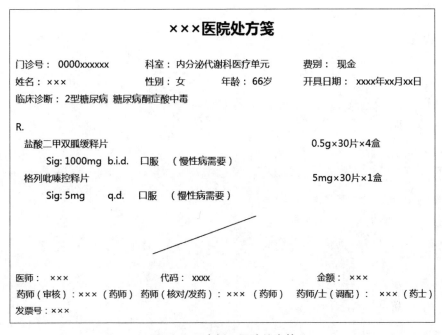

糖尿病酮症酸中毒（DKA）指胰岛素不足和升糖激素不适当升高，引起糖、脂肪和蛋白质代谢严重紊乱，临床以高血糖、高血酮和代谢性酸中毒为主要特征。1 型糖尿病有发生 DKA 的倾向，2 型糖尿病亦可发生 DKA。DKA 的发生常有诱因，包括急性感染、胰岛素不适当减量或突然中断治疗、饮食不当、胃肠疾病、脑卒中、心肌梗死、创伤、手术、妊娠、分娩、精神刺激等。DKA 的治疗原则为尽快补液以恢复血容量、纠正失水状态，降低血糖水平，纠正电解质及酸碱平衡失调，同时积极寻找和消除诱因，防治并发症，降低病死率。对无酸中毒的糖尿病酮症患者，需适当补充液体和胰岛素治疗，直到酮体消失。补液是首要治疗措施，推荐首选生理盐水，治疗药物中，以胰岛素治疗为首选，而不宜选用口服降糖药物。同时，不管是盐酸二甲双胍缓释片还是格列吡嗪控释片，说明书中均指出：本品不应用于糖尿病酮症酸中毒患者。

（4）处方审核建议。

对于糖尿病酮症酸中毒患者，首选胰岛素进行治疗。当症状完全控制后，则可以恢复使用口服降糖药物。

参考文献

[1] 王海燕. 肾脏病临床概览 [M]. 北京：北京大学医学出版社，2010.
[2] 龚德华，季大玺. 透析膜的吸附特征 [J]. 肾脏病与透析肾移植杂志，1997，6 (3)：272−275.
[3] 于为民. 肾内科疾病诊疗路径 [M]. 北京：军事医学科学出版社，2014.
[4] 余学清. 肾内科临床工作手册——思路、原则及临床方案 [M]. 北京：人民军医出版社，2013.
[5] 叶启发，明英姿. 肾移植患者必读 [M]. 长沙：中南大学出版社，2007.
[6] 葛均波，徐永健. 内科学 [M]. 8 版. 北京：人民卫生出版社，2013.
[7] 刁永书，文艳秋，陈林. 肾脏内科护理手册 [M]. 2 版. 北京：科学出版社，2015.
[8] 谷波，谭其玲，陶冶. 解读肾移植 [M]. 北京：科学出版社，2012.
[9] 黄欣，许冬梅. 肾病药物治疗学 [M]. 北京：化学工业出版社，2010.
[10] 刁永书，陈懿，温月，等. 专家解答肾脏病的防与治 [M]. 成都：四川科学技术出版社，2016.
[11] 中国医院协会血液净化中心分会血管通路工作组. 中国血液透析用血管通路专家共识（第 2 版）[J]. 中国血液净化，2019，18 (6)：365−381.
[12] 常相帝，李登任. 慢性肾脏病患者心理状态研究进展 [J]. 医学与哲学，2010，31 (20)：55−56，63.
[13] 陈启梅，何劲松，袁丽芬. 急性肾小球肾炎患者的营养指导与护理 [J]. 中外医学研究，2013，11 (21)：99−100.
[14] 蔡光先，姚红艳，宁泽璞，等. 急性肾小球肾炎 [J]. 湖南中医杂志，2011，27 (4)：99−101.

[15] 陈艳，何静．肾穿刺活检术后尿潴留护理的研究进展［J］．中华现代护理杂志，2009，15（17）：1690－1691.
[16] 刘文静．48例过敏性紫癜性肾炎的临床护理体会［J］．健康必读（下旬刊），2013（10）：25.
[17] 刘绮文，叶燕，黄敬心．肾性贫血患者血液透析中不同补铁方法效果比较［J］．护理学报，2010，17（5）：41－43.
[18] 倪春霞，朱咏梅．急性肾小球肾炎的护理［J］．大家健康（下旬篇），2013（11）：264.
[19] 钱丽萍．肾穿刺活检术的护理体会［J］．护士进修杂志，2013，28（2）：144－145.
[20] 孙世仁，王汉民，何丽洁，等．肾脏病研究进展（2012）［M］．西安：第四军医大学出版社，2013.
[21] 马登艳，陈懿，温月，等．慢性肾脏病防治问答［M］．成都：四川科学技术出版社，2020.
[22] 刘志红．慢性肾脏病，早知方好治［M］．郑州：郑州大学出版社，2013.
[23] 刘志红．呵护您的肾健康［M］．郑州：郑州大学出版社，2013.
[24] 刘志红．正确对待尿毒症［M］．郑州：郑州大学出版社，2013.
[25] 刘志红．慢性肾脏病，病因面面观［M］．郑州：郑州大学出版社，2013.
[26] 钟慧，马登艳．华西医生告诉你：腹膜透析的自我管理［M］．成都：四川科学技术出版社，2018.
[27] 陈香美．腹膜透析标准操作规程［M］．北京：人民军医出版社，2010.
[28] 周巧玲，肖平．腹膜透析居家管理必读手册［M］．长沙：湖南科学技术出版社，2018.
[29] 余学清．腹膜透析治疗学［M］．北京：科学技术文献出版社，2007.
[30] 张月，黄晓益．腹膜透析并发症防治的研究进展［J］．全科护理，2018，16（31）：3863－3866.
[31] 常敏，金弢，董庆泽，等．腹膜透析患者导管出口感染的护理［J］．中国药物经济学，2016，11（2）：173－175.
[32] 姜志胜．动脉粥样硬化学［M］．北京：科学出版社，2017.
[33] 杨永宗．动脉粥样硬化性心血管病基础与临床［M］．2版．北京：科学出版社，2009.

[34] 陈伟伟，高润霖，刘力生，等.《中国心血管病报告 2015》摘要［J］. 中国循环杂志，2016，31（6）：521－528.
[35] 国家卫生计生委合理用药专家委员会，中国药师协会. 冠心病合理用药指南［J/OL］. 中国医学前沿杂志（电子版），2016，8（6）：19－108.
[36] 中华学会心血管病学分会，中华心血管病杂志编辑委员会. 急性 ST 段抬高型心肌梗死诊断和治疗指南［J］. 中华心血管病杂志，2015，43（5）：380－393.
[37] 岳欣欣，付洋. 糖尿病诊治策略［M］. 沈阳：辽宁科学技术出版社，2018.
[38] 宁英远. 糖尿病防治教育手册［M］. 兰州：甘肃人民出版社，2013.
[39] 徐春. 糖尿病个体化诊治策略［M］. 北京：科学出版社，2018.
[40] Parking DM，Bray F，Farley J，et al. Estimating the world cancer burden：Globocan 2000［J］. Int J Cancer，2001，94（2）：153－156.
[41] Chen WQ，Zheng RS，Baade PD，et al. Cancer statistics in China 2015［J］. CA Cancer J Clan，2016，66（2）：115－132.
[42] 马飞，徐兵河，邵志敏. 乳腺癌随访及伴随疾病全方位管理指南［J］. 中华肿瘤杂志，2019，41（1）：29－41.
[43] 王亚琪，郜文辉，曾普华. 乳腺癌病因学及发病学的预防探讨［J］. 湖南中医杂志，2020，36（6）：114－115.
[44] Siegel RL，Miller KD，Jemal A. Cancer statistics，2019［J］. CA Cancer J Clin，2019，69（1）：7－34.
[45] 沈镇宙，邵志敏. 乳腺肿瘤学［M］. 上海：上海科学技术出版社，2005.
[46] 史双，路潜，杨萍，等. 乳腺癌就诊延误的研究现状［J］. 中华护理杂志，2015，50（4）：468－471.
[47] 刘鲜平. 早期综合护理对乳腺癌腋窝淋巴结清扫术后水肿的预防效果分析［J］. 中国药物与临床，2020，20（7）：1225－1226.
[48] 张丰韬，关宁. 阶段性心理护理干预对乳腺癌患者化疗期心理障碍及免疫功能的影响［J］. 中国肿瘤临床与康复，2017，24（10）：1232－1234.
[49] 颜贤惠，杨英，杨凤. 探索乳腺癌术后带引流管出院患者管理方法与效果［J］. 中国妇幼健康研究，2017，28（s4）：486.
[50] 刘梅，滕敬华. 围手术期护理干预对乳腺癌改良根治术患者情绪及疼痛

影响 [J]. 现代中西医结合杂志，2017，26 (2)，223－225.
[51] 杜彦秋，管霞，常登峰，等. 基于 Bevilacqua 模型的乳腺癌保乳术患者术后淋巴水肿风险预测的临床研究 [J/OL]. 中华普外科手术学杂志（电子版），2021，15 (1)：53－56.
[52] 龚爱云. 早期功能锻炼操在乳腺癌术后患者中的应用 [J]. 特别健康，2019 (17)：231－232.
[53] 臧佳璐，朱红梅. 早期功能锻炼对乳腺癌术后康复的意义 [J]. 科技资讯，2020，18 (34)：199－201.
[54] 谢辉. 早期护理干预对乳腺癌患者术后患肢功能锻炼的效果观察 [J]. 智慧健康，2019，5 (30)：68－69.
[55] 辛红梅，陈茹，丁孟翠，等. 物理治疗改善乳腺癌术后淋巴水肿的效果 [J]. 护理研究，2020，34 (17)：3117－3120.
[56] 中华医学会外科分会乳腺外科学组. 乳腺癌改良根治术专家共识及手术操作指南（2018 版）[J]. 中国实用外科杂志，2018，38 (8)：851－854.
[57] 侯栋，宋阳，程少华，等. 乳腺癌改良根治术术后皮瓣坏死相关因素分析 [J]. 中国现代普通外科进展，2020，23 (12)：949－951.
[58] 甘媚珍，陈凤玲，叶劲松，等. 湿性敷料换药护理老年乳腺癌合并糖尿病病人皮瓣坏死的效果观察 [J]. 全科护理，2017，15 (32)：4068－4069.
[59] Bryant JR，Hajjar RT，Lumley C，et al. Clinical inquiry－in women who have undergone breast cancer surgery，including lymph node removal，do blood pressure measurments taken in the ipsilateral arm increase the risk of lymphedema? [J]. J Okla State Med Assoc，2016，109 (12)：589－591.
[60] 史博慧，吕爱莉，王恋，等. 乳腺癌术后上肢淋巴水肿预防策略的证据总结 [J]. 护理学报，2020，27 (22)：32－38.
[61] 李飞丽. 乳腺癌改良根治术后饮食指导与康复护理分析 [J]. 名医，2018 (2)：49.
[62] 李晨，张俊玲，孟重芳. 思维导图在乳腺癌术后伤口换药中的应用 [J]. 当代护士（上旬刊），2018，25 (4)：76－78.
[63] 韩万会，宋彩侠. 微信延续护理对乳腺癌根治术术后患者功能锻炼依从性及生命质量的影响 [J]. 中国民康医学，2020，32 (20)：161－163.
[64] 刘淑晨. 乳腺癌术后护理干预对患肢功能锻炼康复的影响 [J]. 健康养

生，2019（18）：64.
[65] Dharmaiah S，Zeng J，Rao VS，et al. Clinical and dosimetric evaluation of recurrent breast cancer patients treated with hyperthermia and radiation [J]. Int J Hyperthermia，2019，36（1）：986－992.
[66] Yoosefinejad AK，Hadadi M，Eslamloo P. Evaluating the responsiveness of the fullerton advanced balance scale in patients with lymph edema secondary to breast cancer surgery [J]. Lymphology，2019，52（2）：61－70.
[67] 石守森，魏东，杨阳，等. 乳腺癌术后皮下积液 2 种处理方法的对比 [J]. 中国现代普通外科进展，2018，21（5）：382－384.
[68] 邓雪玲. 乳腺癌患者手术后的护理措施 [J]. 世界最新医学信息文摘，2016，16（a3）：254－255.
[69] 韩玲，王蓓，王莉莉. 乳腺癌术后患者伤口品质管理的临床应用 [J]. 护理管理杂志，2018，18（1）：60－63.
[70] 王小妮，杨碎胜，周江红，等. 延续性护理对乳腺癌改良根治术患者术后功能锻炼的效果观察 [J]. 卫生职业教育，2019，37（21）：154－156.
[71] 王开慧，王莉莉，伍焱，等. 早期功能锻炼对乳腺癌患者术后上肢水肿及康复效果的影响分析 [J/OL]. 中国医学前沿杂志（电子版），2018，10（12）：134－136.
[72] 李金兰，张丽娟，张慧珍，等. 乳腺癌术后患肢淋巴水肿并发淋巴管炎发生的原因及对策分析 [J]. 当代护士（中旬刊），2020，27（5）：1－4.
[73] 刘凤. 乳腺癌术后上肢淋巴水肿的治疗研究进展 [J]. 医学食疗与健康，2020，18（24）：183－184.
[74] 颜巍，刘晓舟，周岩，等. 不同护理干预方法在乳腺癌术后上肢淋巴水肿的应用价值 [J]. 护士进修杂志，2014，29（3）：209－211.
[75] 徐青. 乳腺癌术后皮下积液研究现状及进展 [J]. 国际外科学杂志，2017，44（3）：195－197.
[76] 史强，潘维诚，刘樾，等. 乳腺癌改良根治术后顽固性皮下积液手术修复的效果 [J]. 实用临床医药杂志，2019，23（24）：89－91.
[77] 陈国林，王凤军，薛英威，等. 乳腺癌根治术后皮瓣坏死的预防 [J]. 中国实用外科杂志，2001，21（4）：228－229.
[78] 阿斯耶姆·图尔荪，阿布都沙塔尔·吐尔地，米也赛尔·肉孜. 改良式

乳腺癌根治术后皮下积液和皮瓣坏死的预防处理分析［J］．中国社区医师，2020，36（11）：13－14.

［79］魏鑫．乳腺癌改良根治术后饮食护理与康复指导的临床分析［J］．饮食保健，2017，4（23）：347－348.

［80］裘佳佳，李平．乳腺癌病人术后性生活状态及影响因素的调查［J］．全科护理，2015，13（18）：1783－1785.

［81］张华．心理干预对乳腺癌根治术后焦虑抑郁情绪及生活质量的影响［J］．中国健康心理学杂志，2019，27（3）：412－415.

［82］乳腺癌患者可怀孕生子［J/OL］．中华妇幼临床医学杂志（电子版），2012，8（2）：247.

［83］朱玮．怀孕和乳腺癌不得不说的话［J］．江苏卫生保健，2017（9）：35.

［84］郑宏来，兰园淞，王雪俐．“夫妻课堂”提升乳腺癌根治术后患者婚姻质量的效果观察［J］．微创医学，2020，15（2）：247－250.

［85］Roberts S，Livingston P，White V，et al．External breast prosthesisuse：experiences and views of women with breast cancer，breast care nurses，and prosthesis fitters［J］．Cancer Nurs，2003，26（3）：179－186.

［86］黄丽瑾，裘佳佳．佩戴义乳的乳腺癌患者义乳认知及生命质量的调查分析［J］．上海护理，2019，19（12）：29－33.

［87］黄丽萍，熊邦琴．优质护理服务在乳腺癌患者术后义乳佩戴中的应用［J］．长江大学学报（自科版），2013，10（6）：42－43.

［88］张慧敏，焦丽，魏婕，等．女大学生乳腺癌认知及提升策略和乳房保健研究进展［J］．中国校医，2017，31（9）：716－718.

［89］张文．乳腺疾病患者乳房保健知识认知和需求情况调查及其护理对策［J］．基层医学论坛，2019，23（30）：4398－4399.

［90］吴文军，张银娥，刘剑波，等．乳腺癌手术并发症的预防及治疗［J］．中国实用医药，2010，5（24）：32－34.

［91］中国抗癌协会乳腺癌专业委员会．中国抗癌协会乳腺癌诊治指南与规范（2019 年版）［J］．中国癌症杂志，2019，29（8）：609－679.

［92］郑荣寿，孙可欣，张思维，等．2015 年中国恶性肿瘤流行情况分析［J］．中华肿瘤杂志，2019，41（1）：19－28.

［93］丁亮，孙蓬，沈超，等．下肢静脉性溃疡的诊疗进展［J］．血管与腔内血管外科杂志，2020，6（2）：156－162.

［94］赵渝，刘洪．下肢静脉性溃疡的原因和处理［J/OL］．中国血管外科杂

志（电子版），2021，13（2）：97－101.
[95] 朱珠，张政，施爱明，等. 血管外科下肢溃疡感染病原学特点及耐药性分析［J］. 中国医院药学杂志，2021，41（10）：1026－1030，1034.
[96] 刘金玲. 改良封闭负压封闭引流技术联合腔内介入技术治疗下肢动脉性溃疡的效果分析［J］. 医药前沿，2021，11（18）：17－19.
[97] 宣伟. 脉血康胶囊联用西药西洛他唑治疗下肢动脉性溃疡的疗效观察［J］. 时珍国医国药，2013，24（2）：486－487.
[98] 孙佳倩，曹晨昱，朱春芳，等. 压力性损伤治疗的研究进展［J］. 国际护理学杂志，2019，38（19）：3261－3264.
[99] 杨龙飞，宋冰，倪翠萍，等. 2019 版《压力性损伤的预防和治疗：临床实践指南》更新解读［J］. 中国护理管理，2020，20（12）：1849－1854.
[100] 顾梦倩，赵燕燕，陈圣枝，等. 2019 年版国际《压力性损伤的预防与治疗：临床实践指南》解读［J］. 河北医科大学学报，2021，42（5）：497－500.
[101] 关靓，郑佳彬，李冰雪，等. 放射性皮肤损伤的药物治疗现状［J］. 中华中医药杂志，2020，35（7）：3550－3552.
[102] 乔红丽，侯炜，王兵，等. 急性放射性皮肤损伤的发生机制及药物防治研究现状［C］. 第五届国际中医、中西医结合肿瘤学术交流大会暨第十四届全国中西医结合肿瘤学术大会论文集，2014.
[103] 乔红丽，侯炜，王兵，等. 放射性皮肤损伤的药物防治研究现状［C］. 2013 年全国中医肿瘤学术年会论文集，2013.
[104] 代强，赵婷慧，杨敏，等. 小牛血清去蛋白提取物对深Ⅱ°及以上烧烫伤创面愈合作用研究［J］. 现代养生（下半月版），2019（12）：27－28.
[105] 欧雪吟，欧世州. 磺胺嘧啶银联合康复新液对Ⅱ度烧烫伤创面修复效果观察［J］. 中国乡村医药，2020，27（1）：22－23.
[106] 孙华君. 基层医生常用药物速查手册［M］. 北京：金盾出版社，2011.
[107] 中华医学会外科分会血管外科学组. 慢性下肢静脉疾病诊断与治疗中国专家共识［J］. 中华普通外科杂志，2014，29（4）：246－252.
[108] 黄建华，姚凯，郑翼德，等. 地奥司明治疗下肢慢性静脉疾病的多中心前瞻性临床研究［J］. 中国普通外科杂志，2018，27（12）：1511－1516.
[109] 姜远英. 临床药物治疗学［M］. 3 版. 北京：人民卫生出版社，2010.

［110］杜光．肿瘤药物治疗的药学监护［M］．北京：人民卫生出版社，2020.

［111］魏于全，张清媛．肿瘤学概论［M］．2 版．北京：人民卫生出版社，2017.

［112］曾佳佳，杨润祥，刘蓉．乳腺癌的靶向治疗研究进展［J］．中国生化药物杂志，2016，36（1）：7－11.

［113］杨珺，于波，黄红兵，等．抗肿瘤药物处方审核专家共识——乳腺癌［J］．中国药学杂志，2020，55（11）：961－967.

［114］吴逢波，陈泽莲，徐珽，等．CYP2C9 基因多态性与合理用药研究［J］．中国药房，2007，18（29）：2308－2309.

［115］中国抗癌协会肿瘤分泌专业委员会．乳腺癌内分泌辅助治疗相关子宫内膜病变管理指南（2021 年版）［J］．中国实用妇科与产科杂志，2021，37（8）：815－820.

［116］中国女医师协会乳腺疾病研究中心．中国进展期乳腺癌共识指南 2020（CABC3）［J］．癌症进展，2020，18（19）：1945－1964.

［117］王超．依维莫司联合依西美坦片治疗激素受体阳性晚期乳腺癌患者的效果［J］．中国民康医学，2020，32（16）：69－70.

［118］袁冰，李晓蔻，谭煌英．mTOR 抑制剂依维莫司在肿瘤临床中的应用进展［J］．中日友好医院学报，2020，34（2）：101－103.

［119］柯洪琴，陈璿英，王启斌．1 例卡培他滨与苯妥英钠相互作用致乳腺癌合并癫痫患者小脑功能障碍的病例分析［J］．中南药学，2021，19（1）：168－170.

［120］方丽兰，余更生，李晓平，等．戈舍瑞林对绝经前乳腺癌患者卵巢功能的保护作用［J］．实用医学杂志，2017，33（14）：2361－2364.

［121］周仁基，刘晓慧，谭小强．43 例高复发风险绝经前乳腺癌患者采用戈舍瑞林联合内分泌治疗的临床研究［J］．上海医药，2021，42（15）：11－12，89.

［122］杨梓，卜丽佳，宫静，等．乳腺癌患者化疗期间使用戈舍瑞林保护卵巢功能 1 例分析［J］．实用临床医药杂志，2021，25（10）：116－118.

［123］董小齐．绝经期乳腺癌患者化疗期间采用戈舍瑞林治疗对其卵巢功能的影响［J］．数理医药学杂志，2020，33（7）：1040－1041.

［124］史纯璞．戈舍瑞林联合内分泌药物治疗绝经前乳腺癌的临床效果分析［J/OL］．临床医药文献电子杂志，2020，7（46）：145－146.

［125］胡大一，郭艺芳．中国慢性疾病防治基层医生诊疗手册——血脂异常防

治［J］. 健康管理，2014（7）：106－112.

［126］中国成人血脂异常防治指南修订联合委员会. 中国成人血脂异常防治指南（2016年修订版）［J］. 中国循环杂志，2016，3（10）：937－953.

［127］蔡玮婷，彭瑜，张钲. 血小板及其趋化因子在动脉粥样硬化中作用的研究进展［J］. 中国循环杂志，2016，31（8）：816－818.

［128］牛镜磊. 新型炎症标志物在动脉粥样硬化中的研究进展［J］. 中国循环杂志，2017，32（5）：516－517.

［129］帕孜丽亚·阿地力，穆叶赛·尼加提. 动脉粥样硬化与炎症［J］. 临床心血管病杂志，2020，36（4）：303－306.

［130］安冬青，吴宗贵. 动脉粥样硬化中西医结合诊疗专家共识［J］. 中国全科医学，2017，20（5）：507－511.

［131］赵连友，孙英贤，李玉明，等. 高血压合并动脉粥样硬化防治中国专家共识［J］. 中华高血压杂志，2020，28（2）：116－123.

［132］国家卫生健康委员会能力建设和继续教育中心，孙艺红，陈康，等. 糖尿病患者合并心血管疾病诊治专家共识［J］. 中华内科杂志，2021，60（5）：421－437.

［133］中华医学会，中华医学会杂志社，中华医学会全科医学分会，等. 血脂异常基层诊疗指南（2019年）［J］. 中华全科医师杂志，2019，18（5）：406－416.

［134］王联发，王荣琦，刘紫东. 实用医学研究：内科学［M］. 北京：知识产权出版社，2013.

［135］郭丹杰，徐成斌. 贝特类调脂药物在降脂领域的地位及认识［J］. 临床药物治疗杂志，2008，6（2）：1－3.

［136］龚海荣，李向平，梁思宇. 贝特类调脂药物研究进展［J］. 中南药学，2011，9（7）：539－542.

［137］程丑夫，谭元生，刘建和. 心血管内科疾病诊疗操作手册［M］. 长沙：湖南科学技术出版社，2012.

［138］金明兰，高景华. 高血脂健康百事通［M］. 杭州：浙江科学技术出版社，2013.

［139］朱依谆，殷明. 药理学［M］. 8版. 北京：人民卫生出版社，2016.

［140］中国胆固醇教育计划专家委员会，中国医师协会心血管内科医师分会，中国老年学学会心脑血管病专业委员会，等. 选择性胆固醇吸收抑制剂临床应用中国专家共识（2015）［J］. 中华心血管病杂志，2015，43

(5)：394－398.
［141］朱洪．普罗布考及其衍生物防治动脉粥样硬化和血管成形术后再狭窄的研究现状及进展［J］．中国动脉硬化杂志，2014，22（10）：1062－1066.
［142］黄正桥，刘建，朱莹．阿托伐他汀钙联合普罗布考治疗动脉粥样硬化的临床观察［J］．中国药房，2017，28（23）：3220－3223.
［143］丁忠仁．抗血小板药：现状、挑战及趋势［J］．中山大学学报（医学科学版），2018，39（4）：481－492.
［144］中华医学会老年医学分会，《中华内科杂志》编辑委员会，《中华老年医学杂志》编辑委员会．阿司匹林在动脉粥样硬化性心血管疾病中的临床应用：中国专家共识（2016）［J］．中华内科杂志，2017，56（1）：68－80.
［145］陈骁康，王肖龙．血小板 P2Y12 受体拮抗剂的研究进展［J］．中国全科医学，2016，19（15）：1837－1840，1844.
［146］许香俊．抗血小板药物的研究进展［J］．天津药学，2016，28（3）：66－70.
［147］柯元南．动脉粥样硬化的抗栓和抗凝治疗［J］．中国循环杂志，2007，22（6）：476－478.
［148］中华医学会，中华医学会临床药学分会，中华医学会《中华全科医师杂志》编辑委员会，等．稳定性冠心病基层合理用药指南［J］．中华全科医师杂志，2021，20（4）：423－434.
［149］冯频频，赵琴琴，郑蓓，等．649 例盐酸曲美他嗪缓释片临床应用合理性评价［J］．中国药物应用与监测，2020，17（1）：52－55.
［150］王茜，黎乐仪．某院曲美他嗪的药物利用评价［J］．北方药学，2016，13（3）：145－146.
［151］杜雪平，马力．沙库巴曲缬沙坦钠在基层心血管疾病临床应用的专家共识［J］．中国全科医学，2021，24（23）：2885－2890，2897.
［152］国家卫生计生委合理用药专家委员会，中国药师协会．冠心病合理用药指南（第 2 版）［J/OL］．中国医学前沿杂志（电子版），2018，10（6）：1－130.
［153］韩雅玲．替格瑞洛临床应用中国专家共识［J］．临床军医杂志，2016，44（5）：444－453.
［154］张建红，朱立勤，田丹丽，等．替格瑞洛致不良反应国内外文献分析［J］．中国新药杂志，2017，26（11）：1335－1338.

[155] 薛莹，赵怡博，王子腾，等. 替格瑞洛的体外代谢及其与他汀类药物的相互作用研究［J］. 中国药学杂志，2020，55（23）：1962－1968.

[156] 赵威，陈宝霞，李海燕，等. 高血压、肥厚型心肌病合并支气管哮喘患者β受体阻滞剂的选择［J］. 中华高血压杂志，2014，22（1）：24－25.

[157] 罗柳金，尤俊文，张其爱，等. 伊伐布雷定临床应用合理性和安全性分析［J］. 中国医院药学杂志，2021，4（21）：2217－2221.

[158] 中国药学会医院药学专业委员会，《伊伐布雷定临床与药学实践专家共识》编写组. 伊伐布雷定临床与药学实践专家共识［J］. 中国医院药学杂志，2021，41（10）：979－990.

[159] Evans KL，Tuttle KR，Folt DA，et al. Use of renin－angiotensin inhibitors in people with renal artery stenosis［J］. Clin J Am Soc Nephrol，2014，9（7）：1199－1206.

[160] 国家卫生计生委合理用药专家委员会，中国医师协会高血压专业委委员会. 高血压合理用药指南（第2版）［J/OL］. 中国医学前沿杂志（电子版），2017，9（7）：28－126.

[161] Salpeter SR，Ormiston TM，Salpeter EE. Cardiovascular effects of beta－agonists in patients with asthma and COPD：a meta－analysis［J］. Chest，2004，125（6）：2309－2321.

[162] 中华医学会，中华医学会杂志社，中华医学会全科医学分会，等. 慢性阻塞性肺疾病基层诊疗指南（实践版·2018）［J］. 中华全科医师杂志，2018，17（11）：856－870.

[163] Sanchis J，Gich I，Pedersen S，et al. Systematic review of errors in inhaler use：has patient technique improved over time?［J］. Chest，2016，150（2）：394－406.

[164] Rogliani P，Calzetta L，Coppola A，et al. Optimizing drug delivery in COPD：the role of inhaler devices［J］. Respir Med，2017，124：6－14.

[165] Sriram KB，Percival M. Suboptimal inhaler medication adherence and incorrect technique are common among chronic obstructive pulmonary disease patients［J］. Chron Respir Dis，2016，13（1）：13－22.

[166] Padmanabhan M，Tamilarasu K，Rajaram M，et al. Inadequate inhaler technique，an everlasting problem，is associated with poor

disease control—a cross sectional study [J]. Adv Respir Med, 2019, 87 (4): 217—225.

[167] Higgins BG, Powell RM, Cooper S, et al. Effect of salbutamol and ipratropium bromide on airway calibre and bronchial reactivity in asthma and chronic bronchitis [J]. Eur Respir J, 1991, 4 (4): 415—420.

[168] Vathenen AS, Britton JR, Ebden P, et al. High — dose inhaled albuterol in severe chronic airflow limitation [J]. Am Rev Respir Dis, 1988, 138 (4): 850—855.

[169] Yang IA, Clarke MS, Sim EHA, et al. Inhaled corticosteroids for stable chronic obstructive pulmonary disease [J]. Cochrane Database Syst Rev, 2012 (7): CD002991.

[170] 中华医学会呼吸病学分会慢性阻塞性肺疾病学组. 慢性阻塞性肺疾病诊治指南（2013 年修订版）[J]. 中华结核和呼吸杂志, 2013, 36 (4): 255—264.

[171] Kew KM, Seniukovich A. Inhaled steroids and risk of pneumonia for chronic obstructive pulmonary disease [J]. Cochrane Database Syst Rev, 2014 (3): CD010115.

[172] Crim C, Dransfield MT, Bourbeau J, et al. Pneumonia risk with inhaled fluticasone furoate and vilanterol compared with vilanterol alone in patients with COPD [J]. Ann Am Thorac Soc, 2015, 12 (1): 27—34.

[173] Crim C, Calverley PMA, Anderson JA, et al. Pneumonia risk with inhaled fluticasone furoate and vilanterol in COPD patients with moderate airflow limitation: the SUMMIT trial [J]. Respir Med, 2017, 131: 27—34.

[174] Suissa S, Kezouh A, Ernst P. Inhaled corticosteroids and the risks of diabetes onset and progression [J]. Am J Med, 2010, 123 (11): 1001—1006.

[175] Wang JJ, Rochtchina E, Tan AG, et al. Use of inhaled and oral corticosteroids and the long — term risk of cataract [J]. Ophthalmology, 2009, 116 (4): 652—657.

[176] Andréjak C, Nielsen R, Thomsen VØ, et al. Chronic respiratory disease, inhaled corticosteroids and risk of non — tuberculous

mycobacteriosis [J]. Thorax，2013，68 (3)：256－262.

[177] 杨林瀛，何权瀛. 慢性阻塞性肺疾病稳定期患者吸入糖皮质激素治疗会诱发肺结核吗 [J]. 中华结核和呼吸杂志，2014，37 (2)：150－151.

[178] Kim JH，Park JS，Kim KH，et al. Inhaled corticosteroid is associated with an increased risk of TB in patients with COPD [J]. Chest，2013，143 (4)：1018－1024.

[179] Global initiative for chronic obstructive lung disease. Global strategy for the diagnosis，management，and prevention of chronic obstructive pulmonary disease（2020 REPORT）[EB/OL]. [2019 － 12 － 20]. https://goldcopd.org/goldreports/.

[180] 慢性阻塞性肺疾病急性加重（AECOPD）诊治专家组. 慢性阻塞性肺疾病急性加重（AECOPD）诊治中国专家共识（2017 年更新版）[J]. 国际呼吸杂志，2017，37 (14)：1041－1057.

[181] Anthonisen NR，Manfreda J，Warren CP，et al. Antibiotic therapy in exacerbations of chronic obstructive pulmonary disease [J]. Ann Intern Med，1987，106 (2)：196－204.

[182] 中华医学会，中华医学会临床药学分会，中华医学会《中华全科医师杂志》编辑委员会，等. 咳嗽基层合理用药指南 [J]. 中华全科医师杂志，2020，19 (7)：582－592.

[183] 梁翠玲. 甘草口服溶液止咳平喘祛痰功效的临床实验研究 [J]. 亚太传统医药，2011，7 (12)：68－69.

[184] 马聪，巢家硕，马佩杰. 复方甘草合剂致药品不良反应 70 例文献分析 [J]. 中国医院用药评价与分析，2018，18 (4)：568－571.

[185] 范建霞. 孕妇成瘾物质的滥用——一个不容忽视的问题 [J]. 中国优生与遗传杂志，2000，8 (3)：1－3.

[186] 赵久良，冯云路. 协和内科住院医师手册 [M]. 2 版. 北京：中国协和医科大学出版社，2014.

[187] 中华医学会呼吸病学分会慢性阻塞性肺疾病学组，中国医师协会呼吸医师分会慢性阻塞性肺疾病工作委员会. 慢性阻塞性肺疾病诊治指南（2021 年修订版）[J]. 中华结核和呼吸杂志，2021，44 (3)：170－205.

[188] 栗娜. 口服头孢呋辛酯片后饮酒致双硫仑样反应 1 例 [J]. 中国医药科学，2016，6 (20)：227－228.

[189] 孟冰. 盐酸胺碘酮片治疗心律失常的疗效观察 [J]. 当代医药论丛，2018，16 (13)：146-147.
[190] 李成敏，兰安杰，李芳，等. 莫西沙星联用胺碘酮致心律失常 1 例 [J]. 中国医院药学杂志，2014，34 (13)：1144.
[191] 潘忙忙，刘晓琰，顾智淳. 临床药师基于药物相互作用软件筛选心脏病加护病房药物相互作用的药学服务研究 [J]. 中南药学，2019，17 (4)：599-602.
[192] 中华医学会心电生理和起搏分会，中国医师协会心律学专业委员会. 2020 室性心律失常中国专家共识（2016 共识升级版）[J]. 中国心脏起搏与心电生理杂志，2020，34 (3)：189-253.
[193] 中国医院协会药事专业委员会《医疗机构药学服务规范》编写组. 医疗机构药学服务规范 [J]. 医药导报，2019，38 (12)：1535-1556.
[194] 中国老年医学学会呼吸病学分会慢性阻塞性肺疾病学组. 中国老年慢性阻塞性肺疾病临床诊治实践指南 [J]. 中华结核和呼吸杂志，2020，43 (2)：100-119.
[195] Kidney Disease：Improving Global Outcomes (KDIGO) CKD Work Group. KDIGO 2012 Clinical Practice Guideline for the evaluation and management of chronic kidney disease [J]. Kidney Int Suppl，2013，3 (1)：1-163.
[196] Kidney Disease：Improving Global Outcomes (KDIGO) CKD-MBD Work Group. KDIGO Clinical Practice Guidelines for the diagnosis，evaluation，prevention，and treatment of chronic kidney disease - mineral and bone disorder (CKD - MBD) [J]. Kidney Int Suppl，2009，76 (113)：S1-S130.
[197] Lazar E，Hebert K，Poma T，et al. Long - term outcomes of cinacalcet and paricalcitol titration protocol for treatment of secondary hyperparathyroidism [J]. Am J Nephrol，2007，27 (3)：274-278.
[198] Bkris GL，Weir MR，Secic M，et al. Differential effects of calcium antagonist subclasses on markers of nephropathy progression [J]. Kidney Int，2004，65 (6)：1991-2002.
[199] Smith AC，Toto R，Bakris GL. Differential effects of calcium channel blockers on size selectivity of proteinuria in diabetic glomerulopathy [J]. Kidney Int，1998，54 (3)：889-896.

［200］UK Prospective Diabetes Study Group. Efficacy of atenolol and captopril in reducing risk of macrovascular and microvascular complications in type 2 diabetes：UKPDS 39 ［J］. BMJ，1998，317 (7160)：713－720.

［201］Chiu DY，Sinha S，Kalra PA，et al. Sudden cardiac death in haemodialysis patients：preventative options. ［J］. Nephrology（Carlton），2014，19（12）：740－749.

［202］Rubinger D，Backenroth R，Sapoznikov D. Sympathetic nervous system function and dysfunction in chronic hemodialysis patients ［J］. Semin Dial，2013，26（3）：333－343.

［203］Weir MA，Dixon SN，Fleet JL，et al. β－Blocker dialyzability and mortality in older patients receiving hemodialysis ［J］. J Am Soc Nephrol，2015，26（4）：987－996.

［204］Palmer SC，Navaneethan SD，Craig JC，et al. HMG CoA reductase inhibitors（statins）for people with chronic kidney disease not requiring dialysis ［J］. Cochrane Database Syst Rev，2014（5）：CD007784.

［205］American Diabetes Association. Microvascular complications and foot care：standards of medical care in diabetes－2020 ［J］. Diabetes Care，2020，43（Suppl 1）：S135－S151.

［206］中华医学会糖尿病学分会微血管并发症学组. 中国糖尿病肾脏疾病防治临床指南［J］. 中华糖尿病杂志，2019，11（1）：15－28.

［207］2 型糖尿病合并慢性肾脏病患者口服降糖药治疗中国专家共识（2019 年更新版）［J］. 中华内分泌代谢杂志，2019，35（6）：447－454.

［208］National Kidney Foundation. KDOQI clinical practice guideline for diabetes and CKD：2012 update ［J］. Am J Kidney Dis，2012，60（5）：850－886.

［209］Patel C，Wyne KL，McGuire DK. Thiazolidinediones，peripheral oedema and congestive heart failure：what is the evidence? ［J］. Diab Vasc Dis Res，2005，2（2）：61－66.

［210］Agarwal MM，Punnose J，Sukhija K，et al. Gestational diabetes mellitus：using the fasting plasma glucose level to simplify the international association of diabetes and pregnancy study groups diagnostic algorithm in an adult south asian population ［J］. Can J

Diabetes，2018，42（5）：500－504.
［211］ Ali MK，Bullard KM，Gregg EW. Achievement of goals in U. S. diabetes care，1999－2010［J］. N Engl J Med，2013，369（3）：287－288.
［212］ Wen CP，Chang CH，Tsai MK，et al. Diabetes with early kidney involvement may shorten life expectancy by 16 years［J］. Kidney Int，2017，92（2）：388－396.
［213］ Larson DS，Coyne DW. Update on intravenous iron choices［J］. Curr Opin Nephrol Hypertens，2014，23（2）：186－191.
［214］ 中华医学会糖尿病学分会. 中国2型糖尿病防治指南（2020年版）［J］. 中华内分泌代谢杂志，2021，37（4）：311－398.
［215］ 中华医学会内分泌学分会. 中国成人2型糖尿病口服降糖药联合治疗专家共识［J］. 中华内分泌代谢杂志，2019，35（3）：190－199.
［216］ 胡娟. SGLT2抑制剂治疗2型糖尿病肾脏的临床疗效与安全性分析［J］. 医学食疗与健康，2021，19（13）：59－60.
［217］ 中华医学会妇产科学会内分泌学组及指南专家组. 多囊卵巢综合征中国诊疗指南［J］. 中华妇产科杂志，2018，53（1）：2－6.
［218］ 中国医师协会内分泌代谢科医师分会. 多囊卵巢综合征诊治内分泌专家共识［J］. 中华内分泌代谢杂志，2018，34（1）：1－7.
［219］ 陈晨，王素霞. 二甲双胍治疗多囊卵巢综合征的研究进展［J］. 中国妇幼保健，2021，36（7）：1704－1706.
［220］ 洪天配，母义明，纪立农，等. 2型糖尿病合并动脉粥样硬化性心血管疾病患者降糖药物应用专家共识［J］. 中国糖尿病杂志，2017，25（6）：481－492.
［221］ 魏春燕，吴斌，苏娜，等. 利拉鲁肽降低超重和肥胖患者体质量有效性和安全性的系统评价［J］. 中国药房，2016，27（21）：2941－2944.
［222］ 陈泽鹏，朱建红，伍俊妍，等. 利拉鲁肽治疗超重或肥胖超药品说明书用法的循证评价［J］. 今日药学，2020，30（1）：67－72.
［223］ 中华医学会，中华医学会临床药学分会，中华医学会杂志社，等. 肥胖症基层合理用药指南［J］. 中华全科医师杂志，2021，20（5）：530－532.
［224］ 二甲双胍临床应用专家共识（2018年版）［J］. 中国糖尿病杂志，2019，27（3）：161－173.

［225］卢宇，马德琳，余学锋．罗格列酮和吡格列酮的心血管安全性［J］．药物不良反应杂志，2015，17（2）：138－141．
［226］宋金方，高秋芳，赵懿清．瑞格列奈药物基因组学的研究进展［J］．中国药房，2017，28（35）：5028－5032．

附　　录

附录一　中国防治慢性病中长期规划（2017—2025年）

国办发〔2017〕12号

为加强慢性病防治工作，降低疾病负担，提高居民健康期望寿命，努力全方位、全周期保障人民健康，依据《"健康中国2030"规划纲要》，制定本规划。

一、规划背景

本规划所称慢性病主要包括心脑血管疾病、癌症、慢性呼吸系统疾病、糖尿病和口腔疾病，以及内分泌、肾脏、骨骼、神经等疾病。慢性病是严重威胁我国居民健康的一类疾病，已成为影响国家经济社会发展的重大公共卫生问题。慢性病的发生和流行与经济、社会、人口、行为、环境等因素密切相关。随着我国工业化、城镇化、人口老龄化进程不断加快，居民生活方式、生态环境、食品安全状况等对健康的影响逐步显现，慢性病发病、患病和死亡人数不断增多，群众慢性病疾病负担日益沉重。慢性病影响因素的综合性、复杂性决定了防治任务的长期性和艰巨性。

近年来，各地区、各有关部门认真贯彻落实党中央、国务院决策部署，深化医药卫生体制改革，着力推进环境整治、烟草控制、体育健身、营养改善等工作，初步形成了慢性病综合防治工作机制和防治服务网络。慢性病防治工作已引起社会各界高度关注，健康支持性环境持续改善，群众健康素养逐步提升，为制定实施慢性病防治中长期规划奠定了重要基础。

二、总体要求

（一）指导思想

全面贯彻党的十八大和十八届三中、四中、五中、六中全会精神，深入贯彻习近平总书记系列重要讲话精神和治国理政新理念新思想新战略，认真落实党中央、国务院决策部署，统筹推进“五位一体”总体布局和协调推进“四个全面”战略布局，牢固树立和贯彻落实创新、协调、绿色、开放、共享的发展理念，坚持正确的卫生与健康工作方针，以提高人民健康水平为核心，以深化医药卫生体制改革为动力，以控制慢性病危险因素、建设健康支持性环境为重点，以健康促进和健康管理为手段，提升全民健康素质，降低高危人群发病风险，提高患者生存质量，减少可预防的慢性病发病、死亡和残疾，实现由以治病为中心向以健康为中心转变，促进全生命周期健康，提高居民健康期望寿命，为推进健康中国建设奠定坚实基础。

（二）基本原则

坚持统筹协调。统筹各方资源，健全政府主导、部门协作、动员社会、全民参与的慢性病综合防治机制，将健康融入所有政策，调动社会和个人参与防治的积极性，营造有利于慢性病防治的社会环境。

坚持共建共享。倡导“每个人是自己健康第一责任人”的理念，促进群众形成健康的行为和生活方式。构建自我为主、人际互助、社会支持、政府指导的健康管理模式，将健康教育与健康促进贯穿于全生命周期，推动人人参与、人人尽力、人人享有。

坚持预防为主。加强行为和环境危险因素控制，强化慢性病早期筛查和早期发现，推动由疾病治疗向健康管理转变。加强医防协同，坚持中西医并重，为居民提供公平可及、系统连续的预防、治疗、康复、健康促进等一体化的慢性病防治服务。

坚持分类指导。根据不同地区、不同人群慢性病流行特征和防治需求，确定针对性的防治目标和策略，实施有效防控措施。充分发挥国家慢性病综合防控示范区的典型引领作用，提升各地区慢性病防治水平。

（三）规划目标

到 2020 年，慢性病防控环境显著改善，降低因慢性病导致的过早死亡率，力争 30～70 岁人群因心脑血管疾病、癌症、慢性呼吸系统疾病和糖尿病导致的过早死亡率较 2015 年降低 10%。到 2025 年，慢性病危险因素得到有效控制，实现全人群全生命周期健康管理，力争 30～70 岁人群因心脑血管疾病、癌症、慢性呼吸系统疾病和糖尿病导致的过早死亡率较 2015 年降低 20%。逐步提高居民健康期望寿命，有效控制慢性病疾病负担。

中国慢性病防治中长期规划（2017—2025年）主要指标

主要指标	基线	2020年	2025年	属性
心脑血管疾病死亡率（1/10万）	241.3/10万	下降10%	下降15%	预期性
总体癌症5年生存率（%）	30.9%	提高5%	提高10%	预期性
高发地区重点癌种早诊率（%）	48%	55%	60%	预期性
70岁以下人群慢性呼吸系统疾病死亡率（1/10万）	11.96/10万	下降10%	下降15%	预期性
40岁以上居民肺功能检测率（%）	7.1%	15%	25%	预期性
高血压患者管理人数（万人）	8835	10000	11000	预期性
糖尿病患者管理人数（万人）	2614	3500	4000	预期性
高血压、糖尿病患者规范管理率（%）	50%	60%	70%	预期性
35岁以上居民年度血脂检测率（%）	19.4%	25%	30%	预期性
65岁以上老年人中医药健康管理率（%）	45%	65%	80%	预期性
居民健康素养水平（%）	10%	大于20%	25%	预期性
全民健康生活方式行动县（区）覆盖率（%）	80.9%	90%	95%	预期性
经常参加体育锻炼的人数（亿人）	3.6	4.35	5	预期性
15岁以上人群吸烟率（%）	27.7%	控制在25%以内	控制在20%以内	预期性
人均每日食盐摄入量（克）	10.5	下降10%	下降15%	预期性
国家慢性病综合防控示范区覆盖率（%）	9.3%	15%	20%	预期性

三、策略与措施

（一）加强健康教育，提升全民健康素质

1. 开展慢性病防治全民教育

建立健全健康教育体系，普及健康科学知识，教育引导群众树立正确健康观。卫生计生部门组织专家编制科学实用的慢性病防治知识和信息指南，由专

业机构向社会发布，广泛宣传合理膳食、适量运动、戒烟限酒、心理平衡等健康科普知识，规范慢性病防治健康科普管理。充分利用主流媒体和新媒体开展形式多样的慢性病防治宣传教育，根据不同人群特点开展有针对性的健康宣传教育。深入推进全民健康素养促进行动、健康中国行等活动，提升健康教育效果。到 2020 年和 2025 年，居民重点慢性病核心知识知晓率分别达到 60%和 70%。

2. 倡导健康文明的生活方式

创新和丰富预防方式，贯彻零级预防理念，全面加强幼儿园、中小学营养均衡、口腔保健、视力保护等健康知识和行为方式教育，实现预防工作的关口前移。鼓励机关、企事业单位开展工间健身和职工运动会、健步走、健康知识竞赛等活动，依托村（居）委会组织志愿者、社会体育指导员、健康生活方式指导员等，科学指导大众开展自我健康管理。发挥中医治未病优势，大力推广传统养生健身法。推进全民健康生活方式行动，开展“三减三健”（减盐、减油、减糖、健康口腔、健康体重、健康骨骼）等专项行动，开发推广健康适宜技术和支持工具，增强群众维护和促进自身健康的能力。

专栏 1　健康教育与健康促进项目

全民健康生活方式行动：“三减三健”（减盐、减油、减糖、健康口腔、健康体重、健康骨骼）等专项行动。

健康教育：全民健康素养促进行动、健康中国行活动、健康家庭行动。

（二）实施早诊早治，降低高危人群发病风险

1. 促进慢性病早期发现

全面实施 35 岁以上人群首诊测血压，发现高血压患者和高危人群，及时提供干预指导。社区卫生服务中心和乡镇卫生院逐步提供血糖血脂检测、口腔预防保健、简易肺功能测定和大便隐血检测等服务。逐步将临床可诊断、治疗有手段、群众可接受、国家能负担的疾病筛检技术列为公共卫生措施。在高发地区和高危人群中逐步开展上消化道癌、宫颈癌等有成熟筛查技术的癌症早诊

早治工作。加强健康体检规范化管理，健全学生健康体检制度，推广老年人健康体检，推动癌症、脑卒中、冠心病等慢性病的机会性筛查。将口腔健康检查纳入常规体检内容，将肺功能检查和骨密度检测项目纳入40岁以上人群常规体检内容。

2. 开展个性化健康干预

依托专业公共卫生机构和医疗机构，开设戒烟咨询热线，提供戒烟门诊等服务，提高戒烟干预能力。促进体医融合，在有条件的机构开设运动指导门诊，提供运动健康服务。社区卫生服务中心和乡镇卫生院逐步开展超重肥胖、血压血糖升高、血脂异常等慢性病高危人群的患病风险评估和干预指导，提供平衡膳食、身体活动、养生保健、体质辨识等咨询服务。鼓励慢性病患者和高危人群接种成本效益较好的肺炎、流感等疫苗。加大牙周病、龋病等口腔常见病干预力度，实施儿童局部用氟、窝沟封闭等口腔保健措施，12岁儿童患龋率控制在30%以内。重视老年人常见慢性病、口腔疾病、心理健康的指导与干预。探索开展集慢性病预防、风险评估、跟踪随访、干预指导于一体的职工健康管理服务。

专栏2 慢性病筛查干预与健康管理项目

早期发现和干预：癌症早诊早治，脑卒中、心血管病、慢性呼吸系统疾病筛查干预，高血压、糖尿病高危人群健康干预，重点人群口腔疾病综合干预。

健康管理：居民健康档案、健康教育、慢性病（高血压、糖尿病等）患者健康管理、老年人健康管理、中医药健康管理。

（三）强化规范诊疗，提高治疗效果

1. 落实分级诊疗制度

优先将慢性病患者纳入家庭医生签约服务范围，积极推进高血压、糖尿病、心脑血管疾病、肿瘤、慢性呼吸系统疾病等患者的分级诊疗，形成基层首诊、双向转诊、上下联动、急慢分治的合理就医秩序，健全治疗–康复–长期护理服务链。鼓励并逐步规范常见病、多发病患者首先到基层医疗卫生机构就诊，对超出基层医疗卫生机构功能定位和服务能力的慢性病，由基层医疗卫生机构为患者提供转诊服务。完善双向转诊程序，重点畅通慢性期、恢复期患者向下转诊渠道，逐步实现不同级别、不同类别医疗机构之间的有序转诊。

2. 提高诊疗服务质量

建设医疗质量管理与控制信息化平台，加强慢性病诊疗服务实时管理与控制，持续改进医疗质量和医疗安全。全面实施临床路径管理，规范诊疗行为，优化诊疗流程，努力缩短急性心脑血管疾病发病到就诊有效处理的时间，推广应用癌症个体化规范治疗方案，降低患者死亡率。基本实现医疗机构检查、检验结果互认。

（四）促进医防协同，实现全流程健康管理

1. 加强慢性病防治机构和队伍能力建设

发挥中国疾病预防控制中心、国家心血管病中心、国家癌症中心在政策咨询、标准规范制定、监测评价、人才培养、技术指导等方面作用，在条件成熟地区依托现有资源建设心血管病、癌症等慢性病区域中心，建立由国家、区域和基层中医专科专病诊疗中心构成的中医专科专病防治体系。各地区要明确具体的医疗机构承担对辖区内心脑血管疾病、癌症、慢性呼吸系统疾病、糖尿病等慢性病防治的技术指导。二级以上医院要配备专业人员，履行公共卫生职责，做好慢性病防控工作。基层医疗卫生机构要根据工作实际，提高公共卫生服务能力，满足慢性病防治需求。

2. 构建慢性病防治结合工作机制

疾病预防控制机构、医院和基层医疗卫生机构要建立健全分工协作、优势互补的合作机制。疾病预防控制机构负责开展慢性病及其危险因素监测和流行病学调查、综合防控干预策略与措施实施指导和防控效果考核评价；医院承担慢性病病例登记报告、危重急症病人诊疗工作并为基层医疗卫生机构提供技术支持；基层医疗卫生机构具体实施人群健康促进、高危人群发现和指导、患者干预和随访管理等基本医疗卫生服务。加强医防合作，推进慢性病防、治、管整体融合发展。

3. 建立健康管理长效工作机制

明确政府、医疗卫生机构和家庭、个人等各方在健康管理方面的责任，完善健康管理服务内容和服务流程。逐步将符合条件的癌症、脑卒中等重大慢性病早诊早治适宜技术按规定纳入诊疗常规。探索通过政府购买服务等方式，鼓励企业、公益慈善组织、商业保险机构等参与慢性病高危人群风险评估、健康咨询和健康管理，培育以个性化服务、会员制经营、整体式推进为特色的健康管理服务产业。

（五）完善保障政策，切实减轻群众就医负担

1. 完善医保和救助政策

完善城乡居民医保门诊统筹等相关政策，探索基层医疗卫生机构对慢性病患者按人头打包付费。完善不同级别医疗机构的医保差异化支付政策，推动慢性病防治工作重心下移、资源下沉。发展多样化健康保险服务，鼓励有资质的商业保险机构开发与基本医疗保险相衔接的商业健康保险产品，开展各类慢性病相关保险经办服务。按规定对符合条件的患慢性病的城乡低保对象、特困人员实施医疗救助。鼓励基金会等公益慈善组织将优质资源向贫困地区和农村延伸，开展对特殊人群的医疗扶助。

2. 保障药品生产供应

做好专利到期药物的仿制和生产，提升仿制药质量，优先选用通过一致性评价的慢性病防治仿制药，对于国内尚不能仿制的，积极通过药品价格谈判等方法，合理降低采购价格。进一步完善基本药物目录，加强二级以上医院与基层医疗卫生机构用药衔接。发挥社会药店在基层的药品供应保障作用，提高药物的可及性。老年慢性病患者可以由家庭签约医生开具慢性病长期药品处方，探索以多种方式满足患者用药需求。发挥中医药在慢性病防治中的优势和作用。

（六）控制危险因素，营造健康支持性环境

1. 建设健康的生产生活环境

推动绿色清洁生产，改善作业环境，严格控制尘毒危害，强化职业病防治，整洁城乡卫生，优化人居环境，加强文化、科教、休闲、健身等公共服务

设施建设。建设健康步道、健康主题公园等运动健身环境，提高各类公共体育设施开放程度和利用率，推动有条件的学校体育场馆设施在课后和节假日对本校师生和公众有序开放，形成覆盖城乡、比较健全的全民健身服务体系，推动全民健身和全民健康深度融合。坚持绿色发展理念，强化环境保护和监管，落实大气、水、土壤污染防治行动计划，实施污染物综合控制，持续改善环境空气质量、饮用水水源水质和土壤环境质量。建立健全环境与健康监测、调查、风险评估制度，降低环境污染对健康的影响。

2. 完善政策环境

履行《烟草控制框架公约》，推动国家层面公共场所控制吸烟条例出台，加快各地区控烟立法进程，加大控烟执法力度。研究完善烟草与酒类税收政策，严格执行不得向未成年人出售烟酒的有关法律规定，减少居民有害饮酒。加强食品安全和饮用水安全保障工作，推动营养立法，调整和优化食物结构，倡导膳食多样化，推行营养标签，引导企业生产销售、消费者科学选择营养健康食品。

3. 推动慢性病综合防控示范区创新发展

以国家慢性病综合防控示范区建设为抓手，培育适合不同地区特点的慢性病综合防控模式。示范区建设要紧密结合卫生城镇创建和健康城镇建设要求，与分级诊疗、家庭医生签约服务相融合，全面提升示范区建设质量，在强化政府主体责任、落实各部门工作职责、提供全人群全生命周期慢性病防治管理服务等方面发挥示范引领作用，带动区域慢性病防治管理水平整体提升。

专栏3　健康支持性环境建设项目

健康环境建设：大气污染防治、污水处理、重点流域水污染防治等环保项目，卫生城镇创建、健康城镇建设，慢性病综合防控示范区建设。

危险因素控制：减少烟草危害行动、贫困地区儿童营养改善项目、农村义务教育学生营养改善计划。

（七）统筹社会资源，创新驱动健康服务业发展

1. 动员社会力量开展防治服务

鼓励、引导、支持社会力量举办的医疗、体检、养老和养生保健机构以及

基金会等公益慈善组织、商业保险机构、行业协会学会、互联网企业等通过竞争择优的方式，参与所在区域医疗服务、健康管理与促进、健康保险以及相关慢性病防治服务，创新服务模式，促进覆盖全生命周期、内涵丰富、结构合理的健康服务业体系发展。建立多元化资金筹措机制，拓宽慢性病防治公益事业投融资渠道，鼓励社会资本投向慢性病防治服务和社区康复等领域。

2. 促进医养融合发展

促进慢性病全程防治管理服务与居家、社区、机构养老紧密结合。深入养老机构、社区和居民家庭开展老年保健、老年慢性病防治和康复护理，维护和促进老年人功能健康。支持有条件的养老机构设置医疗机构，有条件的二级以上综合医院和中医医院设置老年病科，增加老年病床数量，为老年人就医提供优先便利服务。加快推进面向养老机构的远程医疗服务试点。鼓励基层医疗卫生机构与老年人家庭建立签约服务关系，开展上门诊视、健康查体、健康管理、养生保健等服务。

3. 推动互联网创新成果应用

促进互联网与健康产业融合，发展智慧健康产业，探索慢性病健康管理服务新模式。完善移动医疗、健康管理法规和标准规范，推动移动互联网、云计算、大数据、物联网与健康相关产业的深度融合，充分利用信息技术丰富慢性病防治手段和工作内容，推进预约诊疗、在线随访、疾病管理、健康管理等网络服务应用，提供优质、便捷的医疗卫生服务。

（八）增强科技支撑，促进监测评价和研发创新

1. 完善监测评估体系

整合单病种、单因素慢性病及其危险因素监测信息，实现相关系统互联互通。健全死因监测和肿瘤登记报告制度，建立国家、省级和区域慢性病与营养监测信息网络报告机制，逐步实现重点慢性病发病、患病、死亡和危险因素信息实时更新，定期发布慢性病相关监测信息。以地市为单位，基本摸清辖区内主要慢性病状况、影响因素和疾病负担。开展营养和慢性病危险因素健康干预与疾病管理队列研究。运用大数据等技术，加强信息分析与利用，掌握慢性病流行规律及特点，确定主要健康问题，为制定慢性病防治政策与策略提供循证依据。加强水、土壤、空气等环境介质和工作场所等环境质量、农产品质量安

全监测，逐步实现跨行业跨部门跨层级的纵向报告和横向交换，动态实施环境、食物等因素与健康的风险评估与预警。

2. 推动科技成果转化和适宜技术应用

系统加强慢性病防治科研布局，推进相关科研项目。进一步加强国家临床医学研究中心和协同创新网络建设，完善重大慢性病研究体系。以信息、生物和医学科技融合发展为引领，加强慢性病防治基础研究、应用研究和转化医学研究。统筹优势力量，推进慢性病致病因素、发病机制、预防干预、诊疗康复、医疗器械、新型疫苗和创新药物等研究，重点突破精准医疗、“互联网+”健康医疗、大数据等应用的关键技术，支持基因检测等新技术、新产品在慢性病防治领域推广应用。针对中医药具有优势的慢性病病种，总结形成慢性病中医健康干预方案并推广应用。结合慢性病防治需求，遴选成熟有效的慢性病预防、诊疗、康复保健适宜技术，加快成果转化和应用推广。开展慢性病社会决定因素与疾病负担研究，探索有效的慢性病防控路径。在专业人才培养培训、信息沟通及共享、防治技术交流与合作、能力建设等方面积极参与国际慢性病防治交流与合作。

专栏4　慢性病科技支撑项目

慢性病监测：疾病监测（慢性病与营养监测、死因监测、肿瘤随访登记）；环境健康危害因素监测（城乡饮用水卫生监测、农村环境卫生监测、公共场所健康危害因素监测、空气污染等对人群健康影响监测、人体生物监测）；重点人群健康监测（学生健康危害因素和常见病监测）。

慢性病科技重大项目和工程：健康保障重大工程，国家科技重大专项“重大新药创制”专项，国家重点研发计划“精准医学研究”、“重大慢性非传染性疾病防控研究”等重点专项有关内容。

科技成果转化和适宜技术应用：健康科技成果转移转化行动、基层医疗卫生服务适宜技术推广。

四、保障措施

（一）强化组织领导

各地区要将慢性病防治作为健康中国建设和深化医药卫生体制改革的重点内容，纳入地方重要民生工程，确定工作目标和考核指标，制定本地区慢性病防治规划及实施方案，强化组织实施，建立健全慢性病防治工作协调机制，定期研究解决慢性病防治工作中的重大问题。

（二）落实部门责任

卫生计生部门要会同有关部门共同组织实施本规划并开展监督评估。发展改革部门要将慢性病防治列入经济社会发展规划，加强慢性病防治能力建设。财政部门要按照政府卫生投入政策要求落实相关经费。人力资源社会保障部门和卫生计生部门要进一步完善门诊相关保障政策和支付机制，发挥医保控费作用。国务院防治重大疾病工作部际联席会议办公室要发挥统筹协调作用，推动教育、科技、工业和信息化、民政、环境保护、住房城乡建设、农业、商务、新闻出版广电、体育、安全监管、食品药品监管、中医药等部门履行职责，形成慢性病防治工作合力。

（三）加强人才培养

完善有利于人才培养使用的政策措施，加强健康教育、健康管理、医疗、公共卫生、护理、康复及中医药等领域人才培养。加强医教协同，深化院校教育改革，加强对医学生慢性病防治相关知识和能力的教育培养，支持高校设立健康促进、健康管理等相关专业，加强有针对性的继续医学教育，着力培养慢性病防治复合型、实用型人才。完善专业技术职称评定制度，促进人才成长发展和合理流动。

（四）营造良好氛围

各地区、各部门要广泛宣传党和国家关于维护促进人民健康的重大战略思想和方针政策，宣传实施慢性病综合防控战略的重大意义、目标任务和策略措施。要加强正面宣传、舆论监督、科学引导和典型报道，增强社会对慢性病防治的普遍认知，形成全社会关心支持慢性病防治的良好氛围。

五、督导与评估

国家卫生计生委要会同有关部门制定本规划实施分工方案，各相关部门要各负其责，及时掌握工作进展，定期交流信息，联合开展督查和效果评价，2020年对规划实施情况进行中期评估，2025年组织规划实施的终期评估。各地区要建立监督评价机制，组织开展规划实施进度和效果评价，将规划实施情况作为政府督查督办的重要事项，推动各项规划目标任务落实。

附录二 慢性病健康管理规范（T/CHAA 007—2019）

——中国健康管理协会

一、范围

本标准规定了主要慢性非传染性疾病（慢性病）健康管理的术语和定义、流程、组成部分、信息系统及服务人群信息汇总、分析与利用。

本标准适用于医疗卫生服务机构、健康体检机构、健康管理相关企业等对个体开展心脑血管疾病、糖尿病、癌症、慢性呼吸系统疾病等主要慢性病的健康管理服务。

二、术语和定义

下列术语和定义适用于本文件。

（一）慢性病健康管理（health management for chronic diseases）

在收集个人健康信息的基础上，对个体未来一定时间内某种慢性病的发生风险进行预测。在风险预测的基础上，针对生活方式和危险因素制定个体化干预和行为校正计划并实施，定期进行跟踪和效果评估。在效果评估的基础上进一步收集信息，进入下一个循环。在个体健康管理的基础上，也可对服务人群信息进行汇总和分析，并对人群的慢性病预防、治疗和管理工作提出建议、指导和咨询。

（二）个人慢性病风险预测（individual risk prediction of chronic diseases）

基于个人的健康信息，采用特定方法预测个人在特定时间内发生某种慢性病的可能性。

三、慢性病健康管理流程

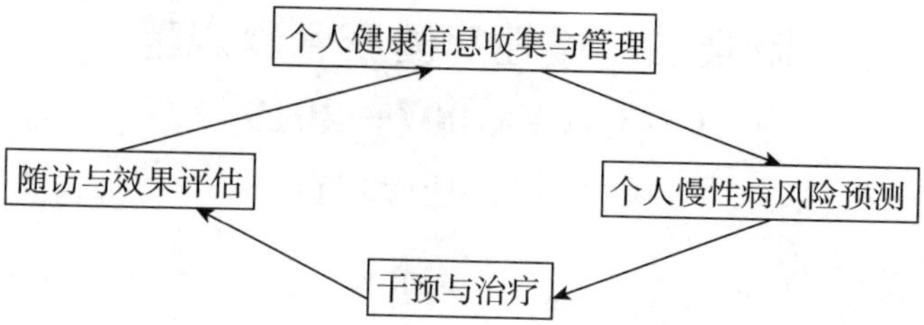

四、慢性病健康管理组成部分

（一）个人健康信息收集与管理

1. 信息收集内容

（1）基本信息：包括姓名、性别、身份证号、出生年月、民族、婚姻状况、文化程度、职业、居住地址等。

（2）健康信息：①既往病史，包括心脑血管疾病、糖尿病、癌症、慢性呼吸系统疾病等主要慢性病的既往病史。②家族史，包括（外）祖父、（外）祖母、父亲、母亲、兄弟/姐妹、子女等直系亲属的慢性病患病情况。③生活方式及行为危险因素，包括膳食营养、身体活动、烟草使用、酒精使用、睡眠等情况。④心理因素，包括精神压力和焦虑等。⑤体格测量，包括身高、体重、腰围、心率、呼吸频率等指标。⑥临床辅助检查，包括血压、心电图、肺功能等指标。⑦实验室检测指标，包括血常规、尿常规、空腹血糖、餐后 2 h 血糖、糖化血红蛋白、总胆固醇、甘油三酯、低密度脂蛋白胆固醇、高密度脂蛋白胆固醇、C 反应蛋白、肝功能、肾功能等。

2. 信息管理

对慢性病健康管理服务中所收集和产生的个人信息进行妥善保管和维护，按级别授权使用。保护个人隐私，保障信息安全。

（二）慢性病风险预测

在收集个人信息的基础上，采用一定方法对个人未来一定时间内发生某种慢性病的可能性进行预测，也可对个体未来发生慢性病并发症或死亡的风险进行预测。依据风险预测结果和患病状况，将个人划分为慢性病的一般个体、高危个体或患者。常见的慢性病风险预测方法包括指标法和模型法，具体如下：

（1）指标法：是以慢性病主要危险因素作为筛查指标，明确各指标的判定标准，满足其中任何一种及以上危险因素指标者，即判断为慢性病高危个体。单一慢性病高危个体的判断可在此基础上结合单病特点，增加特异判断指标，并确定是否为单病高危个体。

（2）模型法：是采用 logistic 回归模型、Cox 比例风险模型、灰色模型等方法，利用队列研究或横断面调查数据构建预测模型，并计算个体慢性病的发病概率。模型纳入因素通常包括遗传因素、既往病史、生活方式及行为危险因素、体格测量指标、临床辅助检查指标和实验室检测指标等。

（三）干预与治疗

1. 一般个体

（1）内容：包括膳食营养、身体活动、烟草使用、酒精使用、心理、睡眠等方面。

（2）方法：包括健康教育和健康促进。

2. 高危个体

（1）内容：针对个人的生活方式及行为危险因素，结合个人健康需求及意愿，优先选择一种或几种危险因素进行干预及行为校正。包括膳食营养、身体活动、烟草使用、酒精使用、心理、睡眠等方面。

（2）方法：①健康教育和健康促进；②由医生及相关专业人员开具个体化营养处方、个体化运动处方、个体化戒烟处方、个体化戒酒处方、个体化心理干预处方等。

3. 慢性病患者

（1）内容：①针对个人生活方式及行为危险因素进行全面个体化干预及校正，包括膳食营养、身体活动、烟草使用、酒精使用、心理、睡眠等方面。

②个体化药物治疗、手术治疗、物理治疗等临床治疗。

（2）方法：①个体化生活方式和危险因素干预及行为校正，具体方法参见“高危个体”部分。②临床治疗，对确诊的慢性病患者由医生依据相关的临床规范、指南和路径等开展临床治疗。③患者自我管理，通过系列健康教育课程教给患者自我管理所需的知识、技能、信心及与医生交流的技巧，来帮助慢性病患者在得到医生更有效的支持下，主要依靠患者自己解决慢性病给日常生活带来的各种躯体和情绪方面的问题。形式可以采用“自我管理小组”的方式定期开展活动，小组成员主要由患者组成，按分工可包含组长、副组长和组员，以 10～15 人为宜。

4. 定期随访

（1）对象：包括慢性病一般个体、高危个体和患者。

（2）内容：收集生活方式及行为危险因素改善情况、再次收集个人健康相关信息，结合个人当前的健康改善情况调整服务内容。

（3）方式：包括面对面、电话、微信、手机 APP、网络在线随访等方式。

（4）随访频率：①对于一般个体，至少每年随访 1 次；②对于高危个体，至少每 3 个月随访 1 次；③对于患者根据临床规范进行。

（四）随访及效果评估

主要包括个人健康知识知晓情况，个人行为危险因素改变情况，个人体格测量、实验室检测及临床辅助检测指标变化情况，个体慢性病发生危险程度变化情况，个体慢性病并发症发生情况，个体对服务的依从性情况，个体对服务的满意度等。

五、信息系统

（一）组成

信息系统应由信息收集与管理模块、慢性病风险预测模块、干预与治疗支持模块及随访评估模块四部分组成。

（二）功能

（1）健康信息与收集管理模块主要功能包括收集、储存个人健康数据，并作为其他模块的信息来源，应具备数据录入、查询、浏览、修改及个人信息汇总等功能，并将个人健康信息以时间序列的形式进行管理，实现对个人健康改善状况进行跟踪及效果评估。

(2) 慢性病风险预测模块应能与健康信息收集与管理模块对接，能利用慢性病风险预测相关方法对个人发生心脑血管疾病、糖尿病、慢性呼吸系统疾病和癌症等主要慢性病的可能性进行预测，并提供报告。

(3) 干预与治疗支持模块能提供个体化生活方式和危险因素校正处方，能向医生提供服务对象个人信息汇总报告，并可向服务对象提供健康指导。

(4) 随访评估模块主要功能包括实现自动提醒、在线随访、跟踪个人健康状况、评估个人健康改善效果等，并与下一循环的服务相衔接。

六、服务人群信息汇总、分析与利用

在个人健康管理的基础上，对特定服务人群的信息进行汇总，分析群体水平管理的效果指标，形成以人群为基础的评估报告，并提出慢性病管理的建议、措施等。

附录三　慢性伤口常规处理流程

一、名词定义

慢性伤口/创面是指各种原因引起的经1个月以上治疗未能愈合，也无愈合趋势的创面。多发生于糖尿病、创伤、静脉曲张、血管硬化、截瘫长期卧床等严重慢性病和急性损伤患者，具有发病机制复杂、治疗难度大、治疗周期长、费用高等特点（国卫办医函〔2019〕865号）。

二、适用范围

各种类型污染/感染伤口，慢性创面等。

三、目的

（1）观察伤口。
（2）处理伤口以促进其愈合。
（3）提供对外界污染物的屏障。
（4）保护伤口不受进一步损害。
（5）使用灭菌敷料吸收伤口渗出物。

四、准备

1. 用物准备

治疗车上备以下物品。

（1）无菌换药包：内含治疗碗或弯盘1～2个，换药镊或止血钳2把，棉球或棉签，纱布。

(2) 0.9%NaCl溶液、艾利克溶液或其他伤口清洗液。

(3) 纱布，脱脂棉和其他伤口护理材料。

(4) 无菌器材/器械，如剪刀、持物钳等。

(5) 胶布/绷带。

(6) 清洁一次性手套、无菌一次性手套、速干手消毒液。

2. 环境准备

空气清洁、光线充足、温度适宜，换药前半小时避免打扫卫生及通风。

3. 护士准备

衣着整洁，仪表端庄。

4. 患者准备

如能离床尽量在换药室换药，不能离床者在床边换药。

五、操作流程

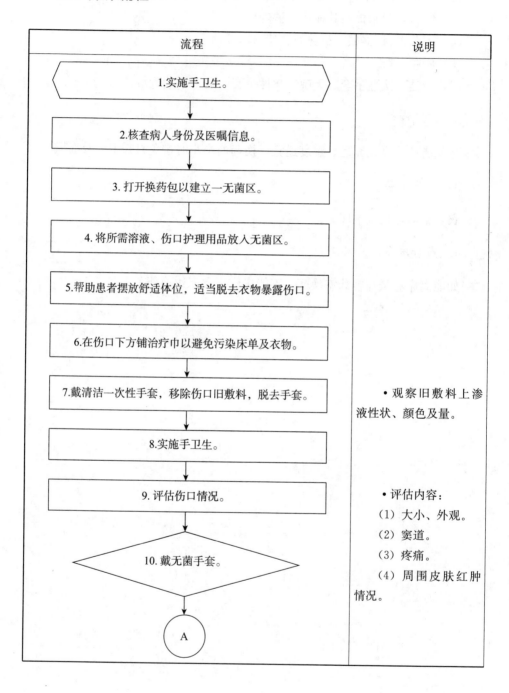

流程	说明
1.实施手卫生。	
↓	
2.核查病人身份及医嘱信息。	
↓	
3. 打开换药包以建立一无菌区。	
↓	
4. 将所需溶液、伤口护理用品放入无菌区。	
↓	
5.帮助患者摆放舒适体位，适当脱去衣物暴露伤口。	
↓	
6.在伤口下方铺治疗巾以避免污染床单及衣物。	
↓	
7.戴清洁一次性手套，移除伤口旧敷料，脱去手套。	• 观察旧敷料上渗液性状、颜色及量。
↓	
8.实施手卫生。	
↓	
9. 评估伤口情况。	• 评估内容： （1）大小、外观。 （2）窦道。 （3）疼痛。 （4）周围皮肤红肿情况。
↓	
10. 戴无菌手套。	
↓	
A	

流程	说明
A	
11.艾利克从外向内消毒伤口周围皮肤，伤口清洁溶液清洁/冲洗伤口。	
12.如有必要，可从已清洁伤口取培养标本。	• 取培养移动拭子方法： 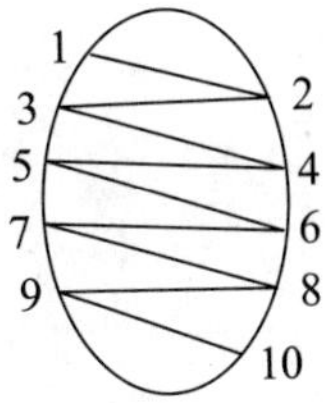
13.如有必要，根据伤口情况采取恰当的清创手段。	
14.根据伤口情况选择恰当的药物/伤口护理材料。	
15.根据伤口情况选择恰当的外层敷料，并妥善固定。	
16.帮助病人恢复舒适体位和穿衣。	
17.摘手套，实施手卫生，再次核对病人信息。	
18.健康教育，整理用物。	
19.实施手卫生，记录。	

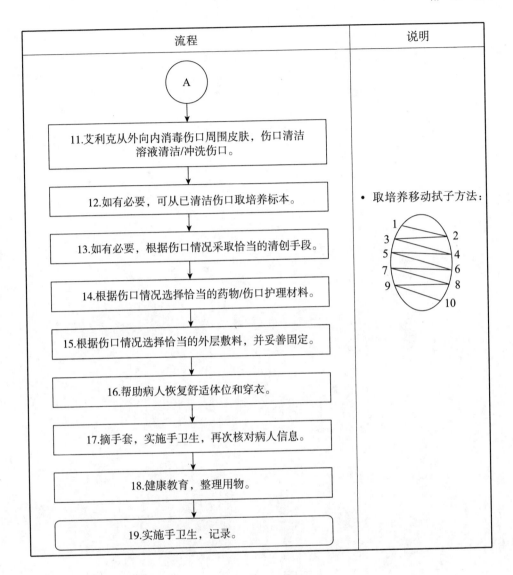

六、注意事项

（1）每个伤口都不同，需要进行评估来选择适合的伤口护理材料。

（2）在伤口清创前，应充分了解患者的病史，考虑创面的病因，制定恰当的治疗方案。

（3）若伤口情况存在任何异常，需告知医生，必要时考虑是否更换伤口护理材料。